总主审 王鸿利 沈 霞 洪秀华 熊立凡 吴文俊
总主编 胡翊群 王学锋

临床检验
一万个为什么
免疫学检验分册

主 审 沈 霞 洪秀华
主 编 陈福祥 彭奕冰 盛慧明
副主编 卢仁泉 李擎天 罗清琼

人民卫生出版社

图书在版编目（CIP）数据

临床检验一万个为什么. 免疫学检验分册/陈福祥，
彭奕冰，盛慧明主编. —北京：人民卫生出版社，2017
ISBN 978-7-117-25816-6

Ⅰ.①临…　Ⅱ.①陈…②彭…③盛…　Ⅲ.①临床
医学-医学检验②免疫学-医学检验　Ⅳ.①R446.1

中国版本图书馆 CIP 数据核字（2018）第 001165 号

| 人卫智网 | www. ipmph. com | 医学教育、学术、考试、健康，购书智慧智能综合服务平台 |
| 人卫官网 | www. pmph. com | 人卫官方资讯发布平台 |

临床检验一万个为什么
免疫学检验分册

总 主 编：胡翊群　王学锋
主　　编：陈福祥　彭奕冰　盛慧明
出版发行：人民卫生出版社（中继线 010-59780011）
地　　址：北京市朝阳区潘家园南里 19 号
邮　　编：100021
E - mail：pmph @ pmph. com
购书热线：010-59787592　010-59787584　010-65264830
印　　刷：三河市宏达印刷有限公司（胜利）
经　　销：新华书店
开　　本：787×1092　1/16　印张：21
字　　数：511 千字
版　　次：2018 年 5 月第 1 版　2021 年 11 月第 1 版第 3 次印刷
标准书号：ISBN 978-7-117-25816-6/R · 25817
定　　价：89.00 元
打击盗版举报电话：010-59787491　E-mail：WQ @ pmph. com
（凡属印装质量问题请与本社市场营销中心联系退换）

编 者（以姓氏笔画为序）

于文俊　上海交通大学附属胸科医院
卫蓓文　上海交通大学医学院
王　娟　上海交通大学附属第一人民医院
王院霞　上海交通大学医学院附属第九人民医院
殳　洁　上海交通大学医学院附属同仁医院
卢仁泉　复旦大学附属肿瘤医院
刘　华　上海交通大学附属第六人民医院
孙寒晓　上海交通大学医学院附属同仁医院
李擎天　上海交通大学医学院
吴传勇　上海交通大学附属胸科医院
张　晗　上海交通大学医学院附属第九人民医院
张　磊　上海交通大学医学院附属精神卫生中心
张庭瑛　上海交通大学医学院附属同仁医院
张景全　上海交通大学医学院附属瑞金医院
陈　惠　上海交通大学医学院附属新华医院
陈　黎　上海交通大学附属儿童医院
陈福祥　上海交通大学医学院附属第九人民医院
罗清琼　上海交通大学医学院附属第九人民医院
金伟峰　上海交通大学医学院附属精神卫生中心
郑　冰　上海交通大学医学院附属仁济医院
郑　岚　上海交通大学医学院附属儿童医学中心
郑　慧　复旦大学附属肿瘤医院
赵荣平　上海交通大学医学院附属仁济医院
胡　洁　上海交通大学医学院附属儿童医学中心
胡　亮　上海交通大学医学院附属瑞金医院
钱　俊　上海交通大学医学院附属国际和平妇幼保健院
徐燕萍　上海交通大学医学院附属仁济医院
黄洁雯　上海交通大学医学院
盛　欢　上海交通大学医学院附属第九人民医院
盛慧明　上海交通大学医学院附属同仁医院
阎　淑　上海交通大学附属儿童医院
彭奕冰　上海交通大学医学院附属瑞金医院
蔡逸婷　上海交通大学附属第一人民医院
樊一笋　上海交通大学医学院附属苏州九龙医院

秘　书　卫蓓文（兼）

内容简介

本书在介绍人体免疫学基本知识和免疫学检验的常用技术基础上，重点阐述各种免疫性疾病及其免疫学检验项目，旨在帮助读者了解免疫学检验项目对于疾病的临床诊断价值和应用评价。

本书共分十八章，第一章和第二章就免疫系统的组成与功能、免疫应答、免疫耐受和免疫调节等基本知识作深入浅出的阐述；第三章和第四章介绍免疫学检验常用的方法、原理和临床应用；第五章至第十八章详细介绍常见免疫性疾病及相关检验项目，重点阐明这些检验项目的临床意义及结果解读。

全书以"问"与"答"的形式编写，共有 956 问。读者可根据个人所需，查阅目录相关章节与问题，在书中找到答案。值得注意的是，本书对一个问题的设计有特定切入点，读者参阅时单一问题的回答可能不能完全解决疑问，同时可以参考该章节相关内容。为方便读者查阅，本书在内容上有相关性的知识点一般相邻编排。

本书是丛书《临床检验一万个为什么》的分册之一，写作时以免疫学检验为中心，探讨免疫系统、免疫相关性疾病和免疫学检验。由于疾病的发生往往是综合因素作用的结果，检验方法也不局限于免疫学实验诊断，阅读时可根据需要参看其他分册，以便对疾病的实验室诊断有较全面的了解。

序言

"科技创新、科学普及是实现创新发展的两翼，要把科学普及放在与科技创新同等重要的位置"。科学普及要求广大科技工作者以提高全民科学素质为己任，把普及科学知识、弘扬科学精神、传播科学思想、倡导科学方法作为义不容辞的责任。在医学发展的当下，普及医学知识，更好地服务人民大众，显得尤为重要。在上海交通大学医学院（原上海第二医科大学）建校 65 周年之际，在我国著名检验医学教育家，也是我的亦师亦友的王鸿利、沈霞、洪秀华、熊立凡和吴文俊教授等指导下，我的同事和挚友胡翊群和王学锋教授领衔组织我院所属 12 所附属医院的三代"检验学人"精诚合作、和衷共济，共同编写了《临床检验一万个为什么》，并将由人民卫生出版社出版。对此，我由衷地感到高兴，并乐意为此写上几句，以表敬意和祝贺。

《临床检验一万个为什么》是一套系列的临床检验科普实用型丛书，由基础检验、血液学检验、输血检验、病原检验、免疫学检验、生物化学检验、分子生物学检验、遗传检验、检验质量管理及特殊检验等 10 个分册组成，是检验医学专业专著的新尝试。全书特点鲜明，既体现了科普理念和服务模式的创新，又增强了医学科普教育的知识性趣味性。我以为，该丛书至少有如下三个特点：其一，内容丰富、全面。丛书以临床检验为主线，串联着体外诊断器材（仪器设备、试剂）、实验室检测（技术和方法，质量管理）和临床应用（诊治、预防）三大板块，贯穿着检验医学的各个方面和各个系统。其二，格式新颖、别致。全书均以"问""答"格式阐述，以提出问题为"锁"，以回答问题为"钥匙"，一问一答专一性和针对性极强，配合十分默契，宛如"一把钥匙开一把锁"。其三，临床解惑、实用。全书 80%以上的内容为科普实用型，10%～20% 为基础进展型。因此，"普及"和"实用"是本书的重要特点，适用于广大民众和中、初级检验人员对检验医学知识的渴望和需求。

随着科技的发展，人类已跨入"大健康"和"精准医疗"时代，检验医学也随之进入"大检验"和"精准检验"阶段。我期待《临床检验一万个为什么》系列丛书作为医学知识普及和专业知识更新的读物，能有力地推动我国检验事业的发展和提高，更为普遍提高全民检验医学科学素质做出贡献。

陈国强

中国科学院院士

上海交通大学医学院院长

上海交通大学副校长

2017 年 4 月 15 日

5

前 言

今年是上海交通大学医学院建校 65 周年。为庆祝母校华诞，我们组织了本校从事临床检验诊断的教师、专业技术人员及部分校友，共同编写《临床检验一万个为什么》丛书，作为检验医学专业同仁向母校校庆献礼；也借此机会，为我国的检验医学事业做出一些贡献。

光阴似箭，逝者如斯。丛书编写团队中不论是古稀之年的老教授，还是正当年华、经验丰富的检验工作者，他们都见证了祖国检验医学事业飞速发展并趋于国际先进水平的历程；也见证了我国医学检验教育事业从无到有、从小到大、由弱至强的各个发展阶段。当前，检验医学在疾病诊断、治疗、预防和康复各个方面都发挥着无可替代的作用；尤其随着基因组学、蛋白组学和代谢组学的腾飞，精准检验与个体化治疗得以实施，检验医学各个亚专科正在蓬勃发展。

丛书名为《临床检验一万个为什么》，意指编者以"问""答"显而易见的编写格式向大众、读者介绍临床检验领域内的丰富、普及与实用的医学知识。丛书共有 10 个分册，力求涵盖检验医学的亚专科，分别为《基础检验分册》《血液学检验分册》《免疫学检验分册》《分子生物学检验分册》《病原检验分册》《输血检验分册》《生物化学检验分册》《遗传检验分册》《特殊检验分册》与《检验质量管理分册》。每本分册既独立成书，又与其他分册紧密联系。

期待本书的出版能够为广大中初级医师、临床检验专业人员、患者及家属答疑解惑，成为读者的良师益友。我们将不定期对丛书的内容进行更新，使之与医学事业的发展同步。由于编者人数众多，水平有限，整个丛书难免出现瑕疵，敬请专家和读者不吝指正，在此谨致以衷心的谢忱。

胡翊群　王学锋
2017 年 9 月 1 日于上海

目 录

第三章　经典免疫技术

第八章　自身免疫病免疫检验 ·································· 127

第十五章　消化系统疾病免疫检验 ··· 224

第一章 免疫系统

第一节 基本知识

1. 为什么免疫学在医学中有着重要的作用和地位

答：免疫学（immunology）是研究人体免疫系统的结构和功能、免疫应答的规律和效应、免疫功能异常所致疾病及其发生机制的一门学科。通过掌握免疫学的基本理论和技术，探讨有效的免疫措施，为诊断、预防和治疗免疫相关疾病奠定基础。免疫学的理论和技术为生物制品研制提供了极大的空间，如乙型病毒性肝炎疫苗、众多细胞因子制品和造血干细胞移植等。免疫学的理论和技术为生命科学研究提供了极大的便利，如以抗原-抗体特异性结合技术理论为基础开发的试剂盒已经广泛应用于医学基础研究和临床疾病诊断。免疫系统的正常运转是维持生命活动和机体稳定的关键因素，免疫功能的异常与疾病的发生息息相关，免疫相关疾病的分子病理学及其临床诊治归根结底将有赖于免疫学学科的发展和进步。随着细胞生物学、分子生物学和遗传学等学科与免疫学的交叉渗透，免疫学已成为当今生命科学的前沿学科和现代医学的支撑学科之一。因此，免疫学在生命科学和医学中有着重要作用和地位。

2. 为什么机体识别"自己"与"非己"的过程与免疫有关

答："免疫（immunity）"一词来源于拉丁文"immunitas"，原意是免除赋税和差役，后来引申为免除疾病。就本质而言，免疫是机体识别"自己"和"非己"成分的一种生理功能。"自己"是指所有人体正常的组织与细胞等；"非己"是侵入体内的微生物与寄生虫或是输入血型不符的他人血液、移植的异体器官与肿瘤细胞等。机体的免疫首先是识别"自己"和"非己"成分，然后通过免疫应答，最终表现为对"非己"成分的排斥。这种排斥所造成的后果，大多是对机体有利的，如防御感染。但在某些情况下，机体对"自己"和"非己"区分的差错和失衡则会引发疾病。有两种极端情况：一是将"非己"视为"自己"，造成免疫系统对"非己"清除不力导致免疫功能低下，如肿瘤的发生和持续感染；另一方面，机体一旦将"自己"视为"非己"进行攻击，则导致机体组织细胞的损伤，如自身免疫病等。

3. 为什么抗原能激活和诱导免疫应答

答：抗原（antigen，Ag）是指能激发机体产生免疫应答并与应答产物（如抗体）、T淋巴细胞受体（T cell receptor，TCR）和B淋巴细胞受体（B cell receptor，BCR）结合，进而发挥免疫效应的物质。如感染情况下，病原微生物的结构成分（细菌的细胞壁、荚膜和鞭毛及病毒的衣壳和包膜相关蛋白等）和细菌毒素均能作为抗原刺激机体产生免疫应答。在某些特殊情况下，改变的自身物质也可作为抗原而诱发自身免疫应答，如肺炎支原体感染可改变红细胞表面的血型抗原结构，这种改变了的血型抗原可刺激机体产生抗红细胞的冷凝集素。此外，感染或外伤导致某些原本处于生理隐蔽位置的自身物质如人眼晶状体蛋白和精子等暴露，也导致机体针对这些自身物质产生免疫应答，这些自身物质也可被称为抗原。

4. 为什么抗原物质需具备免疫原性

答：抗原物质刺激机体产生免疫应答即诱导产生抗体或致敏淋巴细胞的能力称为免疫原性（immunogenicity）。抗原只有具备了免疫原性，才能刺激机体产生免疫应答。免疫原性的强弱受多种因素的影响：

（1）异物性：如果抗原来自不同的物种，其与宿主之间的种系差异越大则异物性越高，免疫原性越强。

（2）化学性质：天然抗原多为大分子有机物。有机大分子中，蛋白质的免疫原性最强，多糖次之，脂类和核酸免疫原性很弱，无机物无免疫原性。

（3）分子质量：抗原的相对分子质量一般≥10 000，分子质量越大，免疫原性越强。

（4）结构复杂性：指组成抗原分子的结构异质性。免疫原性强的抗原物质通常是一种化学结构复杂的异源有机生物大分子。

（5）机体因素：机体对抗原的应答部分受遗传因素的控制。

5. 为什么抗原还需具备免疫反应性

答：一个完整的抗原除了能够刺激机体产生免疫应答，还需要有与免疫应答产物相结合的能力，这种能力称为免疫反应性（immunoreactivity），即抗原与其诱导产生的抗体或致敏淋巴细胞受体特异性结合。一般而言，具有免疫原性的物质均同时具备免疫反应性，称为免疫原（immunogen），又称完全抗原，即通常所称的抗原。天然抗原如大多数的蛋白质、细菌和病毒等多为完全抗原。有免疫反应性而无免疫原性的物质称不完全抗原或半抗原。多数半抗原物质的分子质量较低，如多糖、多肽、甾体激素、脂肪胺、类脂质、核酸和某些药物（包括抗生素）以及其他化学物质等。半抗原与大分子蛋白质或非抗原性的载体交联或结合可成为完全抗原。

6. 为什么半抗原在一定条件下也能诱导免疫应答

答：在某些特殊情况下，半抗原和大分子蛋白质或非抗原性的载体交联或结合即可获得免疫原性而变成完全抗原，继而刺激免疫系统产生抗体或效应细胞。例如青霉素作为一种小分子半抗原，本身不具备免疫原性，但青霉素进入体内后，其降解产物和组织蛋白结合形成的完全抗原能刺激机体免疫系统产生抗青霉素抗体。当机体再次接受青霉素注射时可发生病理性免疫应答，出现皮疹或过敏性休克等症状。

7. 为什么一种微生物可诱导多种抗体分子或致敏淋巴细胞

答：抗原的特异性（specificity）是指抗原刺激机体产生免疫应答及其与应答产物发生

反应所显示的专一性，即某一特定抗原只能刺激机体产生特异性的抗体或致敏淋巴细胞，且仅能与该抗体或致敏淋巴细胞受体发生特异性结合。但这种识别和结合并非针对整个抗原分子，而是抗原分子中某些特殊的化学基团或区段，这些结构称为抗原表位（epitope）或抗原决定簇（antigenic determinant）。抗原表位通常由 5 ~ 15 个氨基酸残基组成，也可以由多糖残基和核苷酸组成。抗原分子中能与抗体分子结合的抗原表位的总数称为抗原结合价（antigenic valence）。由于细菌和病毒等病原微生物作为天然抗原通常含有多种及多个抗原表位，因此，机体针对一种细菌和（或）病毒等病原微生物通常可产生多种抗体分子或致敏淋巴细胞。

8. 为什么共同抗原表位能导致交叉反应

答：不同抗原分子上可能具有的相同或相似的抗原表位称为共同抗原表位（common epitope）。因此，机体针对某一抗原产生的抗体或致敏淋巴细胞能对另一具有相同或相似表位的不同抗原起反应，此即交叉反应（cross reaction）。交叉反应与某些疾病的发生有关，如 A 群溶血性链球菌的表面成分与人类心肌组织有共同表位，当机体感染了该菌并产生相应抗体后，该抗体也可与心肌组织抗原结合，从而导致心肌疾病。

9. 为什么免疫刺激剂能引起非特异性免疫应答

答：免疫刺激剂是不同于传统的抗原分子，但也能引起免疫应答的物质。由于这些物质所引起的免疫应答具有多克隆性，属于非特异性免疫应答。常见的免疫刺激剂有超抗原、佐剂和有丝分裂原。

（1）超抗原（superantigen）：是一种由细菌或病毒产生的对淋巴细胞有强大刺激功能的蛋白质。超抗原对 T 细胞的激活方式与普通抗原明显不同，不受 MHC 限制，也无抗原特异性，极低浓度即可激活高比例的淋巴细胞克隆，分泌大量炎性细胞因子，导致中毒性休克和多器官衰竭等严重病理过程。

（2）佐剂（adjuvant）：是指与抗原同时或预先注入机体可增强机体对抗原的免疫应答或改变免疫应答类型的非特异性免疫增强型物质。佐剂可通过改变抗原物理性状帮助抗原缓释以延长抗原在体内潴留时间，或者刺激单核-吞噬细胞系统增强其对抗原的加工和提呈以及刺激淋巴细胞增殖分化来增强和放大免疫应答。如弗氏佐剂常用于动物实验，氢氧化铝则是安全的人用佐剂。

（3）有丝分裂原（mitogen）：又称丝裂原，它们与淋巴细胞表面的有丝分裂原受体结合后，刺激静止淋巴细胞转化为淋巴母细胞并进行有丝分裂。丝裂原可激活某一类淋巴细胞的全部克隆，是一种非特异性的淋巴细胞多克隆激活剂。常用的有刀豆蛋白 A、植物血凝素和美洲商陆等。

10. 为什么婴幼儿要进行疫苗接种

答：疫苗是将病原微生物（如细菌、立克次体和病毒等）及其代谢产物，经过人工减毒、灭活或利用基因工程等方法制成的用于预防传染病的主动免疫制剂。疫苗保留了病原体刺激机体免疫系统的特性。当婴幼儿接种疫苗后，免疫系统便会产生抗体和致敏淋巴细胞；当机体再次接触到这种病原体时，机体的免疫系统便会依循其原有的记忆，快速合成、分泌抗体或产生致敏淋巴细胞来阻止病原体的伤害，进而使接种者对该疾病具有较强的抵抗能力。虽然新生儿从母体获得一定的抗体可以帮助婴儿抵抗某些细菌或病毒感染，但随着月龄增长，来自母体的抗体效价降低，对疾病的抵抗能力也越来越弱。因此，婴幼儿需要进行有计划的疫苗接种，以建立婴幼儿自身的免疫应答，从而获得抵抗细菌或病毒等病原体感染的能力。

11. 为什么种"人痘"能有效预防天花

答：天花曾是一种通过呼吸道传播的烈性传染病，死亡率极高。18世纪发生在欧洲的天花大流行，造成6000万人死亡。16世纪我国明朝隆庆年间已有有关"种痘"预防天花的记载。天花大约在2世纪时传入我国，在长期的医疗实践中，古代医师沿着"以毒攻毒"的思路，找到了预防痘症的有效方法——"人痘"接种。主要采用"鼻苗法"，即用天花痊愈患者皮肤的痘痂制备干粉，将干粉用银管吹入接种者的鼻腔（旱苗法），或将干粉用水调和后塞入鼻孔（水苗法）。正常情况下，接种者会发烧并伴发轻微水痘，造成预防性轻度感染，但不久即可自愈，获得对天花病毒的免疫力，从而达到预防天花的目的。

12. 为什么接种"牛痘"也能预防天花

答："牛痘"是发生在牛身上的一种传染病，由牛痘病毒引起。人感染该病毒后会出现轻微不适，产生抗牛痘病毒的抵抗力。18世纪后叶，英国医生 Edward Jenner 发现感染牛痘病毒的患者不得天花，随后他在一名男孩身上进行了接种"牛痘"预防天花的试验，取得了成功。牛痘病毒与引起人类天花病的天花病毒具有共同抗原表位，人接种牛痘后，也可以同时获得抗天花病毒的免疫力。因此，Jenner 发明的"牛痘接种法"也可以有效预防天花，而且比"人痘"接种更为安全。通过全球性的大规模牛痘接种，使得天花从此被征服。

（陈福祥　张　晗）

第二节　免疫系统组成

13. 为什么免疫器官是免疫系统重要的组成部分

答：免疫系统由免疫器官、免疫细胞和免疫分子组成。免疫器官分为中枢免疫器官和外周免疫器官。中枢免疫器官由骨髓和胸腺组成，是免疫细胞分化、发育和成熟的场所，对外周免疫器官的发育和免疫功能的发挥起主导作用。外周免疫器官包括淋巴结、脾和黏膜相关淋巴组织等，是成熟淋巴细胞定居的场所，也是这些淋巴细胞针对外来抗原刺激后启动初次免疫应答的主要部位。淋巴细胞经血液循环及淋巴循环，进出于外周淋巴组织及免疫器官，形成免疫网络。通过免疫网络，免疫细胞能及时到达机体各脏器及皮肤黏膜的病原微生物入侵部位，又能将机体各部位的抗原成分经抗原提呈细胞（antigen presenting cell，APC）携带至相应淋巴组织及免疫器官，活化淋巴细胞，执行适应性免疫应答功能。

14. 为什么骨髓是重要的免疫器官

答：一方面，骨髓是免疫细胞产生和分化的重要部位。骨髓多能造血干细胞在骨髓微环境中首先分化为髓样祖细胞和淋巴样祖细胞。前者进一步发育为各种血细胞；后者则发育为各种淋巴细胞的前体细胞。骨髓中产生的各种淋巴细胞的祖细胞及前体细胞，一部分进入胸腺发育成为成熟的 T 细胞；另一部分则在骨髓内继续分化为成熟的 B 细胞。另一方面，骨髓也是机体发生再次体液免疫应答的主要部位。在外周免疫器官，记忆性 B 细胞受到抗原刺激后活化，随后可经淋巴液和血液返回骨髓，在骨髓中分化成熟为浆细胞，产生大量抗体，并释放至血液循环，成为血清抗体的主要来源。因此，骨髓是机体重要的免疫器官。

15. 为什么胸腺对 T 细胞的发育至关重要

答：胸腺（thymus）是 T 细胞发育的重要中枢器官，是 T 细胞分化、发育和成熟的主要场所。胸腺包含胸腺细胞与胸腺基质细胞。胸腺细胞是处于不同分化阶段的 T 细胞。胸腺基质细胞包括胸腺上皮细胞、巨噬细胞、树突状细胞（dendritic cell，DC）和成纤维细胞等。胸腺上皮细胞相互连接成网状，间隙中充满胸腺细胞和少量巨噬细胞等。由胸腺基质细胞、细胞外基质及局部活性因子组成的胸腺微环境是决定 T 细胞分化、增殖和选择性发育的重要条件。胸腺上皮细胞则是胸腺微环境最重要的组分，其以分泌细胞因子和胸腺肽类分子及细胞-细胞间相互接触的方式影响 T 细胞的分化和发育。T 细胞在胸腺内分化、成熟后，就离开胸腺随血流到达外周免疫器官定居。

16. 为什么脾脏是重要的外周免疫器官

答：外周免疫器官是成熟 T 细胞和 B 细胞定居的场所，也是介导适应性免疫应答的场所。脾脏富含 T 细胞、B 细胞、巨噬细胞和树突状细胞等，其中 T 细胞约占 35%，B 细胞约占 55%，巨噬细胞约占 10%，在脾脏内 B 细胞和 T 细胞被分隔定位于不同的区域。同时，脾脏亦是免疫应答的主要场所。随血流而来的抗原异物进入脾脏后，由树突状细胞及巨噬细胞加工提呈抗原，并刺激 T、B 淋巴细胞活化增殖，产生效应 T 细胞和效应 B 细胞，发挥免疫效应。这些 T、B 淋巴细胞又随血液运出脾脏并分布于全身进行再循环。此外，脾脏内的巨噬细胞具有很强的吞噬能力，能够有效地清除血液中的病原体、衰老的红细胞和白细胞、免疫复合物以及其他异物，具有过滤和净化血液等功能。因此，脾脏是人体重要的外周免疫器官。

17. 为什么炎症感染时淋巴结会肿大

答：淋巴结（lymph node）既是成熟 T 细胞和 B 细胞的定居场所又是免疫应答的主要场所之一，数量有 500～600 个之多。淋巴结分为皮质区和髓质区。皮质区又分为浅皮质区和深皮质区，浅皮质区主要包括 B 细胞组成的初级淋巴滤泡，受抗原刺激后可形成生发中心（次级淋巴滤泡）；浅皮质区与髓质之间的深皮质区又称为副皮质区，是 T 细胞定居的场所，其内可见高内皮小静脉，是联系血液循环与淋巴循环的重要通道，淋巴细胞从血液循环进入淋巴结。髓质由髓索和髓窦组成。髓索由致密的淋巴细胞组成，主要为 B 细胞和浆细胞，也含部分 T 细胞及巨噬细胞，有较强的捕捉和清除病原体的作用。当机体感染时，病原体通过淋巴管进入局部淋巴结，通过增生性次级淋巴滤泡和免疫细胞的增殖，产生免疫反应，从而导致淋巴结肿大。

18. 为什么肠道具有免疫器官的功能

答：肠道不仅是机体消化和吸收的器官，还具有免疫器官的功能。肠道在吸收营养物质的同时还必须要阻挡病原微生物感染，发挥肠道自身的免疫作用。肠相关淋巴组织（gut-associated lymphoid tissue，GALT）是肠道发挥免疫应答的主要防线。GALT 是黏膜相关淋巴组织（mucosal-associated lymphoid tissue，MALT）之一，它由肠道集合淋巴结、淋巴小结、上皮细胞间淋巴细胞和固有层淋巴细胞等组成。肠道集合淋巴结亦称派尔集合淋巴结（Peyer's patch，PP），是肠道黏膜固有层中的一种无被膜淋巴组织，亦是发生肠黏膜免疫应答的重要部位。派尔集合淋巴结富含 B 淋巴细胞、巨噬细胞和少量 T 淋巴细胞等，产生人体 80% 的抗体。GALT 靠近肠腔侧有一种细胞，称为微皱褶细胞（microfold cell，MC），该细胞基膜向细胞内凹陷形成口袋，其内有 T 细胞、B 细胞、巨噬细胞和树突状细胞。巨噬细胞或树突状细胞识别抗原后进入派尔集合淋巴结，激活 T 细胞、B 细胞，从而启动肠道黏膜免疫应答。上皮内淋巴细胞（intraepithelial lymphocyte，IEL）位于肠黏膜上皮细胞之间，主要为 T 细胞，IEL 在免疫监视和细胞介导的黏膜免疫中具有重要作用。

19. 为什么免疫分子具有重要的生物学功能

答：免疫分子主要是由免疫活性细胞或相关细胞合成的蛋白质及小分子多肽物质组成，主要功能是介导免疫细胞参与免疫应答或免疫调节，不同的免疫分子有不同的生物学功能。主要分为分泌型分子和膜型分子。前者包括抗体、补体、细胞因子及趋化因子等，后者包括 T 细胞抗原受体（TCR）、B 细胞抗原受体（BCR）、细胞因子受体、趋化因子受体、CD 分子和黏附分子等。抗体是由 B 淋巴细胞在抗原刺激下分化为浆细胞所产生的。每种免疫球蛋白与相应抗原特异性的结合，使抗原凝集、沉淀或溶解。T 淋巴细胞受抗原刺激后所产生的免疫分子包括细胞因子趋化因子等。细胞因子能促进 T 细胞的分化成熟，活化 B 淋巴细胞和巨噬细胞，发挥抗病毒和抗肿瘤等免疫功能。抗体与抗原结合后可激活补体，补体是免疫系统中重要的免疫分子，能发挥溶解细菌和杀伤病毒感染细胞的作用。黏附分子以配体-受体相对应的形式发挥作用，介导细胞与细胞间、细胞与基质间或细胞-基质-细胞之间的黏附，参与细胞的信号转导与活化、细胞的伸展和移动、细胞的生长分化、炎症、血栓形成、肿瘤转移及创伤愈合等一系列重要生理和病理过程。

20. 为什么抗体是介导体液免疫的重要效应分子

答：抗体（antibody，Ab）是 B 细胞接受抗原刺激后增殖分化为浆细胞所产生的糖蛋白，主要存在于血清等体液中，通过与相应的抗原特异性结合发挥体液免疫功能。具有抗体活性或化学结构与抗体相似的球蛋白已被统一命名为免疫球蛋白（immunoglobulin，Ig）。免疫球蛋白分为膜型免疫球蛋白和分泌型免疫球蛋白。前者构成 B 细胞膜上的抗原受体；后者主要存在于血液及组织液中，具有多种生物学功能：

（1）激活补体：抗体与相应抗原结合后可通过经典或旁路途径激活补体显示多种效应功能。

（2）调理作用（opsonization）：是指抗体的 Fc 段与中性粒细胞、巨噬细胞上的 Fc 受体结合，从而增强吞噬细胞的吞噬作用。

（3）抗体依赖细胞介导的细胞毒作用（antibody-dependent cell-mediated cytotoxicity，ADCC）：具有杀伤活性的细胞如自然杀伤细胞（natural killer cell，NK cell）通过其表面表达的 Fc 受体识别包被于靶抗原上的抗体 Fc 段，直接杀伤靶细胞。

（4）介导Ⅰ型超敏反应：IgE 可通过其 Fc 段与肥大细胞和嗜碱性粒细胞表面的高亲和力 Fc 受体结合，并使其致敏，若相同变应原再次进入机体与致敏细胞表面的特异性 IgE 结合，即可促使致敏细胞合成和释放生物活性物质，引起Ⅰ型超敏反应。

21. 为什么免疫球蛋白有不同类别

答：免疫球蛋白（Ig）的基本结构由对称的四条肽链组成，包括两条重链（heavy chain，H chain）和两条轻链（light chain，L chain）。重链和轻链之间，分别由数量不等的二硫键连接。这种四肽链的结构又称为免疫球蛋白的单体。重链的相对分子质量为 50 000 ~ 70 000，由 450 ~ 550 个氨基酸残基组成。各类 Ig 重链恒定区的氨基酸残基组成和排列顺序不尽相同，因而其抗原性也不同。据此，可将 Ig 分为五类，即 IgM、IgD、IgG、IgA 和 IgE，其相应的重链分别称为 μ 链、δ 链、γ 链、α 链和 ε 链。不同类别的 Ig 具有不同的特征，即使是同一类 Ig 其铰链区氨基酸组成和重链二硫键的数目、位置也不同，据此又可将同一类 Ig 分为不同的亚类。如人 IgG 可分为 IgG1 ~ IgG4；IgA 可分 IgA1 和 IgA2。轻链相对分子质量约为 25 000，由 214 个氨基酸残基构成。轻链有两种，分别为 κ 链和 λ 链，据此可将 Ig 分为两型，即 κ 型和 λ 型。尽管一个天然 Ig 分子上两条轻链的型别总是相同的，但同一个体内可存在分别带有 κ 和 λ 链的 Ig 分子。

22. 为什么免疫球蛋白定量测定可显示机体体液免疫功能状态

答：免疫球蛋白（Ig）是介导体液免疫应答的重要分子，因此血清 Ig 测定是观察体液免疫功能最常用的方法。

（1）IgG：在人体五种血清 Ig 中 IgG 含量最高，占 Ig 总量的 75% ~ 80%，有四个亚型 IgG1、IgG2、IgG3 和 IgG4。IgG 是再次免疫应答的主要抗体，其亲和力高，在体内分布广泛，在机体抗感染及中和毒素等免疫防御中发挥重要作用。IgG 也是唯一能够通过胎盘的抗体，参与新生儿抗感染免疫。大多数抗细菌抗体、抗病毒抗体和某些自身抗体及Ⅱ型、Ⅲ型超敏反应抗体均属于此类。

（2）IgA：分为两型，血清型 IgA 为单体，主要存在于血清中，仅占血清免疫球蛋白的 10% ~ 15%；分泌型 IgA（secretory IgA）为二聚体，经分泌型上皮细胞分泌至外分泌液中，参与黏膜局部免疫，通过与相应病原微生物结合，阻止病原体附着到细胞表面，在局部抗感染中发挥重要作用。

（3）IgM：由五个单体组成的五聚体，又称为巨球蛋白，占血清 Ig 总量的 5% ~ 10%。IgM 是初次体液免疫应答中最早出现的抗体，在机体早期免疫防御中发挥重要作用；血清中检出 IgM 提示新近发生了感染，可用于早期诊断。

（4）IgE：正常人血清中含量最少的 Ig，血清浓度极低。IgE 为亲细胞抗体，它与肥大细胞和嗜碱性粒细胞表面上相应受体结合，引起Ⅰ型超敏反应；此外，IgE 可能与机体抗寄生虫免疫有关。

（5）IgD：因生物学功能尚不清楚，临床基本不开展血清 IgD 定量测定。血液中 IgD

升高主要见于 IgD 骨髓瘤等免疫增生病。

23. 为什么通过单克隆抗体技术能获得针对单一抗原表位的特异性抗体

答：为了解决多克隆抗体特异性不高的问题，1975 年英国剑桥大学的 Kohler 和 Milstein 发现将可产生特异性抗体但短寿的 B 细胞与无抗原特异性但长寿的恶性骨髓瘤细胞融合，形成可产生单克隆抗体的 B 淋巴细胞杂交瘤，并以此为基础建立了单克隆抗体技术。形成的杂交瘤细胞，既有骨髓瘤细胞大量扩增和永生的特性，又具有 B 细胞合成和分泌单克隆抗体的能力。由于每个杂交瘤细胞由一个 B 细胞融合而成，而每个 B 细胞克隆仅识别一种抗原表位，因此，经筛选和克隆化的杂交瘤细胞仅能合成及分泌抗单一抗原表位的特异性抗体，即单克隆抗体。

24. 为什么单克隆抗体技术被称为生物技术发展的里程碑

答：单克隆抗体具有高特异性、高均一性和可重复性等独特优势使得单克隆抗体技术成为生物技术领域划时代的飞跃，被称为生物技术发展的里程碑，针对各种不同抗原的单克隆抗体成为基础与临床研究的重要工具，并已经应用于疾病的诊断和治疗。

（1）用于诊断试剂：用单克隆抗体制作的商品化试剂广泛应用于病原微生物抗原/抗体检测、肿瘤标志物检测、免疫细胞及其亚群的检测和激素测定。

（2）用于蛋白质的提纯：只要得到针对某一成分的单克隆抗体并将其固定在层析柱上，通过亲和层析，即可从复杂的混合物中分离纯化这一特定成分。

（3）用于肿瘤的导向治疗和放射免疫显像技术：将针对某一肿瘤抗原的单克隆抗体与化疗药物或放疗物质连接，利用单克隆抗体的导向作用，将药物或放疗物质携带至靶器官，直接杀伤靶细胞，称为肿瘤导向治疗。另外，将放射性标记物与单克隆抗体连接，注入患者体内可进行放射免疫显像，协助肿瘤的诊断。

（4）用于抗体药物的研制及应用：抗体药物即单克隆抗体治疗剂，具有品种多、用途广及毒副作用少等优点被广泛用于疾病的治疗。如抗 TNF-α 单抗可用于风湿性关节炎的治疗和抗 PD-1 抗体用于肿瘤的治疗等。

25. 为什么补体系统是机体免疫系统的重要组成部分

答：19 世纪末，免疫学家发现新鲜血清中除抗体外，还存在一种对热不稳定但能协助抗体清除病原体的成分，于是将其命名为补体（complement）。现在发现，补体并非单一成分，而是由 30 余种可溶性蛋白、膜结合性蛋白和补体受体组成的多分子系统，故称为补体系统（complement system）。根据补体系统各成分的生物学功能，可将其分为补体固有成分、补体调节蛋白和补体受体（complement receptor）。补体系统具有多种生物学功能：①补体具有溶菌和细胞裂解作用，参与机体抗感染机制；②补体附着于细菌表面，通过与吞噬细胞表面的补体受体结合，促进吞噬细胞对细菌的吞噬；③补体可沉积在免疫复合物表面，通过红细胞表面的补体受体黏附于红细胞表面，使得免疫复合物随血液循环到达肝和脾，被吞噬细胞吞噬清除；④补体系统还可参与体液免疫反应，是抗体发挥免疫效应的主要机制之一。因此，补体系统是机体免疫系统的重要组成部分。

26. 为什么补体有不同的激活途径

答：补体固有成分以无活性的酶原形式存在于体液中，发挥作用时必须被激活。补体的激活是在某些激活物质的作用下，各成分以连锁的酶促反应方式依次活化。因此，根据激活物质和参与成分的不同，补体的激活可有多种途径：经典途径（classical pathway）、旁路途径（alternative pathway）和凝集素途径（lectin pathway）。

（1）经典途径：抗原抗体复合物依次激活 C1q、C1r、C1s、C4、C2 和 C3 形成 C3 转化酶（C4b2b）与 C5 转化酶（C4b2b3b）。经典途径是机体体液免疫反应的主要效应机制，同时补体裂解形成的小片段 C4a、C2a 及 C3a 等在血清和体液中可发挥多种生物学效应。

（2）旁路途径：是不经过 C1、C4 和 C2 途径，而由 C3、B 因子、D 因子及 P 因子参与的激活过程。C3 转化酶为 C3bBb；C5 转化酶是 C3bBb3b。旁路途径是感染早期机体启动的固有免疫效应机制之一。

（3）凝集素途径：又称 MBL 途径（MBL pathway），指血浆中甘露糖结合凝集素（mannose-binding lectin，MBL）等直接识别病原体表面糖结构，进而依次激活 MBL 相关丝氨酸蛋白激酶、C4、C2 和 C3，形成和经典途径相同的 C3 与 C5 转化酶。MBL 途径参与固有免疫，在感染早期发挥重要作用。

27. 为什么补体可参与溶血反应

答：补体三条激活途径的终末过程相同，其主要机制是：C5 转化酶将 C5 裂解为 C5a 和 C5b；C5a 是重要的炎症介质，C5b 可与 C6 稳定结合为 C5b6；C5b6 自发与 C7 结合成 C5b67，暴露膜结合位点，与附近的细胞膜非特异性结合；结合于膜上的 C5b67 可与 C8 结合，所形成的 C5b678 可促进多个 C9 聚合，形成 C5b6789n 复合物，即攻膜复合物（membrane attack complex，MAC）。插入细胞膜的 MAC 通过破坏局部磷脂双层而形成"渗漏斑"，或形成穿膜的亲水性孔道，最终导致细胞崩裂。因此，在自身免疫性溶血时，抗体与红细胞膜上抗原结合后激活补体，随后补体通过一系列的激活途径，最后形成的 MAC 可直接攻击红细胞膜，导致红细胞破裂，造成血管内溶血。

28. 为什么补体可参与机体抗感染过程

答：病原微生物侵入机体后，在特异性抗体出现前数天内，机体有赖于固有免疫机制发挥抗感染效应。机体通过识别微生物表面或其糖链组分而激活补体旁路途径或 MBL 途径，所产生的裂解片段和复合物通过调理吞噬、炎症反应和溶解细菌而发挥抗感染作用。在特异性抗体产生之后，可通过经典途径触发 C3 活化，与旁路途径中的 C3 正反馈环路协同作用，形成更为有效的抗感染防御机制。因此，补体在机体抗感染过程中起到重要作用。

29. 为什么要测定血清补体水平

答：补体活化的共同终末效应是在细胞膜上形成 MAC，介导细胞溶解效应。同时，补体活化过程中生成多种裂解片段，通过与细胞膜相应受体结合，介导免疫调理、炎症介质等生物学作用。补体缺陷、功能障碍或过度活化与多种疾病的发生、发展过程密切相关。如系统性红斑狼疮患者的血液和组织中存在免疫复合物，这些免疫复合物能够激活、结合补体，使补体大量消耗掉，致使血中补体总量和各成分下降，而且其下降的程度和病情波动相平行。治疗后，随着疾病缓解，补体恢复正常。补体持续下降且抗dsDNA抗体阳性提示肾脏的损害，且预后不佳。因此，补体含量的变化能说明疾病的活动程度，是评判病情活动的指标。

30. 为什么细胞因子是重要的免疫调控分子

答：细胞因子（cytokine）是细胞分泌的一类小分子可溶性多肽蛋白，根据结构和功能不同可分为六大类：白细胞介素（interleukin，IL）、干扰素（interferon，IFN）、肿瘤坏死因子（tumor necrosis factor，TNF）、集落刺激因子（colony-stimulating factor，CSF）、生长因子（growth factor）和趋化因子（chemokine）等。细胞因子通过与相应的受体结合调节细胞生长、分化和效应，在机体免疫应答中发挥重要作用。

（1）介导和调节固有免疫：参与固有免疫的细胞因子主要来源于单核-吞噬细胞、中性粒细胞和 NK 细胞，包括 I 型 IFN、IL-1、IL-6、TNF 和趋化因子等细胞因子。I 型 IFN 能抑制病毒复制、提高 NK 细胞的杀伤活性，在抗病毒感染中发挥重要作用；TNF 能增强中性粒细胞和单核-吞噬细胞吞噬和杀灭细菌的能力，以及促进单核-吞噬细胞分泌 IL-1 和 IL-6 等细胞因子；IL-1 激活血管内皮细胞，促进效应细胞进入感染部位，并诱导单核-吞噬细胞和内皮细胞分泌趋化因子。

（2）介导和调节适应性免疫：IL-4、IL-5、IL-6 和 IL-13 等可促进 B 细胞的活化、增殖和分化为浆细胞；IL-2、IL-7 和 IL-18 等活化 T 细胞并促进其增殖；IL-12 和 IFN-γ 诱导 Th0 向 Th1 亚群分化，IL-4 促进 Th2 亚群分化，TGF-β 和 IL-6 联合促进 Th17 的分化，而 IL-6 和 IL-21 可共同诱导滤泡辅助性 T 细胞（Tfh）亚群分化等。

31. 为什么细胞因子可以影响血细胞分化

答：生理和病理过程中，红细胞、白细胞和血小板等不断被消耗，因此必须不断从造血干细胞中补充。骨髓基质细胞和活化的淋巴细胞能分泌多种刺激造血的细胞因子，刺激造血干细胞的生长和分化。IL-3 和集落刺激因子（SCF）等主要作用于多能造血干细胞以及多种定向的祖细胞。粒细胞-巨噬细胞集落刺激因子（granulocyte-macrophage colony stimulating factor，GM-CSF）可作用于髓样细胞前体以及多种髓样谱系细胞；粒细胞集落刺激因子（granulocyte colony stimulating factor，G-CSF）主要促进中性粒细胞生成，促进中性粒细胞吞噬功能和 ADCC 活性；巨噬细胞集落刺激因子（macrophage colony-stimulating factor，M-CSF）促进单核-吞噬细胞的分化和活化。IL-7 是 T 细胞和 B 细胞发育过程中的早期促分化因子。红细胞生成素（EPO）促进红细胞生成；血小板生成素（TPO）和 IL-11 促进巨核细胞分化和血小板生成；IL-15 则促进 NK 细胞的分化。

32. 为什么细胞因子可影响疾病进展

答：细胞因子在免疫应答过程中可发挥免疫调节作用，但在一定条件下，细胞因子也可参与多种疾病的发生和发展：①细胞因子的异常表达与许多自身免疫病的发生和发展有关，如在多发性硬化症、类风湿关节炎和银屑病等患者体内可检测到 IL-17 的过高表达；

②多种趋化因子可促进类风湿关节炎、肺炎、哮喘和过敏性鼻炎的发展；③多种肿瘤细胞分泌的 TGF-β、IL-10 可抑制机体的免疫功能，并与肿瘤逃逸有关。此外，人体感染埃博拉、禽流感和 SARS 等病毒后引起体液中多种细胞因子如 TNF-α、IL-1、IL-6、IL-12、IFN-α、IFN-β、IFN-γ、MCP-1 和 IL-18 等迅速大量产生，引发全身炎症反应，是引起急性呼吸窘迫综合征和多器官功能衰竭的重要原因。

33. 为什么细胞因子可作为治疗药物

答：细胞因子的缺陷或过量表达可以引起多种疾病，因此，通过补充相应的细胞因子，或者通过抗体封闭过量细胞因子的功能，将能够有效治疗疾病。细胞因子是一类存在于细胞外、通过与细胞表面的受体结合而发挥作用的蛋白质分子，目前利用基因工程技术生产的重组细胞因子作为生物应答调节剂，在多种疾病的治疗中收到良好的效果，成为新一代的免疫治疗药物。重组细胞因子可调节机体的生理过程和免疫功能，很低剂量即可发挥作用，疗效显著，副作用小。目前已经批准生产的细胞因子药物包括 IL-2、IL-11、IFN-α、G-CSF、SCF 和 EPO 等，这些细胞因子主要用于肿瘤、感染（如肝炎、AIDS）、造血功能障碍和自身免疫病等患者的治疗。

34. 为什么外伤或感染发生时白细胞可及时到达炎症部位

答：人体在防御和清除入侵病原体等异物时，有一种能引起白细胞趋集的物质称为趋化因子（chemokine）。趋化因子是一种小分子细胞因子家族蛋白，相对分子质量为 8000 ～ 11 000。趋化因子直接参与白细胞特别是吞噬细胞和淋巴细胞的游走和活化，参与炎症反应。在正常免疫应答过程中，趋化因子可以驱使白细胞定向迁移到受伤或感染部位以防御外来致病物质。白细胞一旦穿越内皮细胞和基底膜进入组织，它们就顺着递增性趋化因子浓度向炎症部位游走。因此，在外伤或感染时，趋化因子可通过趋化作用向炎症部位招募各类白细胞以保护机体免受外来致病物侵袭。

35. 为什么白细胞分化抗原是重要的细胞表面分子

答：白细胞分化抗原是指细胞分化为不同谱系、处于分化不同阶段及活化过程中，出现或消失的细胞表面分子。因最初在白细胞表面发现，故称为白细胞分化抗原。它们大都是跨膜的蛋白或糖蛋白，含胞膜外区、跨膜区和胞质区。除白细胞外，分化抗原也广泛分布于红细胞、血小板、血管内皮细胞和成纤维细胞等多种细胞表面。20 世纪 80 年代初，根据识别同一分化抗原的两种以上的单抗可划分归于同一分化群（cluster of differentiation，CD）的规定，制定了人类白细胞分化抗原的 CD 统一编号。白细胞分化抗原的功能非常复杂，主要包括以下几个方面：①作为抗原提呈分子或作为识别受体参与免疫识别；②参与免疫细胞的黏附、活化和效应；③作为受体与基质中可溶性介质结合，参与信号转导。因此，白细胞分化抗原是一类重要的细胞表面分子。

36. 为什么黏附分子也是一种重要的免疫分子

答：黏附分子（adhesion molecule，AM）以受体-配体的结合形式发挥作用，使细胞与细胞间或细胞与基质间发生黏附，参与细胞的识别、细胞的活化和信号转导、细胞的增殖与分化、细胞的伸展与移动等生理病理过程。黏附分子根据其结构特点可分为免疫球蛋白超家族、整合素家族、选择素家族和钙黏蛋白家族等，是机体免疫应答、炎症发生、凝血、创伤愈合以及肿瘤转移等一系列重要的病理生理过程的分子基础。如免疫球蛋白超家族黏附分子可作为共刺激分子为 T 细胞抗原识别提供共刺激信号，常见的有：CD28-CD80/CD86、LAF-1-ICAM-1、CD2-CD58 及 ICOS-ICOSL 等；选择素家族黏附分子主要介导白细胞与内皮细胞黏附，在炎症发生及淋巴细胞归巢中发挥重要作用等。

37. 为什么血清可溶性黏附分子水平可反映疾病状态

答：部分黏附分子其胞外区被酶水解而释放，或者因为没有跨膜区而以可溶性形式存在于血液或其他体液中，这些分子仍具有黏附分子的结合活性，在机体调节细胞黏附途径中发挥重要作用。在某些病理状态时，这些脱落或无跨膜区的小分子黏附分子均可导致血清中可溶性黏附分子水平的显著增加。如脓毒血症患者可溶性 E-选择素高于正常人 20 倍以上，HIV 感染患者血清中可溶性 L-选择素比正常人高 2～3 倍，肿瘤及糖尿病等患者可溶性 L-选择素蛋白水平也明显高于正常人，而且可溶性黏附分子的水平增高程度与疾病的严重状况和预后密切相关。因此，检测可溶性黏附分子水平可作为监测某些疾病状态的指标。

38. 为什么黏附分子在肿瘤的浸润转移中发挥重要作用

答：恶性肿瘤一个重要生物学特征是其对邻近正常组织的浸润及远处转移，肿瘤的浸润和转移与黏附分子表达的改变有关。一方面，肿瘤细胞表面某些黏附分子表达的减少可使细胞间的附着减弱，肿瘤细胞容易脱离与邻近细胞的附着。如结肠癌和乳腺癌等多种肿瘤细胞黏附分子如 E-cadherin 分子表达明显减少或缺失，与肿瘤细胞的恶性程度显著相关。另一方面，肿瘤细胞表达的某些黏附分子使已进入血液循环的肿瘤细胞得以和血管内皮细胞黏附，造成血行转移。如 CD44 在很多种肿瘤细胞的表达比相应正常组织高，与肿瘤细胞的成瘤性、侵袭性及淋巴结转移有关。

39. 为什么主要组织相容性复合体在免疫应答中发挥重要作用

答：主要组织相容性复合体（major histocompatibility complex，MHC）是指染色体上一组紧密连锁的基因群，遗传呈高度多态性，决定着同种异体之间的组织相容性，其编码的分子表达于不同细胞表面，参与抗原提呈，制约免疫细胞间相互识别及诱导免疫应答，因此在免疫应答过程中起重要作用。不同种类哺乳动物 *MHC* 基因的编码产物的名称各异，人类 MHC 称为人类白细胞抗原（human leucocyte antigen，HLA）。*HLA* 基因区域编码的各种分子中，最经典的为 HLA Ⅰ类分子和 HLA Ⅱ类分子。HLA Ⅰ类分子广泛分布于有核细胞表面，但在不同组织和细胞的表达水平有所不同；HLA Ⅱ类分子分布则局限于一定的细胞群，主要是抗原提呈细胞（DC、巨噬细胞和 B 细胞）。HLA 分子的功能主要是基于其抗原提呈作用，参与 T 细胞的发育成熟和启动免疫应答。HLA Ⅰ类分子主要提呈内源性抗原供 CD8$^+$T 细胞识别；HLA Ⅱ类分子主要提呈外源性抗原供 CD4$^+$T 细胞识别。HLA 分子还可作为 NK 细胞抑制性受体的配体，参与免疫调节。

40. 为什么人类白细胞抗原的异常表达会诱导疾病

答：由于 HLA 参与抗原提呈，参与 T 细胞的发育成熟和启动免疫应答，因此，其异常表达会引起多种疾病。

（1）HLA Ⅰ类分子表达异常：所有有核细胞均表达 HLA Ⅰ类分子，但恶变细胞其 HLA Ⅰ类分子的表达往往减弱甚至缺如，以致不能有效地激活特异性 $CD8^+$ CTL 细胞，造成肿瘤逃脱免疫监视。在这个意义上，Ⅰ类分子的表达状态可以作为一种警示系统，如表达下降或者缺失则提示细胞可能发生恶变。

（2）HLA Ⅱ类分子表达异常：在某些自身免疫病中，原先不表达 HLA Ⅱ类分子的某些细胞，可被诱导表达 HLA Ⅱ类分子，如胰岛素依赖型糖尿病中的胰岛 β 细胞、乳糜泻中的肠道细胞及萎缩性胃炎中的胃壁细胞等，这些异常表达 HLA Ⅱ类分子的细胞，就可能将自身抗原呈递给自身反应性 T 细胞，从而启动自身免疫反应而导致自身免疫病。

41. 为什么人类白细胞抗原可用于法医学鉴定

答：这与 HLA 的多态性和单体型遗传有关。多态性是指一个基因座位在人群中存在多个等位基因（allele）。对于一个基因座位，个体的两个等位基因分别位于来自父母的同源染色体。这就意味着两个无亲缘关系的个体，在所有 HLA 基因座位上拥有相同等位基因的机会几乎为零；而且，每个人所拥有的 HLA 等位基因型别一般终身不变。紧密连锁在同一染色体上的 HLA 各基因座位所携带的等位基因组合称为 HLA 单体型（haplotype）。人体的体细胞是二倍体，因此一对同源染色体就有两套 HLA 单体型，分别遗传自父亲和母亲。对于某一个体而言，通常是以单体型为单位，将一整套 HLA 基因遗传给子代，因此亲代和子代之间必然有一个单体型相同。由于 HLA 具有高度多态性及单体型遗传的特点，HLA 基因分型已在法医学上被用于亲子鉴定和死亡者身份确定。

42. 为什么免疫细胞可分为固有免疫细胞和适应免疫细胞

答：凡参与免疫应答或与免疫应答有关的细胞统称为免疫细胞，按免疫应答类型的不同，免疫细胞分为固有免疫细胞和适应免疫细胞。

（1）固有免疫细胞：包括吞噬细胞、树突状细胞、NK 细胞、固有淋巴细胞（innate lymphoid cell，ILC）、γδ T 细胞、B1 细胞、肥大细胞、嗜酸性粒细胞和嗜碱性粒细胞等。固有免疫细胞表达模式识别受体（pattern recognition receptor，PRR），可识别病原微生物表面的共同结构—病原体相关分子模式（pathogen associated molecular pattern，PAMP），启动固有免疫应答，发挥即时效应，杀伤、清除病原微生物，保护机体免遭病原微生物的侵袭。

（2）适应免疫细胞：T 细胞和 B 细胞是适应性免疫系统中最主要的两类细胞，表达特异性抗原受体，能识别抗原，区分"自己"和"非己"成分，分别介导适应性免疫的细胞免疫和体液免疫应答。在适应性免疫应答中固有免疫细胞如树突状细胞、巨噬细胞等可作为抗原提呈细胞（APC）将加工后的抗原肽通过 MHC 提呈给 T 细胞识别，启动适应性免疫应答。

43. 为什么吞噬细胞是重要的免疫细胞

答：吞噬细胞主要包括血液中的单核细胞、组织中的巨噬细胞和中性粒细胞。

（1）巨噬细胞：广泛存在于机体各组织中，细胞表面表达多种模式识别受体（甘露糖受体、清道夫受体和 Toll 样受体等）、调理性受体（补体受体和 Fc 受体）和细胞因子受体，具有很强的吞噬杀伤、清除病原体等异物的能力。巨噬细胞借助模式识别受体和调理性受体摄入病原体，通过氧依赖和氧非依赖途径杀伤病原体。巨噬细胞活化后，能有效杀伤肿瘤细胞和病毒感染细胞。炎症时，巨噬细胞在相应的细胞因子作用下募集、活化，分泌炎性介质，介导炎症反应；又可通过分泌 MCP-1、MIP-1α/β 和 IL-8 等趋化因子及 IL-1β 等炎症细胞因子参与和促进炎症反应。同时，巨噬细胞是专职 APC，能将摄入的病原体加工成肽段并通过 MHC 分子提呈，激活特异性 T 细胞。活化的巨噬细胞可分泌多种细胞因子发挥免疫调节作用。

（2）中性粒细胞：占白细胞总数的 60% ~ 70%，胞质颗粒中含有髓过氧化物酶、酸性磷酸酶、碱性磷酸酶、溶菌酶和防御素等杀菌物质，主要通过氧依赖和氧非依赖系统杀伤病原体。此外，中性粒细胞还具有很强的趋化和吞噬能力。

44. 为什么树突状细胞是功能最强的专职抗原提呈细胞

答：树突状细胞（DC）因其表面有许多树枝状突起而得名，是功能最强的专职 APC，是适应性免疫应答的启动者。未成熟 DC 高表达 TLR、补体受体、Fc 受体和趋化因子受体，低表达 MHC Ⅱ类分子和共刺激分子，其摄取加工抗原能力强，提呈抗原、启动适应性免疫应答能力弱。未成熟 DC 摄取抗原后，受局部环境和 IL-1β 和 TNF-α 等细胞因子刺激，开始由组织局部向外周淋巴器官迁移，并逐渐发育为成熟 DC，其高表达 MHC Ⅱ类分子和共刺激分子，可有效提呈抗原、激活初始 T 细胞，从而启动适应性免疫应答。此外，DC 还可调节适应性免疫应答：①DC 参与 T 细胞亚群的分化，如 DC 可产生 IL-12，诱导 Th1 分化；②DC 参与调节 B 细胞的功能，DC 分泌的可溶性 IL-6R 促进记忆 B 细胞分化为浆细胞；DC 还可诱导活化的初始 B 细胞表达 IgA；DC 能吸引和招募 B 细胞至滤泡，参与记忆 B 细胞的形成及维持。

45. 为什么自然杀伤细胞在机体免疫监视和早期抗感染免疫过程中起重要作用

答：NK 细胞来源于骨髓淋巴样干细胞，其分化、发育依赖于骨髓或胸腺微环境，主要分布于外周血和脾脏，在淋巴结和其他组织中也有少量存在。NK 细胞表达 CD56 和 CD16 分子，不表达特异性抗原受体，NK 细胞无需抗原预先致敏，即可直接杀伤某些肿瘤细胞和病毒感染细胞。NK 细胞表面表达 IgG Fc 受体（Fc γ Ⅲ），可通过 ADCC 杀伤靶细胞。因此，NK 细胞在机体抗肿瘤和早期抗感染的免疫应答中起到重要作用。此外，NK 细胞可被 IFN-α/β、IL-12、IL-15 和 IL-18 等细胞因子所激活，活化 NK 细胞可分泌 IFN-γ 和 TNF-α 等细胞因子，进一步增强机体抗感染效应。

46. 为什么 B 细胞表面分子在其分化和功能行使中发挥重要作用

答：B 细胞来源于淋巴样祖细胞，在骨髓中发育成熟。B 细胞表面有众多膜分子，它们在 B 细胞识别抗原、活化、增殖及抗体产生等过程中发挥作用。其中最主要的是 B 细胞受体（BCR）也称膜表面免疫球蛋白（SmIg）。CD19/CD21/CD81 是 BCR 的辅助受体，它们在 B 细胞膜上与 BCR 一起能够促进 BCR-Ig α/Ig β 产生活化信号，提高信号转导效率。

其他与 B 细胞功能相关的表面分子还包括 CD40、CD80、CD86、CD20 及 CD22 等。CD40 与 T 细胞表面的 CD40L 结合后向 B 细胞发出第二信号，促进 B 细胞的增殖、分化、抗体生成和类别转换，诱导记忆性 B 细胞的产生。CD80 和 CD86 以同源二聚体形式诱导性表达在 B 细胞表面，与 T 细胞表面的 CD28 结合后参与 T 细胞的激活。此外，CD20 是 B 细胞特异性的表面标志，也是治疗性单抗识别的靶分子；CD22 是 B 细胞的抑制性受体，能负调节 CD19/CD21/CD81 辅助受体的活性。

47. 为什么 B 细胞可分为不同亚群

答：根据发育早晚、存在部位、表面标志和功能不同，B 细胞分为 B1 和 B2 两个亚群。

（1）B1 细胞：B1 细胞组成性表达 CD5 分子，又称为 $CD5^+B$ 细胞。B1 细胞占 B 细胞总数的 5% ~ 10%，属于固有免疫细胞，主要存在于体腔表面，如肠道黏膜的固有层。其表面表达 IgM 而不表达 IgD，主要产生 IgM 类抗体，且亲和力低。B1 细胞主要识别微生物的多糖和脂类抗原，在体腔表面发挥抗微生物作用，并能通过产生自身抗体参与清除衰老细胞，维持免疫自稳作用。

（2）B2 细胞：又称 $CD5^-B$ 细胞，即通常所指的 B 细胞（以下简称 B 细胞），是分泌抗体参与体液免疫应答的主要细胞，B 细胞识别蛋白质抗原需在 Th 细胞的辅助下，才能完全被激活从而产生特异性抗体。其抗体具有中和、激活补体和调理作用，并参与 ADCC 和 Ⅰ型超敏反应。B 细胞作为专职 APC，对蛋白质抗原进行加工、处理后，以抗原肽-MHC 分子复合物的形式提呈给 T 细胞。此外，B 细胞产生的 IL-6、IL-10 和 TNF-α 等细胞因子可参与调节巨噬细胞、树突状细胞、NK 细胞及 T 细胞的功能。

48. 为什么细胞表面分子与 T 细胞功能密切相关

答：T 细胞来源于骨髓的祖 T 细胞，在胸腺中发育，通过基因重排表达多样性的 T 细胞受体（TCR），然后经过阳性选择和阴性选择分别获得 MHC 限制性和自身免疫耐受，进而分化、成熟为成熟 T 细胞。成熟 T 细胞经血流分布至外周免疫器官的胸腺依赖区定居，并经淋巴管、外周血和组织液等进行再循环，发挥细胞免疫及免疫调节等功能。T 细胞表面可表达不同种类的受体和表面分子，这些受体和表面分子与细胞功能密切相关，也是鉴别 T 细胞及其活化状态的重要标志。TCR 是 T 细胞特征性表面标志，为异二聚体结构，根据其组成不同，分为 TCR α β 和 TCR γ δ 两种类型。其他 T 细胞表面分子主要包括 CD3、CD4、CD8、CD28、CTLA-4 和 PD1 等。TCR 接受 APC 提呈的抗原肽，由 CD3 分子将抗原刺激信号向细胞内转导。CD4 和 CD8 分子可分别与 MHC Ⅱ 和 MHC Ⅰ 类分子结合，作为 T 细胞辅助受体，参与 T 细胞与 APC 的作用及信号转导。CD28 与 APC 表面的 CD80 或 CD86 结合后产生的共刺激信号在 T 细胞活化中发挥重要作用。CTLA-4 则通过与 CD28 竞争性地结合 CD80 或 CD86，下调或终止 T 细胞活化。PD-1 表达于活化的 T 细胞，其与配体 PD-L1 和 PD-L2 结合后，可抑制 T 细胞增殖及 IL-2 和 IFN-γ 等细胞因子产生，还可参与外周免疫耐受。

49. 为什么 T 细胞有不同的分类

答：有多种分类方法将 T 细胞分为不同的亚群：

（1）根据活化阶段：分为初始 T 细胞、效应 T 细胞和记忆 T 细胞。初始 T 细胞在外周免疫器官内接受 DC 提呈的抗原刺激而活化，并最终分化为效应 T 细胞；效应 T 细胞是行使免疫效应的主要细胞；记忆 T 细胞可能由效应 T 细胞分化而来，介导再次免疫应答。

（2）根据表达 TCR 的类型：分为 αβ T 细胞和 γδ T 细胞。αβ T 细胞占 T 细胞总数 95% 以上，识别由 MHC 提呈的蛋白质抗原，是介导细胞免疫及免疫调节的主要细胞。γδ T 细胞主要分布于皮肤和黏膜组织，识别抗原无 MHC 限制性，具有抗感染和抗肿瘤作用。

（3）根据是否表达 CD4 或 CD8 分子：分为 $CD4^+$ T 细胞和 $CD8^+$ T 细胞。$CD4^+$ T 细胞受自身 MHC II 类分子的限制，活化后主要分化为辅助性 T 细胞（helper T cell，Th cell）。$CD8^+$ T 细胞受自身 MHC I 类分子的限制，活化后分化为细胞毒性 T 细胞（cytotoxic T cell，CTL）。

（4）根据功能不同：分为 Th 细胞、CTL 和调节性 T 细胞（regulatory T cell，Treg）。Th 细胞即通常所称的 $CD4^+$ T 细胞，初始 $CD4^+$ T 细胞在抗原刺激及细胞因子等因素的调控下进一步分化为 Th1、Th2、Tfh 和 Th17 等亚群。CTL 为 $CD8^+$ T 细胞，通过特异性识别内源性抗原肽-MHC I 类分子复合物杀伤靶细胞。通常所称的调节性 T 细胞是 $CD4^+CD25^+$ $Foxp3^+$ 的 T 细胞，调节性 T 细胞主要通过直接接触抑制靶细胞活化或分泌 TGF-β、IL-10 等细胞因子来抑制免疫应答。

50. 为什么检测外周血淋巴细胞亚群可反映机体的免疫状态

答：外周血淋巴细胞亚群检测包括 T 淋巴细胞（$CD3^+$）、B 淋巴细胞（$CD19^+$）和 NK 细胞 [$CD3^-CD16^+$ 和（或）$CD56^+$]。T 细胞又分为 Th 细胞（$CD3^+CD4^+$）和 CTL（$CD3^+$ $CD8^+$）等。Th 细胞分为 Th1、Th2、Th17 和 Tfh 等亚群。Th1 细胞可分泌 IFN-γ、TNF-α 和 IL-2 等细胞因子，介导细胞免疫应答，在病理情况下可参与迟发型超敏反应和移植物排斥反应。Th2 细胞可分泌 IL-4、IL-5 和 IL-13 等细胞因子辅助体液免疫应答，并在过敏性疾病和抗寄生虫感染中发挥作用。Th17 细胞通过分泌 IL-17 和 IL-21 等细胞因子参与某些炎症的发生，特别在自身免疫病中起重要作用。CTL 通过分泌穿孔素和颗粒酶等物质及表达 FasL 引起靶细胞的裂解和凋亡，从而杀伤靶细胞。T 淋巴细胞百分率及计数绝对值或 $CD4^+T/CD8^+T$ 比值对区别和监测某些免疫缺陷病和自身免疫病有一定参考价值。B 淋巴细胞是体液免疫的重要指标。NK 细胞能够介导某些肿瘤和病毒感染细胞的细胞毒性反应。因此，淋巴细胞亚群分析能总体反映机体当前的免疫功能和免疫状态，并可以辅助诊断自身免疫病、免疫缺陷病、恶性肿瘤及血液病等多种疾病，对分析发病机制、观察疗效及检测预后均有意义。

51. 为什么淋巴细胞再循环是发挥免疫功能的重要条件

答：在体内淋巴细胞经淋巴循环及血液循环不断地往返于外周免疫器官、次级淋巴组织及全身器官组织，淋巴循环汇集于胸导管，经上腔静脉进入血液循环。血液循环中的淋巴细胞及各类免疫细胞在毛细血管后微静脉处，穿越高内皮小静脉，进入淋巴组织及淋巴器官，再次进入淋巴循环，称为淋巴细胞再循环。淋巴细胞在全身器官组织及体液中的不断循环，可以增加与病原异物接触的机会，并将被抗原激活的淋巴细胞引流入局部淋巴组织，在 T 细胞、B 细胞及 APC 间进行协同作用后，产生的效应淋巴细胞定向地迁移于抗原异物部位，发挥免疫效应功能。外周免疫器官及外周淋巴组织既是淋巴细胞再循环的起点，也是淋巴细胞归巢的终点。淋巴细胞在发挥免疫效应的同时，被归巢受体引导回该类细胞的原定居处，进行修整和增殖，以提高该类淋巴细胞的数量和功能。因此，淋巴细胞再循环是发挥免疫功能的重要条件。

（陈福祥　张　晗）

第三节　免疫系统功能

52. 为什么人能在有大量病原体存在的环境中健康生活

答：因为人体内的两大防线能够有效地阻止病原体的入侵。第一道防线包括：①皮肤和黏膜的屏障作用：皮肤和黏膜组织具有机械屏障作用，黏膜上皮细胞的定向摆动及黏膜表面分泌液的冲洗作用均有助于清除黏膜表面的病原体；此外，皮肤和黏膜分泌物中含有多种杀菌、抑菌物质，如汗腺分泌的乳酸和胃液中的胃酸等；②通过现有的固有免疫细胞和固有免疫分子启动应答：如吞噬细胞具有强大的吞噬、清除和杀伤病原体的能力；补体可通过旁路途径或 MBL 途径激活补体系统产生直接溶菌效应，也可通过调理作用促进吞噬细胞的吞噬作用。第一道防线是进化过程中逐渐建立起来的天然防御功能，特点是人人生来就有，对多种病原体都有防御作用，属于固有免疫。当第一道防线没能抵挡住病原体入侵时，人体还有第二道防线，即出生以后逐渐建立起来的后天防御功能，称为适应性免疫。适应性免疫是淋巴细胞在抗原的刺激下对抗原作出的特异性反应，能够产生免疫记忆效应，对彻底消灭病原体以及防止再感染起关键作用。

53. 为什么免疫系统是人体最好的"医生"

答：从本质上讲，免疫是机体的一种生理性保护功能，是机体对"非己"的识别和清除的过程。无论是对抗外来物质如细菌、病毒的入侵，还是清除人体自身变异的细胞如肿瘤细胞等都需要免疫系统发挥作用。免疫系统的功能主要表现为三方面：①免疫防御（immune defense）：可以有效地阻止病原微生物的入侵，及时发现并杀伤入侵体内的病原体；②免疫监视（immune surveillance）：随时发现和清除体内出现的"非己"成分，如由基因突变而产生的肿瘤细胞，及时清除可保证人体不得肿瘤；③免疫自稳（immune home-ostasis）：通过自身免疫耐受和免疫调节机制来达到免疫系统内环境的稳定。没有任何一种疾病单靠药物或手术而不需要机体自身免疫力就可以完全康复，相反，通过提高患者免疫系统的功能可使很多疾病获得痊愈。因此，拥有完整的免疫系统并保证免疫系统发挥正常的免疫功能，就可以避免很多疾病的发生。

54. 为什么人体的免疫反应是把"双刃剑"

答：免疫系统通过免疫防御、免疫自稳和免疫监视功能抵御病原微生物侵袭及维持内环境稳定。但在特殊情况下，机体的免疫功能一旦失调则易诱发疾病，即产生免疫病理反应：①免疫防御功能过高，可以导致机体出现"超敏反应"，表现为荨麻疹、哮喘、肾炎及接触性皮炎等疾病；免疫防御功能过低则易患慢性感染甚至免疫缺陷病，如艾滋病；

②免疫自稳功能发生紊乱，则可导致自身免疫病，如类风湿关节炎、系统性红斑狼疮、多发性硬化症和溃疡性结肠炎等；③免疫监视功能低下，则可导致肿瘤发生和持续性病毒感染。所以说人体的免疫功能是把"双刃剑"。

55. 为什么肿瘤细胞会逃逸免疫监视

答：机体的免疫系统能识别和清除发生恶性转化的肿瘤细胞，发挥有效的免疫监视作用，但仍有一定比例的原发性肿瘤在宿主体内生长并且易于转移和复发，即肿瘤细胞能逃避机体免疫系统的攻击。相关的机制可能有以下几种：

（1）肿瘤细胞免疫原性低下：①肿瘤细胞表达的抗原与正常蛋白差别小或抗原性弱，无法诱发机体产生足够强度的抗肿瘤免疫应答清除肿瘤细胞；或者某些弱抗原反复刺激机体免疫系统使之产生耐受；②肿瘤细胞 MHC Ⅰ类分子表达减少或缺失，致使肿瘤抗原无法提呈，导致淋巴细胞无法识别和杀伤肿瘤细胞；③肿瘤细胞缺乏共刺激分子或其他黏附分子，无法有效提供 T 细胞活化的第二信号。

（2）肿瘤的免疫增强作用：血清中存在的封闭因子遮盖了肿瘤细胞表面的抗原决定簇，从而有利于肿瘤细胞逃避效应细胞的识别和攻击。

（3）效应细胞功能异常：T 细胞成熟障碍和免疫功能低下可使肿瘤抗原特异性 T 细胞激活受阻而无法对肿瘤细胞产生有效免疫应答。

（4）肿瘤细胞表达或分泌免疫抑制分子：包括能促进肿瘤细胞生长的血管内皮细胞生长因子（vascular endothelial growth factor，VEGF）以及具有强大免疫抑制作用、可抑制机体产生抗肿瘤免疫应答的 TGF-β 和 IL-10 等。

56. 为什么免疫系统在一定条件下也会攻击自身组织

答：正常情况下，人体免疫系统只对外来的有害病原体等抗原产生免疫应答，而对自身组织抗原不会产生反应，称为"免疫耐受"。然而，某些情况下，机体免疫系统会错误地针对自身组织抗原产生免疫应答而破坏自身组织。免疫系统攻击自身组织的原因非常复杂，常见原因如下：

（1）免疫隔离部位抗原的释放：如人睾丸和眼晶状体等组织在正常情况下是免疫细胞无法进入的特殊部位，但外伤或感染等能破坏这种免疫隔离。如左眼眼球破裂致晶状体物质进入血液，则可诱导针对晶状体的免疫应答，激活的免疫细胞进而攻击正常右眼，导致交感性眼炎。

（2）共同抗原表位：如链球菌和正常肾脏组织具有共同抗原表位，当链球菌感染人体而诱导免疫应答时，抗体会攻击具有共同抗原表位的肾脏组织，导致肾炎。

（3）化学物质引起自身抗原性质改变：如服用某些化学药物能改变红细胞性质，致使机体产生抗红细胞的自身抗体并破坏红细胞而导致贫血。

57. 为什么免疫系统不会消灭肠道共生菌

答：肠道相当于对外界环境敞开，外界的病原体很容易入侵肠道引起疾病；但同时肠道本身还存在着大量的共生菌，这些共生菌与机体的营养、消化吸收及免疫功能密切相关。为此，机体进化出一系列途径限制免疫系统对共生菌的免疫应答并防止肠道病原体入侵机体：

（1）共生菌依赖性Treg：T细胞通过APC识别与传递细菌的抗原物质而被激活，对于共生菌，这些识别产生后会刺激T细胞的免疫反应并将其激活为Treg，Treg可抑制其他CTL的激活，从而避免免疫系统清除共生菌。

（2）IL-22介导的抗原非依赖途径：肠黏膜中DC识别共生菌后分泌细胞因子，后者可刺激ILC分泌IL-17和IL-22。IL-22作用于肠上皮细胞产生如下反应：①分泌黏液在机体和细菌之间施加物理屏障；②维持肠道上皮细胞间紧密连接，防止细菌入侵组织；③产生针对共生菌的抗菌肽；④产生高岩藻糖化的寡糖，为特定亚群的共生细菌提供代谢物质。

（3）IgA的隔离作用：共生菌能刺激肠道中黏膜产生sIgA，这些抗原特异性IgA分泌到肠腔中，并结合在共生菌表面抑制其在肠道上皮和黏液层的定植。

（4）ILC3的限制作用：肠黏膜中存在大量的高表达MHCⅡ类分子的ILC3细胞。ILC3通过MHCⅡ向T提呈共生菌来源的抗原肽，但ILC3不表达共刺激分子，则导致了共生细菌反应T细胞的凋亡，从而限制了机体T细胞对小肠共生菌的免疫应答。

58. 为什么母体的免疫系统不排斥腹中的胎儿

答：在妊娠期，胚胎对于母体来说是一个基因不合的异物，却不会被母体免疫系统识别，不会发生类似于器官移植后的排斥反应，这就是胚胎免疫耐受。最新研究发现，在妊娠过程中，胚胎局部存在大量自然杀伤细胞，但是这些细胞杀伤能力很低，可以产生IFN-γ，抑制由于胚胎基因不合而产生的炎症细胞，并将其作用控制在正常生理范围内，使母体对胎儿不产生排斥反应，而是产生保护性免疫作用。胚胎局部的自然杀伤细胞富含一种微小核糖核酸分子，该分子在胚胎自然杀伤细胞中的含量是正常自然杀伤细胞含量的近万倍，能抑制胚胎自然杀伤细胞分泌胰岛素样生长因子（insulin-like growth factor，IGF），使其失去杀伤功能。但是，如果母体同时遭遇病毒等病原体感染，这些自然杀伤细胞便会失去这种抑制能力，加剧胚胎局部免疫反应和炎症反应，导致流产。

（陈福祥　张晗）

第二章 免疫应答

第一节 基本知识

59. 为什么免疫应答是机体重要的生理功能

答：免疫应答（immune response）最基本的生物学意义是识别"自己"与"非己"，并清除"非己"，以保护机体免受抗原异物的侵袭。免疫应答可分为固有免疫应答（innate immune response）和适应性免疫应答（adaptive immune response）。固有免疫应答是指体内固有免疫细胞和固有免疫分子识别、结合病原体及其产物或其他异物后，迅速活化并产生相应生物学效应，将病原体等异物杀伤、清除的过程。固有免疫应答是生物在长期种系进化过程中形成的一系列天然防御机制，可参与机体抗感染免疫及其他多种生理和病理过程。适应性免疫应答是指 T、B 淋巴细胞通过抗原受体识别抗原，经活化、增殖和分化，形成效应细胞或分泌效应分子，再经血液循环到达抗原所在的部位，识别和清除"非己"成分的过程。适应性免疫可分为 B 细胞介导的体液免疫和 T 细胞介导的细胞免疫。固有免疫应答首先快速启动并贯穿应答全过程，随后产生适应性免疫应答并具有特异性和记忆性。固有免疫应答和适应性免疫应答相辅相成，以发挥对抗原的清除作用，所以免疫应答是整个机体重要的生理功能。

60. 为什么免疫应答是免疫功能的核心环节

答：免疫应答的大致过程如下：抗原进入机体后，首先被局部的巨噬细胞、DC 和其他辅助细胞吞噬和处理，然后在固有免疫相关效应分子参与下以有效的方式将信号传递给适应性免疫应答的辅助性 T 细胞（help T cell，Th cell），促进其自身和其他免疫细胞的增殖、分化，生成大量的免疫效应细胞发挥细胞免疫功能；而其中 B 细胞增殖分化为浆细胞分泌大量的抗体进入血液循环发挥体液免疫功能。免疫系统通过免疫应答来履行其三项基本功能，即机体免疫系统的功能是识别"非己"及危险信号，引发免疫应答，执行免疫效应，最终完成"非己"成分的清除及维持自身稳定。因此，免疫应答对机体免疫功能的发挥具有关键作用，是免疫功能的核心环节。

61. 为什么异常的免疫应答会导致疾病发生

答：正常的免疫应答使机体识别"自己"和"非己"，维持免疫稳态或清除抗原异物的侵袭，保证机体的健康，如抵抗病原体侵袭、清除损伤和衰老细胞、清除癌变细胞或病毒感染的细胞等。但是，异常情况下机体可产生病理性免疫应答，引起免疫损伤，导致临床疾病。表现为：①对"非己"抗原应答过强，导致机体生理功能紊乱或组织细胞损伤，引发超敏反应；②对"非己"抗原应答过弱，导致免疫功能低下或者缺失，引发严重感染或持续感染和肿瘤发生；③对"自己"抗原产生免疫应答，形成自身免疫，导致自身免疫病。

62. 为什么适应性免疫应答显示特异性和记忆性

答：适应性免疫应答是人类适应生存环境、接触抗原物质后产生的特异性应答，具有特异性、多样性、记忆性、耐受性等诸多特点。特异性指特定的免疫淋巴细胞克隆仅能识别初次致敏的特定抗原。记忆性指机体再次遇到初次致敏的免疫原能够更快、更强地发动二次免疫应答。耐受性指免疫细胞接受特定抗原刺激后，导致针对该抗原的特异性不应答即为免疫耐受。适应性免疫具有以上特点是因为参与的淋巴细胞在抗原的刺激和选择下可发生克隆扩增，而且扩增的克隆可以长期留存。而参与固有免疫应答的细胞不用具有以上特点如不经过克隆扩增，免疫效应维持时间短，而且针对的免疫原是病原体共同拥有的病原体相关分子模式（PAMP），因而不具有特异性、多样性和记忆性等特点。

（盛慧明 仝 洁）

第二节　固有免疫应答

63. 为什么启动和诱导固有免疫应答的物质称为固有分子模式

答：病毒、细菌、真菌和支原体等病原微生物和寄生虫进入人体，细菌脂多糖和病毒 RNA 或体内受损细胞和死亡细胞产生和释放热休克蛋白等内源性分子均可刺激机体产生固有免疫应答。固有免疫细胞不表达特异性抗原识别受体，主要通过模式识别受体（pattern recognition receptor，PRR）或有限多样性抗原识别受体识别病原体及其感染细胞或衰老损伤细胞释放出的某些特定分子，称为固有分子模式（innate molecular pattern，IMP），包括病原体相关分子模式（pathogen-associated molecular pattern，PAMP）和损伤相关分子模式（damage-associated molecular pattern，DAMP）。

（1）PAMP：是指病原体或其产物共有的、高度保守的、可被模式识别受体识别结合的特定分子结构，包括革兰阴性（G^-）细菌的脂多糖、革兰阳性（G^+）细菌的肽聚糖和脂磷壁酸、分枝杆菌和螺旋体的脂蛋白和脂肽、细菌和真菌的甘露糖、病毒的双链 RNA 以及细菌和病毒的非甲基化 CpG DNA 等。PAMP 仅存在于病原体内，宿主正常组织细胞并无此结构，宿主固有免疫可以通过对 PAMP 的识别来区分"自己"和"非己"。

（2）DAMP：是指各种原因（如损伤、缺氧或应激等）造成细胞或组织损伤而释放的某些内源性因子，包括热休克蛋白、S100 家族蛋白、β 淀粉样蛋白、尿酸、核相关蛋白、细胞因子 IL-33 以及凋亡细胞重要标志磷脂酰丝氨酸等。

64. 为什么模式识别受体有不同的类型

答：模式识别受体（PRR）是指存在于吞噬细胞和树突状细胞（dendritic cell，DC）等固有免疫细胞表面、胞内区室膜上（如内体及吞噬体）和血清中的一类能够直接识别 PAMP 和 DAMP 的受体。根据细胞定位和功能，PRR 分为以下几类：

（1）分泌型模式识别分子：存在于血清中，主要包括甘露糖结合凝集素（MBL）、脂多糖结合蛋白（LBP）和 C 反应蛋白（CRP）等。

（2）膜结合的吞噬性受体：主要包括甘露糖受体（mannose receptor）和清道夫受体（scavenger receptor）。吞噬细胞通过吞噬性受体识别和结合 PAMP，将病原体置入胞质囊泡中直接进行消化清除以控制感染。

（3）膜结合的信号受体：是指胞膜和胞内区室膜所表达的信号受体如 Toll 样受体（Toll-like receptor，TLR）。TLR 可识别多种配体，如 G^+ 细菌的肽聚糖和磷壁酸、G^- 菌的鞭毛蛋白、病毒的双链 RNA、细菌的非甲基化 CpG DNA 等。

（4）胞质内信号受体：是指分布在胞质溶胶内的受体，主要包括 NOD 样受体（NOD-like receptor，NLR）和 RIG 样受体（RIG-like receptor，RLR）。典型的 NLR 主要包括 NLRC 和 NLRP 两个亚家族，它们通过结合胞质 PAMP/DAMP 等成分而启动炎症反应。RLR 表达于各种病毒感染的细胞，且能直接识别和感知胞质溶胶中的病毒产物和病毒颗粒，发挥抗病毒作用。

65. 为什么固有免疫应答是机体抗感染的"第一道防线"

答：固有免疫细胞通过模式识别受体直接识别病原体而被激活，因而其可对入侵的病原体迅速应答，产生非特异性抗感染免疫作用；且固有免疫细胞可通过趋化募集迅速发挥免疫效应。因此，固有免疫应答是机体防御病原体入侵的"第一道防线"。根据作用时间及参与成分，固有免疫可分以下两个阶段：

（1）即刻固有免疫阶段：发生于感染 0～4 小时内，包括：①皮肤黏膜的屏障作用；②体内现存的抗菌因子如溶菌酶的杀菌作用，某些病原体还可直接激活补体旁路途径而被裂解破坏；③局部组织中巨噬细胞产生趋化因子吸引中性粒细胞进入感染部位吞噬杀伤病原体。

（2）早期诱导的固有免疫应答阶段：发生于感染后 4～96 小时，包括：①感染部位组织细胞产生趋化因子，将周围组织中的巨噬细胞募集至炎症部位，发挥局部抗感染免疫应答；活化的巨噬细胞又可产生大量促炎细胞因子和炎症介质，进一步扩大固有免疫应答能力和炎症反应；②NK 细胞、$\gamma\delta$ T 细胞和 NKT 细胞可被募集到感染组织中，有效杀伤病原体及其感染的组织细胞；③B1 细胞对细菌多糖抗原刺激产生 IgM 抗体，及时清除杀伤病原体。

而适应性免疫应答的启动涉及淋巴细胞对抗原的识别、克隆增殖和亚群分化，往往在感染后 96 小时之后，不属于"第一道防线"。

66. 为什么固有免疫应答作用迅速且广泛

答：有两个原因：一是体内现存有各种保护性屏障和抗菌蛋白如补体和溶菌酶，可以快速地发挥作用；二是固有免疫应答由固有免疫细胞和相关分子介导，通过模式识别受体（PRR）识别多种"非己"异物共同表达的固有分子模式（主要包括 PAMP 和 DAMP），而不是抗原表位，PRR 和分子模式对接活化后经信号转导途径迅速产生免疫效应，将病原体等异物杀伤、清除。PRR 由胚系基因编码，种类和多样性有限；且 PRR 的识别具有广泛性，表达细胞无需经历克隆扩增，更不需要第二信号的辅助作用。因此，固有免疫应答能够介导快速反应且作用广泛。

67. 为什么固有免疫应答参与并调节了适应性免疫应答

答：固有免疫应答和适应性免疫应答是免疫系统不可分割的两个方面，两者相互依存、密切配合，并相互调节共同抵御病原体的入侵以保护机体健康。固有免疫应答全程参与适应性免疫应答并在多方面对后者进行调节。

（1）启动适应性免疫应答：巨噬细胞和树突状细胞（DC）将经过加工处理后的抗原肽提呈给T细胞，为T细胞活化提供第一信号。同时巨噬细胞和DC识别病原体后，高表达B7分子，还为T细胞活化提供第二信号。

（2）影响适应性免疫应答类型：固有免疫细胞活化后产生不同的细胞因子IL-2、IL-10、IL-12和IFN-γ等，影响T细胞亚群的分化和格局。

（3）影响适应性免疫的强度：固有免疫应答过程中产生的补体活化片段C3d可以与B细胞表面的CD21分子结合，从而降低B细胞对抗原应答的阈值，增强对胸腺依赖性抗原（thymus-dependent antigen，TD-Ag）初次应答的强度。

（4）协助适应性免疫发挥免疫效应：B细胞活化后可产生特异性抗体，抗体除了直接的效应作用，尚需要通过固有免疫成分，如补体、巨噬细胞等杀伤和清除病原体。而Th1细胞也通过分泌IFN-γ激活巨噬细胞来辅助其杀伤和清除病原体。

68. 为什么补体在固有免疫应答和适应性免疫应答中均发挥重要作用

答：补体是参与固有免疫应答的重要免疫效应分子。病原微生物侵入机体后，在适应性免疫应答启动前，补体旁路途径或MBL途径通过识别微生物表面或其糖链组分而触发级联反应，可产生多种裂解片段：C4a、C3a和C5a参与诱导局部炎症反应，起着招募吞噬细胞的作用；C4b和C3b具有调理作用促进吞噬细胞溶解细菌而发挥抗感染作用。在特异性抗体产生后，抗原抗体复合物可通过经典途径触发C3活化，与旁路途径中C3正反馈环路协同作用，形成更为有效的抗感染防御机制。补体成分C3、C5还通过B细胞表面补体受体CR1、CR2等影响B细胞的活化、浆细胞以及记忆细胞的形成而影响体液免疫，而补体抑制蛋白如膜辅蛋白（membrane cofactor protein，MCP）、衰变加速因子（decay accelerating factor，DAF）等以及补体活化片段C3a、C5a等还作用抗原提呈细胞（APC）的抗原摄取和处理，最终影响效应T细胞的极化，从而影响T细胞对病毒感染和同种异体抗原的免疫应答。因此，补体在固有免疫应答和适应性免疫应答中均发挥重要作用。

69. 为什么NK细胞能杀伤病毒感染细胞和肿瘤细胞

答：NK细胞不表达特异性抗原识别受体，而是通过表面活化性受体和抑制性受体的相互作用杀伤病毒感染细胞和肿瘤细胞。因为NK细胞表达的活化性受体识别非MHC I类分子，而抑制性受体识别MHC I类分子。如果抑制性受体占主导地位，可抑制活化性受体的作用，NK细胞不能杀伤自身组织细胞。当发生病毒感染或细胞癌变时，病毒感染细胞和肿瘤细胞表面MHC I类分子缺失或下调表达，抑制性受体因无配体结合而丧失功能，此时活化性受体即可发挥作用，导致NK细胞活化，通过释放穿孔素、颗粒酶、TNF-α和表达FasL等方式杀伤病毒感染细胞和肿瘤细胞。

70. 为什么固有样淋巴细胞是介于固有免疫和适应性免疫之间的一类细胞

答：固有样淋巴细胞（innate-like lymphocyte，ILL）包括 B1 细胞、γδT 细胞、NKT（natural killer T）细胞、边缘区 B 细胞（Mz-B），以及新近确认的固有淋巴细胞（innate lymphoid cell，ILC）。此类细胞可表达重组激活基因（RAG）1 和 2，其抗原识别受体（TCR 或 BCR）经历了基因重排，故严格意义上仍属于适应性免疫系统。但是这类细胞存在于某些特殊部位，且抗原识别受体多样性有限，可直接识别某些靶细胞或病原体所共有的特定表位分子，并在未经克隆扩增条件下，通过趋化募集、迅速活化发生应答，产生免疫效应，所以其在功能上更接近固有免疫细胞。因此，这群介于适应性免疫细胞和固有免疫细胞之间的细胞被称为固有样淋巴细胞。

（盛慧明 阎 淑）

第三节 适应性免疫应答

71. 为什么适应性免疫应答可应对多样性的抗原物质

答：适应性免疫应答是指 T 细胞、B 细胞通过其抗原受体（TCR/BCR）识别抗原，经活化、增殖、分化，并产生一系列生物学效应的全过程。TCR/BCR 特异性识别抗原多肽，从而导致特异性 T、B 细胞克隆激活，即一种 TCR 或 BCR 仅能识别一种抗原分子。*BCR* 和 *TCR* 基因由 V、（D）、J 和 C 基因片段组成，在淋巴细胞分化成熟过程中，不同区段的基因片段发生重排：首先 D-J 基因组合，然后 V-J 和 V-DJ 组合，最后加上 C 基因，最终分别形成 TCR 的 α 链和 β 链，以及 BCR 的轻链和重链。在 V、（D）、J 基因重排时，只能分别在众多的 V、（D）、J 基因片段中各取一个，因而可产生众多 V（D）J 片段组合。同时，各基因片段连接时往往伴有插入、替换或缺失核苷酸的情况发生，如密码子错位、框架移位及 N 序列插入等，则会产生新的序列。上述 V、（D）、J 和 C 基因的组合多样性和连接多样性，另外 BCR 还涉及体细胞高频突变，这些机制导致了带有不同 BCR 的 B 细胞克隆数目达到 $10^{11} \sim 10^{13}$，带有不同 TCR 的 T 细胞克隆数目达到 $10^{15} \sim 10^{18}$。因此，所有 T 细胞克隆和 B 细胞克隆的总和组成了 T 细胞库和 B 细胞库，任何抗原都可以从这些克隆库中选择出其 TCR/BCR 与之相匹配的克隆，从而赋予了免疫系统可识别周围环境中几乎所有抗原的能力。

72. 为什么抗原提呈细胞有不同的分类

答：抗原提呈细胞（antigen presenting cell，APC）是能够加工抗原并以抗原肽-MHC 分子复合物（pMHC）的形式将抗原肽提呈给 T 细胞的一类细胞，在机体的免疫识别、免疫应答与免疫调节中起重要作用。根据提呈抗原肽的主要组织相容性复合体（histocompatibility complex）分子的不同，APC 分为以下两类。

（1）通过 MHC Ⅱ 类分子提呈抗原的 APC：能够摄取、加工外源性抗原并以抗原肽-MHC Ⅱ 类分子复合物的形式将抗原肽提呈给 CD4$^+$T 细胞的 APC，即通常所称的 APC。此类 APC 又分为两类：①专职 APC：包括 DC、巨噬细胞和 B 细胞，它们组成性表达 MHC Ⅱ 类分子、共刺激分子和黏附分子，具有直接摄取、加工和提呈抗原的功能；②非专职 APC：包括内皮细胞、上皮细胞和成纤维细胞等，其通常不表达或低表达 MHC Ⅱ 类分子，但在炎症过程中和某些细胞因子作用下，可被诱导表达 MHC Ⅱ 类分子和共刺激分子成为 APC，但加工和提呈抗原能力较弱。

（2）通过 MHC Ⅰ 类分子提呈抗原的 APC：此类 APC 能够降解、加工细胞内抗原（内源性抗原）并以抗原肽-MHC Ⅰ 类分子复合物的形式将抗原肽提呈给 CD8⁺T 细胞。内源性抗原包括被胞内寄生病原体感染而产生病原体抗原或细胞突变产生的突变蛋白抗原等。此类 APC 提呈抗原给 CD8⁺T 细胞而自身被识别、杀伤，故一般被称为靶细胞。

73. 为什么专职抗原提呈细胞功能不同

答：专职 APC 包括 DC、巨噬细胞和 B 细胞，其对 T 细胞的激活和免疫效应各有不同。

（1）DC：能够刺激初始 T 细胞的活化、增殖和分化，是启动适应性免疫应答的重要细胞。未成熟 DC 低表达 MHC Ⅱ 类分子和共刺激分子，但其高表达模式识别受体，具有很强的摄取和加工处理抗原能力。在感染和炎症时，未成熟 DC 摄取抗原后，从局部组织迁移进入外周免疫器官，并在迁移的过程中逐渐成熟。成熟 DC 高表达 MHC Ⅱ 类分子和共刺激分子，能有效地提呈抗原和激活初始 T 细胞；DC 分泌多种细胞因子，促进 T 细胞的活化、增殖和分化为不同的效应 T 细胞。但成熟 DC 低表达模式识别受体，因此其摄取和加工处理抗原能力弱。

（2）巨噬细胞：静止的巨噬细胞低表达 MHC Ⅱ 类分子和共刺激分子，抗原提呈能力较弱。在 IFN-γ 等细胞因子作用下，巨噬细胞可诱导性高表达 MHC Ⅱ 类分子和共刺激分子，将抗原肽提呈给 CD4⁺效应 T 细胞；同时，巨噬细胞也在 T 细胞的作用下被激活，有效地清除被吞噬的病原体。

（3）B 细胞：通过 BCR 浓集和摄取抗原，以抗原肽-MHC Ⅱ 类分子的形式表达于细胞表面，提呈给 Th 细胞。B 细胞在激活 Th 细胞的同时接受 Th 的辅助作用而活化并对抗原应答产生抗体，发挥体液免疫效应。

74. 为什么抗原提呈细胞加工提呈抗原的途径不同

答：抗原加工（antigen processing）又称抗原处理，是 APC 将摄取入胞内的外源性抗原或胞质内自身产生的内源性抗原降解并加工成一定大小的多肽片段，使抗原适合与 MHC 分子结合，形成 pMHC 并转运到细胞表面供 T 细胞识别的过程，后一过程又称抗原提呈（antigen presenting）。根据抗原的性质和来源不同，APC 通过以下四种途径进行抗原的加工和提呈：

（1）MHC Ⅰ 类分子途径：内源性蛋白质抗原在胞质中被蛋白酶体降解，降解后的抗原肽经内质网膜上的抗原加工相关转运物转移至内质网腔内，与 MHC Ⅰ 类分子结合形成抗原肽-MHC Ⅰ 类分子复合物，此复合物再经高尔基体转运至细胞膜上供 CD8⁺T 细胞识别。

（2）MHC Ⅱ 类分子途径：外源性抗原被 APC 识别摄取，在胞内形成内体或吞噬体并与 MHC Ⅱ 类小室（M Ⅱ C）融合，在 M Ⅱ C 中抗原被降解为多肽；随后，MHC Ⅱ 类分子与抗原肽形成抗原肽-MHC Ⅱ 类分子复合物，然后转运至细胞膜表面，供 CD4⁺T 细胞识别。

（3）MHC 分子对抗原的交叉提呈途径：某些外源性抗原也可通过 MHC Ⅰ 类分子提呈，而某些内源性抗原也可通过 MHC Ⅱ 类分子提呈。

（4）脂类抗原的 CD1 分子提呈途径：脂类抗原可与一种结构与 MHC Ⅰ 类分子相类似的 CD1 分子结合，再被转运至细胞膜表面激活 NKT 细胞。

75. 为什么细胞免疫是适应性免疫应答的重要组成部分

答：细胞免疫通常指 T 细胞介导的免疫应答。胸腺中发育成熟的初始 T 细胞迁出胸腺后，随血液循环定居于外周淋巴器官，并周而复始地在体内循环，以便随时识别进入机体的抗原。初始 T 细胞通过其 TCR 与 APC 表面的 pMHC 特异性结合后，在其他辅助因素作用下，分化、增殖、转化为致敏 T 细胞；当相同抗原再次进入机体，致敏 T 细胞对靶细胞的直接杀伤作用及致敏 T 细胞所释放的淋巴因子的协同杀伤作用，进而完成对抗原的清除和免疫应答的调节。细胞免疫在机体主要发挥以下作用：

（1）抗感染作用：针对细胞内寄生病原体感染，例如胞内寄生细菌、病毒、真菌或寄生虫感染等。

（2）抗肿瘤作用：细胞免疫是主要的抗肿瘤机制，包括 CTL 对肿瘤细胞的杀伤，细胞因子对肿瘤的直接抗肿瘤作用，细胞因子激活巨噬细胞或 NK 细胞的细胞毒作用以及细胞因子的其他抗肿瘤作用等。

（3）免疫病理作用：T 细胞介导的细胞免疫效应与迟发型超敏反应、移植物排斥反应密切相关，还参与了某些自身免疫病的发生和发展。

76. 为什么 T 细胞对抗原的识别具有 MHC 限制性

答：初始 T 细胞的 TCR 与 APC 提呈的 pMHC 特异性结合的过程称为抗原识别。TCR 在特异性识别 APC 所提呈的抗原的同时，也必须识别 pMHC 中的 MHC 分子，这种特性称为 MHC 限制性（MHC restriction）。T 细胞对抗原的识别受 MHC 限制包含两方面的内涵：①TCR 只能识别 MHC 提呈的抗原肽表位；②TCR 对 MHC 和肽表位进行的是双重识别，因而识别某一种 MHC 分子所提呈抗原肽的 TCR，并不一定识别另一种 MHC 分子所提呈的同一抗原肽。因此，MHC 限制性决定了任何 T 细胞仅识别同一个体 APC 提呈的 pMHC。

77. 为什么免疫突触的形成能增强 T 细胞与抗原提呈细胞的相互作用

答：进入外周淋巴组织的 T 细胞利用其表面的黏附分子（LFA-1、CD2）与 APC 表面相应配体（ICAM-1、LFA-3）结合，有利于 T 细胞与 APC 相互作用。因为均匀分布于 T 细胞表面的 TCR 与 pMHC 相互作用后，多个 TCR-pMHC 向 T 细胞与 APC 接触面的中央移动，形成以多个 TCR-pMHC 为中央，周围是 LFA-1-ICAM-1 等共刺激分子环绕的免疫突触（immunological synapse）。免疫突触的形成不仅加强 T 细胞与 APC 的结合，还引发胞膜相关分子的一系列重要变化，促进 T 细胞信号转导分子的相互作用及细胞骨架系统和细胞器的结构及功能变化，从而引起 T 细胞的激活和效应作用的发挥。此外，免疫突触中多对共刺激分子的相互作用，有助于维持和加强 T 细胞与 APC 直接接触，并为 T 细胞的活化提供共刺激信号，在细胞免疫应答启动中起着重要的作用。

78. 为什么 T 细胞的完全活化需要双信号和细胞因子的共同作用

答：初始 T 细胞特异性识别抗原后发生活化和增殖的过程，需要来自抗原提呈细胞的两个信号刺激和细胞因子的作用。TCR-CD3 复合受体识别 pMHC 后，通过 CD3 分子的胞内段以及 CD4/CD8 分子与 MHC 分子的结合，传入抗原特异性识别信号，称为第一信号。T 细胞还通过 CD28 分子与 APC 表面共刺激分子（costimulatory molecule）如 B7 等相互作用产生 T 细胞活化的第二信号。除了双信号外，T 细胞活化后，还有赖于多种细胞因子的共同作用才能进一步增殖和分化。

79. 为什么共刺激分子是 T 细胞免疫应答的调控靶点

答：在 T 细胞活化、增殖和分化过程中，共刺激分子决定了 T 细胞是被激活或被诱导凋亡（apoptosis）或进入无能（anergy）状态。此外，活化一旦启动，共刺激分子还进一步决定 T 细胞应答的特征和强度。调控 T 细胞免疫应答的共刺激分子主要分为以下两类：①免疫球蛋白超家族：主要包括 CD28 家族，其中 CD28/B7 通路介导激活通路，而 CTLA-4/B7 通路介导抑制信号，ICOS/ICOSL 通路是诱导表达的共刺激通路，能促进 T 细胞的活化和增殖；其他诱导性表达的共刺激分子还包括 CD2/LFA3、PD-1/PD-L1 及 BTLA/B7-H4 等；②肿瘤坏死因子（tumor necrosis factor，TNF）超家族：主要包括 CD40L-CD40 共刺激通路以及 4-1BBL/4-1BB、OX40L/OX40 等诱导性表达共刺激分子。因此，通过调控上述共刺激或共抑制通路来调控 T 细胞免疫应答以应用于肿瘤、自身免疫和移植免疫的临床诊疗。

80. 为什么活化的 T 细胞能分化为不同的效应 T 细胞

答：初始 T 细胞被双信号激活后增殖至一定数量即开始向功能各异的效应 T 细胞分化，其分化方向受局部微环境中细胞因子等多种因素的影响。

（1）CD4$^+$T 细胞的分化：初始 CD4$^+$T 细胞在接受抗原刺激并得到双重信号后先分化成 Th0 细胞，Th0 细胞在微环境中受不同细胞因子的调控进一步向各类效应细胞分化。如 IL-12 和 IFN-γ 可诱导向 Th1 分化，IL-4 可诱导向 Th2 分化，TGF-β 和 IL-6（小鼠）或 IL-1β 和 IL-6 可诱导向 Th17 分化，IL-21 和 IL-6 诱导向 Tfh 分化，TGF-β 和 IL-2 诱导向 Treg 分化。

（2）CD8$^+$T 细胞的分化：初始 CD8$^+$T 细胞的激活主要由两种形式：①Th 细胞依赖性：靶细胞低表达或不表达共刺激分子，初始 CD8$^+$T 细胞需要 APC 和 Th 细胞的辅助才能分化为细胞毒性 T 细胞（CTL）；②Th 细胞非依赖性：见于高表达共刺激分子的病毒感染 DC，可不需要 Th 细胞的辅助而直接刺激 CD8$^+$T 细胞增殖并分化为 CTL。

81. 为什么不同的辅助性 T 细胞亚群功能不同

答：辅助性 T 细胞（Th）主要包括 Th1、Th2、Th17 和 Tfh 等，不同的 Th 细胞通过产生不同的效应分子特别是细胞因子在免疫应答中发挥不同的作用。

（1）Th1 细胞：通过释放细胞因子募集和活化巨噬细胞和淋巴细胞，诱导细胞免疫反应，在宿主抗胞内病原体感染中起重要作用。Th1 细胞通过表达 CD40L 与巨噬细胞表面 CD40 相互作用，以及通过分泌 IFN-γ 和 TNF-β 等细胞因子，激活巨噬细胞；激活的巨噬细胞可有效地吞噬和杀伤病原体以及介导炎症反应。

（2）Th2 细胞：通过产生 IL-4、IL-5、IL-10 和 IL-13 等细胞因子，协助和促进 B 细胞的增殖和分化为浆细胞，参与体液免疫应答。Th2 细胞还可参与超敏反应的发生和抗寄生虫感染。

（3）Th17 细胞：分泌 IL-17、IL-22 和 IL-21 等细胞因子，刺激上皮细胞、内皮细胞、成纤维细胞和巨噬细胞等分泌多种炎症因子，在固有免疫中发挥重要作用。此外，Th17 细胞还参与了炎症反应、感染性疾病和自身免疫病的发生。

（4）Tfh 细胞：主要分泌 IL-21，并通过表面分子与 B 细胞相互作用，辅助 B 细胞在生发中心的存活、增殖，促进 B 细胞向浆细胞分化、抗体类别转换和抗体亲和力成熟。

82. 为什么细胞毒性 T 细胞能高效和特异性地杀伤靶细胞

答：被靶细胞致敏的细胞毒性 T 细胞（cytotoxic T lymphocyte，CTL）再次与靶细胞相遇后，TCR 可特异性识别靶细胞表面 MHC Ⅰ类分子提呈的抗原肽，并发生细胞表面黏附分子及其受体的相互作用，CTL 胞内细胞器（细胞骨架、高尔基体、胞质颗粒等）开始向效-靶细胞紧密接触的部位重新排列和分布，使效应物质局部集中并释放至胞外，可以有效地对靶细胞发动致死性攻击，而不损害正常细胞。CTL 杀伤靶细胞的机制包括：①通过颗粒胞吐（granule exocytosis）作用释放胞质中的穿孔素和颗粒酶，诱导靶细胞凋亡；②表达 FasL 或分泌 TNF-α，分别与靶细胞表面的 Fas 受体和 TNF 受体结合，通过激活胱天蛋白酶（caspase）级联反应，诱导靶细胞凋亡。

83. 为什么经免疫记忆产生的再次细胞免疫应答显示高效性

答：免疫记忆是适应性免疫应答的重要特征之一，表现为免疫系统针对已接触过的抗原能启动更为迅速和更为有效的免疫应答。这是因为机体内存在着一群发生过克隆扩增，具有抗原特异性的记忆性淋巴细胞即记忆 T 细胞（memory T cell，Tm cell）。这是一群对抗原显示特异性的记忆 Tm 细胞克隆，可长期留存。与初始 T 细胞相比，Tm 具有以下特点：①更易被激活，只需较低浓度的抗原即可；②再活化时对共刺激信号（CD28/B7）的依赖性较低；③属于克隆性应答，有较多的特异性 Tm 细胞参与，可以迅速活化和增殖并分化为效应 T 细胞，产生更强、更快和更有效的再次细胞免疫应答。

84. 为什么 B 细胞是介导体液免疫的主要细胞

答：体液免疫主要由 B 细胞和浆细胞介导。B 细胞通过 BCR 识别抗原，发生活化、增殖，分化为浆细胞即抗体形成细胞，通过产生抗体发挥免疫效应。由于抗体存在于体液，故此过程也称为体液免疫应答。B 细胞对抗原的免疫应答有两种情况：一种是针对非胸腺依赖抗原（thymus-independent antigen，TI-Ag），大多为多糖类和脂类抗原，可不需要 T 细胞的辅助，直接激活 B 细胞，最终产生 IgM 类抗体，其抗原受体多样性有限，特异性较差；另一种是针对胸腺依赖抗原（TD-Ag），多为蛋白类抗原，激活 B 细胞发生免疫应答需要 T 细胞的辅助，随后 B 细胞经历中央母细胞、中央细胞两个阶段，完成体细胞高频突变、亲和力成熟和类别转换等一系列生发中心反应，最终分化成浆细胞，并产生抗体介导体液免疫；同时可生成记忆 B 细胞。再次应答时，记忆 B 细胞可快速活化分泌特异性 IgG 型抗体介导体液免疫应答。

85. 为什么胸腺依赖抗原活化 B 细胞需要辅助性 T 细胞

答：胸腺依赖抗原（TD-Ag）刺激初始 B 细胞活化也需要双重信号。首先是 BCR-Igα/Igβ 复合体通过 BCR 识别抗原表位，由 Igα/Igβ 复合体向 B 细胞内传递第一信号，B 细胞表面 CD21、CD19 和 CD81 组成 BCR 共受体复合体，可使 B 细胞对抗原刺激的敏感性增强，促进第一信号传入 B 细胞内。但是第一信号不足以使 B 细胞活化，其完全活化还有赖于 Th 细胞提供的辅助信号即第二信号。来自两方面：一是 Th 细胞表面 CD40L 与 B 细胞表面 CD40 的结合向 B 细胞提供第二信号。二是 Th 释放的细胞因子发挥的辅助作用，如 IL-4、IL-5 及 IL-6 等细胞因子参与 B 细胞活化：IL-4 可诱导 B 细胞依次表达细胞因子受体；IL-5 和 IL-6 可促进 B 细胞后期活化。因此，B 细胞的充分活化依赖于 Th 细胞的辅助。

86. 为什么生发中心是 B 细胞分化成熟的重要场所

答：血液循环中的 B 细胞穿过外周淋巴组织中的高内皮小静脉进入 T 细胞区，抗原特异性 B 细胞与抗原特异性 Th 细胞在这一特定部位相遇，B 细胞在 Th 细胞辅助下活化后进入淋巴滤泡进一步分裂、增殖，形成生发中心。生发中心的 B 细胞每 6~8 小时分裂一次，这些增殖的 B 细胞被称为中心母细胞，其分裂能力极强，但不表达 mIg。中心母细胞分裂增殖产生的子代细胞称为中心细胞，其分裂速度减慢或停止且体积较小，表达 mIg。因而生发中心分为两个区域：一个是暗区，中心母细胞在此紧密聚集；另一个是明区，中心细胞在此聚集，但聚集不甚紧密并与众多的滤泡树突状细胞（follicular dendritic cell, FDC）接触。生发中心中，FDC 和滤泡协助性 T 细胞（follicular helper T, Tfh）以及 B 细胞三者发生相互作用：FDC 将抗原浓缩并使其滞留在细胞表面，B 细胞的 BCR 识别和结合 FDC 滞留的抗原后发生体细胞高频突变和亲和力成熟；Tfh 分泌 IL-21 可促进 B 细胞分化为浆细胞及 Ig 类别转换。因而，明区中的中心细胞在 FDC 和 Tfh 细胞协同作用下继续分化，经过阳性选择完成亲和力成熟过程，只有表达高亲和力 mIg 的 B 细胞才能成活，最终分化成浆细胞或记忆 B 细胞。因此，生发中心是 B 细胞分化成熟的重要场所。

87. 为什么免疫球蛋白亲和力成熟与体细胞高频突变关系密切

答：B 细胞在生发中心增殖分裂时，其免疫球蛋白重链和轻链的 V 区基因可发生高频率的点突变，大约每 1000 个碱基对（bp）就有一个 bp 发生突变（一般体细胞分裂时 DNA 分子的突变率为 $1/10^{10} \sim 1/10^7$），被称为体细胞高频突变。使 B 细胞增殖成一群其 BCR 与抗原亲和力高低不同的异质性细胞群。大多数突变 B 细胞克隆中 BCR 亲和力降低甚至不表达 BCR，不能结合 FDC 表面抗原而发生凋亡；只有与抗原高亲和力相结合的 B 细胞表达抗凋亡蛋白才能免于死亡，继续发育成为记忆 B 细胞或浆细胞。经过增殖、分化、突变和抗原选择后最终形成的后代 B 细胞，其 Ig 与抗原的平均亲和力得到了提升，称为亲和力成熟（affinity maturation）。体细胞高频突变和 Ig 亲和力成熟使得再次免疫应答仅有少量抗原出现时，表达高亲和力 BCR 的 B 细胞克隆会优先结合抗原并得到扩增，最终产生高亲和力抗体。

88. 为什么针对同一抗原 B 细胞可以产生不同类别的抗体

答：在生发中心分裂增殖的 B 细胞其重链 V 区基因保持不变，但 C 区基因则会发生不同的重排。IgM 是体液免疫应答中首先分泌的抗体，但随着 B 细胞受抗原刺激和 T 细胞辅助而活化及增殖，其重链由 Cμ 转换为 Cγ、Cα 或 Cε，因而使得 Ig 基因的类别发生了改变，B 细胞产生的抗体从 IgM 转变成 IgG、IgA 或 IgE，称为 Ig 类别转换（class switching）或称同种型转换（isotype switching）。类别转换时 VDJ 区和轻链并不变化，故识别抗原的特异性保持不变。因此，Ig 类别转换使得 B 细胞针对同一抗原产生不同类别的抗体并有助于发挥不同的免疫功能。

89. 为什么血清 IgM 型抗体检测可用于感染性疾病的诊断

答：患者初次感染某种病原体时，B 细胞识别抗原并在 T 细胞等的辅助下活化，产生针对抗原表位的特异性抗体。初次免疫应答 B 细胞产生的抗体数量少，亲和力低，主要为 IgM。IgM 是初次免疫应答中最早产生的抗体，是机体抗感染的"先头部队"，血清中检测出 IgM 含量上升即提示新近发生了感染，可用于早期诊断，但是持续时间不长。另外，相对于婴儿而言，母体的免疫球蛋白仅有 IgG 能透过胎盘屏障进入胎儿血液，其他免疫球蛋白分子无法透过，所以脐带血 IgM 升高提示胎儿有宫内感染（如风疹病毒或巨细胞病毒等感染），患儿的抗体来源于感染而非母体来源。因此，血清中检测出 IgM 可用于感染性疾病的诊断。

90. 为什么体液免疫再次应答较初次应答更快、更强

答：体液免疫初次应答后机体生成了抗原特异性记忆 B 细胞克隆，其可长期在体内存留。记忆 B 细胞不分裂或分裂非常慢，高表达 mIgM，几乎不分泌抗体。当很低浓度的相同抗原再次入侵，记忆 B 细胞即可被迅速激活，发生更快、反应更强的再次免疫应答，再次应答时产生抗体的速度、性质、数量、亲和力、维持时间等都与初次应答有很大的不同，具有如下特征：①潜伏期短；②血清抗体浓度增加快并且滴度高；③抗体维持时间长；④诱发再次应答所需抗原剂量小；⑤再次应答主要产生高亲和力的 IgG 类抗体。IgG 类抗体在体内广泛分布，是机体抗感染的主力军。此外，再次应答的效应可持续存在数月至数年，故在很多情况下机体一旦受病原体感染后，可在相当长时间内具有防御该病原体的免疫力。

（盛慧明 阎 淑）

第四节 免疫耐受

91. 为什么机体需要有免疫耐受机制

答：在生理条件下，机体免疫系统对外来抗原发生免疫应答，但对机体自身组织和细胞表达的自身抗原并不引起免疫应答。机体对自身抗原不能产生特异免疫效应细胞和（或）特异性抗体的现象，称为免疫耐受（immunologic tolerance）。免疫耐受具有高度特异性，其中的自身耐受只对自身抗原不应答，从而避免自身免疫病发生；对其他抗原仍能产生良好的免疫应答。因此，免疫耐受不影响适应性免疫应答的整体功能，从而不同于免疫抑制或免疫缺陷所致的非特异性的低反应或无反应状态。免疫耐受和免疫应答相辅相成，两者的平衡状态对于免疫系统的自身稳定至关重要。

92. 为什么免疫耐受有不同的类型

答：免疫耐受分为天然免疫耐受和获得性免疫耐受。天然免疫耐受是指在胚胎发育期未成熟的 T、B 淋巴细胞遭遇抗原刺激，无论是自身抗原还是外来抗原，都会形成对所接触抗原的免疫耐受，出生后如再遇到相同抗原，免疫系统不予应答或不易应答。原则上天然免疫耐受长期存在，不会轻易被打破。获得性免疫耐受是指在后天生活中，原本具有应答能力的 T、B 细胞克隆受多种因素影响而丧失免疫应答，从而导致免疫耐受。获得性免疫耐受能持续一段时间，但可能随诱导因素的消失而逐渐解除，重新恢复对相应抗原的免疫应答能力。

93. 为什么多种因素可影响获得性免疫耐受

答：在一定条件下，机体接触到的某些抗原也可诱导耐受形成，这种获得性免疫耐受受抗原和机体两方面因素的影响。

（1）抗原因素：①抗原剂量：抗原剂量太高或者太低都会引起免疫耐受，其中 TI 抗原引起 B 细胞耐受需要高剂量，而 TD 抗原在低剂量与高剂量均可诱导耐受；且引起 T 细胞和 B 细胞耐受的剂量和形成特点也不同；②抗原类型及剂型：如可溶性蛋白单体诱导耐受，聚体产生免疫应答；③抗原免疫途径：口服易致全身耐受，其次依次为静脉注射、腹腔注射，而肌肉及皮下最难诱导免疫耐受；④抗原持续存在：如没有 APC 提供共刺激信号，单纯抗原刺激 T 细胞易发生活化后凋亡，引起抗原特异性耐受；⑤表位特点：抗原分子存在耐受原表位，可以诱导 Treg 细胞活化，从而诱导免疫耐受。

（2）机体因素：①年龄及发育阶段：一般情况下免疫耐受的诱导随着胚胎期、新生期、成年期难度逐步增加；②生理状态：免疫抑制措施联合应用可诱导免疫耐受；③遗传背景：某种遗传背景的个体容易发生免疫耐受。

94. 为什么未成熟淋巴细胞通过阴性选择建立中枢耐受

答：中枢耐受是指在胚胎期及出生后 T、B 细胞在中枢免疫器官发育的过程中遇到自身抗原所形成的耐受。在中枢免疫器官，未成熟淋巴细胞经历复杂的阴性选择，主要借助克隆清除建立对自身抗原的耐受。

（1）T 细胞中枢耐受：在胸腺中编码 TCR 的基因片段发生重排，产生能识别不同抗原表位的 TCR，其中包含能识别自身抗原的 TCR。在 T 细胞发育后期，单阳性 T 细胞迁入胸腺髓质区，如果其表达的 TCR 能与胸腺上皮细胞或胸腺 DC 表面表达的自身 pMHC 分子复合物呈高亲和力结合，将导致细胞凋亡程序的启动，致使自身反应性 T 细胞克隆被清除。

（2）B 细胞中枢耐受：在未成熟 B 细胞阶段，发育中的 B 细胞表面第一次表达功能性的 BCR 复合物。当它们遭遇自身抗原时，若所表达的 BCR 能与其高亲和力结合，则可能导致细胞凋亡和克隆清除。

95. 为什么机体存在多种机制维持外周免疫耐受

答：在 T 细胞发育过程中，体内自身反应性 T 淋巴细胞在胸腺中会通过阴性选择而清除，少数自身反应性 T 淋巴细胞可逃避阴性选择到达外周淋巴器官，这些潜在的致病性自身反应性 T 淋巴细胞能识别自身抗原并发生克隆扩增。针对这些自身反应性淋巴细胞，机体有多种机制抑制其反应性，从而维持自身外周免疫耐受。

（1）克隆清除：自身反应性 T 淋巴细胞经 APC 提呈自身抗原得到活化的第一信号，但如果 APC 不能提供相当强度的第二信号，T 细胞会被诱导凋亡。如自身抗原激活的 B 细胞缺失 T 细胞提供的辅助信号，也将发生诱导性凋亡。

（2）免疫忽视：如果自身抗原表达水平很低，不能有效活化相应的 T 或 B 细胞，即发生免疫忽视。

（3）克隆无能及不活化：仅有第一信号而无第二信号时，自身反应性 T 细胞处于克隆无能状态，易发生凋亡被克隆清除。B 细胞对 TD 抗原应答时，如果自身抗原特异性 T 细胞处于失能状态，则对应的 B 细胞就不能被有效活化而易于凋亡。

（4）免疫调节细胞的作用：包括 $CD4^+CD25^+Foxp3^+Treg$ 细胞、调节性 B 细胞、调节性 DC 和髓源性抑制细胞（myeloid-derived suppressor cell，MDSC）等具有负调节作用调节细胞。

（5）细胞因子作用：抑制性细胞因子如 IL-10 和 TGF-β 等。

（6）免疫豁免：免疫豁免部位的抗原在生理条件下不引起免疫应答，如脑、眼前房和胎盘等。

96. 为什么免疫耐受的打破和自身免疫病高度相关

答：在某些内因和外因诱发下，自身耐受状态被打破，机体对自身抗原产生异常的免疫应答，造成了自身细胞破坏、组织损伤或功能异常，最终导致自身免疫病（autoimmune disease，AID）的发生。

（1）抗原改变：生理情况下如果自身抗原的质或量的变化进程过快，破坏了免疫系统和自身组织间的协调性，或者理化等因素引起抗原性质的改变，导致病理性免疫应答，可发生 AID。

（2）机体免疫系统改变：其中包括了生理性中枢免疫耐受机制障碍；淋巴细胞正常凋亡机制发生障碍；生理条件下抑制状态的淋巴细胞克隆去抑制；调节性 T 细胞功能失常；细菌性超抗原直接活化自身反应性 T、B 细胞和 APC，对隐蔽抗原表位产生应答。

（3）其他原因：如外伤引起隐蔽抗原的释放、感染病原体与自身抗原的共同抗原决定簇、MHC II 类分子的异常表达等。

97. 为什么自身免疫调节因子基因缺陷会导致自身免疫病

答：T 细胞在胸腺发育过程中接触自身抗原，从而形成中枢耐受。诱导中枢耐受的自身抗原分为两类：一类普遍存在体内各组织细胞，另一类只在特定组织表达。自身免疫调节因子（autoimmune regulator，AIRE）作为一种转录调控分子，可驱动很多本仅在外周组织表达的自身抗原（如胰岛素、甲状腺球蛋白等）在胸腺髓质上皮细胞（medullary thymic epithelial cells，mTEC）异位表达。这些异位表达的自身抗原可直接由 mTEC 递呈给胸腺 T 细胞，或者在 mTEC 凋亡后由胸腺 DC 摄取并交叉递呈给胸腺 T 细胞，进而诱导自身反应性 T 细胞的凋亡和克隆清除。AIRE 基因缺陷导致 mTEC 不能异位表达组织特异性抗原，针对这些自身抗原的 T 细胞得以逃脱中枢免疫系统的阴性选择，进入外周 T 细胞库，并最终引起自身免疫病。

98. 为什么打破病理性免疫耐受能够治疗慢性感染和肿瘤

答：在慢性感染和肿瘤患者中，常因缺乏活化型共刺激分子和细胞因子或者 Treg 水平的异常升高，导致机体对感染的病原体和肿瘤抗原不产生特异性免疫应答，最终产生病理性免疫耐受。所以针对慢性感染和肿瘤患者，可采用以下措施打破免疫耐受，激发免疫应答：

（1）阻断免疫抑制分子：利用针对 CTLA-4、PD-1 等分子的封闭抗体阻断这些负向调节分子对免疫应答的抑制作用。在肿瘤免疫治疗的临床试验中，该方法取得疗效。

（2）激活共刺激信号：采用共刺激分子（CD40、4-1BB、GITR 及 OX-40 等）的激动性抗体可以增强抗原特异性的 T 细胞应答。

（3）减少 Treg 的数量或抑制其功能：利用抗 CD25 抗体，可以部分去除体内的 Treg 细胞，增强免疫应答。

（4）增强 DC 的功能：未成熟 DC 可诱导免疫耐受，应用免疫佐剂和刺激 TLR 的分子可促进 DC 的成熟，上调细胞表面 MHC Ⅱ 类分子和共刺激分子的表达，使得耐受信号转变为激活信号。

（5）细胞因子及中和抗体的使用：IFN-γ 诱导巨噬细胞产生的 IL-12 可促进 Th1 细胞分化和功能，增强迟发型超敏反应及效应 CTL 产生。肿瘤细胞常产生 TGF-β，抑制免疫应答，抗 TGF-β 抗体可能具有治疗作用。

99. 为什么诱导同种移植耐受是移植免疫的理想策略

答：器官移植可使许多脏器衰竭的患者获救，但同种异体免疫排斥现象使移植物难于长期存活。传统使用免疫抑制剂延长移植物存活，但免疫抑制剂的非特异抑制所带来的副作用（如发生感染性疾病、自身免疫病、肿瘤的风险）仍有待解决。因此，通过建立有效的移植免疫耐受，使受者免疫系统对同种异体移植物抗原特异性无应答，但对其他抗原的应答保持正常。诱导受者产生移植耐受的机制十分复杂，随着分子免疫学的研究进展，发现某些天然免疫分子与免疫活性细胞接触后能够诱导免疫细胞的凋亡，在形成局部免疫耐受的同时又不会造成全身性免疫抑制，这对克服移植排斥有重要意义。例如，CTLA-4 可通过阻断共刺激信号使 T 细胞无能，诱导免疫耐受；IL-4 是 Th2 型细胞因子，能诱导免疫应答向 Th2 方向偏移，促进耐受形成；IL-10 也是抑制性细胞因子，可通过抑制宿主抗原提呈细胞抑制免疫应答；过继输注 Treg 细胞可抑制同种移植物排斥反应，诱导移植物长期耐受。因此，免疫耐受机制成功应用于临床移植免疫，是防止器官移植物排斥反应，延长移植物存活时间的理想策略。但目前研究多处于实验研究阶段，尚未能在临床应用。

（盛慧明　宓洁　阎淑）

第五节　免疫调节

100. 为什么免疫调节是网络化的调节模式

答：免疫调节（immune regulation）是指免疫系统中的免疫细胞之间、免疫细胞和免疫分子之间以及免疫系统与机体其他系统间的相互作用，构成一个相互协调与制约的网络，感知机体免疫应答并实施调控，从而维持机体的内环境稳定（homeostasis）。因此，免疫调节不仅决定了免疫应答的发生，而且也决定了反应的强弱。这一调节作用是精细的、复杂的，可分为：①自身调节：免疫系统内部的免疫细胞、免疫分子的相互作用；②整体调节：免疫系统与神经和内分泌系统之间可以构成调节性网络，抗原受体库多样性（TCR/BCR）参与制约整体水平免疫应答的特异性和强度；③群体调节：MHC的多态性向整个群体提供应对各种病原体侵扰的能力并决定种群适应性。因此，免疫调节是一个多方位，多水平的网络。

101. 为什么免疫调节紊乱会导致多种疾病

答：免疫调节是指在免疫应答中，各种免疫细胞和免疫分子相互促进和制约，构成正负作用的网络结构，并在遗传基因控制下实现免疫系统对抗原的识别和应答，并维持机体内环境稳定。免疫应答作为一种生理功能，无论是对自身成分的耐受，还是对"非己"抗原的排斥都是在免疫调节机制的控制下进行的。免疫调节贯穿于整个免疫应答过程，由多种免疫分子、多种免疫细胞和机体多个系统共同参与。免疫系统在清除抗原的同时，也可能损伤宿主自身正常细胞，必须经过严密的免疫调节才可以达到既排斥"非己"抗原，又迅速恢复内环境稳定。如果免疫调节功能失调或异常，对"非己"抗原不能产生有效的免疫应答，就会丧失有效的免疫保护作用，发生持续感染等疾病；同样，如果对自身成分产生强烈的免疫应答，就会发生自身免疫病。因此，免疫调节任何一个环节的紊乱，可引起全身或局部免疫应答的异常，出现自身免疫病、超敏反应、持续感染或肿瘤等多种疾病。

102. 为什么免疫系统受内分泌-神经系统的调节

答：免疫系统是一个复杂而精细的生理系统，它能对环境中千差万别、各式各样的刺激产生相应的应答，这些应答的发生、发展、强度和类型可受多种因素影响和调节，从而维持机体内环境的稳定。免疫系统行使功能时，往往与其他系统发生相互作用，特别是神经和内分泌系统。神经-内分泌-免疫系统在体内构成极其复杂的调节网络，调控全身与局部的免疫应答，从而维持免疫自稳。免疫系统受神经-内分泌系统的整体调控：①神经-内分泌因子影响免疫应答：免疫细胞上有能接受各种激素信号的受体，皮质类固醇和雄激素等内分泌因子可通过相应受体下调免疫反应；而雌激素、生长激素、甲状腺素、胰岛素等则增强免疫应答；②抗体和细胞因子作用于神经-内分泌系统：针对神经递质受体和激素受体的抗体将和相应配体发生竞争，并可出现类似抗抗体（抗独特型抗体）的结构，以网络形式相互制约。

103. 为什么激活诱导的细胞死亡是抗原特异性的生理性反馈调节

答：激活诱导的细胞死亡（activated-induced cell death，AICD）是指免疫细胞活化并发挥免疫效应后，诱导的一种自发的细胞凋亡。它属于一类抗原高度特异性的生理性反馈调节，发生凋亡的不是所有的淋巴细胞，仅仅是被抗原活化并发生克隆扩增的那一小部分。因而AICD其目标是限制抗原特异淋巴细胞克隆的容量。在这个意义上，T、B淋巴细胞一旦被激活，也就为自身的死亡创造了条件。通常认为 AICD 的机制是免疫细胞活化后表达 Fas 增加，活化的 CTL 和 NK 细胞大量表达和分泌 FasL，FasL/Fas 结合，诱导细胞凋亡，其中效应 T 细胞的自身凋亡也称为"自杀"，周边 T 细胞和分泌 FasL 结合后发生的凋亡称为"自相残杀"，活化 B 细胞的凋亡又称为"他杀"。

104. 为什么独特型-抗独特型网络可以维持免疫平衡

答：独特型（idiotype）指同一个体不同 T、B 细胞克隆所表达的 TCR/BCR 以及抗体分子都存在着独特型表位。该表位存在于 Ig 的 V 区，也存在于 T 细胞和 B 细胞的抗原受体的 V 区，它们都可以刺激机体产生抗独特型抗体（anti-idiotype antibody，AId），通过独特型和抗独特型相互识别，形成潜在的调节网络。其免疫调节机制主要包括：①抗原进入机体前，体内已存在 Ab2、Ab3，但其数量未达到引起连锁反应的阈值，故独特型网络保持相对平衡；②随着抗原进入而大量出现 Ab1，免疫平衡被打破，并产生 Ab2；③Ab2 分为 Ab2α 和 Ab2β。Ab2α 可阻断 Ab1 与 Ag 及相应 BCR 的结合，抑制免疫应答；Ab2β 具有类似抗原的作用（称抗原的内影像），促进免疫应答；④由 Ab2β 诱导产生 Ab3，其特异性与 Ab1 相同。因此，独特型-抗独特型免疫网络在抗原的诱导下出现一个新的平衡，有助于机体维持稳定的免疫应答水平。

105. 为什么免疫细胞表面抑制性受体能够介导免疫调节作用

答：免疫细胞活化过程中，激活性受体胞内段通常携带免疫受体酪氨酸激活基序（immunoreceptor tyrosine-based inhibitory motif，ITAM），招募蛋白酪氨酸激酶（PTK），启动激活信号的转导；而抑制性受体胞内段携带免疫受体酪氨酸抑制基序（immunoreceptor tyrosine-based inhibitory motif，ITIM），招募的蛋白酪氨酸磷酸酶（PTP）可对抗 PTK 的作用而终止激活信号的转导。抑制信号启动后，激活信号转导通路即被阻断，使得免疫应答得以保持在适度的时空范围内。不同免疫细胞的抑制性受体各有不同，但都是通过相似的 ITIM 及 PTP 发挥作用。

（1）共刺激分子对 T 细胞增殖的反馈调节：在 CD28 家族中，能够激活 T 细胞的共刺激分子是 CD28，带有 ITAM；抑制性受体主要包括 CTLA-4 和 PD-1 等，胞内段有 ITIM。CD28 及 CTLA-4 的配体皆为 B7-1/B7-2。CD28 组成性表达，CTLA-4 一般在 T 细胞激活后约 24 小时被诱导性表达。由于 B7-1/B7-2 对 CTLA-4 的亲和力明显高于 CD28，CTLA-4 一旦表达，激活信号随即被 CTLA-4 与 B7-1/B7-2 相互结合所传递的抑制信号所取代，启动对 T 细胞活化的反馈调节。

（2）B 细胞通过 FcγRⅡb 受体实施对体液免疫应答的反馈调节：B 细胞的抑制性受体主要为 FcγRⅡb，胞内段带有 ITIM。FcγRⅡb 发挥抑制作用需要与 BCR 发生交联，参与交联的主要成分为抗 BCR 的 IgG 抗体（抗抗体）。该抗抗体的抗原结合部位识别 BCR 分子，其 Fc 段与同一 B 细胞表面的 FcγRⅡb 结合，传递抑制信号。

（3）NK 细胞抑制性受体的免疫调节作用：NK 细胞表面同时表达的激活性和抑制性受体，后者胞内段带有 ITIM。抑制性受体一旦被激活，由激活性受体转导的信号遂告失效，NK 细胞难以显示杀伤活性。

106. 为什么调节性细胞能参与机体免疫调节

答：免疫应答过程有赖于体内多系统、多细胞和多分子间相互协同，共同调节其发生、发展和转归，并控制其质和量维持免疫自稳。体内各种类型免疫细胞均存在发挥调节作用的功能亚群通过不同机制和不同环节调节免疫应答。

（1）调节性 T 细胞（Treg）：在胸腺中分化而来的 Treg 优势表达特征性转录因子 Foxp3，可通过直接接触或分泌抑制性细胞因子抑制效应性 T 细胞，并可通过负调节 DC 功能间接抑制 T 细胞激活和功能，从而在机体自身耐受和免疫自稳中发挥关键作用。

（2）调节性 B 细胞（Breg）：是一类可抑制体液免疫应答的 B 细胞亚群，主要通过分泌 IL-10 和 TGF-β 等发挥作用，可负调控持续感染和自身免疫病。

（3）调节性 DC（DCreg）：也称为耐受型 DC，在维持肠道耐受、肿瘤免疫耐受、母胎耐受中发挥关键作用。

（4）M2 型巨噬细胞：是一类可调控免疫应答的巨噬细胞群，其高表达抑制性细胞因子如 IL-10，低表达炎症细胞因子如 TNF-α。

（5）iNKT 细胞：是一类兼有 NK 细胞表型和 TCR 多样性有限的调节性细胞，识别有 CD1d 提呈的脂类抗原并分泌 IFN-γ、IL-4 调节多种免疫细胞功能。

（6）髓系来源抑制细胞（MDSC）：是一群具有 Gr1$^+$CD11b$^+$表型的异质性细胞群，在肿瘤、炎症和感染过程中，MDSC 保留其未成熟表型而富集于肿瘤灶及外周淋巴器官。

107. 为什么调节性 T 细胞具有多元负向免疫调节作用

答：调节性 T 细胞（Treg）是一类具有免疫负调节功能的 T 细胞亚群，占外周血 CD4$^+$T 细胞的 5%～10%，另外 CD8$^+$T 细胞也存在调节性细胞亚群。Treg 细胞通常不对抗原的刺激直接起反应，而是以免疫效应细胞为作用对象，负向调控后者介导的免疫应答。Treg 细胞具有免疫无能和免疫抑制性两大特征，可以通过以下多种方式负向调节免疫应答：①组成性表达 CTLA-4 或跨膜型 TGF-β，通过细胞间直接接触而下调靶细胞表达 IL-2R α，抑制靶细胞增殖；②分泌 IL-35、IL-10 和 TGF-β 等细胞因子，发挥免疫抑制作用；③通过颗粒酶 A、颗粒酶 B 及穿孔素途径溶解 CTL 和 NK 细胞；④表达 IL-2 的高亲和力受体，通过与 IL-2 高亲和力结合而耗竭邻近活化 T 细胞所需 IL-2，导致其增殖抑制和凋亡；⑤Treg 细胞表面 CTLA-4 与 DC 表面 CD80 及 CD86 结合，抑制 DC 成熟及其抗原提呈功能，Treg 细胞分泌 IL-35，可诱导 DC 表达 PD-L1，促进抑制性 DC 产生。通过上述作用机制，Treg 细胞在维持机体内环境稳态、肿瘤免疫监视、诱导移植免疫耐受及自身免疫病发生中发挥重要作用。

108. 为什么自然调节 T 细胞和诱导性调节 T 细胞存在表型和功能差异

答：通常所称的 Treg 是 CD4$^+$CD25$^+$Foxp3$^+$的 T 细胞。Foxp3 是一种转录因子，不仅是 Treg 的重要标志，也参与 Treg 的分化和功能。Treg 细胞在免疫耐受、自身免疫病、感染性疾病、器官移植及肿瘤等多种疾病中发挥重要作用，根据来源大致分为自然调节性 T 细胞和诱导性调节 T 细胞。它们的生物学特性差异如表 2-1 所示。

表 2-1 自然调节 T 细胞和诱导性调节 T 细胞生物学特性差异

特点	自然调节性 T 细胞	诱导性调节性 T 细胞
诱导部位	胸腺	外周
CD25 表达	+++	-/+
转录因子 Foxp3	+++	-/+
抗原特异性	mTEC 中自身抗原	组织特异性抗原和外来抗原
发挥效应作用的机制	细胞接触，分泌细胞因子	分泌细胞因子，细胞接触
功能	抑制自身反应性 T 细胞介导的病理性应答	抑制自身损伤性炎症反应和移植物排斥反应，利于肿瘤生长
举例	CD4$^+$CD25$^+$T 细胞	CD4$^+$的 Tr1 和 Th3

109. 为什么 Th1 和 Th2 细胞也具有免疫调节作用

答：Th1 和 Th2 细胞是效应性 T 细胞，但也具有免疫调节作用。Th1 细胞产生的 IFN-γ 可激活 Th1 细胞亚群专一性转录因子 T-bet，T-bet 可促进 *IFNG* 基因转录而抑制 *IL4* 基因转录。相反，Th2 细胞产生的 IL-4 可激活 Th2 细胞亚群专一性转录因子 Gata-3，后者促进 *IL4* 基因转录而抑制 IFNG 基因转录。其结果是，Th1 和 Th2 成为一类各自以对方为负调节对象的细胞亚群。

110. 为什么程序性死亡受体-1 抗体是一类新型抗肿瘤免疫制剂

答：程序性死亡受体-1（programmed death 1，PD-1）是一种重要的免疫抑制分子，隶属 CD28 超家族成员，PD-1 主要在激活的 T 细胞和 B 细胞中表达，抑制细胞的过度激活，是免疫系统的一种正常的自稳机制。但肿瘤微环境会诱导浸润的 T 细胞高表达 PD-1 分子，肿瘤细胞会高表达 PD-1 的配体 PD-L1 和 PD-L2，导致肿瘤微环境中 PD-1 通路持续激活，T 细胞功能被抑制，无法杀伤肿瘤细胞。针对 PD-1 的抗体可以阻断这一通路，部分恢复 T 细胞的功能，使这些细胞能够继续杀伤肿瘤细胞。2016 年美国癌症研究协会（AACR）提出使用抗 PD-1 抗体药物 pembrolizumab 作为一线药物治疗，可诱导高度恶性默克尔细胞癌（Merkel cell carcinoma）并取得显著疗效。目前该疗法还有望应用于经典型霍奇金淋巴瘤、头颈部鳞状细胞癌和黑色素瘤等更多类型肿瘤的治疗。

111. 为什么调节性 T 细胞介导肿瘤免疫逃逸

答：肿瘤免疫逃逸（tumor escape）是指肿瘤细胞通过多种机制逃避机体免疫系统的识别和攻击，得以在体内生存、增殖和转移的现象。机体免疫系统能够产生抗肿瘤免疫应答，但肿瘤细胞仍可在机体内生长，表明肿瘤细胞能够逃避宿主免疫系统的攻击，或是通过某种机制使机体下调有效的抗肿瘤免疫应答。研究发现肿瘤局部微环境 Treg 细胞可通过主动诱导机体免疫耐受，解除机体对肿瘤的免疫监视，是肿瘤发生、转移和复发的重要原因之一。所以通过消除体内的 Treg 能够有效增强机体的抗肿瘤免疫功能，为肿瘤的免疫治疗提供新的靶点。

（盛慧明 阎 淑）

第三章 经典免疫技术

第一节 基 本 知 识

112. 为什么抗原抗体会发生反应

答：抗原抗体反应是指在体外条件下，抗原遇到与其相对应的抗体时发生特异性结合而形成抗原抗体复合物。抗原与抗体能够特异性结合是基于抗原决定簇和抗体超变区分子间的结构互补性与亲和性，这种特性是由抗原、抗体分子空间构型所决定。抗原抗体的结合强度受抗原抗体亲和力与亲合力的影响，前者是抗体分子上一个抗原结合位点与抗原分子表面对应的一个抗原表位间的结合力，是抗原抗体间固有的结合力，取决于两者空间构型互补的程度；后者是一个抗体分子上的抗原结合部位与抗原分子表面数个相应抗原表位间的结合强度，与抗原抗体的亲和力、抗体结合价和抗原的有效抗原表位数目相关。另外，静电引力、范德华力、氢键和疏水作用力等也促进抗原和抗体的结合。

113. 为什么抗原抗体反应是可逆的

答：由于抗原抗体的结合是分子表面的非共价键结合，所形成的复合物是不牢固的，在一定条件下可发生解离而恢复抗原抗体的游离状态。因此，抗原抗体结合形成复合物的过程是一个动态平衡的过程，是可逆的。抗原抗体复合物的解离取决于抗体对相应抗原的亲和力及环境因素（如离子强度、pH 等）。高亲和力抗体的抗原结合位点与抗原表位的空间构型上非常适合，两者结合牢固，不容易解离。反之，低亲和力抗体与抗原形成的复合物较易解离。解离后的抗原或抗体均能保持未结合前的结构、活性及特异性。在环境因素中，凡是减弱或消除抗原抗体亲和力的因素都会使逆向反应加快，复合物解离增加。如pH 的改变，过高或过低的 pH 均可使离子间静电引力消失。对亲和力本身较弱的反应体系而言，仅增加离子强度即可达到解离抗原抗体复合物的目的。另外，温度升高可增加分子的热运动，加速已结合的复合物解离。

114. 为什么抗原抗体反应需要合适的温度

答：抗原抗体反应要有合适的温度才有利于两者的结合，一般以 $15 \sim 40\,^{\circ}\!C$ 为宜，常用$37\,^{\circ}\!C$。在一定范围内，温度升高可使分子运动加快，抗原与抗体碰撞机会增多，反应加速，抗原抗体容易结合，但也容易再解离，因为反应时间短，所形成的抗原抗体复合物结构较疏松。当温度高于 $56\,^{\circ}\!C$ 时，已结合的抗原抗体不仅容易再解离，还易变性或破坏。温度低时，分子运动慢，撞击机会少，反应时间长，但一旦结合就比较牢固，不易解离。某些特殊抗原抗体反应有其独特的最适反应温度要求，例如冷凝集素在4℃左右与红细胞结合最好，20℃以上反而易解离。因此，抗原抗体反应时需根据实际情况选择合适的温度条件。

115. 为什么抗原抗体反应必须在合适的 pH 环境下进行

答：合适的 pH 环境是抗原抗体产生最佳反应的条件之一。抗原和抗体都为蛋白质，具有两性电离性质，有其固定的等电点。当反应环境 pH 达到或接近抗原的等电点时，即使无相应抗体存在，也会引起颗粒性抗原的非特异性凝集，造成假阳性反应。而 pH 过高或过低都将影响抗原、抗体的电离特性，破坏离子间相互作用力，从而使抗原抗体的结合力下降，影响抗原抗体反应。因此，抗原抗体反应必须在合适的 pH 环境中进行，一般以 pH 6.0 ~ 8.0 为宜，有补体参与的反应最适 pH 为 7.2 ~ 7.4。

116. 为什么抗原抗体结合在比例恰当时才能形成肉眼可见的聚合物

答：在抗原抗体特异性反应时，生成结合物的量与反应物的浓度有关，能否出现肉眼可见的反应，取决于两者的比例。当抗原抗体分子比例合适时，形成大而多的结合物，此时在反应体系中测不出或仅有极少游离的抗原或抗体，称为抗原抗体反应的等价带；当抗原抗体比例不合适时，在等价带前后分别为抗体过剩或抗原过剩，形成的沉淀物小且少，反应体系中可测出较多的游离抗体或抗原，此即钩状效应（HOOK 效应）。当抗体过量时，称为前带现象；当抗原过剩时，称为后带现象。1934 年 Marrack 提出的网格理论解释了抗原抗体反应比例性的形成机制。因为天然抗原大多是多价的，抗体大多为两价，当抗原抗体处于等价带结合时，抗体分子的两个 Fab 片段分别与两个抗原表位结合，相互交叉连接成具有立体结构的网格状复合物，形成肉眼可见的沉淀物，基本不存在游离的抗原抗体；当抗原或抗体过量时，由于其结合价不能相互饱和，就只能形成较小的沉淀物或可溶性抗原抗体复合物，存在较多游离的抗原或抗体。因此，在抗原抗体反应的实验中，如果没有肉眼可见的抗原抗体复合物出现，一方面要考虑是否有抗原及相应抗体存在，另一方面还必须注意到两者反应的比例是否恰当。

117. 为什么说抗原抗体的特性直接影响抗原抗体反应

答：抗原抗体的自身因素影响抗原抗体反应类型和反应结果。对于抗原来说，其理化性状、分子质量、抗原表位的种类及数目均可影响抗原抗体反应。如颗粒性抗原与相应抗体结合后形成凝集现象，而可溶性抗原与相应抗体结合后形成沉淀现象；粗颗粒型细菌在生理盐水中易出现自凝；血细胞与 IgG 类抗体反应可不出现凝集现象；单价抗原与相应抗体结合后不出现沉淀现象。抗体对抗原抗体反应的影响主要取决于抗体的来源、浓度、特异性与亲和力。来源于不同动物的免疫血清，其反应性有差异。家兔等大多数小动物的免疫血清，由于具有较宽的等价带，与相应抗原结合易出现可见的抗原抗体复合物。羊、马、人的免疫血清等价带较窄，抗原或抗体的少量过剩便易形成可溶性免疫复合物。抗体的浓度往往是与抗原相对而言，两者在合适的浓度、比例才易出现可见的反应结果。许多实验应进行抗体预滴定以找出最适的反应浓度。特异性与亲和力是影响抗原抗体反应的关键因素，它们共同影响试验结果的准确度。为保证和提高试验结果的可靠性，用于诊断的试剂应选择特异性高、亲和力强的抗体。单克隆抗体的特异性最好，但其亲合力较低，不适于沉淀反应或凝集反应。因此，抗原抗体的特性直接影响抗原抗体反应。

118. 为什么会出现交叉反应

答：有些复杂的抗原，除了各有其主要的特异性抗原决定簇之外，抗原与抗原相互之间也可存在部分相同的抗原决定簇，这种共有的抗原决定簇称为共同抗原。亲缘关系很近的生物之间存在的共同抗原，称为类属抗原，例如伤寒杆菌与甲、乙型副伤寒杆菌之间的共同抗原，即为类属抗原。在无种属关系的生物之间存在的共同抗原，称为嗜异性抗原，例如大肠杆菌 O_{14} 脂多糖与人的结肠黏膜间有共同抗原。因此，一种共同抗原刺激机体产生的抗体，可与其他含有共同抗原的物质结合而出现交叉反应。此外，尽管两种抗原的抗原决定簇氨基酸编码序列不同，如果其空间结构很相似也可导致抗原抗体交叉反应的发生。

119. 为什么说抗体分子亦可作为抗原

答：抗体是 B 细胞接受抗原刺激后增殖分化为浆细胞所产生的球蛋白，是介导体液免疫的重要效应分子。具有抗体活性或化学结构与抗体相似的球蛋白统一被命名为免疫球蛋白（immunoglobulin，Ig）。抗体分子既可作为抗体结合相应的特异性抗原，又可作为抗原免疫另一种动物。有学说认为抗原刺激发生之前，机体处于一种相对的免疫稳定状态，当抗原进入机体后打破了这种平衡，导致了特异抗体分子的产生，当达到一定量时将引起抗Ig 分子独特型的免疫应答，即抗抗体的产生。因此抗体分子在识别抗原的同时，本身也能作为抗原而被其他抗体分子所识别。目前，这些抗抗体在临床免疫学测定中是常用的检测试剂。

（罗清琼 胡 洁）

第二节 凝 集 反 应

120. 为什么会出现凝集反应

答：在适当的电解质存在下，细菌和红细胞等颗粒性抗原或表面包被可溶性抗原（或抗体）的颗粒性载体与相应抗体（或抗原）发生特异性结合，由于抗体的交联作用导致颗粒性抗原或载体间的空间距离减少，因此会出现肉眼可见的凝集现象，称为凝集反应。参与凝集反应的抗原称为凝集原，参与凝集反应的抗体称为凝集素。凝集反应分为两个阶段：一是抗原抗体的特异性结合阶段；二是出现可见的颗粒凝集阶段。

121. 为什么基于凝集反应的实验方法有多种

答：由于抗原或抗体本身的物理特性不同，凝集反应可分为直接凝集反应和间接凝集反应两大类。细菌、红细胞等颗粒性抗原，在适当的电解质参与下可直接与相应抗体结合出现凝集，称为直接凝集反应。直接凝集反应根据其操作方法不同又可分为玻片法和试管法。间接凝集反应是指将可溶性抗原（或抗体）先吸附于适当大小的颗粒性载体表面，然后与相应抗体（或抗原）作用，在适当的电解质参与下出现特异性凝集现象。根据致敏载体用的是抗原或抗体、所用颗粒载体及凝集反应的方式不同，间接凝集反应又分为正向间接凝集反应、反向间接凝集反应、间接凝集抑制反应、协同凝集反应、间接血凝反应、胶乳凝集反应和明胶凝集反应等。

122. 为什么可以通过凝集反应检测颗粒性抗原

答：由于细菌、螺旋体和红细胞等颗粒性抗原，在适当的电解质参与下能直接与相应抗体结合形成肉眼可见的凝集现象，因此可通过直接凝集反应对其进行检测和鉴定。按操作方法的不同可分为玻片法和试管法两类。玻片法凝集反应主要用于抗原的定性分析，方法简便快速，短时间便能观察结果，常用已知抗体检测未知抗原，应用于菌种鉴定、分型及人红细胞 ABO 血型鉴定等；试管法凝集反应通常是半定量试验，临床常用已知抗原检测待检血清中有无相应抗体及其相对含量，即定量抗原悬液与一系列梯度倍比稀释的待检血清混合，保温静止后，根据每管内颗粒凝集的程度，以判断待检血清中有无相应抗体及其效价。试管法常用来辅助诊断某些临床疾病或调查研究流行病病原体，如辅助诊断伤寒、副伤寒的肥达试验和辅助诊断斑疹伤寒的外斐试验等；在输血时也常用于受体和供体间的红细胞和血清的交叉配血试验。

123. 为什么凝集反应也可检测可溶性抗体或非颗粒性抗原

答：由于某些可溶性抗体或非颗粒性抗原可通过人工方法吸附或耦联于适当大小的颗粒载体表面形成致敏颗粒，再与相应抗原或抗体作用，在适宜的电解质存在的条件下，可出现肉眼可见的凝集现象，因此也可借助凝集反应对这些抗体或抗原进行检测。此即间接凝集反应。常用的载体颗粒有动物（如羊、家兔、鸡）或人红细胞、细菌和多种惰性颗粒如聚苯乙烯胶乳、明胶颗粒、活性炭等。根据应用的载体种类不同，分别称为间接血凝反应、协同凝集反应、胶乳凝集反应、明胶凝集反应等。

124. 为什么直接凝集反应试管法检测的待检血清需稀释

答：颗粒性抗原与相应抗体直接结合，在一定条件下，出现肉眼可见的凝集现象。试管法是用定量抗原悬液与一系列倍比稀释的待检患者血清混合，保温静置。根据每管内颗粒抗原凝集的程度，以判断待检血清中有无相应抗体及其效价，是一种半定量试验。在进行试管凝集试验时，由于抗原抗体在适当比例时才能出现肉眼可见的反应，为避免抗体浓度过高导致的前带现象造成假阴性结果，需对抗体进行倍比稀释。此外，为判断待检抗体效价，常以出现凝集反应的血清最高稀释度定为该待检血清的凝集效价，也称凝集滴度。

125. 为什么直接凝集反应可以用于菌种的鉴定和分型

答：由于细菌性颗粒抗原能与相应抗体直接结合，并在一定条件下出现肉眼可见的凝集现象，因此，借助某些细菌特异性的抗原成分如菌体抗原、荚膜抗原、鞭毛抗原等与其相应抗体结合的直接凝集反应，可以对细菌进行菌种鉴定和分型。在进行鉴定和分型分析时，多采用玻片法，即用一滴已知抗体的诊断血清和一滴待检菌液在玻片上混匀，短时间内由肉眼观察凝集结果。常规鉴定菌种，要用生理盐水作对照，对照应不发生凝集；在诊断血清中，如细菌抗原凝集成小块、周围液体澄清为阳性反应，说明抗原抗体相对应，如与对照结果相同，则为阴性。此外，特别是在鉴定沙门氏菌或志贺菌时，一般原则是先用多价诊断血清检测，若为阳性，再用单价因子诊断血清进行分群或定型。

126. 为什么间接凝集反应适用于抗体和可溶性抗原的检测

答：借助人工方法可将抗体或可溶性抗原预先吸附于适当大小的颗粒性载体表面形成致敏载体颗粒，然后再与相应抗原或抗体作用，在适宜的电解质存在的条件下，出现特异性凝集现象，此即间接凝集反应或被动凝集反应。因此，非颗粒性抗体和可溶性抗原可以利用间接凝集反应进行检测。根据致敏载体用的抗原或抗体、载体性质以及凝集反应的方式，间接凝集反应可分为正向间接凝集反应、反向间接凝集反应、间接凝集抑制反应、协同凝集反应、间接血凝反应、胶乳凝集反应和明胶凝集反应。在临床检测中最常用的检测方法为间接血凝反应和胶乳凝集反应。间接血凝反应是以红细胞为载体，将抗原或抗体包被于红细胞表面，成为致敏载体，然后与相应的抗体或抗原结合，在适宜的电解质条件下，经一定时间呈现出可见的红细胞凝集现象。胶乳凝集反应，是抗原或抗体与胶乳结合（致敏）后，与待测标本中的抗体或抗原发生凝集反应。此类试验反应快速、操作简便、灵敏度高于沉淀反应。

127. 为什么间接血凝反应所用的红细胞要醛化处理

答：间接血凝反应是以红细胞为载体，经抗原或抗体致敏后，再用以检测未知抗体或抗原。多种动物的红细胞均可作为间接血凝反应的载体，最常用的为绵羊、家兔及鸡红细胞和人 O 型红细胞。新鲜的红细胞能吸附多糖类抗原，但吸附蛋白类抗原或抗体的能力较差。致敏的新鲜红细胞保存时间短，且易变脆、溶血和污染，只能使用 2～3 天。为此一般在致敏前先将红细胞醛化，可长期保存而不溶血。常用的醛类有甲醛、戊二醛、丙酮醛等。红细胞经醛化后体积略有增大，两面突起呈圆盘状。醛化红细胞具有较强的吸附蛋白质抗原或抗体的能力，血凝反应的效果基本上与新鲜红细胞相似。其优点可归纳为：①性质稳定，不影响红细胞表面的吸附能力；②重复性好，易标准化；③可较长期保存，醛化后 4℃保存，有效期可至 1 年，如冻干保存，有效期则更长。

128. 为什么间接血凝反应的灵敏度受抗原或抗体浓度影响

答：间接血凝反应是将可溶性抗原（或抗体）吸附于人的 O 型红细胞或绵羊、家兔的红细胞制成的致敏红细胞，与相应的抗体（或抗原）作用，在有合适的电解质存在下，经一定时间可出现肉眼可见的红细胞凝集现象。在间接血凝反应中致敏用的抗原或抗体浓度要合适，过高或过低均可影响灵敏度。抗原或抗体在中等浓度范围时，间接血凝反应的灵敏度随其浓度增加而上升；抗原或抗体达到一定浓度后，反应灵敏度反而随其浓度的增加而下降；当抗原或抗体超过一定浓度时，会引起红细胞自凝。因此，对每种致敏用的抗原或抗体事先应摸索其最适致敏量。

129. 为什么协同凝集反应受血清中抗体效价的影响

答：金黄色葡萄球菌的细胞壁中含有一种特殊蛋白质－葡萄球菌 A 蛋白（staphylococcal protein A，SPA），它能与人及多种哺乳动物（如猪、兔、豚鼠等）血清中的 IgG 类抗体的 Fc 端结合，使金黄色葡萄球菌成为致敏载体颗粒。IgG 的 Fc 端与 SPA 结合后，两个 Fab 端暴露在葡萄球菌菌体表面，仍保持其正常的抗体活性和特异性，当与相应的细菌、病毒或可溶性抗原反应时，可借助特异性抗体 Fab 端与相应抗原互相连接而出现凝集现象。故协同凝集反应的特异性取决于致敏抗血清的特异性，凝集反应的强弱取决于抗血清的效价高低，应选用特异性强和效价高的免疫血清制备 SPA 诊断菌液。SPA 与各种属 IgG 的亲和力有所不同，国内常用诊断血清系用兔抗血清。为排除非特异性凝集所造成的假阳性，每次实验时要用生理盐水、正常家兔血清处理的 SPA 菌体、单独 SPA 菌体以及经同一免疫血清处理的 Wood 46 株（SPA 阴性株）作对照。协同凝集反应常用于流脑、伤寒、菌痢及布鲁氏菌病的早期诊断。

130. 为什么可利用凝集反应监测病情

答：以间接凝集反应检测肺炎支原体抗体为例：用表面吸附了肺炎支原体抗原的明胶颗粒制成致敏明胶颗粒，再与人血清中存在的肺炎支原体抗体发生凝集反应。其凝集反应的强弱以血清中的抗体效价来体现。人体在感染了肺炎支原体后，首先出现 IgM 类抗体，IgM 类抗体一般在初发感染后第 7 天即可检测到，于第 10～30 天 IgM 类抗体浓度即可达到高峰，之后逐渐降低直至检测不到。IgG 类抗体于感染后 20 天左右出现，感染一个月左右达高峰，在体内可维持 1.5～2 年。肺炎支原体既往感染的判断为双份血清抗体效价均明显增高，但恢复期较急性期血清抗体效价升高大于 4 倍。肺炎支原体携带者的判断为双份血清抗体效价均阴性，但 DNA 检测阳性。所以血清肺炎支原体抗体滴度与肺炎支原体感染者病情的严重程度呈正相关，可以用作临床辅助诊断、病情监测和流行病学追踪。因此，凝集反应的强弱可以用于病情的监测。

131. 为什么凝集反应中 IgM 类抗体的作用比 IgG 类抗体强

答：凝集反应可分为抗原抗体的特异结合阶段和出现可见的颗粒凝集阶段。通常，细菌和红细胞等颗粒性抗原在悬液中带弱负电荷，周围有一与之牢固结合的正离子层，其外又排列一松散的负离子层，构成一个双离子层，在松散层内外界之间的电位差形成 Z 电位（zeta potential）。溶液中离子越浓，强度越大，松散层越厚，Z 电位也就越大，从而使颗粒处于相互排斥的状态。当抗体与相应抗原颗粒特异性结合时，抗体的桥联作用克服了抗原颗粒表面的 Z 电位，使颗粒相互靠拢，得以凝集。但当抗体分子太小，不足以克服相当厚度的离子云层时，则不能使颗粒聚集。因此在凝集反应中，IgM 类抗体的作用比 IgG 类抗体要大数百倍。IgG 类抗体常出现不完全反应即不可见的抗原抗体反应，这类抗体可与抗原牢固结合，但因其分子较小，不能起到桥联作用而不能形成可见的凝集现象，又称不完全抗体。一般在试验中为促使凝集现象出现，可采取以下措施：增添蛋白质或电解质，降低溶液中离子强度以缩短颗粒分子间的距离；添加右旋糖酐或葡聚糖等来增加反应液的黏滞度；用胰酶或神经氨酸酶处理，改变细胞表面化学结构；以离心法克服颗粒间的排斥力等。

132. 为什么右旋糖酐或葡聚糖可以促进凝集

答：在凝集反应中由于细菌或红细胞等颗粒性抗原常带有负电荷，在悬液中能相互排斥，某些抗体分子的桥联作用尚不足以使包被有抗原的颗粒发生凝聚，出现不完全凝集，即在此时虽有抗原与抗体的结合，但并不出现肉眼可见的凝集现象。因此在凝集反应中，为了促使凝集现象的出现，可加入右旋糖酐或葡聚糖。因为右旋糖酐或葡聚糖性质相对稳定、不具有强抗原性，可以增加溶液的黏滞度；另外，右旋糖酐或葡聚糖还可以改变凝集反应中稀释液的相对离子强度，以降低颗粒间负电荷电势，使颗粒间的距离缩短，增加交联及凝聚的机会。

133. 为什么金黄色葡萄球菌可以作为颗粒载体

答：协同凝集反应所用载体既非天然红细胞，也非人工合成的胶乳颗粒，而是极易大量繁殖的金黄色葡萄球菌，利用菌体蛋白成分葡萄球菌 A 蛋白（SPA）与特异性抗体 IgG Fc 段结合，成为致敏载体，当与相应的抗原接触时，作为指示系统的葡萄球菌，通过吸附在表面的特异性抗体 Fab 段与受检抗原相连接而呈现凝集现象。因肉眼所见系指示系统的凝集，故名协同凝集反应。95% 以上金黄色葡萄球菌菌株含有 SPA，每个菌体细胞上约有 8 万个 SPA 分子，每个 SPA 分子可结合两个 IgG 分子。不同菌株间的 SPA 含量有明显差异，一般选用国际标准菌株，新鲜菌体与 IgG 结合不稳定，通常用甲醛和 80℃ 加热处理，后者主要是破坏自溶酶，处理后放置 4℃ 可较长时期保留与 IgG 结合的能力。SPA 菌体致敏方法十分简便，通常用 10% 菌体悬液加定量抗血清，经孵育后，充分洗去未结合的 IgG，重悬成 1% 浓度即成。检测时多用玻片法，将致敏 SPA 试剂滴于玻片上，加少量受检物混匀，如系阳性，一般在几秒钟内即呈现块状凝集，1~2 分钟内即可判断结果。

134. 为什么抗人球蛋白试验能检测不完全抗体

答：机体受抗原刺激后，除可产生完全抗体外，在某些患者，如先天性溶血性贫血也可产生不完全抗体，后者虽能与抗原结合，但不出现肉眼可见的反应现象。把含有不完全抗体的血清球蛋白注射到异种动物体内，使其产生抗人球蛋白抗体，将该抗人球蛋白抗体加入到颗粒性抗原与相应的不完全抗体复合物中，就能出现肉眼可见的凝集现象，称为抗人球蛋白试验，又称 Coombs 试验。最常见的是用以检测抗红细胞不完全抗体的抗人球蛋白凝集试验。Coombs 试验可分为直接 Coombs 试验与间接 Coombs 试验。直接 Coombs 试验是指直接检测体内不完全抗体或补体致敏的红细胞，适用于新生儿溶血病、自身免疫性溶血性贫血、血型不合溶血性输血反应的诊断与某些药物致敏红细胞的研究等。间接 Coombs 试验是指检测血清中不完全抗体或补体，即在体外将人血清致敏红细胞后，再与抗人球蛋白试剂起反应，适用于检测与鉴定血清中同种抗体、交叉配血试验、检测用其他方法不能鉴定的红细胞抗原以及特殊研究，如抗人球蛋白消耗试验、混合凝集反应、白细胞与血小板抗体试验等。Coombs 试验是诊断免疫溶血性贫血的主要方法，可用于血液病的监测、分析结合于红细胞上的不完全抗体的免疫球蛋白亚类。此外，该试验还适用于检测血清补体、IgA 等免疫球蛋白。人补体成分在人体内被红细胞抗原抗体复合物激活后结合在红细胞表面，在体外将抗补体的多克隆抗体或抗 C3b、抗 C3d 等特异性抗体与补体致敏红细胞反应，产生的凝集反应也可称为 Coombs 试验。

135. 为什么 Coombs 试验会出现假阴性或假阳性结果

答：影响 Coombs 试验结果的因素有很多，导致假阴性的原因有：试验细胞、抗人球蛋白血清试剂与待测血清保存不当丧失活性；由于某些稀有抗体只有在具有活性的补体参与下才能检测出，有些抗凝剂能螯合补体，使其失去活性；试验过程中孵育温度和时间不当，不能最大程度致敏红细胞以及离心不足或强力震荡或漏加抗人球蛋白血清试剂；血清量与2%~5%红细胞悬液量比例不当；红细胞未充分洗涤，残留的血清球蛋白中和抗人球蛋白血清试剂；洗涤红细胞后未立即加入抗人球蛋白血清试剂，导致抗体从红细胞上脱落等。导致假阳性结果的原因有：红细胞洗涤之前可能已出现凝集；使用了未清洗干净的玻璃器皿或离心过度；使用制备不当的抗人球蛋白血清试剂，可能有微量抗人种反应性，能直接凝集红细胞；待测血清中含有冷自身抗体致敏自身红细胞；冷藏或保存时间过久的红细胞可导致抗C3假阳性；败血症患者的血样或受细菌污染的储藏样本等。

（罗清琼　胡　洁）

第三节　沉淀反应

136. 为什么会发生沉淀反应

答：可溶性抗原如蛋白质、糖蛋白、脂蛋白、酶、补体、细菌毒素、免疫球蛋白片段、核酸等与相应抗体发生特异性结合后，在适当的电解质参与下能形成肉眼可见的沉淀物，该现象即为沉淀反应。沉淀反应可分为两个阶段：第一阶段为抗原抗体发生特异性结合阶段，此阶段反应快，一般只需几秒到几十秒即可完成，产生可溶性小抗原抗体复合物，为肉眼不可见反应；第二阶段为形成可见的免疫复合物阶段，其反应慢，常需数分钟到数小时才能完成，形成肉眼可见的免疫复合物，如沉淀线、沉淀环。根据使用介质的不同，沉淀反应可分为在液体中进行反应的液相内免疫沉淀试验和在凝胶中反应的固相内免疫沉淀试验两大类。液相内免疫沉淀试验可分为环状免疫沉淀试验、絮状免疫沉淀试验和免疫浊度试验；免疫浊度试验根据其原理又可分为透射免疫比浊试验、散射免疫比浊试验，而散射免疫比浊试验可根据抗原抗体反应的时间和反应结合的动力学分为终点散射免疫比浊试验和速率散射免疫比浊试验。固相内免疫沉淀试验最为常用的试验介质为琼脂糖，根据其实验方法不同可分为单向免疫扩散试验、双向免疫扩散试验及免疫电泳技术等。

137. 为什么单向免疫扩散试验结果受多种因素影响

答：单向免疫扩散试验是抗原在含有抗体的琼脂凝胶中扩散的一种定量测定抗原含量的沉淀试验。试验通常用浓度为0.3%~1.5%的琼脂糖凝胶，其孔径大于可溶性抗原和抗体分子的颗粒，因此可溶性抗原及抗体在凝胶内扩散犹如在液体中自由运动。在单向免疫扩散试验中，将定量抗体混匀在琼脂凝胶中，继而加抗原溶液使其单独在凝胶中扩散，抗原在扩散过程中自然形成浓度梯度，在抗原抗体比例合适的部位，两者结合形成沉淀环，沉淀环的大小与加入的抗原量成正比。随着琼脂糖厚度的增加，沉淀环面积会相应缩小。其次，琼脂糖孔容积与加样体积对试验结果也有影响。体积不同但抗原绝对量相同的样品，加样体积越小，沉淀环面积相应加大，其原因可能在于抗体板上层空间未被抗原完全利用，只在下层向四周扩散，故形成的沉淀环面积稍大。因此，只有抗原液加满小孔，沉淀环面积才较符合真实数值。另外，琼脂糖凝胶板孔间距离对结果也会造成影响。为了减少沉淀环间的相互干扰，两孔间距离应比两个沉淀环最终扩散半径之和再加大5mm。

138. 为什么对流免疫电泳的灵敏度高于双向免疫扩散

答：对流免疫电泳是将双向免疫扩散与电泳相结合的定向加速免疫扩散技术。试验时在琼脂板上打两排孔，左边的阴极侧各孔加入待测抗原，右边的阳极侧各孔内加入相应的抗体。由于在 pH 8.4 以上的缓冲液中，大部分蛋白质抗原成分带负电荷，在电场中向正极移动；而作为抗体分子质量大，暴露的极性基团较少，解离也少，在电场中虽然也向正极缓慢移动，但电渗引向负极移动的液流速度超过了其向正极移动的速度，导致抗体移向负极，因此通电后，带负电荷的抗原向阳极抗体侧泳动，而抗体借电渗作用向阴极抗原侧移动，在两者之间或抗体的另一侧（抗原过量时）形成沉淀线。若抗原浓度超过抗体，沉淀线靠近抗体孔，抗原浓度越高，在抗体孔边缘出现弧形沉淀线，甚至超越抗体孔。由于对流免疫电泳结合了电泳技术，在电场中双向免疫扩散的速度大大提高，因此其灵敏度比双向免疫扩散法高很多倍，测出的蛋白质浓度可达 $\mu g/ml$。

139. 为什么在对流免疫电泳中抗体向负极移动

答：对流免疫电泳是指在适宜缓冲液和电场条件下，抗原和相应抗体在琼脂凝胶中由于电泳和电渗作用，致使抗原向正极移动，抗体向负极移动，两者在两孔之间相遇，并在比例合适时形成沉淀线。电泳迁移率是在同一电场条件下，各种带电粒子在单位时间内移动的距离。而电渗是电场中液体对固体的相对移动。在电泳时由于载体不能移动，通电后水分子向负极移动，形成电渗。电渗的大小与水分子移动的速度密切相关，而水分子的移动速度又与载体的性质、缓冲液的离子强度、电泳时的电压密切相关。电渗作用不影响蛋白质分子的分离，各蛋白质成分之间的相对迁移率不变，但蛋白质原点的位置向负极偏移。因此，当电渗的速度大于蛋白质分子电泳的速度时，某些蛋白质分子虽然带有负电荷也向负极移动。

140. 为什么火箭免疫电泳实际上是加速度的单向免疫扩散

答：火箭免疫电泳技术是将单向免疫扩散与电泳相结合的一项检验技术。在电泳时，当待测抗原在含有适量抗体的琼脂板中泳动，当抗原抗体达到适当比例时，形成大的不溶性免疫复合物而沉淀，此沉淀物不再移动。未与抗体结合的抗原可穿过此沉淀，继续向前迁移并形成新的沉淀，随着抗原含量的逐渐减少，抗原泳动的基底区越来越窄，抗原抗体分子复合物形成的沉淀线逐渐变窄，形成一个形如火箭的不溶性免疫复合物沉淀峰。实验中抗体浓度保持不变，沉淀峰的高度与抗原量呈正相关。因此，当琼脂中抗体浓度固定时，以不同稀释度的标准抗原泳动后形成沉淀峰为纵坐标，抗原浓度为横坐标，绘制标准曲线。待测样品浓度即可根据沉淀峰长度在标准曲线中计算获得。在一定范围内，沉淀峰的高低与抗原浓度成正比。如果在琼脂中加入固定浓度的抗原时，便可检测待测抗体的含量，即反向火箭电泳。由于电场作用加速了抗原（抗体）的扩散速度，因此火箭免疫电泳实际上是加速度的单向免疫扩散。

141. 为什么应用火箭免疫电泳时需考虑诸多影响因素

答：火箭免疫电泳虽较单向免疫扩散技术更为快速、方便，但在应用时也受众多因素影响。首先，火箭免疫电泳只适用于 pH 8.6 以上环境中带有负电荷的蛋白质抗原。IgG、

IgA 等在 pH 8.6 条件以下净电荷几乎为零，若要使其在电场中也向正极移动，可用经甲醛与蛋白质分子中的氨基结合即甲酰化处理来增加其净负电荷量，抑制碱性基团的解离，使本来带两性电荷的蛋白质分子变为只带负电荷，加快电泳速度，抵消电渗作用，而出现伸向阳极的火箭峰。另外，火箭免疫电泳所用的琼脂需选择无电渗或电渗小的，不然易使火箭形成的形状不规则，其次是注意电泳的终点时间，如果火箭电泳的顶部呈现不清晰的云雾状或圆形，皆提示未达终点，应继续电泳。当标本数量多时，电泳板应先置电泳槽上，搭桥并开启电源（电流要小）后再加样，加样后马上电泳，否则易形成宽底峰形，使定量不准。在作 IgG 定量和测定补体蛋白时，血清分离后应立即使用，若不马上测定应置于−20℃冻存。此外，抗原和抗体的比例要适宜，抗原过浓不能得到圆锥状尖峰，而抗体太浓会使沉淀峰太低，从而影响实验的灵敏度。

142. 为什么免疫电泳检测混合物时需反复验证

答：免疫电泳（immunoelectrophoresis，IE）是将区带电泳与抗原抗体特异性反应（免疫双扩散）相结合的一种免疫技术，根据沉淀弧的位置、数量、形态，可分析样品中所含抗原成分及其性质。常用于血清蛋白组分的分析和抗原、抗体纯度及组分的检测。虽然免疫电泳既有抗原抗体反应的高度特异性，又有电泳分离技术的快速、灵敏和高分辨率，可以鉴定混合抗原中的各个组分，但免疫电泳技术也受很多因素的影响。对于异常结果的分析增加了复杂性，比如沉淀弧数目不总是与混合物中应有的成分相符，这种现象的产生原因可能是由于抗原抗体比例不合适，使得一些成分未生成沉淀线，或者由于相邻的两抗原的迁移率非常接近而致两条弧线重叠；也可能一条沉淀线分离成多条线。因此，用该方法检测多种混合物时，至少要用三种不同的浓度、两种或两种以上抗体（免疫不同动物而得）进行反复验证，而且要染色后及时观察并记录沉淀弧出现的情况。

143. 为什么免疫固定电泳可对免疫球蛋白及其轻链进行分型

答：免疫固定电泳（immunofixation electrophoresis，IFE）是区带电泳与免疫沉淀反应相结合的一项技术，具有很好的实用价值。应用免疫固定电泳进行检测分析时，待检样品先在琼脂凝胶板上作区带电泳，蛋白质分离成不同区带，然后再在各泳道上覆盖各种不同类型的抗血清（如抗 IgG、IgA、IgM、κ 及 λ 的抗血清），当抗血清与某区带中的单克隆免疫球蛋白结合，便形成抗原抗体复合物在固相内沉淀。然后通过漂洗和染色，并与蛋白质参考泳道对照分析，便可对各类免疫球蛋白及其轻链进行分型。因此，免疫固定电泳可用于鉴定迁移率近似的白蛋白、M 蛋白、免疫球蛋白轻链和尿液中微量蛋白和脑脊液中寡克隆区带等。免疫固定电泳最大的优势是分辨率强、灵敏度高，操作周期短，仅需数小时，且结果非常直观易于分析。

144. 为什么抗原抗体的比例影响免疫浊度测定

答：免疫浊度测定是将现代光学测量仪器与自动分析检测系统相结合应用于沉淀反应，对各种液体介质中的微量抗原、抗体和药物及其他小分子半抗原物质进行定量测定。当可溶性抗原与相应的抗体两者比例合适时，在特殊的缓冲液中可快速形成一定大小的抗原抗体复合物，使反应液出现浊度。当抗原抗体的比例恰当时，两者结合完全，既无过剩的抗原，也无过剩的抗体，这时免疫复合物的形成和解离速度相等。当抗原过量时，形成的免疫复合物分子小，而且会发生再解离，使浊度反而下降，光散射也减少，这就是高剂量钩状效应。当反应液中抗体过量时，免疫复合物的形成随着抗原量递增至抗原、抗体最适比例时达到最高峰，这就是经典的海德堡曲线理论。为此，免疫浊度测定中抗原抗体的比例是影响浊度形成的关键因素。

145. 为什么免疫比浊法测定常需使用增浊剂

答：免疫比浊法使用增浊剂的目的是提高反应速度。某些非离子型亲水剂对促进免疫复合物的形成有显著的增强作用，如聚乙二醇（polyethylene glycol，PEG）、吐温 20，其作用是消除蛋白质（抗原或抗体）分子周围的电子云和水化层，促进能特异性结合的抗原、抗体分子靠近，结合形成大分子复合物。因此，在进行免疫比浊试验时通常在反应液中加入增浊剂。

146. 为什么免疫比浊法对抗体要求甚高

答：免疫比浊法测定时要求抗体的特异性强、效价高、亲和力强，并使用 R 型抗体。抗体的特异性强是抗血清最核心的要求，即该抗体只针对某一种抗原，与其他无关抗原不发生交叉反应，特异性抗体和相应抗原结合后形成的浊度才能代表真实的实验结果。抗体的效价高是根据抗体的量而言，若使用低效价（<1：20）抗体会增加非特异性浊度的产生。抗体的亲和力是指抗体与抗原结合的牢固程度。亲和力强则抗体的活性高，不仅可以加快抗原抗体反应的速度，而且形成的免疫复合物较牢固，不易发生解离，这在速率比浊法时尤为重要。根据抗血清来源的动物种类不同，分为 R 型（rabbit type）抗体和 H（horse type）型抗体，R 型抗体是指以家兔为代表的小动物注射抗原免疫后制备的抗血清，这类抗血清的特点是亲和力较强，抗原抗体结合后不易发生解离，H 型抗体是指以马为代表的大动物注射抗原后制备的抗血清，这一类抗血清的亲和力弱，抗原抗体结合后极易再解离。因此，在进行免疫比浊分析时需综合考虑所用抗体的特性。

147. 为什么速率散射浊度测定时要绘制标准曲线并需进行室内质控

答：绘制标准曲线是以不同浓度的标准蛋白质含量为横轴、速率单位值为纵轴，于方格坐标纸上绘制曲线。根据待测样本的速率单位值，从标准曲线上查出相应的蛋白质含量，再乘以样本稀释倍数，即为待检样本中蛋白质的含量。由于标准曲线会随试验条件的变化而改变，因此需经常加以修正，并且在常规试验中进行室内质控以保证检测结果的正确性。质控样本的结果变化不能超出一个标准差。由速率散射浊度测定法的原理，反应系统中抗体的设置是过量的，只有在这种情况下随待检样本中抗原量的升高而出现高速率单位值。实际工作中如果个别样本中的抗原浓度过高，出现抗原过量（超过抗体量），反应杯中只能形成小的免疫复合物，从而出现低速率单位值。此时为判明结果的正误，可再加入稀释样本，如果速率单位值不升高或更低时，证明抗原过量；如果速率单位值升高则说明确实是样本中抗原含量是低的。随着先进的检验仪器不断问世，自动化程度越来越高，绘制标准曲线和鉴别抗原是否过量均可由仪器自行完成。

148. 为什么速率散射比浊法受到推广

答：速率散射比浊法（rate immune scatter turbidimetry）是一种用于检测体液中蛋白质成分的微量、快速、可自动化的免疫化学检测技术，是将抗原抗体的沉淀反应与散射比浊光的强度相结合，在单位时间内对抗原与抗体结合的速度进行动力学测定，这种结合速度即速率。当抗体浓度固定于一定范围时，速率峰值的高低与抗原含量成正比。有数据提示，随反应时间的延长，免疫复合物的量逐渐增多，抗原抗体结合速率的峰值在 25 秒时出现，不同抗原含量其速率峰值不同。速率散射比浊法快速，检测时无需等到抗原抗体反应达到平衡，而是在起始阶段测定反应的速率，大大节约了实验时间，每小时可检测数十份标本，该试验较灵敏，其最小检出量可达 ng 水平。此外，该试验检测范围较广，理论上任何能形成抗原抗体沉淀反应的物质均可用此法测定。目前临床实验室采用的速率散射比浊法均为仪器和试剂配套系统，保证了实验的精确性，因此被推广应用于特定蛋白定量。

149. 为什么高浓度的标本会出现假阴性结果

答：抗原抗体反应仅在两者分子比例合适时才出现最强的反应。以沉淀反应为例，在一系列含定量抗体的试管中依次在各管内加入递增量的相应可溶性抗原，根据形成的沉淀物以及抗原与抗体的比例关系，可绘制成曲线。曲线的峰段是抗原抗体分子合适比例的范围，即抗原抗体反应的等价带（zone of equalvalence）。在该段范围内，抗原抗体充分结合，沉淀物形成多而快速，其中一管反应最快，形成的沉淀物也最多，上清液中不再存在游离的抗原和抗体，因而反映了抗原抗体反应的最适比例，即最适比。在等价带前后，分别为抗体过剩带和抗原过剩带，此时沉淀物的形成均相应减少，甚至无沉淀物形成。如因抗体过量而无沉淀物形成，血清学试验中称之为前带现象（prezone）。反之，因抗原过量而无沉淀物形成则为后带现象（postzone）。此即著名的钩状效应。目前钩状效应多指抗原过剩，又称高剂量钩状效应，常导致假阳性结果的产生。现已有仪器增加了抗原过剩检测功能，可自动选择高比例的高浓度标本导致的假阳性。

（罗清琼　胡　洁）

第四节　补体结合反应

150. 为什么补体结合反应可以检测抗原抗体

答：补体结合反应包括两个系统（反应系统和指示系统）和参与反应的五种成分（抗原、抗体、补体、红细胞和抗红细胞抗体或溶血素）。反应系统是以已知抗原（或抗体）和待检抗体（或抗原）组成，指示系统是以绵羊红细胞与其相应的抗体（溶血素）组成（试验时常将其预先结合，成为致敏绵羊红细胞）。补体的作用无特异性，既能与反应系统中的抗原抗体复合物结合，也能与致敏绵羊红细胞结合。当反应系统中的抗原抗体不相对应时，不能形成抗原抗体复合物，使补体游离，与随后加入的指示系统反应而出现溶血现象，此为补体结合反应阴性；当反应系统中的抗原抗体相对应时，形成抗原抗体复合物，补体与抗原抗体复合物结合，而不再与指示系统反应，故不会出现溶血现象，此为补体结合反应阳性。因此，利用补体结合反应中溶血现象的发生与否可定性或半定量待检抗原或抗体。

151. 为什么病毒抗原的浓度和活性影响补体结合反应结果

答：在补体结合反应检测病毒时，当病毒抗原低于一定浓度时反应消耗的补体也很少，此时用已知抗体检测组织细胞中增殖的未知病毒抗原很可能会出现假阴性结果。此外，抗原的纯度、活性对试验结果也有明显影响。病毒在细胞内增殖，病毒抗原不易全部释出，且在获取的抗原成分中容易混有细胞成分，其中的类脂具有非特异性的抗补体作用，容易导致假阴性结果的发生。为此，试验中要采用多次病毒传代，细胞病变良好的材料作抗原，必要时可将抗原浓缩处理或用大剂量病毒感染细胞，以提高抗原滴度，并采用反复冻融等方法处理培养细胞，来提高病毒的释放率。如果血清中含有非特异性灭活病毒的物质和抗补体物质，一般可以加热处理灭活。通常认为 4℃ 结合过夜的敏感性比 37℃ 1 小时结合法高，而且不影响特异性。反应中的 pH 以 7.0～8.4 最佳，灵敏度可增加四倍。

152. 为什么补体结合反应需注意补体和溶血素的用量

答：在补体结合试验中补体的用量不宜过高或过低，过高会降低试验敏感性，过低会影响特异性，故采用两个单位的补体量较适宜。溶血素即抗绵羊红细胞抗体，是以绵羊红细胞免疫家兔而得，在试验前需进行加热 56℃ 30 分钟以灭活补体。因补体结合试验的结果与溶血素的效价有关，故需滴定溶血素效价，能使红细胞完全溶解的最小溶血素量为一个单位，试验时，一般使用 2U/ml 溶血素与绵羊红细胞悬液等体积混合。

153. 为什么补体活性测定时以 50% 溶血作为终点指标

答：补体最主要的活性是溶细胞作用。特异性抗体与红细胞结合后可激活补体，导致红细胞表面形成跨膜小孔，使胞外水渗入，引起红细胞肿胀而发生溶血。补体溶血程度与补体的活性相关，但非直线关系。在一个适当的、稳定的反应系统中，溶血反应对补体的剂量依赖呈一特殊的"S"形曲线。以溶血百分率为纵坐标，相应血清量为横坐标，可见在轻微溶血和接近完全溶血时，对补体量的变化不敏感。"S"形曲线在 30%～70% 之间最陡，几乎呈直线，补体量的稍许变动，也会造成溶血程度的较大改变，即曲线在此阶段对补体量的变化非常敏感。其溶血的程度在一定范围内与补体的活性呈正相关。因此，试验常以 50% 溶血作为终点指标，它比 100% 溶血更为敏感，这一方法称为补体 50% 溶血试验（50% complement hemolysis test，CH50）。CH50 活性增高常见于急性炎症、急性组织损伤、恶性肿瘤及妊娠等。CH50 活性降低可有先天性和后天性两类情况引起，先天性补体缺乏症较为少见，由补体基因缺损或基因突变引起，主要导致补体成分或调解成分缺陷；后天因素主要由消耗增多、合成减少等因素引起，常见于急性肾小球肾炎、自身免疫病、慢性肝病、艾滋病、严重烧伤、重度营养不良等。

154. 为什么可用致敏绵羊红细胞作为补体结合反应的指示系统

答：致敏绵羊红细胞作为补体结合试验的指示系统，是由绵羊红细胞和溶血素组成。绵羊红细胞是从绵羊颈静脉无菌采血，抽出血液后立即小心地注入放有玻璃珠的无菌干燥的三角烧瓶中，轻轻地充分旋摇 15～20 分钟，以除去纤维蛋白。也可将羊血与等量或两倍量的阿氏（Alsever）血液保存液混合，这样既有抗凝作用，又适于储存；分装后置 4℃ 冰箱保存，可使用 2～3 周。在实验前，取适量抗凝血，用生理盐水洗涤两次，第三次用缓冲液洗涤，离心弃去上清液，取压积红细胞用缓冲液配制成浓度为 2% ~5% 的绵羊红细胞悬液备用。而溶血素即抗绵羊红细胞抗体，是以绵羊红细胞作为抗原免疫家兔而得到的兔抗血清。按照标准，以产生完全溶血的最高稀释管为最大有效反应管，以该管的溶血素稀释倍数为溶血素的效价。作补体活性测定或补体结合试验时，一般使用 2U/ml 溶血素，与绵羊红细胞悬液等体积混合，制作成为致敏绵羊红细胞。溶血素效价较稳定，一般三个月后重新滴定。考虑到绵羊红细胞及相应溶血素来源方便、易得，所产生的溶血反应能很好地反映补体活性和量的变化，因此常作为补体结合反应的指示系统。

155. 为什么在做补体结合试验前血清标本要灭活

答：由于血清标本本身存在的内源性补体可对补体结合试验产生干扰，因此，在试验之前要进行 56℃ 30 分钟灭活。血清灭活主要是灭活补体，以破坏补体使其失去活性，除去一些非特异性因素。一般补体灭活的温度是 56℃，如果温度过高，血清中的一些生长因子可能活性降低甚至丧失，不但不会改善细胞的生长，反而降低了支持细胞生长的能力。但最好是按规定进行灭活，并且在此过程中要不断地摇动，防止温度过高而影响生长因子的活性。

156. 为什么目前临床上很少使用补体结合试验

答：补体结合试验有诸多优点：灵敏度高，因为与抗原结合的每一抗体分子，可以激活数百个补体分子，因而具有明显的放大作用；特异性强，由于各反应成分事先经过滴定，比例适当，出现交叉反应的概率较小；反应结果明显，溶血或不溶血易于区分；不同性状的抗原和抗体均可检测；试验条件要求低，此方法不需要特殊试剂和器材，只用分光光度计检测溶血反应后的血红蛋白量；易于普及推广，一般实验室中均可应用。但补体结合试验的缺点同样突出，主要是参与反应的成分较多，如抗原、抗体、补体、溶血素等，它们之间相互影响，需要逐个仔细滴定，否则难以取得预期结果；补体性质较不稳定，影响因素复杂，易受理化因素的影响，加热、紫外线照射、机械震荡、酸碱和乙醇等因素均可破坏补体；难于标准化，如遇待测血清标本有抗补体作用的抗原，会使试验难以进行；操作步骤较为繁琐并且要求十分严格，稍有疏忽便容易出现错误而影响结果。除了按照实验要求严格控制外，所用试管、吸管等必须十分洁净。所以，目前临床上已很少应用补体结合试验。

（罗清琼　胡　洁）

第五节　中和反应

157. 为什么会发生中和反应

答：毒素、病毒、酶或激素等与其相应的抗体结合后，会导致其毒性、传染性或功能的丧失而出现中和反应。凡是能与病毒结合使其失去感染力或与酶和激素等结合使其功能丧失的抗体称为中和抗体；能与细菌外毒素结合，中和其毒性作用的抗体称为抗毒素。中和反应具有较好的特异性和敏感性，现已广泛应用于病毒毒力的测定、病毒的鉴定或研究其抗原的结构；也可用于免疫血清效价测定、流行病学调查、生物制品免疫效果的考核以及疾病的诊断等。常用的中和反应有病毒中和试验和毒素中和试验。病毒中和试验是检测抗病毒抗体（中和抗体）的中和试验。当机体感染病毒后，能产生特异性的抗病毒中和抗体，可使相应的病毒失去毒力。将待检血清与病毒悬液混合，接种于细胞培养，根据对细胞的保护效果判断病毒是否已被中和，并计算出"中和指数"，即代表中和抗体效价。抗链球菌溶血素"O"试验，简称抗"O"试验，是经典的体外毒素中和试验。乙型溶血性链球菌能产生溶解人或兔红细胞的溶血素"O"，该溶血素具有抗原性，能刺激机体产生相应的抗体。当溶血素与相应抗体结合后，其毒性被中和而失去溶血活性。试验时，患者血清先与溶血素"O"混合，作用一定时间后加入人红细胞，若不出现溶血表明待测血清中有抗溶血性链球菌"O"抗体。抗"O"升高说明可能有溶血性链球菌感染、猩红热、丹毒、链球菌性咽炎等，该指标对风湿热、急性肾小球肾炎有间接诊断价值。

158. 为什么中和抗体能破坏病毒的致病作用

答：病毒和特异性抗病毒免疫血清（中和抗体）作用，由于特异性中和抗体能够破坏病毒表面的受体作用点，使其不能与敏感细胞表面的相应受体相结合，所以使病毒失去了吸附、穿入敏感细胞的能力，进而使结合了中和抗体的病毒失去了感染性。中和抗体的中和作用不仅表现在质的方面，即一种病毒只能被相应的特异性免疫血清（中和抗体）所中和；也表现在量的方面，即中和一定量的病毒，若使其失去感染力，必须有一定的免疫血清。由于中和反应以检测病毒的存在与否及其感染力的强弱为基础，故实验必须在动物体内、鸡胚内或细胞培养物内进行。试验时必须选择对病毒敏感的实验动物，组织细胞及不同日龄的鸡胚来接种病毒。中和抗体的滴度判定是以病毒受免疫血清（中和抗体）的中和作用后的残存感染力为依据，故对照试验非常重要。中和反应遵循的基本原则是先将被检血清与不同含量的已知病毒在试管中混合，进而使一定量的病毒被特异性的中和抗体所中和，然后再将此中和物接种于易感宿主（如小白鼠、鸡胚、细胞等），并观察死亡情况，由于中和抗体在体内维持时间较长，因此试验对流行病学调查和鉴定病毒具有较大的意义。

159. 为什么用于中和反应的待检血清需灭活和无菌

答：由于血清中存在补体、干扰素等能增强抗病毒抗体的中和作用或本身具有灭活病毒能力而对中和反应结果产生影响，因此，需对待检血清进行灭活。通常采用加热的方法，人和豚鼠血清通常采用56℃灭活30分钟；兔血清采用65℃灭活30分钟。另外，中和反应的血清必须严格要求是无菌的，否则在试验中会引起试验动物、鸡胚、细胞的非特异性病变和死亡，从而影响试验效果。

160. 为什么固定病毒-稀释血清法测定血清抗体效价时需考虑多种因素影响

答：固定病毒-稀释血清法是将固定量的病毒与不同稀释度的血清相结合，经作用后接种动物、鸡胚和细胞管，以测定血清中的中和抗体效价。选择对病毒敏感的原代或传代细胞，置37℃培养24~72小时，即可形成良好的单层细胞，接种病毒。通常采取对数增殖末期的病毒制备病毒悬液，进而避免抗体与无活性的病毒相结合，降低抗体效价。病毒悬液应放置于低温冻结保存（冻干更佳），小量分装，以免反复冻融而影响效价，已经融解用过的病毒悬液下次不能再用。在固定病毒-稀释血清的试验中，选用病毒的数量与敏感性有着很大的关系。如病毒的量过多则敏感性就差。在病毒保存过程中其毒力不断下降，可在试验之前传代两次以确保病毒毒力的稳定。

（罗清琼　胡　洁）

第四章 标记免疫检验

第一节 基 本 知 识

161. 为什么临床免疫检测中最常采用标记免疫测定法

答：免疫技术是利用抗原抗体反应进行的检测方法，即应用制备好的特异抗原或抗体作为试剂，以检测标本中的相应抗体或抗原。它的特点是具有高度的特异性和灵敏度。如将试剂中的抗原或抗体用可以微量检测的标记物（例如放射性核素、荧光素、酶等）进行标记，则与标本中相应抗体或抗原反应后，可以不必测定抗原抗体复合物本身，而测定复合物中的标记物；通过标记物的放大作用，进一步提高了免疫技术的灵敏度，实现了对于微量生物活性物质的测定。目前，临床免疫学检验已离不开标记免疫技术的应用，主要包括荧光免疫分析、放射免疫分析、酶免疫分析和化学发光免疫分析等。这些免疫学技术方法准确可靠，操作简便、易于商品化和自动化，适用范围广，是目前临床免疫检测中最常采用的技术，满足了临床诊疗的需求。

162. 为什么标记免疫分析技术为现代免疫学的核心技术

答：以免疫沉淀和免疫凝集反应为基础的经典免疫学技术，其检测灵敏度低，很难实现定量检测，特别是在临床病原体感染诊断和体内微量生物活性物质的测定中有很大的局限性。随着现代免疫学技术的发展及各种自动化仪器的产生，特别是标记免疫学分析技术的应用逐渐克服了各种检测局限性，实现了微量物质的检测。例如：1960 年高灵敏度放射免疫测定技术的问世，解决了微量生物活性物质临床难以检测的问题；20 世纪 60 年代末，以酶标记技术发展起来的酶联免疫吸附测定方法可广泛应用于临床对病原体抗原、抗体的检测。20 世纪 90 年代，各种自动化免疫分析仪器不断进入临床检验，给实验室日常工作带来了极大便利，而且其测定较之人工操作更为稳定和准确。这种抗原抗体特异性结合并充分利用生物标记的免疫技术，已成为我们认识和检测未知物质的一种难以替代的手段；标记物、单克隆抗体、固相支持物等的发现与应用，使免疫学技术得以创新改进，并不断派生出许多新的检测技术方法，因此其成为现代免疫学的核心技术。

163. 为什么抗原或抗体可以与标记物结合

答：在标记免疫测定中，最常用的标记物有放射性核素、酶、荧光素、化学发光剂和胶体金等。主要结合原理如下：①放射性核素的标记最常用的是氯胺 T 标记法；氯胺 T 在水溶液中分解生成具有氧化性的次氯酸，可以将 $^{125}I^-$ 氧化生成 $^{125}I^+$，后者具有一价正电荷，可取代被标记物分子中酪氨酸残基苯环上的氢原子，从而使被标记物标记上^{125}I，最后向溶液中加入还原剂偏重亚硫酸钠即可终止标记反应。②酶与抗原或抗体的结合通常采用戊二醛交联法，戊二醛为一种双功能试剂，通过其醛基分别与酶和免疫球蛋白上的氨基共价结合，形成酶-戊二醛-免疫球蛋白结合物。③荧光素抗体的标记方法采用搅拌法和透析法。以异硫氰酸荧光素（fluorescein isothiocyanate，FITC）标记为例，在碱性溶液中，FITC的异硫氰基能与抗体蛋白的自由氨基形成硫碳酰胺键，进而结合在抗体上。④化学发光剂的标记是通过化学反应将发光剂连接到抗原或抗体上，按照标记反应的类型及形成结合物的特点，可将标记反应分为"直接偶联"和"间接偶联"两种方式；直接偶联是通过偶联反应，使标记物分子中反应基团直接连接到被标记物分子的反应基团上，如碳二亚胺缩合法、过碘酸钠氧化法、重氮盐偶联法等；间接偶联法使用功能交联剂在标记物分子和被标记物分子之间插入一条链或一个基团，使两种物质通过引进的"桥联基团"连接成结合物，此法应用范围广，如琥珀酰亚胺活化法。

164. 为什么标记反应后需要对标记产物进行纯化

答：标记反应完成后，反应产物的质量直接关系到免疫技术检测最终的定性、定位和定量结果。由于反应溶液中除含有标记物，还含有未被有效标记的被标记物分子及其聚合物、未结合的抗原或抗体等，其中未被有效标记的被标记物分子及其聚合物会造成非特异性显色，游离的抗原或抗体对免疫测定反应有干扰，因此，标记反应后需要对反应产物进行纯化。纯化的方法较多，根据所采用被标记物性质的不同而异，纯化的方法有利用分子筛机制的凝胶过滤法、利用分子极性差异进行吸附-解离的离子交换层析法、按分子所带电荷和直径不同在电场作用下分子迁徙速率不同进行分离纯化的聚丙烯酰胺凝胶电泳法（polyacrylamide gel electrophoresis，PAGE）和高效液相色谱法（high performance liquid chromatography，HPLC）等。

165. 为什么标记产物纯化后需要对其纯度和活性作鉴定

答：标记产物纯化后需要对其纯度和活性作鉴定，以确定其是否达到所需的性能参数，标记物的鉴定包括化学纯度和免疫活性。

（1）化学纯度：是指结合于抗原或抗体上的标记物活性占总标记物活性的百分比，通常要求大于95%。一般情况下，被标记物（抗原或抗体）的纯度、标记后纯化效果均会影响化学纯度。常用的测定方法是利用三氯乙酸将待测样品中所有蛋白质沉淀，离心后测定沉淀物（标记物）的纯度并计算其待测样品总化学纯度的百分比。

（2）免疫活性：指标记产物与相应抗体或抗原反应的能力，反映标记过程中被标记物免疫活性受损情况。检测免疫活性的方法是取少量标记抗原（或抗体）与过量抗体（或抗原）反应，测定结合部分的强度，计算其与加入的标记物总强度的百分比；一般要求大于80%，值越大说明免疫活性受损越小；如果值过小，提示标记物免疫活性受损严重，需要重新制备。

（卢仁泉　郑　岚　郑　慧）

第二节 放射免疫检验

166. 为什么放射免疫分析技术荣获诺贝尔医学奖

答：1959 年美国科学家 Yalow 和 Berson 首次将放射性核素高灵敏度的示踪特性和抗原抗体反应的高特异性相结合，用 $^{131}I^-$ 胰岛素作为示踪剂、抗胰岛素抗体作为结合剂，实现了血浆中微量胰岛素的定量分析，从而开创了放射免疫分析技术的历史先河。放射免疫技术的建立为微量物质定量分析开拓了崭新领域，为医学科研和临床诊断提供了新的手段，具有里程碑意义，因此该技术荣获 1977 年诺贝尔生物医学奖。放射免疫分析技术是将放射性核素标记与抗原抗体反应原理和测定技术相结合，借助专门的检测设备所开展的具有高灵敏度和良好特异性的免疫学分析技术。该技术是以放射性核素标记抗原或抗体，来测定相应抗体或抗原的一种免疫分析方法，其检测的信号是放射性核素发出的射线。根据放射性核素标记抗原或抗体的不同可将放射免疫分析技术分为两类：放射免疫测定（radioimmunoassay，RIA）：放射性核素标记抗原，对样本中的待测抗原进行定量测定，采用竞争反应原理；免疫放射测定（immunoradiometric assay，IRMA）：放射性核素标记抗体以检测样本中的待测抗原，为非竞争性结合反应。

167. 为什么放射免疫分析技术常用放射性核素 ^{125}I 作标记

答：放射免疫分析技术有 β 和 γ 两类放射线，分别用液体闪烁计数仪和晶体闪烁计数仪进行测定。β 放射性核素有 ^3H、^{14}C、^{32}P 和 ^{35}S，其中以 ^3H 较为常用；γ 放射性核素有 ^{125}I、^{131}I、^{51}Cr 和 ^{60}Co，其中以 ^{125}I 最常用。在放射性标记试验中，放射性核素选择的原则是应具有高比活度、适宜的半衰期、对抗原或抗体活性没有影响，并容易标记。相比较而言，^{125}I 标记有较多优点：半衰期适中，能保证一定的有效期，且废物处理相对容易；只发射 X 射线和 γ 射线，而无 β 射线，因而辐射自分解少，标记化合物有足够的稳定性。放射性碘适用于蛋白质、肽类、固醇类、核酸类及环核苷酸衍生物等的标记。

168. 为什么放射免疫分析技术中要求缓冲液有合适的酸碱度

答：由于反应条件会影响放射免疫分析方法的灵敏度和准确性，因而建立一个最佳反应体系是一个重要的环节。其中常用的缓冲液有磷酸盐缓冲液、巴比妥缓冲液、醋酸缓冲液、硼酸缓冲液等。抗原抗体复合物在偏酸或偏碱的环境下易于解离，故一般要求缓冲液的 pH 在 7.0~8.5 左右。离子强度过高，不利于抗原抗体结合反应，而离子强度过低，则缓冲能力不足，一般以 0.01~0.1mol/L 为宜。另外，在缓冲液中还应根据不同检测项目加入下列物质：①保护蛋白：常用的有牛血清白蛋白或白明胶，浓度为 0.1%~0.2%，用以降低试管对抗原的非特异性吸附；②防腐剂：多采用 0.1% 叠氮钠、0.01% 柳硫汞、溶菌酶或抗生素；③酶抑制剂：如测定心钠素等肽类激素时，要加入适量的抑肽酶，用以抑制血浆内源性水解酶对待测物的降解；④阻断剂：在测定甲状腺激素或测定某些甾体激素时，必须加阻断剂，使和蛋白质相结合的激素，变为游离型；⑤载体蛋白：在进行抗原-抗体（主要指"抗抗体"）结合物分离测定时，要在反应液中加入适量与第一抗体同种动物的正常血清。

169. 为什么放射免疫测定待测抗原的量与所测得的标记物的量成反比

答：放射免疫测定（RIA）就原理而言属于竞争性分析，标记抗原和待测抗原对特异性抗体具有相同的亲和力，当特异性抗体限量且总结合位点数大于待测抗原或标记抗原量，但小于待测抗原和标记抗原的总和时，待测抗原和标记抗原与特异性抗体发生竞争性结合。当标本中无待测抗原时，特异性抗体全部与标记抗原结合；当标本中有待测抗原时，标记抗原与特异性抗体结合将受到抑制，标本中待测抗原的量与可以测量的结合标记物的量呈某种反比关系。如用已知不同浓度的待测抗原为标准品，分别与定量标记抗原和限量的抗体反应，即可获得一条剂量反应曲线；将未知浓度待测标本进行同样操作，则可根据上述剂量反应曲线计算出标本中待测抗原的浓度。

170. 为什么放射免疫测定适用于小分子多肽、激素和小分子药物的检测

答：放射免疫测定（RIA）灵敏度高，能测到 μg/L 甚至 ng/L 或 pg/L 水平，特异性强，重复性好，批间、批内误差小，样品用量少；常用于小分子多肽、激素和小分子药物的检测。商品化试剂盒的生产和销售，促进了放射免疫技术在各个实验室的推广使用，同时也促进了标准化操作。临床上曾广泛应用于各种激素（如胰岛素、甲状腺素、性激素等）、病毒抗原或抗体（如乙型肝炎病毒等）、肿瘤标志物（如癌胚抗原、甲胎蛋白等）和小分子药物（如地高辛、吗啡等）等的检测。因为这些物质分子质量较小，抗原表位很少，只能通过竞争性免疫分析模式测定。由于放射性核素本身分子质量很小，标记小分子半抗原后对半抗原免疫活性影响较小，能确保标记抗原和待测抗原具有相同抗体结合活性，从而确保实现较理想的竞争性免疫分析。

171. 为什么免疫放射测定可用于检测大分子抗原或抗体

答：免疫放射测定（IRMA）以过量放射性核素标记抗体与待测抗原进行非竞争性免疫结合反应，待反应平衡后，用固相免疫吸附方式对结合的标记复合物和游离标记抗体进行分离。由于待测抗原量与抗原抗体复合物放射性强度成正比，从而对待测抗原含量进行定量分析。免疫放射测定的优点是灵敏度高、特异性强、标记物稳定、反应时间短、测量范围较宽。缺点是抗体用量偏多，且抗体的特异性纯化较难，如用单克隆抗体可克服这些缺点。IRMA 的测定对象主要限于有两个抗原决定簇的肽类或蛋白质，因此常适用于大分子蛋白质和多肽类激素的检测分析，一些难以标记的病毒抗原也可通过此法进行测定。

（卢仁泉　郑　岚　郑　慧）

第三节　酶免疫检验

172. 为什么酶免疫分析技术广泛应用于临床免疫检验

答：酶免疫分析技术是经典标记免疫技术之一，20 世纪 60 年代 Engvall 和 Perlmann 等在酶免疫组织化学的基础上发展了酶标记固相免疫测定技术，应用于临床各种标记物检测。1972 年 Rubenstein 等建立了一种无需分离洗涤步骤的均相酶免疫测定技术，此技术广泛应用于小分子微量物质的测定。随着免疫学技术的发展，如单克隆抗体技术的问世和生物素-亲和素放大系统的应用，酶免疫分析技术逐步取代了放射免疫分析技术。利用酶标记的抗原或抗体与待检样品中的抗体或抗原发生特异性结合，然后加入相应标记酶的底物，之后酶催化底物，底物发生氧化、还原及水解等反应，形成有色免疫复合物，用酶标仪检测吸光度后对待检样品中相应的抗体或抗原做定性或定量分析，具有高度的灵敏度和特异性。酶免疫分析技术包括酶免疫组化（enzyme immunohistochemistry technique，EIHCT）和酶免疫测定（enzyme immunoassay，EIA）。前者可实现定位检测，后者广泛用于体内各种可溶性蛋白的检测。

173. 为什么均相酶免疫测定时间较短

答：酶免疫测定技术根据抗原抗体反应后是否需要分离结合与游离的酶标记物分为均相和异相免疫测定两种类型。均相酶免疫测定：在酶标抗原与抗体反应后，标记酶的活性会发生改变，可以在不将酶标抗原-抗体复合物与酶标抗原分离的情况下，通过直接测定反应体系中总标记酶活性的改变，即可确定酶标抗原-抗体复合物的形成量，进而推算出样品中待测抗原的含量。均相免疫测定的优势为抗原或抗体没有经过固相化过程，分布于液相中可保持其天然结构，蛋白质原有的生物学活性没有发生改变，液相中的反应可使抗原、抗体分子有较高的碰撞概率，反应达到平衡的时间较短，因此检测时间也较短。

174. 为什么固相酶免疫测定较液相酶免疫测定更广泛用于临床检测

答：异相酶免疫测定是指在酶标抗体与抗原反应后，先把酶标抗体-抗原复合物与酶标抗体分离，然后测定酶标抗体-抗原复合物或酶标抗体中酶的量，进而推算标本中待测抗原含量；异相法又分为固相异相酶免疫测定和液相异相酶免疫测定。固相酶免疫测定是利用固相载体预先吸附抗体将其制成固相制剂，然后与酶标抗体反应，再对固相进行洗涤去除未结合的游离酶标抗体，通过测定固相载体上的酶标抗体-抗原复合物中酶催化底物生成的有色产物，确定样品中待测抗原的含量。固相异相酶免疫测定的特点为只需经过固相洗涤，就可以达到抗原-抗体复合物与其他物质分离的目的，极大地简化了操作步骤，作为常用的酶免疫测定方法广泛应用于临床检测中；而液相异相酶免疫测定是抗原抗体反应在液相中进行，反应达平衡后加入分离剂，经离心沉淀后，弃上清液，通过测定酶标抗体-抗原复合物沉淀中酶催化底物生成的有色产物，来推算标本中待测抗原的含量。此法由于存在液相分离、沉淀等步骤，操作相对较为繁琐，在临床检测中的应用相对受限。

175. 为什么酶免疫测定中最常用酶联免疫吸附试验

答：酶联免疫吸附试验（enzyme-linked immunosorbent assay，ELISA）是一种固相的非均相酶免疫测定法，系 1971 年荷兰学者 van Weeman 和瑞典学者 Engvall 最先报道。由于该法具有操作简便，灵敏度高，特异性好，试剂稳定，结果容易判断等许多优点，使其成为免疫测定中应用最广泛的一项技术。ELISA 的基本原理是：①抗原和抗体能与固相载体表面结合并保持其免疫活性；②抗原或抗体与酶结合的标记物，既能保持抗原或抗体的免疫活性，又能保持酶的活性；③待检物中的抗原或抗体与固相表面的抗体或抗原发生免疫反应并结合在固相表面，此抗原抗体复合物又能结合相应的酶标记物，用洗涤方法除去未结合而游离的酶标记物，继而加酶反应的底物后，底物被酶催化为有色产物，显色的程度与待检物中的抗原或抗体的量直接相关，由此可根据显色的深浅进行定性和（或）定量测定。其方法类型包括：双抗体夹心法、间接法、竞争法和捕获法等。

176. 为什么 ELISA 中的包被抗原或抗体可以直接吸附于固相载体

答：包被是指将抗原或抗体固定到固相载体表面的过程；该过程可通过被动吸附、间接非共价吸附或共价吸附的方式进行。被动吸附：蛋白通过疏水性相互作用吸附于聚苯乙烯表面，是 ELISA 试剂盒常用的方法。被动吸附方法简单，但因为蛋白的吸附过程存在随意性，蛋白质结构可能出现折叠，其功能性结合部位可能朝向固相载体而不利于反应的进行。另外，被动吸附的蛋白与固相载体的结合紧密度不一，结合疏松的蛋白则容易脱落。影响被动吸附的因素最重要的是温度、时间和浓度。间接非共价吸附：是将欲包被蛋白通过金黄色葡萄球菌蛋白 A（SPA）、抗 IgG 或链霉亲和素作为中介吸附到固相载体上；SPA 能与 IgG 分子中的 Fc 片段结合且不影响抗体的活性，每个 SPA 分子可以同时结合两个 IgG 分子。共价吸附：抗原或抗体与固相载体上的活性基团-COOH、-NH$_2$ 等在戊二醛的作用下通过缩合反应以化学交联的方式结合。一些小分子多肽、DNA、糖脂或聚核苷酸多采用这种方式固相化。这些小分子物质的疏水性区域较少而不易通过疏水性相互作用而吸附，共价吸附的方式有助于其和固相载体稳定结合。

177. 为什么 ELISA 中常用的固相载体为聚苯乙烯

答：固相载体的选择是酶免疫分析技术中的重要环节。理想的固相载体应具备以下特点：①在检测过程中固相载体作为吸附剂和反应的容器不参与反应；②与抗体（抗原）以非共价或物理吸附方式结合到载体上，结合稳定不易脱落；③与之结合的抗体（抗原）等免疫反应物固相化后其免疫活性不发生改变，且有利于反应进行，其活性基团朝向反应溶液；④固相化方法简便易行、价格低廉。可作为固相载体的物质很多，有聚苯乙烯、聚氯乙烯、硝酸纤维素膜、尼龙膜磁性微粒等。聚苯乙烯具有很好的透光性和蛋白吸附能力，聚苯乙烯碳链主链结构是碳链，侧链带有非极性基团，因此表面具有疏水性；蛋白质分子含有多种带非极性侧链的氨基酸残基，其疏水性侧链间及侧链与蛋白质骨架的 α-CH 间可形成疏水键，通过疏水键的作用可将包被抗体或抗原吸附于固相表面。为此，在 ELISA 试验中常用聚苯乙烯作为固相载体。

178. 为什么 ELISA 中标记酶的质量是检测的关键因素

答：酶免疫技术是利用酶催化底物反应的生物放大作用，选择合适的酶对抗体或抗原进行标记，是酶免疫测定中的重要环节。一个酶蛋白分子每分钟可催化 $10^3 \sim 10^4$ 个底物分子转变成有色产物。因而用酶标记抗体（或抗原）建立酶免疫测定法，可使免疫反应的结果得以放大，保证测定方法的灵敏度；为此，用于标记的酶应符合下列要求：①酶活性高，能对低浓度底物产生较高的催化反应率；②具有可与抗原、抗体共价结合的基团，标记后酶活性保持稳定，而且不影响标记抗原与抗体的免疫反应性；③酶催化底物后产生的信号产物易于判定或测量，且方法简单、灵敏和重复性好；④酶活性不受样品中其他成分（内源性酶、抑制物）的影响，用于均相酶免疫测定的酶还要求当抗体与酶标抗原结合后，酶活性可出现抑制或激活；⑤酶、辅助因子及其底物均对人体无危害，理化性质稳定，且价廉易得。

179. 为什么 ELISA 测定中常使用辣根过氧化物酶作为酶标记物

答：辣根过氧化物酶（horseradish peroxidase，HRP）来源于植物辣根中，分子质量为 40ku，是由无色酶蛋白（主酶）和亚铁血红素（辅基）组成的一种复合物。辅基是酶的活性基团，为深棕色的含铁卟啉环，最大吸收峰在波长 403nm 处；而主酶与酶活性无关，最大吸收峰在 275nm。HRP 的纯度用 RZ（纯度数）表示，它是以 HRP 分别在 403nm 和 275nm 处的吸光度比值来表示。RZ 值与酶活性无关，后者以单位（U）表示：即 1 分钟将 1μmol 底物转化为产物所需的酶量。酶变性后，RZ 值不变活性降低，因此，使用酶制剂时，酶活性单位比 RZ 值更重要。HRP 易获得高纯制品，稳定性及酶标记物的收率较高，且价格较低，故易应用普及。HRP 对热和有机溶剂比较稳定，氰化物或硫化物在 10^{-6} ~ 10^{-5}mol/L 时能可逆性抑制 HRP 作用，氟化物、叠氮化合物在高于 10^{-3}mol/L 浓度时可以抑制 HRP 作用，强酸也可有效抑制 HRP。因此，酶免疫测定时可用叠氮钠及硫酸等终止其酶促反应。

180. 为什么 ELISA 中常使用四甲基联苯胺作为辣根过氧化酶的底物

答：辣根过氧化物酶（HRP）常用的底物有邻苯二胺（o-phenylenediamine，OPD）、四甲基联苯胺（tetramethylbenzidine，TMB）和苯酚偶联底物等。其中，TMB 氧化后其产物联苯醌在波长 450nm 处有最大吸收峰。H_2O_2 和 TMB 反应时形成蓝色的阳离子根，当 pH 降低时，蓝色的阳离子根则转变为黄色的联苯醌。可使用硫酸终止催化反应，产物稳定的时间一般为 90 分钟。又因 TMB 相对于 OPD 没有致突变作用，因此在酶免疫测定中使用广泛。在成品的试剂盒中，TMB 底物通常为配好的 A 液和 B 液，其中一种为 H_2O_2 溶液，另一种为 TMB 溶液。由于 TMB 在溶液中不稳定，实际工作中如发现 A 液和 B 液单独显色或两者混合后显色，说明该试剂已经变质，不应使用，以免导致假阳性结果。

181. 为什么酶标记物需采用高纯度的抗原或抗体

答：抗原一般有三个来源：天然抗原、重组抗原和合成多肽抗原。天然抗原来自动物组织或体液、微生物培养物等，往往含有多种抗原成分，需经纯化后提取其特定抗原成分方能应用，重组抗原和多肽抗原为人工合成，使用安全且纯度高，干扰物质少。制备合成多肽抗原有较高的技术难度且需昂贵仪器设备和试剂，适用于制备不易天然得到的抗原。用于酶免疫分析的抗体有多克隆抗体和单克隆抗体两大类。多克隆抗体即通常所说的抗血清，其成分复杂，如采用多克隆抗体包被，应提取其中的 IgG 后方可包被。富含单克隆抗体的小鼠腹水适当稀释后可直接进行包被。酶标记抗原或抗体形成的酶结合物是酶免疫技术的核心试剂，其质量直接影响酶免疫技术检测的效果。酶结合物通常通过化学交联得到。理想的化学交联方法要求得到的产物分子组成明确、酶及抗原或抗体在反应前后不失活，酶与蛋白的链接稳定并且操作方法简便、费用低廉。

182. 为什么双抗体夹心法不用于检测药物和激素等小分子半抗原

答：双抗体夹心法是 ELISA 检测抗原最常用的方法，但要求检测的抗原分子中至少具有两个抗原决定簇，因此该方法不能用于药物、激素等小分子半抗原的检测。原理是先将特异性抗体包被于固相载体，加入待测样品使固相载体上的抗体与样品中待检抗原的抗原决定簇结合而形成固相抗体-抗原复合物，洗涤除去游离成分，加入酶标抗体，固相化的免疫复合物中的抗原与酶标抗体结合，形成固相抗体-抗原-酶标抗体免疫复合物。小分子半抗原物质分子质量小不能形成该免疫复合物，故无法采用双抗体夹心法予以检测。

183. 为什么双抗体夹心法测定时应注意避免待测标本中类风湿因子的干扰

答：类风湿因子（rheumatoid factor，RF）是针对自身变性 IgG 的抗体，主要是 IgM 型，能和多种动物变性 IgG 的 Fc 段结合。在双抗体夹心法检测抗原时，包被抗体需经洗涤除去未结合的抗体和杂质，然后加待检标本，反应后洗涤去除未结合物质，再加酶标抗体反应后，洗涤除去未结合的酶标抗体，最后加底物显色。此时，如血清标本含有 RF 则会同时结合固相抗体和酶标抗体，即通过 RF 的桥联作用将酶标抗体结合到固相表面，使之显色而出现假阳性结果。如将酶标记抗体先经胃蛋白酶处理，去除 Fc 片段，则可避免假阳性结果。

184. 为什么双抗体夹心法检测时人抗鼠抗体会引起假阳性

答：在双抗体夹心法测定抗原时，常使用一对鼠单克隆抗体与检测抗原反应，如患者因影像学检查和治疗使用过鼠单克隆抗体或与动物有密切接触史，则体内会产生人抗鼠抗体（human anti-mouse antibody，HAMA），血清中 HAMA 可在种属单克隆抗体间起桥梁作用，导致在无抗原情况下也能出现免疫反应阳性结果，即假阳性现象。此时的测定模式：标本中的 HAMA 分别与固相 HBsAb 和标记 HBsAb（一对鼠单克隆抗体）结合，形成固相 HBsAb-HAMA-标记 HBsAb 复合物（也是一种双抗体夹心）；该反应并不是针对待测抗原，故为假阳性。

185. 为什么间接法检测的抗体类别多为 IgG

答：间接法常用于血清中抗体的检测。原理是将抗原包被到固相载体上，再与样品中待检抗体结合成包被抗原-待检抗体复合物，再用酶标记的抗抗体（针对待检抗体的二抗，如兔抗人 IgG 抗体）与固相免疫复合物中的抗体结合，从而使酶标二抗复合物固相化，然后测定加底物后的显色程度来确定待检抗体含量。由于间接法采用的酶标二抗针对一类免疫球蛋白分子，且通常用的是抗人 IgG，因此检测的抗体类别为 IgG，不涉及 IgA 或 IgM。并且，此法只需变换包被抗原，即可用一种酶标二抗检测多种针对不同抗原的抗体，具有更好的通用性。需要注意的是，高浓度的非特异性 IgG 抗体有可能吸附于固相从而产生假阳性反应，所以在应用此方法进行测定时常需先将样本作一定的稀释来避免非特异性 IgG 抗体对检测的干扰。

186. 为什么通常采用捕获法来检测 IgM 类抗体

答：捕获法常用于病原体急性感染中特异性 IgM 类抗体的检测。受到特异性抗原刺激后一定时间，人体血清内可同时存在针对此抗原的特异性 IgM 类抗体和特异性 IgG 类抗体。如用抗原包被的间接法直接测定 IgM 类抗体，IgG 类抗体将竞争结合固相抗原而使一部分 IgM 类抗体不能结合到固相上而影响检测结果。因此如果采用间接法测定 IgM 类抗体，必须先用 A 蛋白或抗 IgG 抗体处理标本以除去 IgG 类抗体的干扰，反应操作稍显繁琐。故在临床检验中多采用捕获法测定 IgM 类抗体。其原理是先用抗人 IgM 抗体包被固相，以捕获标本中的 IgM 类抗体（其中包括针对抗原的特异性 IgM 抗体和非特异性 IgM 抗体），然后加入抗原，此抗原仅与特异性 IgM 类抗体结合，继而加入针对抗原的酶标记特异性抗体，形成固相抗人 IgM 抗体-特异性 IgM 类抗体-抗原-酶标抗体复合物，再加入底物，显色程度与标本中的特异性 IgM 类抗体的量呈正相关。

187. 为什么竞争法常用于测定抗体含量较高的标本

答：竞争法是将待检样品和酶标记抗体或酶标记抗原同时加入反应孔中温育，使之与包被抗原或包被抗体竞争性地结合，因此，本法既可以包被抗体检测抗原，也可以包被抗原检测抗体。用竞争法检测抗体有其一定的优点，它仅需制备酶标记抗体，成本较低，在操作步骤中同时加待检物和酶标记物使实验省时快速，与一步夹心法相比，它无钩状效应的影响，避免了假阴性现象。此外，竞争法的无色背景较好，但竞争法的灵敏度不及夹心法和间接法，故仅适用于检测抗体含量高的待检标本。

188. 为什么 ELISA 检测标本时要设定合适的对照

答：ELISA 检测需要设置阳性对照孔和阴性对照孔以保证实验的准确性，如：用夹心法和间接法 ELISA 测定时，阳性对照孔应该显色，阴性对照孔应该无色；竞争和竞争抑制法 ELISA 中阳性对照孔应该无色，阴性对照孔应该显色，若两种对照均显色或均不显色，提示实验存在差错，该次检测结果无效。另外，对照孔也是确定 cut-off 值的依据，夹心法中待检物 A 值大于阴性对照 A 值的 2.1 倍为阳性；竞争法中待检物 A 值小于阴性对照 A 值的 1/2 为阳性。对照物中除了有或无待检的抗原（或抗体）之外，其余成分应该与待检物相同，例如检测人血清中抗原或抗体，对照物最好也用原倍的人血清配制，若用含 10% 小牛血清 PBS 替代，则对照孔的酶标记物非特异性吸附会比待检孔高。

189. 为什么 ELISA 检测前必须对包被的微量反应板进行质量鉴定

答：可溶性抗原或抗体吸附于固相载体而成为不溶形式，这是进行酶标记测定的基本条件。许多物质可作为固相载体，如纤维素、交联右旋糖酐、琼脂糖珠、聚丙烯、聚苯乙烯、聚乙烯及聚氯乙烯等。但在 ELISA 中最常用的是聚苯乙烯或聚氯乙烯微量反应板及塑料管。由于微量反应板所用试剂量少，操作方便，适合于大规模应用。国产聚苯乙烯微量反应板已大量应用于 ELISA 测定，并且获得了满意的结果。但每批微量反应板对抗原或抗体蛋白质的吸附性能是有显著差别的。实验证明，吸附效果似乎与塑料的类型及其表面性质有关。特别是塑料制品在加工过程中因工艺不同或受其他因素的影响而造成吸附性能的极大差异，甚至完全丧失吸附能力。因此，对每批制品在使用前，必须经过实验室鉴定，鉴定的方法和标准是对每批购置的微量反应板或塑料管抽样，用 0.2μg/ml 纯化的正常人 IgG 进行包被，经洗涤后加酶标记抗人球蛋白进行反应，再经孵育洗涤，加底物显色终止反应后，逐孔在酶标比色计中测定其消光值、光密度（OD 值）。一般认为全板中每两孔间 OD 值的误差不超过 10% 为合格。如果中间孔与四周孔 OD 值相差太大，或者反应板四周凹孔之间的 OD 值相差大，均不合格。此外，还要检查阳性和阴性参考血清 OD 值是否有明显差别。一般要求有 10 倍左右的差异为合格，微量反应板或塑料管在使用前并不一定通过特殊处理，用蒸馏水冲洗即可应用。

190. 为什么 ELISA 操作中必须洗涤充分

答：洗涤在 ELISA 过程中虽不是一个反应步骤，但一定程度上影响检测结果的准确性。通过充分洗涤才能达到分离游离的和结合的酶标记物的目的。洗涤的方法除某些 ELISA 仪器配有特殊的自动洗涤仪外，手工操作有流水冲洗式和浸泡式两种。

（1）流水冲洗式最初用于小珠载体的洗涤，洗涤液为蒸馏水、自来水，其洗涤效果更为彻底，且也简便、快速。流水冲洗式同样适用于微量滴定板的洗涤，让水流冲击板孔表面，洗涤效果更佳。

（2）浸泡式是微量滴定板洗涤最常采用的方式，洗涤液为非离子型的中性缓冲液。聚苯乙烯载体与蛋白质的结合是疏水性的，非离子型洗涤剂既含有疏水基团，也含有亲水基团，使蛋白质回复到水溶液状态，从而脱离固相载体。

在 ELISA 操作中，洗涤是非常关键的步骤。它可以清除残留在板孔中游离的物质，以及非特异性吸附的干扰物质。聚苯乙烯等塑料对蛋白质的吸附是普遍性的，所以必须充分洗涤才可以把这种非特异性吸附的干扰物质有效洗涤下来，从而防止产生假阳性。

191. 为什么 ELISA 操作均需有封闭的步骤

答：固相载体在抗原或抗体包被后，吸附的蛋白仅占固相载体表面的一小部分，而留有许多空余位置，这些空余位置是造成酶标记物非特异性黏附，导致检测背景增高的主要原因。因此，在包被后需用封闭剂封闭酶联板上未结合抗原或抗体的微孔，则结合抗体或抗原时就不会出现非特异性结合，不会影响检测的准确度。常用的封闭剂有酪蛋白、脱脂奶粉、山羊血清、BSA 及明胶等；其中酪蛋白形成单层分子膜，与固相载体的吸附率极强，几乎可以阻断所有酶标记抗体的非特异性吸附，$1\mu g/ml$ 浓度可达到 94% 的封闭效果，山羊血清使用浓度为 5% ~ 10%，BSA 为 $10mg/ml$，加封闭剂后置 37℃ 2 小时，均能封闭 90% 以上的空余位点。

192. 为什么 ELISA 测定时需特别注意检测的重复性

答：ELISA 作为临床常用的免疫检测方法之一，可批量化操作，通常情况下不需特殊大型自动化仪器；因此检测成本较低。正因为其手工操作程序多，与全自动的发光测定系统，测定重复性稍逊，较难获得很满意的结果；可能性原因有：样品数量较多，加样时间过长，加样量不一致，孵育时间不一致，洗涤条件不一致，操作人员不同。其解决方法：重复测定标本时，尽可能使用同一移液器，装紧吸嘴，实验条件、操作人员应尽量与上次保持一致，以排除这些因素造成的重复性不佳。目前已有全自动酶免疫测定分析仪，可以全自动完成 ELISA 试验，包括样本稀释、加样、试剂分配、孵育、洗板、酶标判读、结果打印等步骤，其检测重复性得到了很大的提高。

193. 为什么 ELISA 测定易受到时间、温度和 pH 的影响

答：由于反应条件会影响 ELISA 方法的灵敏度和准确性，因而建立一个最佳反应

体系是测定的一个重要环节。其中，常用的缓冲液有磷酸盐缓冲液、巴比妥缓冲液、醋酸缓冲液、硼酸缓冲液等；抗原抗体复合物在偏酸或偏碱的环境下易于解离，故一般要求缓冲液的 pH 在 7.0 ~ 8.5 左右。离子强度过高，不利于抗原抗体结合反应，而离子强度过低，则缓冲能力不足，一般以 0.01 ~ 0.1mol/L 为宜。抗原抗体反应达到平衡，要求适宜的温度和温育时间，它又与抗体本身的亲和力直接相关，不同批次的抗体所需的时间和温度会有所差异；有的在室温下 15 分钟即可达到平衡，有的则在 4℃ 下数天才能达到平衡。因此，在建立 ELISA 方法时须选择不同的温度和温育时间加以比较，以选取最适宜的检测条件。

194. 为什么 ELISA 反应需要一定时间的孵育

答：ELISA 反应的实质是抗原-抗体特异性结合。抗原抗体完成结合反应的保温过程称为孵育；每次孵育是为了使特异性的抗原抗体彻底结合，以避免在洗脱时把还没来得及与特异性抗原结合的抗体洗掉，这需要时间。ELISA 属固相免疫测定，抗原、抗体的结合只在固相表面发生。以抗体包被的夹心法为例，加入反应孔中的标本，其中的抗原并不是都有均等的和固相结合的机会，只有最贴近孔壁的一层溶液中的抗原直接与抗体接触。这是一个逐步平衡的过程，因此需经扩散才能达到反应的终点。温育常采用的温度有 43℃、37℃、室温和 4℃ 等。37℃ 是实验室中常用的保温温度，也是大多数抗原抗体结合的合适温度。在建立 ELISA 方法作反应动力学研究时，两次抗原抗体反应一般在 37℃ 经 1 ~ 2 小时，产物的生成可达顶峰。为加速反应，可提高反应的温度，有些试验在 43℃ 进行，但不宜采用更高的温度。抗原抗体反应在 4℃ 更为彻底，放射免疫测定多在冰箱中过夜，以形成最多的沉淀；但因所需时间太长，在 ELISA 中一般不予采用。

195. 为什么生物素-链霉亲和素系统能提高 ELISA 检测的灵敏度

答：生物素-链霉亲和素（biotin-streptavidin，BSA）酶免疫测定分析是在常规 ELISA 原理的基础上，结合生物素与链霉亲和素间的高度放大作用建立的一种检测系统。1 分子 SA 可与 4 分子 B 相结合，生物素易与蛋白质（如抗体等）以共价键结合，结合了酶的链霉亲和素分子与结合有特异性抗体的生物素分子产生反应，既起到了多级放大作用，又由于酶在遇到相应底物时催化作用而呈色，从而在实现检测未知抗原（或抗体）分子的同时达到了提高分析灵敏度的目的。由于链霉亲和素与生物素间的亲和力极强、反应迅速且稳定、生物素标记抗体和酶的标记率高，且不影响蛋白的活性，使该检测法比普通酶标法有更高的灵敏度；BSA ELISA 已广泛用于微量抗原、抗体的定性、定量检测及定位观察。从而该技术在免疫学和 DNA 分子生物学领域中应用日益广泛。

196. 为什么 ELISA 技术可延伸和发展为酶联免疫斑点检测

答：酶联免疫斑点试验（enzyme-linked immunospot assay，ELISPOT assay）源自 ELISA，又突破传统 ELISA 法，是定量 ELISA 技术的延伸和新的发展。两者都是检测由细胞产生的细胞因子或其他可溶性蛋白，他们最大的不同在于：①ELISPOT 通过显色反应，在细胞分泌这种可溶性蛋白的相应位置上显现清晰可辨的斑点，可直接在显微镜下人工计数斑点或通过 ELISPOT 分析系统对斑点进行计数，1 个斑点代表 1 个活性细胞，从而计算出分泌该蛋白或细胞因子的细胞频率；②ELISPOT 为单细胞水平检测，比 ELISA 和有限稀释法等更灵敏，20 万 ~30 万细胞中检出 1 个分泌该蛋白的细胞。因此 ELISPOT 最显著的优势是高灵敏度，细胞的分泌在其周围被直接捕获防止了被稀释、降解及被周边细胞受体结合的影响，并且通过测量单个细胞频率和细胞因子的分泌情况可确定免疫反应克隆增殖的程度和特异性 T 细胞的效应类别。

（卢仁泉　郑 岚　郑 慧）

第四节　荧光免疫检验

197. 为什么荧光免疫测定是最早出现的标记免疫技术

答：荧光免疫测定（fluoroimmunoassay，FIA）是将荧光检测技术与抗原抗体反应相结合的标记免疫技术，具有高度灵敏度、特异性和直观性。荧光免疫技术是三大经典标记免疫技术中起步最早，是在免疫学、生物化学和显微镜技术的基础上建立起来的一项技术。很早以来就有一些学者试图将抗体分子与一些示踪物质结合，利用抗原抗体反应进行组织或细胞内抗原物质的定位。Coons 等于 1941 年首次采用荧光素进行标记而获得成功。荧光免疫测定技术主要用于体液标本中抗原或抗体的定量检测，根据标记荧光物质和检测原理的不同，荧光免疫测定可分为时间分辨荧光免疫分析（time-resolved fluoroimmunoassay，TRFIA）、荧光偏振免疫分析（fluorescence polarization immunoassay，FPIA）、荧光酶免疫分析（fluorescence enzyme immunoassay，FEIA）和流式荧光免疫分析（flow cytometry and fluoprescence immunoassay）等。

198. 为什么荧光物质能作为免疫测定的标记物

答：荧光是指某些物质受到一定波长光的激发后，在极短时间内发射出的波长大于激发光波长的光。许多物质都可产生荧光现象，但是只有少部分才能作为免疫测定的标记物，因为其必须具备一些条件：①它本身具有能与蛋白质分子形成共价键的化学基团，与蛋白质结合的复合物不易解离，而未结合的荧光物质及其降解，易于去除；②其与蛋白质结合后，仍能保持其荧光效率；③其色泽与背景组织的色泽对比鲜明；④其与蛋白质结合后不影响蛋白质原有的生化和免疫性质；⑤标记方法简单、安全无毒；⑥与蛋白质的结合物稳定，易于保存。将已知的抗原或抗体标记上有上述特点的荧光基团，利用荧光检测仪可检测到抗原抗体复合物上荧光信号，从而进行定性或定量测定。

199. 为什么荧光免疫测定可以检测样本中的小分子或微量物质

答：荧光免疫测定是将抗原抗体反应与荧光物质发光分析相结合，用荧光检测仪测定抗原抗体复合物中特异性荧光强度，对液体标本中微量或超微量物质进行定量测定。其基本原理是在抗原抗体特异性结合的基础上，借助荧光检测技术的高灵敏度，实现对小分子或微量物质的测定分析。如荧光偏振免疫测定，采用竞争法使样本中小分子待测抗原与试剂中荧光素标记的相同抗原共同竞争结合特异性抗体分子，根据荧光素标记抗原与荧光素抗原抗体复合物之间荧光偏振强度的差异，测定体液中小分子抗原物质的含量。

200. 为什么荧光免疫测定过程中荧光物质需避光保存

答：一般来说，荧光物质是通过吸收外界能量（如光能、化学能）进入激发态，当其从激发态回至基态时，过剩的能量以电磁辐射的形式发射出来，从而形成荧光。能产生明显荧光并能作为染料使用的有机化合物称为荧光色素。常用的荧光色素有：异硫氰酸荧光素（fluorescence isothiocyanate，FITC）、四乙基罗丹明（tetraethyl rhodamine，RB200）、四甲基异硫氰酸罗丹明（tetramethyl rhodamine isothiocyanate，TRITC）、藻红蛋白（phycoerythrin）等。荧光分子在某些理化因素（如紫外线照射、高温、有机溶剂等）作用后，荧光分子的辐射能力在受到激发光较长时间的照射后会减弱，这是由于激发态分子的电子不能回复到基态，所吸收的能量无法以荧光形式发射。因此，在荧光免疫分析过程中，要注意荧光物质的避光保存。

201. 为什么荧光素标记抗体须选用亲和力高且特异性好的抗体

答：荧光素标记抗体是由荧光素与特异性抗体通过共价键结合而成，是荧光免疫分析的关键试剂，其制备过程包括抗体的标记、纯化和鉴定。在制备荧光抗体时，需满足：①经荧光标记处理后抗体分子仍保留其特异性；②荧光素与抗体结合必须稳定；③标记抗体必须容易与未结合的荧光素分离；④微量标记物即可被检测出。为达到以上要求，用于标记的抗体应该具有高特异性和高亲和力，目前通常采用单克隆抗体。如果使用抗血清，其中不应含有针对标本中正常组织的抗体成分，通常需经纯化提取后再做标记。对荧光素标记抗体的鉴定包括荧光素与蛋白质的结合比率、抗体效价和抗体特异性。其中，抗体效价的鉴定通常采用双向免疫扩散试验来测定，当抗原含量为 $1g/L$ 时，抗体效价>$1：16$ 较为理想。抗体特异性鉴定通过吸收试验和抑制试验检测，吸收试验是向荧光抗体中加入过量相应抗原反应后，再用阳性标本染色，应不出现明显荧光；抑制试验是将阳性样本先与相应未标记抗体反应，洗涤后再用荧光抗体染色，荧光强度应受到明显抑制。

202. 为什么荧光标记技术成为流式细胞术的重要组成部分

答：流式细胞术（flow cytometry，FCM）是利用流式细胞仪进行的一种单细胞定量分析和分选技术。流式细胞术是单克隆抗体及免疫细胞化学技术、激光和电子计算机科学等高度发展及综合利用的高技术产物。其中，单克隆抗体上标记了不同的荧光素，可以对细胞的相关分子表达进行定量或定性检测。当前，临床流式细胞分析已成为检验医学发展的一个热点，从相对细胞计数到绝对细胞计数、从相对定量到绝对定量分析、从单色到多色荧光分析、从细胞膜成分到细胞内成分分析、液体中可溶性成分的流式细胞分析、分子表型分析均需荧光标记技术。

203. 为什么时间分辨荧光免疫测定采用镧系稀土金属作为示踪物

答：时间分辨荧光免疫测定是 20 世纪 80 年代初期发展建立的一种新型免疫分析技术。其原理和方法与一般免疫荧光法不同，所用示踪物不是荧光素而是具有特殊荧光特性的三价镧系稀土元素，如 Eu^{3+}、Sm^{3+}、Tb^{3+} 等为标记物标记抗体或抗原，检测标本中的相应抗原或抗体，反应完成后用时间分辨荧光分析仪测定反应产物中的荧光强度，根据产物荧光强度的变化定量分析反应体系中待测物的浓度。镧系元素荧光光谱的最大特征是激发光与荧光的波长差别显著，很容易利用简单的滤光片将激发光同发射光分开，同时消除激发光的散射引起的干扰。另外，生物样品的本底荧光波长通常为 350～600nm，而镧系元素的发射光谱带较窄，多为 603～623nm，利用 610～620nm 的滤光片可有效地排除来自生物样品的荧光干扰。

204. 为什么时间分辨荧光分析法需要延缓测量时间

答：由于各类临床样本的多种组织、蛋白及一些化合物在激发光的照射下也能发出一定波长的自发荧光，这些非特异性荧光会干扰荧光免疫测定特异性。但这些自发荧光寿命短（一般不超过 20ns），而镧系元素螯合物具有较长荧光寿命，为传统荧光的 10^3～10^6 倍。因此通过延缓测量时间，可以使寿命短的荧光猝灭，排除待测样本中非特异性本底荧光的干扰，只得到与目标物结合的镧系元素螯合物发出的特异性荧光，从而提高检测的特异性。与一般的荧光分光光度仪不同，时间分辨荧光分析仪采用脉冲光源，照射样品后即短暂熄灭，以电子设备控制延缓时间，待非特异性荧光本底衰退后，再测定样品发出的长寿命镧系荧光。

205. 为什么时间分辨荧光仪的灵敏度高、特异性强

答：如采用镧系稀土元素铕（Eu^{3+}）标记抗原或抗体，免疫反应完成后，形成的 Eu^{3+} 标记抗原-抗体复合物在弱碱性溶液中经激发后的荧光信号相对较弱，加入酸性增强液可使 Eu^{3+} 标记抗原-抗体复合物的 pH 降低至 2.0～3.0，Eu^{3+} 从复合物上完全解离下来，游离的 Eu^{3+} 可被增强液中的螯合剂所螯合，在协同剂等其他成分的作用下，与增强液中的 β-二酮体生成一个以 Eu^{3+} 为核心的保护性胶肽分子团，这是一个具有高强度荧光的稳定螯合物，信号的增强效果可达上百万倍。因此，时间分辨免疫荧光测定的方法特异性强、灵敏度高（下限可达 10^{-16}mol/L）；分析范围宽（跨越 4～5 个数量级）；分析速度快，易于自动化；标记物结合稳定，有效使用期长；无放射性污染。其不足是易受环境、试剂盒和容器中的镧系元素离子的污染，使检测本底增高。

206. 为什么酶标记免疫分析也可以产生荧光信号

答：这是荧光酶免疫测定采用的荧光检测原理，以最常用的酶和荧光底物为例：采用碱性磷酸酶（alkaline phosphatase，ALP）标记抗体（或抗原），以 4-甲基伞酮磷酸盐（4-Methylumbelliferyl Phosphate，4-MUP）为 ALP 反应荧光底物，ALP 分解 4-MUP 使其脱磷酸根后形成 4-MU。4-MU 经 360nm 激发光照射，发出 450nm 荧光，通过荧光检测仪测定荧光强度，并推算待测抗原或抗体的含量。荧光酶免疫测定将酶促反应的高效性、抗原抗体反应的特异性以及荧光效应的可检测性相结合，具有高度的特异性、灵敏性和直观性，广泛应用于病毒抗体、激素、肿瘤标志物、过敏原、心肌损伤标志物和凝血因子等的测定。

207. 为什么流式荧光免疫技术可以检测含量很低的生物活性化合物

答：流式荧光免疫技术是建立在免疫微球、免疫荧光和流式细胞技术等基础上的一种新的血清学检测技术。其检测原理是以荧光微球为载体，通过在微球表面进行相应的免疫反应形成带有荧光的免疫复合物，然后利用流式细胞仪检测相应微球的数量和荧光表达，

达到定性和定量检测小分子化合物的目的。其中，流式细胞仪可以实现对单个微球的检测，因此流式荧光免疫技术可以检测含量很低的生物活性化合物。与其他免疫测定方法相比，流式荧光免疫测定具有以下优点：①高通量，可同时对同一标本中的多种不同目的分子进行检测；②高灵敏度，最高的检测下限可达 0.01pg/ml；③线性范围宽，检测浓度范围为 pg 至 μg 级；④反应快速、重复性好，杂交或免疫反应在悬浮的液相中进行，反应所需的时间短（20~40 分钟），杂交后可直接读数，所以检测效率高于固相杂交；⑤操作简便，整个反应过程只涉及加样和孵育，最后上机读数。

（卢仁泉　郑　慧）

第五节　化学发光免疫检验

208. 为什么化学发光免疫分析法被认为是灵敏度高且特异性强的技术

答：化学发光免疫分析法（chemiluminescence immunoassay，CLIA）是将化学发光和免疫反应相结合而建立起来的一种检测微量抗原或抗体的新型标记免疫分析技术。其原理是用化学发光相关的物质标记抗体或抗原，与待测的抗原或抗体反应后，经过分离游离态和结合态的化学发光标记物，加入化学发光系统的其他相关物产生化学发光，以测定发光强度形式来进行抗原或抗体的定性或定量检测。化学发光免疫分析主要包含两部分，即免疫反应系统和化学发光分析系统。免疫反应系统是将标记物质标记在抗原或抗体上，经过特异性免疫反应后，形成抗原抗体复合物。化学发光分析系统是利用化学发光物质经催化剂和氧化剂的作用，形成一个激发态的中间体，当这种激发态中间体回到稳定的基态时，同时发射出光子，利用发光信号测量仪器来检测光量子产率，并通过计算机转换成测定数据。该法兼有发光分析的高灵敏性和抗原抗体反应的高特异性。近年来，随着吖啶酯类和鲁米诺类发光剂的广泛应用，加之灵敏度很高的超弱光检测技术的快速发展，两者的结合进一步推动了发光免疫技术的进步，使该技术成为医学和生物学研究领域中极为重要的检测手段。

209. 为什么化学发光免疫技术适用于微量物质的检测

答：目前化学发光免疫分析技术已广泛应用于临床检验，其所能提供的检测项目涵盖范围广，如：甲状腺系统、生殖系统、垂体和肾上腺系统的各种激素，肿瘤标志物、感染性疾病、心脏标志物、治疗药物监测等多种抗原、抗体和半抗原分子。与其他标记免疫分析技术相比，化学发光免疫技术的主要优点包括：①灵敏度高、特异性强，可实现 ng 甚至 pg 级待检物质的定量检测，保证了微量物质的准确定量。随着单克隆抗体技术的不断完善，为化学发光免疫测定技术检测的特异性提供了良好的保证；②线性范围宽，可满足 $10^3 \sim 10^6$ 数量级内的定量检测需要，宽泛的线性范围保证了临床应用的简便性，避免了试验中的稀释误差；③标记物稳定，试剂有效期长；④自动化程度高，全自动检测系统均为仪器和试剂配套，提高了检测的稳定性，临床应用也更为简便。因此，化学发光免疫技术受到实验室的青睐。

210. 为什么制备化学发光示踪物常利用提纯的 IgG 与发光剂结合

答：全血清中含有大量的非抗体类血清蛋白，如白蛋白及其他球蛋白等，它们可能干扰特异性抗原抗体反应。用提纯的 IgG 代替全血清可减少血清中所含氧化酶类的影响，也可排除其他物质对发光免疫测定的干扰，进一步提高反应的特异性。在标记过程中，需根据发光剂的结构和性质选择合适的标记方法。在制备发光剂-IgG 结合物时，IgG-发光剂：交联剂物质的量比会影响结合物的发光效率。当确定一种交联剂后，必须仔细选择它们之间的物质的量比，通过实验求出最佳比例。由于蛋白质对热的不稳定性，应尽量选择较低的温度，避免蛋白质在标记过程中活性丧失。结合物一般分装在-70℃以下或液氮中，冷冻干燥保存时效果更佳。

211. 为什么化学发光酶免疫分析技术的检测结果易受到样本中其他物质的干扰

答：化学发光酶免疫分析技术的原理是：先用固相载体包被抗体（抗原），加入待测标本和酶标记抗体（抗原），发生免疫反应后，形成固相包被抗体（抗原)-待测抗原（抗体)-酶标记抗体（抗原）复合物，通过磁场完成洗涤和分离后，加入底物，酶催化底物发光，通过对发光强度的测定来对待测抗原（抗体）进行定量或定性检测。酶标抗体（抗原）由于存在一定量的非特异性吸附，而导致产生较高本底，实验评价时应引起注意。有时由于洗涤不够彻底，血清中其他来源的过氧化物酶类物质易产生非特异性酶发光反应，干扰特异性发光反应，导致测定结果与样本真实情况不符的现象，必须引起重视。酶容易失活，若标本中含有影响标记酶活性的物质，也会一定程度地影响测定结果。

212. 为什么电化学发光免疫分析技术广泛应用于临床检验

答：在电化学发光免疫分析法（electrochemiluminescence immunoassay）系统中，磁性微粒为固相载体包被抗体（抗原），用三联吡啶钌标记抗体（抗原），在反应体系内待测标本与相应的抗体发生免疫反应，形成磁性微粒包被抗体-待测抗原-三联吡啶钌标记抗体复合物，吸入流动室；当磁性微粒流经电极表面时，被安装在电极下面的电磁铁吸引住，而未结合的标记抗体被洗涤分离；与此同时电极加压，启动电化学发光反应，使三联吡啶钌和 TPA 在电极表面进行电子转移，产生电化学发光。光信号由安装在流动室上方的光信号检测器检测，光的强度与待测抗原的浓度成正比。该技术的优点是灵敏度高（可达 pg/ml 水平）；线性范围宽；反应时间短，单个测试在 20 分钟以内；测定重复性好，变异系数（CV%）一般小于 5%。因此，其目前已被广泛应用于临床检验。

213. 为什么在电化学发光免疫分析中使用三联吡啶钌来标记抗原或抗体

答：三联吡啶钌是电化学发光剂，和电子供体三丙胺（TPA）在阳电极表面可同时失去一个电子而发生氧化反应。二价的三联吡啶钌被氧化成三价的三联吡啶钌，成为强氧化剂。TPA 失去电子后被氧化成阳离子自由基，它很不稳定，可自发地失去一个质子，形成自由基 TPA，这是一个很强的还原剂，可将一个电子传递给三价的三联吡啶钌使其成为激发态的二价三联吡啶钌。激发态的二价三联吡啶钌不稳定，很快衰减并发出一个波长为620nm 的光子返回基态。三联吡啶钌在电场中因不断得到三丙胺提供的电子，可周而复始地发光，持续时间长，信号强度高，容易测定，容易控制。三联吡啶钌直接标记抗原或抗体，结合稳定，不影响标记物的理化特性，标记物稳定性好，是里程碑式的标记物。

214. 为什么电化学发光免疫检测法稳定性好

答：电致化学发光是通过在电极上施加一定波形的电压或电流信号进行电解反应的产物之间或与体系中共存组分反应产生化学发光的现象。电化学发光免疫检测法（ECLIA）是电化学发光和免疫测定相结合的产物，是目前最先进的标记免疫测定技术之一。ECLIA中应用的主要标记物为三联吡啶钌。因为三联吡啶钌和三丙胺正常状态下非常稳定，只有施加电压的时候才会被激活，因此容易控制。而且，电压作为反应的启动开关能有效地消除由于试剂添加或混匀所带来的问题，从而保证反应稳定而可控地进行。

215. 为什么光激化学发光免疫分析的检测时间很短

答：光激化学发光免疫分析是以高分子纳米微粒为基础，由光激发的一种均相化学发光检测技术，参与免疫反应的一个抗体包被感光微粒，感光微粒内含鲁米诺类的化学发光物质；另一个抗体上包被发光微粒，发光微粒内含二甲基噻吩衍生物及 Eu 螯合物；当有目标抗原存在时，可形成夹心免疫复合物，两个抗体的感光微粒和发光微粒直接紧密地连在一起，在 680nm 激发光下，可完成化学发光程序。这个过程依赖于两种微粒相互接近的化学能量传递是均相反应，反应的基础是包被在两个高分子微粒表面的抗原和抗体的结合，利于拉近两个微粒的距离，形成免疫夹心复合物，从而使感光微粒接受激发光照射释放出单线态氧构成"氧桥"，能有效快速地传递能量并发出光信号，故反应时间很短。

（卢仁泉　郑　慧）

第六节　免疫胶体金检验

216. 为什么胶体金可用于抗体或抗原的标记

答：氯金酸（$HAuCl_4$）在还原剂（白磷、枸橼酸钠、维生素 C 等）的作用下形成金颗粒悬液，悬液中一个基础金核（原子金 Au）的外面包围有双离子层；由于静电作用，金颗粒之间相互排斥而悬浮成一种稳定的胶体状态，形成带负电的疏水胶溶液，故称之为胶体金。用于免疫测定时胶体金可与抗原或抗体结合，且结合后的复合物在溶液中稳定并呈现一定的颜色。胶体金与蛋白质结合的机制尚不十分清楚，一般认为是胶体金颗粒表面的负电荷与蛋白质表面带正电荷的基团通过静电吸附而牢固结合。这种结合过程主要是物理吸附作用，不影响蛋白质的生物活性。环境 pH 和离子强度是影响吸附的主要因素，其他如胶体金颗粒的大小、蛋白质的分子质量及浓度等也会影响两者的结合。确定胶体金和蛋白的最适用量比例后，在磁力搅拌下，将蛋白溶液逐滴加入到胶体金溶液中，数分钟后再加入一定量的稳定剂如 5% BSA 或 1% PEG（MW 20 000）。总之，在体系条件合适时，胶体金可以与抗体或抗原结合而标记。

217. 为什么床边检验多采用免疫胶体金技术

答：免疫胶体金技术是以胶体金作为示踪标记物或显色剂，应用于抗原抗体反应的一种标记免疫测定技术。该技术主要包括胶体金免疫组织化学技术和胶体金免疫测定技术两种类型。免疫胶体金技术多以硝酸纤维素（nitrocellulose，NC）膜作为固相载体，常用的两种快速检验方法是斑点金免疫渗滤试验（dot immunogold filtration assay，DIGFA）和斑点金免疫层析试验（dot immunogold chromatographic assay，DICA）。斑点金免疫渗滤试验是将胶体金标记技术和免疫渗滤技术与固相载体相结合的检测方法，利用胶体金标记复合物在固相膜上的聚集呈色来判断结果。斑点金免疫层析试验是将胶体金标记技术和蛋白层析技术相结合的以 NC 膜为载体的固相膜免疫分析技术。胶体金免疫测定有以下优点：①试剂和样本用量少，样本量可低至 1~2μl；②不需 γ 计数器、荧光显微镜、酶标检测仪等特殊仪器设备，更适于现场应用；③没有有害物质的污染，如放射性核素、领苯二胺等；④实验结果可以长期保存；⑤时间大大缩短，提高了检测速度。各种基于免疫层析和免疫渗滤的试验均操作简便、快速，同时操作人员无需经过严格技术培训，试剂稳定，特别符合"床边检验"的要求。

218. 为什么免疫胶体金测定中胶体金的颗粒大小决定检测灵敏度

答：目前多采用还原法制备胶体金；还原剂常用的有枸橼酸钠、鞣酸、硼氢化钠、维生素 C 等，氯金酸水溶液（HAuCl4 水溶液）是主要被还原材料。根据还原剂的种类及还原作用强弱，可以制备 0.8~150nm 的胶体金颗粒。例如，100ml 0.01% HAuCl4 水溶液中，若加入 1% 枸橼酸三钠 2.0ml，得到粉红色的胶体金，颗粒为 16nm；若加入 1% 枸橼酸三钠 1.0ml，得到红色的胶体金，颗粒为 40nm。不同大小的胶体金颜色不同，可以从橙色到紫红色，它与抗体结合，形成免疫金复合物，在进一步金免疫渗滤测定和金免疫层析测定中，纤维素膜上包被抗体，在有相应抗原存在时，胶体金复合物可以结合上去形成有色复合物，标记物颜色可以从橙色、淡粉、粉色、红色、稍紫、紫绛红色，因为标记物颗粒越大，颜色越鲜明，少量抗原、抗体分子的结合后"作为尾巴拖的标记物"显色就越明显，所以灵敏度就越高。

219. 为什么固相膜的孔径影响胶体金免疫测定的灵敏度

答：膜是固相膜免疫分析试剂的主要原材料，对检测的质量起重要作用。可用于免疫检测的固相膜有尼龙膜、玻璃纤维素膜和硝酸纤维素（NC）膜等，最常用的为 NC 膜。NC 膜本身为疏水性，因在膜的制作过程中加入了表面活性剂而变成亲水性，对蛋白质有很强的吸附性能。不同厂家的固相膜生产时所使用的聚合物、表面活性剂的种类和数量有差异，对膜的性能如膜的孔径和分布会有影响。固相膜孔径减小，膜的实际可用表面积递增，膜结合蛋白的量也递增；膜孔径越小，层析速度也越慢，反应也就越充分；因此膜孔径越小灵敏度越高，但是同时也减慢了蛋白的迁移速率，增加了非特异性结合的机会，也就是假阳性增高。因此，在选择合适的固相膜时应综合考虑膜的孔径、液体的流速、膜对蛋白质的结合力及膜的均一性等因素。

220. 为什么免疫胶体金技术不适宜作定量检测

答：免疫胶体金测定包括斑点金免疫渗滤试验（DIGFA）和斑点金免疫层析试验（DICA）。DIGFA 是在以 NC 膜为载体并包被了抗原或抗体的渗滤装置中，依次滴加待测标本、免疫金及洗涤液，因微孔滤膜贴置于吸水材料上，故溶液流经渗滤装置时与膜上的抗原或抗体快速结合，形成大分子胶体金复合物并起到浓缩作用，达到快速检测目的；阳性反应在膜上呈现红色斑点。DICA 测试时滴加在膜条一端的待测样品溶液受载体膜的毛细管作用向另一端移动，犹如层析一般，在移动过程中待分析物与固定于载体膜上检测区或对照区的抗体或抗原结合而被固相化，无关物则越过该区域而被分离，结果通过胶体金的呈色条带来判断。基于以上胶体金免疫测定的检测原理，其检测受到影响因素较多，该技术更适合于定性或半定量的检测。

221. 为什么免疫胶体金测定在环境温度较低的情况下常出现假阴性结果

答：免疫胶体金技术主要是以胶体金为标记物，通过抗原抗体的免疫反应来检测待测物的含量。目前，临床上标本多数应用胶体金免疫层析法，也称"金标试条"，检测物如肿瘤标志物甲胎蛋白（AFP）、心肌标志物肌钙蛋白 I（cTnI）。其中，抗原、抗体之间的反应受环境温度的影响很大，温度低，抗原抗体反应慢，免疫反应不完全、耗时长。金标试条由于缺乏自动化检测的控温系统，对周围温度的影响特别灵敏；此外，在我国边远地区，温差比较大，相同标本的检测结果差异较显著。因此，在使用胶体金免疫测定时，环境温度较低时易出现假阴性结果。

222. 为什么毒品快速检测常用免疫胶体金技术

答：目前毒品检测主要以免疫胶体金技术进行尿液检测，其特点是快速、方便、便于携带、准确率高。如：吗啡的检测，采用抗原-抗体特异结合反应及免疫膜层析技术，通过免疫竞争抑制法来检测人尿液中出现的吗啡。即蛋白标记的吗啡同尿液中存在的吗啡竞争有限的抗体上的抗原结合位点。在试纸条检测区（T）包被了吗啡-BSA 载体结合物，另一端固定有吗啡单克隆抗体胶体金纸片。如果尿液中含有吗啡，尿液中的吗啡将与固定在硝酸纤维膜上的吗啡共同竞争胶体金标记的抗体，当尿液中的吗啡浓度达到一定的阈值时，它们会首先与胶体金纸片上的吗啡单克隆抗体反应并占据全部的抗原结合位点，这样就阻止了胶体金上的吗啡抗体和膜上检测区的吗啡结合，检测区就不能捕获到胶体金颗粒而没有红色色带呈现，为阳性结果。反之，如果尿样中没有吗啡或其浓度低于检测阈值，则检测区将捕获到胶体金颗粒而呈现红色色带，为阴性结果。其他毒品成分的检测，检测过程也基本类似。

223. 为什么临床急诊检测心肌标志物也可采用胶体金快速辅助诊断

答：急性心肌梗死（acute myocardial infarction，AMI）是临床常见的心血管急症，早期诊断并及早治疗能有效地降低死亡率。发病早期 12 小时内的诊断尤为重要，因此，需在此时段内进行快速、方便地检测相关的心肌标志物，包括肌钙蛋白 I（cTnI）、肌酸激酶同工酶（CK-MB）和肌红蛋白（Mb）。胶体金免疫测定技术对心肌标志物的检测满足了该需求，也是一种床边检验。特别是心肌标志物三合一胶体金免疫层析法，将 cTnI、CK-MB 和 Mb 三者的检测组合在一起，实现了指标的同一测定，简化了检测步骤，提高了诊断的灵敏度，适用于临床急诊对 AMI 的辅助诊断。在 AMI 早期能及时地给临床诊断提供依据，以便临床做出及时、正确的治疗，降低患者的病死率以及改善患者预后。

224. 为什么市售的早孕检测试剂条多数采用免疫胶体金技术

答：市售的早孕检测试剂条往往要求单个测试（"单人份"包装）、简便（"非专业人士"可操作）、快速获知结果（"5分钟左右"可判断结果）；因此，通常情况下，该检测试剂应用"双抗体夹心"结合"免疫层析法"原理，制成HCG检测试纸，可在3分钟内测定尿液标本中的HCG。检测时，当被检尿样在虹吸作用下经过胶体金标记抗-HCG抗体时，形成抗原抗体胶体金复合物，复合物继续爬行，通过包被的抗-HCG单克隆抗体时，形成双抗体夹心胶体金复合物，在包被线处呈现色带，过量的胶体金抗体继续爬行，和羊抗鼠对照线形成胶体金免疫复合物，在质控区呈现色带。HCG胶体金法检测试剂盒采用双抗体夹心一步法技术，以胶体金为指示标记，检测尿液中的HCG浓度，来确诊妇女是否怀孕。

225. 为什么大便隐血试剂条可用于人群结肠癌的筛查

答：大便隐血检测试剂条采用双抗体夹心法，用鼠抗人血红蛋白标记胶体金，用羊抗鼠IgG多克隆抗体包被硝酸纤维素膜作为质控线，用另一株鼠抗人血红蛋白包被硝酸纤维素膜作为检测线。用于人粪便样本中血红蛋白的检测。测试时，标本滴入试剂盒加样孔内，随之在毛细效应下缓慢向上层析。如是阳性，标本中含有血红蛋白，在测试区内（T）出现一条紫红色条带。如是阴性，标本中不含有血红蛋白，则T区内将没有紫红色条带。免疫胶体金法不受其他药物、铁剂、动物血等的干扰，具有快速、方便、灵敏和特异性高等优点，当大便出血超过5ml时就能查出阳性，是目前诊断消化道出血性疾病的首选方法。联合人血红蛋白和转铁蛋白单克隆抗体进行检测，克服了胶体金法存在少数假阴性和延迟反应的缺点，其灵敏、特异和抗干扰性强。

226. 为什么膀胱癌标志物尿核基质蛋白22可采用胶体金法检测

答：核基质蛋白-22（nuclear matrix protein-22，NMP-22）是参与维持细胞核功能的一种三维网状结构蛋白，通过凋亡而释放到尿液中，与尿路上皮肿瘤密切相关。在膀胱癌上皮细胞内NMP-22的含量比正常尿路上皮高数十倍。核有丝分裂器蛋白（NuMA）在NMP-22中占有很大的比例，由于细胞死亡（或凋亡），该蛋白从细胞内释放出来并达到可检测的水平。胶体金技术利用识别NuMA蛋白的抗体，通过免疫层析原理进行检测，若阳性则在测试区内出现一条有色的沉淀线。该检测作为膀胱癌的辅助诊断项目，适用于无症状高危人群、无痛血尿等症状的膀胱癌筛查、膀胱癌患者术后复发监测。联合膀胱镜检查，灵敏度达99%以上，阴性预测值达99.5%；可作为排除膀胱癌的理想检测方法。

（卢仁泉　郑　慧）

第五章 超敏反应性疾病免疫检验

第一节 基本知识

227. 为什么会发生超敏反应

答：超敏反应（hypersensitivity）是机体接触抗原并致敏后，再次受到相同抗原刺激时表现出敏感性增高或反应性增强，由此导致的机体功能紊乱。1963 年 Gell 和 Coombs 根据超敏反应的免疫发病机制将其分为 4 型，其中由免疫球蛋白介导的超敏反应有 Ⅰ、Ⅱ 和 Ⅲ 型，由淋巴细胞介导的超敏反应为Ⅳ型。4 种类型的超敏反应分别为：①Ⅰ型超敏反应：又称速发型超敏反应（IgE 介导）；②Ⅱ型超敏反应：又称细胞毒型或溶细胞型超敏反应（IgG 和 IgM 介导）；③Ⅲ型超敏反应：又称免疫复合物型或血管炎型超敏反应（IgG 和 IgM 参与介导）；④Ⅳ型超敏反应：又称迟发型超敏反应（T 细胞介导）。

228. 为什么正常人血清 IgE 浓度非常低

答：IgE 是种系进化过程中最晚出现的免疫球蛋白（immunoglobulin，Ig），主要由鼻咽部、扁桃体、支气管、胃肠等黏膜固有层的浆细胞产生，这些部位常是变应原入侵机体和 Ⅰ 型超敏反应发生的场所。IgE 的合成量关系到个体对过敏性疾病的罹患性。正常人血清中含量极微，仅占血清总 Ig 的 0.002%，是五类免疫球蛋白中含量最少的一类，为 20 ~ 200IU/ml［1IU（国际单位）等于 2.4ng］，其原因主要有：①血清 IgE 的半衰期为 2 天左右，比其他同种型短得多，而 IgG 为 21 ~ 23 天；②IgE 的产量低，且只选择性地对某些抗原（变应原和寄生虫）起反应；③IgE 抗体可被肥大细胞及嗜碱性粒细胞表面的高亲和力受体所结合。

229. 为什么 Ⅰ 型超敏反应的临床症状能迅速出现

答：Ⅰ 型超敏反应又称过敏反应（anaphylaxis），是免疫系统中最为强烈的病理反应之一。主要特征是机体针对外源性蛋白（抗原）产生 IgE 抗体，这些蛋白为普遍存在于周围环境中的成分，如花粉、动物皮屑和尘螨等。机体产生的 IgE 抗体能专一性地与肥大细胞和嗜碱性粒细胞表面高亲和力的受体结合而使这些细胞致敏，此时机体处于致敏状态，在临床上无任何症状。当机体再次接触到相同抗原时，抗原与致敏细胞表面的特异性 IgE 结合，触发靶细胞膜发生变化，机体进入发敏阶段。此时，含有嗜碱性颗粒的肥大细胞和嗜碱性粒细胞迅速活化并释放各种活性物质，如组胺、激肽原酶、白三烯、前列腺素 D_2 及血小板活化因子等，这些生物活性介质作用于相应的效应器官则引起效应器官病理改变。例如组织胺可使小静脉和毛细血管扩张使其通透性增强；刺激支气管、胃肠道等处平滑肌收缩；促进黏膜腺体分泌。白三烯可使支气管平滑肌强烈而持久的收缩，是引起支气管哮喘的主要物质，同时也可使毛细血管扩张，通透性增加，腺体分泌增强。由于 Ⅰ 型超敏反应发生速度快，常在再次接触相同抗原后数分钟甚至数秒钟内即出现临床反应，故又称速发型超敏反应。

230. 为什么会发生 Ⅱ 型超敏反应

答：Ⅱ 型超敏反应也称为溶细胞型或细胞毒型超敏反应，指当抗体与细胞或组织表面的特异性抗原结合，通过活化补体系统或其他机制引起靶细胞的损伤。不同于 Ⅰ 型超敏反应中的抗原与已存在于细胞表面的 IgE 结合，Ⅱ 型超敏反应是血液循环中游离抗体与细胞表面抗原的结合。Ⅱ 型超敏反应很少与外源性抗原有关，通常是由于产生了针对自身成分的自身抗体或涉及与自身抗原有交叉的微生物抗原。导致 Ⅱ 型超敏反应发生的靶细胞表面抗原主要有：①细胞固有抗原，为正常存在于细胞表面的同种异型抗原如 ABO 血型抗原、Rh 抗原和 HLA 抗原；②吸附在自身组织细胞上的药物抗原表位或抗原-抗体复合物，以及感染和理化因素所致变性的自身抗原；③某些病原微生物与宿主细胞蛋白之间具有的共同抗原，如链球菌的多种蛋白与人肾小球基底膜、心肌瓣膜上的某些蛋白；④其他物种来源的热休克蛋白（heat shock protein，HSP）与人 HSP 存在相似抗原决定簇。

231. 为什么 Ⅱ 型超敏反应会导致靶细胞裂解或功能异常

答：介导 Ⅱ 型超敏反应的抗体主要是 IgG（IgG1、IgG2 或 IgG3）和 IgM，少数为 IgA。抗体与靶细胞膜上的抗原表位结合，通过激活补体或抗体依赖性细胞介导的细胞毒作用（antibody-dependent cell-mediated cytotoxicity，ADCC）杀伤靶细胞或调理作用吞噬靶细胞，并影响靶细胞功能。具体机制为：

（1）补体介导的细胞溶解：IgG 或 IgM 类抗体与靶细胞表面抗原结合后，可通过经典途径激活补体，在靶细胞膜表面形成膜攻击复合体，引起靶细胞的溶解死亡。

（2）ADCC：IgG 与靶细胞特异性结合后，其 Fc 段可与 NK 细胞、单核-巨噬细胞、中性粒细胞上的 Fc 受体结合，通过 ADCC 杀伤靶细胞。

（3）免疫调理作用：抗体 Fab 段与靶细胞上的抗原结合后，Fc 段可与吞噬细胞上的 Fc 受体结合发挥抗体的调理作用，促进吞噬细胞吞噬破坏靶细胞；补体激活产生的 C3b 可与吞噬细胞表面的 C3b 受体结合，发挥补体的调理作用，促进吞噬细胞破坏靶细胞。

（4）刺激或抑制靶细胞功能：机体产生的抗体与正常细胞表面的受体或其他蛋白结合，从而影响这些受体和蛋白发挥正常的生理功能。

232. 为什么会发生 Ⅲ 型超敏反应

答：Ⅲ 型超敏反应又称免疫复合物型或血管炎型超敏反应。抗体与相应可溶性抗原特异性结合形成抗原抗体复合物（免疫复合物），并在一定条件下沉积在肾小球基底膜、血管壁、皮肤或滑膜等组织中。免疫复合物能够活化补体经典途径，该过程中释放的补体成分 C3a、C5a 可刺激肥大细胞和嗜碱性粒细胞释放血管活性胺，如组胺、5-羟色胺及趋化因子等，引起局部炎症反应。此外，C5a 还可募集中性粒细胞至局部，释放溶酶体，引起组织损伤和进一步的炎症反应。免疫复合物还可借助 Fc 受体直接作用于嗜碱性粒细胞和血小板，促进两者释放血管活性胺，导致血管通透性增高，加重复合物在血管壁上的沉积。引起Ⅲ型超敏反应的抗原种类很多，包括：①微生物及其代谢产物；②吸入的动、植物抗原；③自身抗原如类风湿关节炎时的变性 IgG；④大剂量应用的生物制剂如抗毒素血清及长期服用的药物等。

233. 为什么只有中等大小的免疫复合物可引起Ⅲ型超敏反应

答：Ⅲ型超敏反应的发生主要是由于免疫复合物沉积于组织内，并激活补体而引起以充血水肿、局部坏死和中性粒细胞浸润为特征的炎症反应和组织损伤。由于较小的免疫复合物（沉降系数<6.6S，相对分子质量<500 000）可从肾小球滤过而排出或维持在血液中循环，不易发生沉积；大的免疫复合物（沉降系数>19S，相对分子质量>1 000 000）可被肝、脾和骨髓中的单个核吞噬细胞捕获并清除，因此，只有中等大小的可溶性免疫复合物（沉降系数为 8.8～19S，相对分子质量为 500 000～1 000 000）才能在局部滞留而沉积并活化补体系统，从而引起Ⅲ型超敏反应的发生。Ⅲ型超敏反应主要好发于血管、肾脏、肺部、皮肤和关节等处。

234. 为什么中等大小的可溶性免疫复合物会在体内沉积

答：中等大小可溶性免疫复合物的沉积与下列因素有关：

（1）局部解剖学与血流动力学因素：由于肾小球基底膜、关节滑膜、心肌等这些部位的毛细血管迂回曲折，血流缓慢，容易形成漩涡，同时毛细血管内压较高（约为其他部位毛细血管内压的 4 倍）。因此中等大小可溶性免疫复合物易于沉积并嵌入这些毛细血管内皮细胞的间隙中。

（2）毛细血管通透性改变：一方面，中等大小可溶性免疫复合物激活补体后释放的 C3a 和 C5a 可使肥大细胞、嗜碱性粒细胞释放组胺等血管活性介质；另一方面，中等大小可溶性免疫复合物还可通过与血小板表面的 IgG Fc 受体结合使血小板活化，释放组胺等血管活性物质。这些血管活性介质使毛细血管通透性增加，内皮间隙加大，进一步促进中等大小可溶性免疫复合物沉积和嵌入。

（3）机体清除免疫复合物能力：机体清除免疫复合物的能力降低如吞噬细胞功能降低、补体功能障碍或补体缺陷等，易导致免疫复合物沉积于组织中。

235. 为什么免疫复合物对特定的组织有较高的亲和力

答：局部高血压解释了某些器官中复合物趋于发生沉积，但无法解释为什么在某些疾病中免疫复合物对特定的组织有较高的亲和力而引起该器官的损伤，如系统性红斑狼疮患者的肾脏是特异的靶器官，但类风湿关节炎尽管存在循环免疫复合物，肾脏却常免受其害，而关节成了主要的靶器官。这可能是由于免疫复合物中的抗原具有器官特异性。给小鼠注射内毒素引起其细胞损伤和 DNA 释放，后者可与正常的肾小球基底膜结合。经 B 细胞多克隆活化产生的抗 DNA 抗体，与已固定的 DNA 结合导致局部免疫复合物的形成。另外，免疫复合物对特定的组织有较高的亲和力可能与这些组织中抗原和抗体电荷特性有关。例如，带正电荷的抗原和抗体更容易沉积于带负电荷的肾小球基底膜。此外，含糖蛋白抗原的糖基化程度也会影响所形成的免疫复合物的组织定位而使其表现出对特定组织较高的亲和力。

236. 为什么Ⅳ型超敏反应的临床症状发生较迟

答：Ⅳ型超敏反应是由效应 T 细胞与相应抗原作用后引起的以单个核细胞浸润和组织细胞损伤为主要特征的炎症反应。引起Ⅳ型超敏反应的抗原主要有细胞内寄生菌（如结核分枝杆菌）、寄生虫、某些病毒和化学药物等。这些抗原物质经体内抗原提呈细胞（antigen presenting cell，APC）加工处理后表达于 APC 表面，使具有相应抗原受体的 CD4$^+$辅助性 T 细胞（helper T cell，Th cell）细胞和 CD8$^+$细胞毒性 T 淋巴细胞（cytotoxic T lymphocyte，CTL）活化产生效应 T 细胞，有些则分化为记忆 T 细胞。当记忆 T 细胞再次与相应抗原接触时，可迅速增殖、分化为效应 T 细胞，并释放一系列细胞因子和（或）细胞毒介质，继而引起炎症反应。CD4$^+$Th 效应细胞可释放白细胞介素（interleukin，IL）-2、干扰素（interferon，IFN）-γ、肿瘤坏死因子（tumor necrosis factor，TNF）-α、IL-3、粒细胞-巨噬细胞集落刺激因子（granulocyte-macrophage colony stimulating factor，GM-CSF）和单核细胞趋化蛋白（monocyte chemoattractant protein，MCP）-1 等，这些细胞因子能吸引单核细胞及淋巴细胞浸润至炎症部位，产生以单核细胞和淋巴细胞浸润为主的炎症反应。CD8$^+$CTL 细胞与靶细胞表面相应抗原结合后，释放穿孔素和颗粒酶，可直接导致靶细胞溶解破坏。另外，CD8$^+$CTL 细胞活化后，还能通过表达更多的 Fas 配体或通过分泌大量的 TNF-α 来诱导靶细胞凋亡。由于机体受同种抗原再次刺激后通常需 24～72 小时方可出现炎症反应，临床症状出现较慢，因此Ⅳ型超敏反应又称迟发型超敏反应（delayed hypersensitivity）。

237. 为什么过敏反应与超敏反应不能通用

答：由于过敏反应和超敏反应不是一个完全相同的概念，因此不能混为一谈。超敏反应是指机体受到抗原持续刺激或再次受到相同抗原刺激后产生的以机体损伤或功能紊乱为特征的免疫应答，包括四型：①Ⅰ型超敏反应：速发型（IgE 介导）；②Ⅱ型超敏反应：细胞毒型（IgG 和 IgM 介导）；③Ⅲ型超敏反应：免疫复合物（IgG 和 IgM 参与）介导的反应；④Ⅳ型超敏反应：迟发型（T 细胞介导）。过敏反应特指Ⅰ型超敏反应，亦称 IgE 介导的速发型超敏反应。诱发Ⅰ型超敏反应的抗原又称过敏原或变应原，这些物质如花粉、食物、尘螨、真菌等对大多数人来说不是病原体而是无害的环境物质，它们刺激少数过敏者产生特异性 IgE 抗体，从而使机体致敏，当相同抗原再次进入机体时，就会引发一系列的机体损伤。

238. 为什么同一抗原可引起多种超敏反应

答：由于抗原进入机体的途径及在体内的存在方式等具有多样性，因此，同一种抗原可引起多种类型的超敏反应。典型的例子是药物，如青霉素的降解产物与组织蛋白结合可刺激机体产生特异性 IgE 抗体而使机体致敏，当青霉素再次进入机体时可引起过敏性休克（Ⅰ型超敏反应）；青霉素抗原表位能与血细胞膜蛋白或血浆蛋白结合获得免疫源性，从而刺激机体产生药物抗原表位特异性抗体，这种抗体与药物结合的红细胞、粒细胞或血小板等作用，可引起药物性溶血性贫血、粒细胞减少和血小板减少性紫癜等（Ⅱ型超敏反应）；

青霉素与血清蛋白质结合可引起类似血清病样的反应（Ⅲ型超敏反应）；而局部应用青霉素油膏，由于青霉素抗原表位与表皮细胞角质蛋白结合形成完全抗原，可刺激机体产生Ⅳ型超敏反应。由此可见，超敏反应在临床上的实际情况是非常复杂的，并且因大多免疫应答体液免疫和细胞免疫均有参与，超敏反应常可两种或三种反应同时存在。

（罗清琼　陈　黎　卫蓓文）

第二节　Ⅰ型超敏反应检验

239. 为什么会发生荨麻疹

答：荨麻疹是一种常见的由各种因素导致的皮肤黏膜血管暂时性炎性充血与大量液体渗出，以全身性、瘙痒性隆起的红斑为重要表现。至少15%的人在一生中可能出现过荨麻疹。荨麻疹可于数分钟或数小时内出现并消失，也可以持续存在12～24小时。荨麻疹是一种症状而并非疾病，本质上是由速发型超敏反应引起，肥大细胞在其发生中起着重要作用。当过敏发生时，存在于组织中的肥大细胞及周围血液中的嗜碱性粒细胞被激活，迅速释放组胺而引起局部荨麻疹样风团和深部组织血管性水肿。肥大细胞被激活数小时后还可引起嗜酸性和嗜碱性粒细胞、淋巴细胞等多种炎症细胞在局部组织聚集，这也是单纯使用抗组胺药物可能无效的原因。引起荨麻疹的抗原因素通常有：①食物以鱼、虾、螃蟹、蛋类和牛奶等最为常见，其次是香料和调味品；②药物如青霉素、磺胺类、阿司匹林、阿托品等；③物理因素如冷、热、日光、摩擦等；④动物及植物因素，如昆虫叮咬、花粉吸入、羽毛和皮屑等。

240. 为什么青霉素药物注射前必须做皮肤试验

答：青霉素类药物的降解产物青霉噻唑醛酸和青霉烯酸与组织蛋白质结合后可刺激机体产生特异性抗体IgE，使机体致敏。当青霉素类药物再次进入机体即可发生过敏反应。过敏反应包括皮疹、荨麻疹、皮炎、发热、血管神经性水肿、哮喘、过敏性休克等，其中以过敏性休克最为严重，甚至可导致死亡。大部分青霉素药物过敏发生于肠道外给药，口服引起过敏反应较少见。为了防止过敏反应的发生，特别是严重过敏反应的发生，规定青霉素药物在注射使用前必须做皮肤敏感试验，皮试试验阴性者药物可以给患者使用，皮试试验阳性者则禁止使用。

241. 为什么会发生过敏性哮喘

答：当易感者吸入花粉、尘螨、真菌、动物毛屑以及呼吸道病原菌感染等时，可引起易感者支气管肿胀、黏液分泌增多，而且气管管壁肌肉也会收缩，使得管腔变窄，呼吸困难，出现急性哮喘症状。过敏性哮喘是常见的Ⅰ型超敏反应，易感者在初次吸入花粉、尘螨、真菌、动物毛屑等以及感染呼吸道病原菌后可产生特异性IgE抗体，这些抗体与呼吸道黏膜下肥大细胞和嗜碱性粒细胞结合而使其致敏，当机体再次接触致敏因素时即可引起致敏细胞迅速脱颗粒，同时释放白三烯、组胺、前列腺素、类胰蛋白酶、细胞因子等，从而引发哮喘症状。

242. 为什么吃花生会引起过敏反应

答：食物过敏也称为食物变态反应（food allergy），是指易感者由于进食某种食物或食品添加剂等引起的消化系统内或全身性的变态反应。吃花生引起的过敏反应，是指易感者对花生中的某些成分能产生特异性 IgE 抗体，这些抗体能与肥大细胞及嗜碱性粒细胞上的高亲和性受体结合而使其处于致敏状态，当机体再次接触花生时，致敏细胞发生迅速的脱颗粒反应并释放组胺、前列腺素、白三烯等生物活性介质，进而引起血管扩张、平滑肌收缩、腺体分泌增加等，从而导致血压降低、面部水肿、口腔溃疡、皮肤风团疹，严重时可发生急性喉头水肿，导致窒息而危及生命。因食用花生导致的过敏反应也是 I 型超敏反应的一种。

243. 为什么吃螃蟹会导致易感者皮肤红疹

答：某些易感者吃螃蟹后发生皮肤红疹也是食物过敏反应的一种，也属于 I 型超敏反应。螃蟹富含蛋白质，易感者初次进食螃蟹后能对其中的某些蛋白成分产生特异性 IgE 抗体，这些抗体能与机体内肥大细胞及嗜碱性粒细胞上的高亲和性受体结合而使其处于致敏状态，当机体再次食用螃蟹后，致敏细胞发生迅速的脱颗粒反应并释放组胺、前列腺素、白三烯等生物活性介质，进而引起血管扩张、平滑肌收缩、腺体分泌增加等，轻则引起皮肤红疹瘙痒难耐，重则哮喘、喉头水肿，吞咽呼吸困难，甚至产生过敏性休克。对于一些过敏体质的人群，蟹肉会诱发并加剧人体的过敏反应。因此，对螃蟹有过敏史，或有荨麻疹、过敏性哮喘、过敏性皮炎的人，最好不要吃螃蟹。

244. 为什么大剂量青霉素治疗时会出现过敏性休克反应

答：大剂量青霉素治疗梅毒、钩端螺旋体病时会出现高热、寒战、血压下降、心律不齐和呼吸加快等休克反应，此反应称为赫克斯海默反应（Herxheimer reaction），简称赫氏反应。赫氏反应的诱发原因是由于大剂量药物对梅毒、钩端螺旋体的杀灭作用太强，导致梅毒、钩端螺旋体大量死亡。大量有害物质，如异体蛋白、磷脂等从死亡的梅毒、钩端螺旋体内溢出而引发机体内部的超敏反应造成机体不适。此种反应最主要涉及 I 型速发型超敏反应。这些有害物质在未用药之前刺激浆细胞产生的特异性 IgE 抗体吸附在肥大细胞和嗜碱性粒细胞上使机体致敏。当大量异种蛋白抗原再次刺激，I 型超敏反应就进入发敏阶段，靶细胞脱颗粒及膜活化，释放和产生生物活性介质，对效应器官作用：使小静脉和毛细血管扩张，通透性增强，刺激支气管胃肠道平滑肌收缩，促进腺体黏膜分泌。在临床上表现出血压下降、呼吸加快、寒战等过敏性休克反应。

245. 为什么儿童在接种疫苗后会发生严重的过敏反应

答：由于疫苗所含的成分比较复杂，除了抗原物质外，还有病毒赖以生长的细胞（如鸡胚或鼠脑细胞等）、防腐剂、稳定剂、微量抗生素、佐剂和一些未知成分。儿童可能对其中任何成分过敏。如对青霉素严重过敏的孩子，可能对在病毒培养过程中加有微量青霉素的疫苗出现反应；有些疫苗是在鸡胚中培养的，含有少量鸡蛋成分，可成为对鸡蛋严重过敏的孩子的致敏原；许多疫苗含有牛奶成分，可成为对牛奶高度敏感孩子的致敏原。因此，在接种疫苗后的 1~2 小时甚至几分钟内，有些儿童会发生窒息、支气管哮喘甚至过敏性休克等症状。所以，在接种疫苗后一般建议观察至少半小时，一旦孩子出现异常时立即就医。

246. 为什么要区分乳糖不耐受和牛奶过敏所致的腹泻

答：牛奶营养丰富，但有些人一喝牛奶就容易腹泻，这是因为对牛奶中的乳糖不吸收所致，也称乳糖不耐受。乳糖不耐受简单来说就是乳糖在小肠内无法被分解吸收，导致乳糖进入大肠，导致肠内渗透压高，水分无法吸收，从而发生腹泻，其原理有点类似于泻药。对于喝了牛奶就腹泻、腹胀或肚子不舒服的人，一般都是因为缺乏一种叫乳糖酶的消化酶。喝进去的牛奶有大量乳糖，而他们没有乳糖酶，乳糖无法被分解吸收，大量未经消化的乳糖到达肠道。肠道内的一些细菌利用乳糖发酵，产生大量气体，则会导致腹胀、腹泻和排气等症状。乳糖不耐受轻者腹胀，重者喝完牛奶没多久就要跑厕所。很多人认为喝牛奶导致腹泻是对牛奶过敏所致，其实不然。牛奶过敏属于食物超敏反应性疾病的一种，除伴随消化道症状如腹痛、腹泻、呕吐外，往往还有皮肤黏膜及呼吸系统症状。出现牛奶过敏症状时（尤其是儿童）需及时就诊，而乳糖不耐受常可自愈。

247. 为什么说哮喘的发生与遗传有密切关系

答：大量研究证实哮喘具有明显的家族性遗传倾向，与哮喘患者有血缘关系的各级亲属中患有包括哮喘在内的超敏反应性疾病，可增加哮喘的发生概率，通常一级亲属>二级亲属>三级亲属。此外，同卵双生双胞胎共同发生哮喘的概率高于异卵双生双胞胎。对具有高哮喘发生率（约30%）人群的基因组研究显示，第 11 号染色体上表皮特异性转录因子-2 和表皮特异性转录因子-3 编码基因与哮喘的发生密切相关。第 20 号染色体上的解整合素金属蛋白酶-33 基因也与哮喘有关。解整合素金属蛋白酶-33 属于金属蛋白水解酶的一种，其活性部位发挥作用依赖于锌原子，主要在肺成纤维细胞和支气管平滑肌细胞表达。第 5 号染色体的钙黏蛋白超家族成员钙黏蛋白-1 基因与气道高反应性相关。钙黏蛋白-1 主要在肺组织中表达，尤其是支气管上皮细胞。另外，染色体 2q33 上某些单核苷酸多态性（single nucleotide polymorphism，SNP）位点与哮喘人群的总血浆 IgE 水平和支气管高反应性间也存在明显的相关性。

248. 为什么要对疑似Ⅰ型超敏反应性疾病患者进行皮肤试验

答：对于Ⅰ型超敏反应性疾病患者，寻找出引起疾病的过敏原，避免再次接触过敏原是防止该疾病再次发生的重要手段。皮肤试验可用于因吸入性过敏原、食物、昆虫毒素及青霉素等引起的速发型超敏反应的诊断。过敏原皮肤试验常简称为皮试，即在皮肤上进行体内免疫学试验，该试验操作简便且实用。其原理是将一种可疑又无害的过敏原注入机体皮肤，经过一定时间观察皮肤反应，从而判断该物质对测试者是否可引起超敏反应。当变应原通过皮肤挑刺、划痕、皮内注射等方法进入致敏者皮内，与吸附在肥大细胞和（或）嗜碱性粒细胞上的特异 IgE 高变区结合，导致肥大细胞或嗜碱性粒细胞脱颗粒，释放生物活性介质。在 20 ~ 30 分钟内局部皮肤出现红晕、红斑、风团以及瘙痒感，数小时后消失。出现此现象者判断为皮试阳性，未出现红晕、红斑、风团者为阴性，即对该变应原不过敏。皮试阳性反应有助于提高患者治疗的依从性。

249. 为什么皮内试验可检测Ⅰ型超敏反应性疾病

答：皮内试验是超敏反应皮肤试验的方法之一。Ⅰ型超敏反应的皮内试验（intradermal test）方法是皮肤消毒后，用1ml注射器将过敏原提取液注入皮内，注入量一般为0.01~0.02ml或使皮肤形成直径为2~3mm的皮丘。注射部位多选择前臂内侧皮肤，操作时应注意勿使注入部位出血或将液体注入皮下。如同时做数种过敏原皮试时，两种皮试过敏原的间距应为2.5~5cm（高度可疑的过敏原应选择间隔5cm）。以注射后15~25分钟观察有无风团和红晕反应，以风团和红晕的直径判定结果。过敏原注射后应严密观察，一旦发生严重反应，应及时处理。为了准确估计患者皮肤的反应性，排除干扰因素，皮试时应以阳性和阴性对照液作比较。阳性对照液常用盐酸组织胺，阴性对照液一般用过敏原稀释保存液或生理盐水。阳性对照液注射处应呈阳性反应，阴性对照处呈阴性结果，则该过敏原试验结果可信。Ⅰ型超敏反应的皮内试验有助于寻找出引起疾病的过敏原，避免再次接触而发病。

250. 为什么点刺试验可检测Ⅰ型超敏反应性疾病

答：点刺试验（prick test）又称挑刺试验，也是超敏反应皮肤试验的方法之一，原理与皮内试验相同，主要用于检测Ⅰ型超敏反应。试验时将抗原或对照液滴于前臂内侧皮肤上，再用本卡针或25、26号针头与皮肤呈45°角进针点刺，避免出血，1分钟后拭去抗原液，15分钟后观察结果。如同时试验多种抗原，要避免不同的抗原液交叉污染，以免出现假阳性。点刺试验较皮内试验安全，假阳性较少，但敏感性较皮内试验低。通过点刺试验有助于寻找出引起Ⅰ型超敏反应性疾病的过敏原，避免再次接触而发病。

251. 为什么皮肤试验阳性但不发生过敏

答：皮试反应可出现与临床实际不符的情况，患者皮肤试验阳性但没有发生过敏的原因可能有：①过敏原稀释液偏酸或偏碱；②抗原变质或污染；③患者有皮肤划痕症。因此，为了保证皮肤试验的可靠性和重复性，质量控制是必需的。在可能的情况下，过敏原提取液的组成和浓度应做到标准化，并且应保存得当，避免变质或污染。皮肤划痕症也称人工性荨麻疹，多发于过敏性体质的人，其发生原因多由于皮肤受外界物理性刺激后发生变态反应，使肥大细胞释放出组织胺类的生物活性物质，引起皮肤毛细血管扩张，通透性增强，使血浆、组织液渗透到真皮层而致。患这种皮肤划痕症的人经常无缘无故地感到皮肤发痒，但不像一般常见的荨麻疹那样出现全身风疹块，而是当皮肤用指甲或其他钝物划过后，局部先出现一道道红斑风团，随即风团水肿高出皮肤，并在红斑风团的边缘出现红晕现象，其形状很像皮肤被皮鞭抽打后留下的痕迹一样。因此，皮肤划痕症者在做皮肤试验时也容易出现假阳性。

252. 为什么服用抗过敏药物后不宜进行皮肤试验

答：体内实验属于生物测定的范畴，除了易受操作者技术熟练程度、试剂的影响外，受抗过敏药物的影响也较大，尤其是抗组胺药。组胺是造成Ⅰ型超敏反应临床症状的重要生物活性物质，可引起痒、打喷嚏、流涕等现象。此外，组胺也可使血管扩张因而产生局部水肿，使肺的气管平滑肌收缩引起呼吸道狭窄进而呼吸困难。抗组胺的药物可抑制致敏活性细胞、肥大细胞或嗜碱性粒细胞的过敏介质释放，对抗组胺所致的各种症状，但同时也会造成皮肤试验假阴性结果。因此，为了避免皮肤反应被抑制，皮肤试验前应停止服用抗组胺药物。大多数第一代抗组胺药物需在实验前 72 小时内停用，羟嗪类药物至少需要停用 96 小时，第二代抗组胺药物则需停用至少 1 周。另外，在 1 天内服用过 H_2 受体拮抗剂的患者皮肤反应会受到轻微抑制，但一般不影响试验的正常进行。短期口服皮质激素对皮肤试验没有影响，但是长期、大剂量服用会使组织内巨噬细胞数量减少，从而部分抑制皮肤的反应性。

253. 为什么哮喘急性发作期间不宜进行皮肤试验

答：用于诊断超敏反应的皮肤试验，包括皮内试验和点刺试验并非绝对安全。由于超敏反应患者的靶器官存在高反应性，医务人员应严格掌握适应证，仔细询问病史，以免诱发反应或加重病情。在过敏性哮喘急性发作期间，患者体内仍有大量结合了特异性 IgE 的致敏肥大细胞和嗜碱性粒细胞，此时若进行皮肤试验，少量注射的变应原亦可以引起致敏细胞迅速脱颗粒而释放组胺，白三烯和其他活性介质，从而加重哮喘症状，给患者带来生命危险。

254. 为什么哮喘患者要进行激发试验

答：支气管激发试验是用某种刺激物质使支气管平滑肌收缩，再用肺功能做指标，判定支气管狭窄的程度，从而测定气道高反应性。根据激发剂的不同，常用的可分为药物试验、运动试验、蒸馏水或高渗盐水激发试验、特异性支气管激发试验等。支气管受到药物刺激后，平滑肌痉挛，支气管口径变窄。因直接测定支气管的口径比较困难，通常是以某些肺功能指标在刺激前后的变化来间接反映支气管口径的变化。最常用的肺功能指标为：用力呼气肺活量（FEV）、最大呼气流量（PEF）、肺总阻力（RI）与气道传导率（sGaw）。通常将 FEV1 下降 20%，或 RI 值升高至起始阻力 2 倍时作为判断的临界点。此试验可协助哮喘的诊断及为哮喘治疗提供参考指标。支气管反应性常与哮喘的轻重程度相平行。反应性轻者表明可减少用药，重者表示要积极治疗。哮喘患者经长期治疗，支气管反应性正常后，即意味着哮喘得以控制，因此将测定支气管反应性作为随访的手段甚为重要。另外，支气管反应性的改变常作为判断药物疗效的指标。

255. 为什么过敏性哮喘患者血清 IL-4 和 IL-5 水平升高

答：在 I 型超敏反应中，CD4$^+$Th 活化对于 IgE 的产生至关重要。首先，变应原通过皮肤表面进入机体后，被抗原提呈细胞之一的树突状细胞所捕获，转运到引流淋巴结内进行加工，并将形成的肽段提呈到细胞表面供 CD4$^+$Th 细胞识别。CD4$^+$Th 细胞识别抗原，继而活化并分化为 Th2 细胞。而 Th2 细胞可分泌多种细胞因子，其中 IL-4 能够促进 IgE 抗体的类别转换，IL-5 可以活化嗜酸性粒细胞，IL-13 能刺激气道上皮细胞分泌更多的黏液。与正常人相比，过敏体质的人群往往在外周血液循环中含有更多的变应原特异性 Th2 细胞，并且这类 Th2 细胞产生 IL-4、IL-5 等细胞因子的能力也要高于正常个体。因此，在过敏性哮喘发作时能检测到患者血清 IL-4 和 IL-5 水平升高。

256. 为什么Ⅰ型超敏反应患者组胺水平会升高

答：组胺是肥大细胞和嗜碱性粒细胞内颗粒中的重要活性物质。在Ⅰ型超敏反应中，相同变应原再次进入机体，与致敏的肥大细胞和嗜碱性粒细胞表面相邻的两个或两个以上IgE分子结合，从而使膜表面Fc εR1交联。由于相邻分子的IgE在变应原的"桥联"作用下，通过IgE的Fc受体的γ链C端的免疫受体酪氨酸活化基序的磷酸化作用，使胞内酪氨酸激酶（PTK）活化。PTK的活化促使胞内Ca^{2+}浓度升高，最终使胞质肌球蛋白磷酸化，导致脱颗粒，释放组胺等生物活性介质。因此，发生Ⅰ型超敏反应时，可以检测到患者组胺水平升高。

257. 为什么过敏性鼻炎患者需进行细胞学检查

答：过敏性鼻炎的实验室检查包括过敏性皮肤试验、特异性IgE检测、外周血嗜酸性粒细胞计数、外周血白细胞计数和分类等。但根据以上信息不足以作出诊断时，可进行鼻黏膜刮片细胞学检查。鼻腔分泌物中见嗜酸性粒细胞明显增多（每个高倍视野中可见5个以上的嗜酸性粒细胞）可作为过敏性鼻炎诊断的有力依据。但需注意的是嗜酸性粒细胞增多并不一定是过敏性鼻炎，因为嗜酸性粒细胞增多也可见于嗜酸性粒细胞增多型的非过敏性鼻炎。反之，当见到大量中性粒细胞但无嗜酸性粒细胞时，常提示上呼吸道病毒性感染或为细菌性鼻窦炎。

258. 为什么疑似Ⅰ型超敏反应性疾病患者需检测血清总IgE

答：Ⅰ型超敏反应是由IgE介导的反应。IgE又被称为反应素或亲细胞抗体IgE，可通过其Fc段与肥大细胞和嗜碱性粒细胞表面相应的Fc受体结合，使机体处于致敏状态。当同一过敏原再次进入机体时，可与致敏靶细胞上的IgE抗体Fab段特异性受体结合，导致细胞脱颗粒，释放多种生物活性物质，引发Ⅰ型超敏反应（哮喘、过敏性肠炎、过敏性皮炎等）。正常人血清中IgE含量极微，正常成人血清IgE含量为20～200IU/ml（1IU = 2.4ng/ml），而在过敏患者血清中含量增高。IgE检测包括血清中总IgE（total IgE，tIgE）及特异性IgE（specific IgE，sIgE）检测，前者作为初筛试验，而后者可用于确定特异性过敏原。总IgE升高常见于Ⅰ型超敏反应性疾病（如过敏性哮喘、过敏性肠炎、花粉症、变应性皮炎和荨麻疹等），也见于寄生虫感染、IgE型骨髓瘤、高IgE血症、系统性红斑狼疮和胶原病等非超敏反应性疾病。总IgE减低可见于原发性无丙种球蛋白血症、肿瘤及免疫抑制剂治疗后等。因此，对疑似Ⅰ型超敏反应性疾病患者进行血清总IgE检测可作为一种初筛手段，以鉴别超敏与非超敏反应性疾病。

259. 为什么疑似Ⅰ型超敏反应性疾病患者需检测血清特异性IgE

答：由于血清总IgE水平是针对各种抗原的IgE总和，其升高也可见于一些非超敏反应性疾病如寄生虫感染、IgE型骨髓瘤等。因此，仅以血清总IgE量的高低难以确诊Ⅰ型超敏反应疾病。特异性IgE是指能与某种过敏原特异性结合的IgE，过敏患者血清中存在着具有过敏原特异性IgE。如对牛奶过敏者则有针对牛奶过敏原的IgE；对蒿草花粉过敏者，则有针对该花粉的IgE，该抗体只能与该过敏原特异性结合。所以，特异性IgE的检测是寻找和确定患者对何种变应原致敏的最可靠的方法，目前普遍采用的是标记免疫分析技术，是将变应原通过硝酸纤维薄膜或聚苯乙烯等固相载体的吸附，再利用各种标记免疫分析法定性或定量检测特异性 IgE，阳性或含量增高对 I 型超敏反应疾病的诊断有重要价值。

260. 为什么疑似消化道过敏反应患者需检测食物特异性 IgG

答：很多孩子出生后（或者添加辅食后），由于表现出对某些食物不适应，出现湿疹、红斑、皮肤瘙痒以及不同程度的腹痛、便秘、腹泻及腹部饱胀等肠易激综合征而被怀疑是过敏体质，导致其日常饮食上对可疑食品退避三舍，长久单调的食谱引起孩子的营养不良进而影响其生长发育。其实这些孩子并非一定是对某种食物过敏，而有可能是与过敏同为变态反应性疾病、发病机制并不相同的"食物不耐受"。目前，普遍认为食物不耐受是因为机体缺乏一些特殊的酶致使某些食物无法被完全消化，而以多肽或其他分子形式进入肠道，并被机体免疫系统作为外来物质识别，继而发生免疫应答，最终产生食物特异性 IgG。食物不耐受的患者可以出现与过敏相同的一些症状，在临床上难以区分，营养学家曾对 2567 个怀疑有食物不耐受的人调查发现：其中 44% 的人出现慢性腹泻、腹痛、溃疡、消化不良；16% 的人皮肤出现皮疹、红斑、皮肤瘙痒；12% 的人有偏头痛、失眠；10% 的人患哮喘；7% 的人出现肌肉骨骼症状关节痛。因此，在怀疑消化道过敏反应患者的诊断中通过检测食物特异性 IgG，可以判断人体是否食物不耐受，从而找出疾病的真正原因。消化道过敏与 IgE 有关，食物不耐受与 IgG 相关。前者发病来得快，症状明显，属于急性病，在日常生活中容易引起人们的关注，在临床通常以药物治疗为主；后者症状比较隐蔽，属于慢性病，在平时人们通常认识不到它的存在，因此被称为人体健康的隐性"杀手"，在临床通常以调整饮食治疗为主。

261. 为什么疑似超敏反应性疾病患者需进行嗜酸性粒细胞计数

答：嗜酸性粒细胞是白细胞的一种，细胞呈圆形，直径 $13 \sim 15 \mu m$。胞质内充满粗大、整齐、均匀、紧密排列的砖红色或鲜红色嗜酸性颗粒，折光性强，颗粒内含有过氧化物酶和酸性磷酸酶，嗜酸性粒细胞容易破碎，颗粒可分散于细胞周围。嗜酸性粒细胞占白细胞总数的 $0.5\% \sim 5\%$；其绝对值为 $(0.05 \sim 0.5) \times 10^9/L$。外周血嗜酸性粒细胞计数对超敏反应疾病的诊断有一定价值，如支气管哮喘、荨麻疹、血管神经性水肿、花粉症、食物过敏、过敏性肺炎等嗜酸性粒细胞均有中度增多。个别支气管哮喘患者的嗜酸性粒细胞可增高，达白细胞分类的 20%。此外需注意某些寄生虫病、传染病及慢性粒细胞白血病、罕见的嗜酸性粒细胞白血病和某些恶性肿瘤等，嗜酸性粒细胞也会增多。

262. 为什么嗜酸性粒细胞阳离子蛋白测定可以辅助诊断 I 型超敏反应

答：嗜酸性粒细胞颗粒中含有主要碱性蛋白（major basic protein，MBP）、嗜酸性粒细胞阳离子蛋白（eosinophil cationic protein，ECP）、酸球神经毒素（eosinophil-derived neurotoxin，EDN）及酸球过氧化物酶（eosinophil peroxidase，EPO）等毒性蛋白。在 I 型超敏反应中，活化的嗜酸性粒细胞一方面释放组胺酶以灭活组织胺、释放芳基硫酸酯酶灭活白三烯、释放磷酯酶 D 灭活血小板激活因子、释放前列腺素抑制嗜碱性粒细胞脱颗粒；另一方面还可吞噬肥大细胞及嗜碱性粒细胞释放的颗粒及抗原-

抗体复合物，尤其是 IgE 免疫复合物，从而反馈抑制 I 型变态反应加剧。但同时，活化的嗜酸性粒细胞脱颗粒亦能释放 MBP、ECP、EDN 和 EPO 等，从而对气道组织上皮细胞造成毒性损伤和脱落，继而引起气道高反应性。正常参考值在 $4 \sim 7 \mu g/L$，在 I 型超敏反应疾病患者体液（血清、痰、鼻涕等）和支气管黏膜活检中可见 ECP 含量明显升高，且 ECP 与活化的嗜酸性粒细胞的水平相关，并与病情的严重程度呈正相关。因此，ECP 的测定可以辅助诊断 I 型超敏反应并监测和指导抗炎治疗。

263. 为什么疑似超敏反应性疾病患者需进行嗜碱性粒细胞计数

答：嗜碱性粒细胞呈圆形，直径 $10 \sim 14 \mu m$，胞核分叶不清楚，胞质内含形状不规则、大小不等的嗜碱性颗粒，用甲苯胺蓝染色，颗粒由蓝变紫，称为异染性，大颗粒直径可达 $1.2 \mu m$，易溶于水。电子显微镜下，颗粒内含物电子密度较高。嗜碱性粒细胞颗粒内含有组胺、肝素和过敏性慢反应物质等。肝素有抗凝血作用，组胺可改变毛细血管的通透性。过敏性慢反应物质是一种脂类分子，能引起平滑肌收缩。机体发生过敏反应与这些物质有关。嗜碱性粒细胞在结缔组织和黏膜上皮内时，称肥大细胞，其结构和功能与嗜碱性粒细胞相似。嗜碱性粒细胞占白细胞总数的 $0 \sim 1\%$，绝对值为 $(0 \sim 0.1) \times 10^9/L$。由于嗜碱性粒细胞在体外对变应原的敏感性和机体过敏反应的严重性呈平行关系，为此，外周血嗜碱性粒细胞计数对超敏反应疾病的诊断有一定价值。但需注意嗜碱性粒细胞增多还可见于慢性粒细胞白血病、慢性溶血性贫血、脾切除后，也可见于结核、鼻窦炎、水痘等。

264. 为什么嗜碱性粒细胞脱颗粒试验受试者应停用糖皮质激素

答：肾上腺皮质分泌糖皮质激素，糖皮质激素是变态反应性炎症疾病治疗中最有效的一类激素。糖皮质激素能抑制与过敏性炎症有关的细胞数目和功能，并减少细胞上相关的受体数目。这些细胞包括巨噬细胞、辅助性 T 细胞、嗜酸性粒细胞、嗜碱性粒细胞和气道上皮细胞。糖皮质激素抑制炎症细胞的反流、激活和黏附，影响细胞因子的基因表达，使得局部嗜碱粒性细胞数目减少，能抑制嗜碱性粒细胞脱颗粒。嗜碱性粒细胞脱颗粒试验（basophil degranulation test，HBDT）是变态反应的体外试验，可反映 I 型变态反应性疾病患者体内细胞的致敏情况。受试者如服用了糖皮质激素，就会降低嗜碱性粒细胞的数目和脱颗粒能力，造成假阴性结果。因此，HBDT 受试者应停用糖皮质激素。

265. 为什么说呼吸道变应原防不胜防

答：空气中存在的变应原，又称气传变应原，室内、室外均存在，因此防不胜防。最常见的呼吸道变应原有：

（1）尘螨：尘螨致敏诱发的呼吸道变态反应相当常见，由于尘螨主要以人脱落下的皮屑为生，故居室内的屋角、地毯、床下及床被上较多，这也是尘螨致敏的哮喘患者室内发作较多的原因之一。

（2）真菌：室内真菌主要存在于潮湿而又暖和的地方，如洗澡间、厨房等处；室外真菌生长在植物上及腐败的植被中，也来自肥沃的土壤和枯草中。它们可长年存在，没有季节性。由于真菌孢子很小，易于被吸入到下呼吸道深部，引起的症状较重。

（3）动物变应原：动物的皮屑、唾液和尿液都可以是变应原，室内动物特别是宠物猫、狗是诱发过敏性鼻炎和哮喘的常见变应原，另外蟑螂也是室内变应原的主要来源。

（4）花粉：致敏花粉有其种类及季节性之分，春天的致敏花粉主要来自树，不过90%以上花粉过敏者为夏、秋季的杂草花粉所致，在西方主要致敏花粉为豚草属，在我国以蒿草花粉为最多见。

266. 为什么过敏性哮喘患者注射相应变应原能脱敏

答：对于Ⅰ型超敏反应性疾病，最好的预防手段就是避免接触变应原。但许多变应原如花粉、尘螨等无法避免，此时可对患者采用脱敏疗法进行治疗。脱敏疗法又称减敏治疗，或称特异性免疫治疗方法，是将不能避免的并经皮肤试验或其他方法证实或怀疑的主要抗原性物质，制成一定浓度的浸出液，以逐渐递增剂量及浓度的方法进行注射、含服、经皮渗透，通过反复给患者输入特异性抗原，促使体内产生相应的抗体，从而达到免疫耐受。其作用机制可能是：①通过改变抗原入侵途径，诱导机体产生大量特异性 IgG 类抗体，降低 IgE 抗体应答；②IgG 类抗体可通过与相应变应原结合，阻断变应原与致敏靶细胞上的 IgE 结合。因此，过敏性哮喘患者皮下或皮内注射相应变应原能脱敏。

267. 为什么小剂量多次注射变应原能避免发生严重的过敏反应

答：在某些特殊情况下，尽管已知晓患者对某种变应原（如抗毒素等）过敏，但又不得不用时，可采用小剂量、短间隔（20~30分钟）多次注射的方法进行脱敏治疗以避免发生严重的过敏反应。其机制可能是小剂量变应原进入体内与有限数量的致敏细胞作用后，致敏细胞释放的生物活性介质较少，不足以引起明显临床症状，同时介质作用时间短无累积效应。因此短时间小剂量多次注射变应原可使体内致敏细胞分期、分批脱敏，以致最终全部解除致敏状态，此时再大剂量注射抗毒素血清就不会发生过敏反应。但此种脱敏是暂时的，经一定时间后机体又可重新被致敏。

（罗清琼　陈　黎　卫蓓文）

第三节　Ⅱ型超敏反应检验

268. 为什么输血前必须检测受血者和供血者的血型

答：输血时受血者和供血者血型不合会导致以红细胞破坏为主要特征的Ⅱ型超敏反应。ABO 血型系统根据 A、B 抗原的分布把血液分为 A、B、AB、O 四型。红细胞上只有 A 抗原的为 A 型血，其血清中有抗 B 抗体；红细胞上只有 B 抗原的为 B 型血，其血清中有抗 A 抗体；红细胞上 A、B 两种抗原都有的为 AB 型血，其血清中无抗 A、抗 B 抗体；红细胞上 A、B 两种抗原皆无者为 O 型，其血清中抗 A、抗 B 抗体皆有。具有 A 抗原的红细胞可被抗 A 抗体凝集；抗 B 抗体可使含 B 抗原的红细胞发生凝集。输血时若血型不合，抗体与红细胞表面相应抗原结合致使红细胞凝集并进一步激活补体系统而引起血管内溶血，所以在输血前必须检测受血者和供血者的血型。正常情况下只有 ABO 血型相同者可以相互输血。在缺乏同型血源的紧急情况下，因 O 型红细胞无 A、B 抗原，可输给任何其他血型的人。AB 型者血清中无抗 A、抗 B 抗体，可接受任何型的红细胞。但是异型输血输入量大时，输入血中的抗体未能被高度稀释，仍有可能使受血者的红细胞凝集，所以大量输血时仍应采用同型血。除了 ABO 血型系统，Rh 血型系统也具重要意义，人血清中不存在抗 Rh 的天然抗体，只有当 Rh 阴性的人接受 Rh 阳性的血液后，才产生抗 Rh 抗体。因此，第一次输血后一般不产生明显的反应，但在第二次，或多次再输入 Rh 阳性血液时即可发生抗原-抗体反应，输入的 Rh 阳性红细胞即被凝集。所以对于在生育年龄的妇女和需要反复输血的患者，还必须使供血者与受血者的 Rh 血型相合。

269. 为什么在孕妇妊娠期要检查 ABO 血型和 Rh 血型

答：母亲与胎儿血型不合会导致胎儿或新生儿溶血性疾病的发生，这也是 Ⅱ 型超敏反应的表现。母亲的 IgG 进入胎儿血液循环引起的新生儿免疫性溶血性贫血主要有两种形式，分别为针对 Rh 系统抗原和针对 A 或 B 抗原。当 Rh 阴性的母亲怀有 Rh 阳性的胎儿时，阳性胎儿的红细胞或 D 抗原可以进入母体，通过免疫反应，在母体的血液中产生 Rh 抗体，主要是抗 D 抗体。这种抗体可以透过胎盘进入胎儿的血液，使胎儿发生溶血和（或）贫血，导致心力衰竭和水肿型死胎，引起新生儿高胆红素血症，导致核黄疸和脑损害。但一般只有在分娩时才有较大量的胎儿红细胞进入母体，而母体血液中的抗体浓度是缓慢增加的，一般需要数月时间，因此，第一次妊娠常不产生严重反应。假如 Rh 阴性母亲再次怀有 Rh 阳性胎儿时，此时，母体血液中高浓度的 Rh 抗体将会透过胎盘大量破坏胎儿红细胞。因 ABO 血型不相容造成的溶血性疾病常见于 O 型血母亲所生的 A、B 或 AB 型血的婴儿，母亲血清中具有天然存在的抗 A 或抗 B 抗体。在妊娠中有 20% ~ 25% 为 ABO 血型不合，但发生胎儿或新生儿溶血仅有 2% ~ 2.5%。其原因可能有：①胎儿红细胞表面的抗原密度疏或抗原性弱，结合抗体少，不引起溶血；②母亲血清中抗 A-IgG 或抗 B-IgG 量少，不足以引起溶血；③胎儿体液中含有 A 和 B 血型物质，可与来自母亲的免疫性抗体结合，阻止抗体对红细胞的作用。所以，妊娠早期应确定母亲的 ABO 和 Rh 血型，如果母亲是 Rh 阴性，应定期监测母亲血清的抗 D 滴度。

270. 为什么要对溶血性贫血患者进行血清红细胞抗体的检测

答：溶血性贫血是由因细胞内在缺陷或红细胞外源性因素引起的红细胞破坏率升高造成的。免疫性溶血是由病理性免疫球蛋白与红细胞抗原结合而导致红细胞破坏。同种免疫性溶血由同种异体抗体引起，而自身免疫性溶血则由自身抗体引起。因此检测红细胞抗体有助于明确溶血性贫血的诊断。对不同的血细胞抗体，检测方法基本类同，检测均可用直接抗人球蛋白试验（direct antiglobulin test，DAT）或间接抗人球蛋白试验（indirect antiglobulin test，IAT）。Coombs 试验即抗人球蛋白试验，直接 Coombs 试验是检测存在于红细胞表面的抗体，患者体内若有抗红细胞抗原的不完全抗体存在，可与红细胞结合形成抗原抗体复合物。但因不完全抗体分子小，不能有效地连接红细胞，仅使红细胞处于致敏状态。如加入抗人球蛋白血清，便与红细胞上吸附的不完全抗体结合，在致敏红细胞之间搭桥，出现肉眼可见的凝集。该试验是检测致敏血细胞的一种方法，用于检查红细胞是否已被不完全抗体致敏，如新生儿溶血症、溶血性输血反应、自身免疫溶血性贫血等。间接 Coombs 试验用于检测血清中针对红细胞的抗体，试验用已知抗原的红细胞检测受检血清中相应的不完全抗体，若有对应的抗原和抗体，两者结合，使红细胞致敏，再加入抗人球蛋白试剂，与红细胞上不完全抗体结合，即可出现红细胞凝集。

IAT 主要用于检测血清中的不完全血型抗体，如输血、血制品、器官移植、妊娠所致免疫性血型抗体及自身免疫性血型抗体，也用于交叉配血。

271. 为什么会发生药物过敏性血细胞减少

答：青霉素、磺胺、安替比林、奎尼丁和非那西汀等小分子药物或其代谢产物的抗原表位能与血细胞膜蛋白或血浆蛋白结合获得免疫原性，从而刺激机体产生针对药物抗原表位特异性的抗体。这种抗体与结合于红细胞、粒细胞或血小板表面的药物作用，或先与药物结合形成抗原抗体复合物后再与具有 Fc 受体的红细胞、粒细胞或血小板结合，可激活补体系统进而导致红细胞、粒细胞、血小板的溶解和破坏，从而引起药物性溶血性贫血、粒细胞减少症和血小板减少性紫癜，即药物过敏性血细胞减少。

272. 为什么会发生肺出血肾炎综合征

答：肺出血肾炎综合征是一种患者同时表现出肺出血和肾炎的症状。早年此病称为流感后遗症综合征，现在认为此病属于Ⅱ型超敏反应，为抗Ⅳ型胶原蛋白 α-3 抗体所致。当病毒感染（如流感）或吸入有机溶剂时，肺组织损伤导致相关抗原成分暴露，从而刺激机体产生相应抗体。由于肺泡壁基底膜与肾小球基底膜具有相同抗原，因肺组织损伤后产生的相应抗体即可与这两处组织细胞表面的抗原发生反应，形成抗原抗体复合物并进一步激活补体从而导致肺和肾均出现病变。90% 以上的患者表现为肺出血，症状可以轻微，也可危及生命，肾脏病变通常与肺出血同时出现，也可先于肺出血。

273. 为什么会发生毒性弥漫性甲状腺肿

答：毒性弥漫性甲状腺肿是一种自身免疫病，临床表现并不限于甲状腺，而是一种多系统的综合征，包括高代谢症候群、弥漫性甲状腺肿、眼征、皮损和甲状腺肢端病。由于多数患者同时有高代谢症和甲状腺肿大，故称为毒性弥漫性甲状腺肿，又称 Graves 病。Graves 病是一种特殊的Ⅱ型超敏反应，即抗体刺激型超敏反应。由于该病患者体内产生针对甲状腺细胞表面促甲状腺素（thyroid-stimulating hormone，TSH）受体的自身抗体，这种抗体与甲状腺细胞表面 TSH 受体结合后，能持续刺激甲状腺细胞合成分泌甲状腺素，从而引起甲状腺功能亢进。

274. 为什么会发生重症肌无力

答：重症肌无力（myasthenia gravis，MG）的临床主要表现为部分或全身骨骼肌无力和易疲劳，活动后症状加重，经休息和应用胆碱酯酶抑制药（cholinesterase inhibitors，ChEI）治疗后症状减轻。重症肌无力是一种主要累及神经肌肉接头突触后膜上乙酰胆碱受体（acetylcholine receptor，AchR）的自身免疫病，也是一种特殊的Ⅱ型超敏反应。患者体内产生的抗 AchR 自身抗体能与突触后膜的 AchR 结合后，导致突触后膜传递功能障碍而使肌细胞对运动神经元释放的乙酰胆碱的反应性不断降低从而发生肌无力。针对 AchR 的免疫应答与胸腺有着密切关系，MG 患者中有 65% ~ 80% 有胸腺增生，10% ~ 20% 伴发胸腺瘤。胸腺中的"肌样细胞"具有 AchR 的抗原性，对 AchR 抗体的产生有促进作用。

275. 为什么说Ⅱ型超敏反应性疾病主要表现在血液系统疾病中

答：常见的Ⅱ型超敏反应性疾病有：

（1）输血反应：多发生于 ABO 血型不符的输血。

（2）新生儿溶血症：可因母子间 ABO 血型或 Rh 血型不符引起。

（3）免疫性血细胞减少：包括：①自身免疫性溶血性贫血：某些病毒感染后如感染 EB 病毒或服用甲基多巴类药物后，能使红细胞膜表面成分发生改变，从而刺激机体产生抗红细胞自身抗体，使红细胞溶解破坏；②药物过敏性血细胞减少症：青霉素、磺胺等药物抗原表位能与血细胞膜蛋白或血浆蛋白结合获得免疫原性，从而刺激机体产生针对药物抗原表位特异性的抗体，使血液中的成分如血小板、粒细胞等溶解破坏，最终引起血小板减少性紫癜或粒细胞减少症。

（4）出血肾炎综合征（又称肺-肾综合征）：出现肺出血和肾炎的症状。由于上述疾病均有血液系统疾病表现，所以说Ⅱ型超敏反应性疾病主要表现在血液系统疾病中。

（罗清琼　陈　黎　卫蓓文）

第四节　Ⅲ型超敏反应检验

276. 为什么会产生 Arthus 反应

答：Arthus 反应是实验性局部过敏反应，属于局部的Ⅲ型超敏反应。由于 1903 年 Arthus 发现并首次报道，故将此反应现象称为 Arthus 反应。Arthus 反应是给家兔皮下反复多次注射无毒性抗原（如马血清），经 4~6 次注射后，注射局部可发生水肿、出血、坏死等剧烈炎症反应。该反应发生机制是：前几次注射的异种血清刺激机体产生了大量抗体，当再次注射相同抗原时，由于抗原不断由皮下向血管内渗透，血流中相应的抗体由血管壁向外弥散，两者相遇于血管壁，形成沉淀性的免疫复合物，沉积于小静脉血管壁基底膜上，进而激活补体，吸引中性粒细胞及血小板聚集于该处，导致坏死性血管炎甚至溃疡，血管通透性增加，出现水肿、炎症。当局部出现 Arthus 现象时，若静脉内注射同种抗原，可能引起过敏性休克。

277. 为什么会发生血清病

答：血清病是指因输注异种血清导致的Ⅲ型变态反应，其主要临床症状是发热、皮疹、淋巴结肿大、关节肿痛和一过性蛋白尿等。广义的血清病则泛指外来抗原引起的上述反应，有人将其称为血清病样反应。目前临床上引起血清病的血清制剂主要有破伤风抗毒素、白喉抗毒素、各种蛇毒抗毒素以及抗淋巴细胞球蛋白等；引起血清病的药物主要为青霉素、链霉素、磺胺类、水杨酸盐、保太松、苯妥英钠，以及右旋糖酐等巨分子药物。本病多在一次注射较大剂量异种血清或球蛋白后 1~2 周内发生；少数患者，尤其是过去有过同样血清接种史者，可在接种后 1~2 天甚至数分钟内发生。这是由于患者体内产生的抗异种血清或球蛋白抗体，与异种血清或球蛋白结合形成中等大小可溶性循环免疫复合物所致。血清病具有自限性，停止注射后症状可自行消退。

278. 为什么反复注射胰岛素皮肤会出现充血和坏死

答：注射用人胰岛素是利用基因重组技术制备的人工胰岛素产品。利用重组 DNA 技术生产的胰岛素与天然胰岛素有相同的结构和功能，可调节糖代谢，促进肝脏、骨骼和脂肪组织对葡萄糖的摄取和利用，促进葡萄糖转变为糖原贮存于肌肉和肝脏内，并抑制糖原异生。反复注射人工胰岛素后，体内可产生高水平的抗胰岛素抗体，该抗体能与胰岛素结合进而激活补体从而引起注射部位的局部皮肤出现水肿和充血，继而出血坏死，数日后可逐渐恢复。这种现象属于局部的免疫复合物疾病。此外，多次注射狂犬病疫苗或使用抗毒素（马血清），亦可出现上述现象。

279. 为什么在注射抗破伤风血清和抗狂犬病血清前需要做皮试

答：注射抗破伤风血清和抗狂犬病血清属于被动免疫，目的是给予机体抗血清以中和细菌或病毒毒素。这两种抗血清一般来自哺乳动物（如马），相对机体来说属于异种蛋白，当一次性注射大剂量的抗血清后，机体会产生针对抗血清的特异性抗体，在注射后的 8～12 天，该抗体与血液循环中的抗原即抗血清结合形成免疫复合物而引发血清病，使机体出现多种临床症状，如发热、荨麻疹、眼睑和结膜水肿、哮喘、全身淋巴结肿大、白细胞减少、关节疼痛和蛋白尿等。因此，在注射抗破伤风血清和抗狂犬病血清前需要做皮试，并做好急救的充分准备。

280. 为什么疑似Ⅲ型超敏反应性疾病患者需检测血清循环免疫复合物

答：循环免疫复合物（circulating immune complex，CIC）指的是血清中的可溶性抗原与相应抗体（IgG、IgM 类）结合形成的中等大小的可溶性免疫复合物，它既不能被吞噬细胞清除，又不能通过肾小球滤孔排出，可较长时间游离于血液中。当血管壁通透性增加时，此类免疫复合物可随血流沉积在某些部位的毛细血管壁或嵌合在肾小球基底膜上，激活补体导致免疫复合物沉积的发生。Ⅲ型超敏反应性疾病的发生便是主要由这种中等大小免疫复合物沉积在小血管基底膜上，激活补体而引起免疫病理损伤。因此，检测 CIC 可帮助这类疾病的诊断、判断治疗效果及预后。循环免疫复合物的检测方法大致可分为两类，即抗原特异性方法与非抗原特异性方法。前者选择性测定含有某种特定抗原的免疫复合物，在已知由某种抗原引起的免疫病理反应的疾病中，可应用此类方法。非抗原特异性方法则不考虑形成免疫复合物抗原的性质，根据免疫球蛋白分子在结合抗原后发生的物理学和生物学特性的改变进行检测。

281. 为什么循环免疫复合物水平升高不能确诊Ⅲ型超敏反应的存在

答：检测循环免疫复合物能帮助相关疾病的诊断，了解病情进展，为疾病治疗提供参考。目前已证实除了Ⅲ型超敏反应，其他疾病如自身免疫病（类风湿关节炎、系统性红斑狼疮、干燥综合征等）、肿瘤、肾小球肾炎、细菌性心内膜炎、全身淋球菌感染、麻风感染、病毒感染和寄生虫感染等发生时血清中也可检测到循环免疫复合物的升高。判定免疫复合物与发病有关应依据以下三方面：①病变局部有免疫复合物沉积；②CIC 水平显著升高；③能明确免疫复合物中抗原性质。一般前两条容易实现，第 3 条很难查到。仅凭血清中免疫复合物水平升高不能确定是免疫复合物病，还应该结合其他免疫学指标。因为正常健康人也存在少量的（10～20μg/ml）CIC，其检测结果很难区分为生理或病理性。另外 CIC 检测方法很多，同一标本用不同方法检测所得的结果也可能有较大的差异，所以在分析免疫复合物病时，除做血清 CIC 检测外，还应结合局部免疫组化检测的结果进行分析。系统性红斑狼疮、类风湿关节炎、部分肾小球肾炎和血管炎等疾病检测 CIC 对辅助诊断、判断疾病进展情况以及评价治疗效果均有一定意义。对有蛋白尿、关节痛、血管炎、浆膜炎、紫癜症状等诊断不明确的患者，可考虑检测 CIC，并结合局部免疫复合物的组化检查结果，以明确病变是否与Ⅲ型超敏反应有关。此外，在某些肿瘤患者中也可检测出较高的 CIC，但并无免疫复合物所介导的血管组织损伤的症状，有人认为免疫复合物可能与肿瘤的病情和预后有关。因此，循环免疫复合物水平升高并不能确诊Ⅲ型超敏反应的存在。

（罗清琼　陈 黎　卫蓓文）

第五节　Ⅳ型超敏反应检验

282. 为什么会发生接触性皮炎

答：接触性皮炎是接触外界物质后导致的皮肤炎症性疾病，是常见的皮肤病，属于典型的Ⅳ超敏反应。人类在日常生活或生产中可接触到大约 8 万多种化合物，当这些物质接触到皮肤时，大多数可对皮肤造成刺激，其中约近 3000 种左右是接触性过敏原。皮肤的厚度和完整性对致敏过程的影响较大。一般皮肤薄的部位（眼睑、耳垂、外阴等）比较敏感，而皮肤较厚的部位（手掌、足掌）抵抗力较强。抗原穿透皮肤后，激活角质形成细胞，后者通过释放一系列细胞因子启动免疫反应。随后抗原被朗格汉斯细胞吞噬，在 12～48 小时后移动到淋巴结中，朗格汉斯细胞将抗原提呈给 T 细胞使其转变为效应 T 细胞和记忆 T 细胞。当记忆 T 细胞再次接触到相同的过敏原时迅速增殖活化为效应 T 细胞并释放炎症介质，吸引单核细胞及淋巴细胞浸润，导致迟发型皮肤炎症反应的发生。

283. 为什么说胰岛素依赖型糖尿病也是一种Ⅳ型超敏反应

答：糖尿病（diabetes mellitus，DM）是一种常见的内分泌代谢紊乱综合征，以遗传、自身免疫及环境因素有关，主要是由于胰岛素 β 细胞分泌胰岛素相对（部分性）或绝对（完全性）不足，以及靶细胞对胰岛素敏感性减低或胰岛素本身作用强度减弱，或两者同时存在而引起。胰岛素依赖型糖尿病（insulin-dependent diabetes mellitus，IDDM）又名 1 型糖尿病，在胰腺朗格汉斯岛周围出现淋巴细胞和巨噬细胞的病理性浸润以致朗格汉斯岛中产生胰岛素的 β 细胞受损，引起胰岛素产生不足。引起 β 细胞受损的机制包括，$CD4^+$ Th1 细胞与胰岛抗原起反应后激发了迟发型超敏反应、细胞毒 T 淋巴细胞介导胰岛细胞裂解、局部产生的细胞因子损伤胰岛细胞以及自身抗体对胰岛细胞的作用。因此，胰岛素依赖型糖尿病也是一种Ⅳ型超敏反应。

284. 为什么疑似Ⅳ型超敏反应患者也需进行皮肤试验

答：皮肤试验也是寻找引起Ⅳ型超敏反应过敏原的方法。其原理是用皮内注射或皮肤斑贴等方法使变应原进入已致敏机体，体内致敏的 T 细胞再次接触到变应原后，可释放多种细胞因子，造成局部以单核细胞和淋巴细胞浸润为主的炎症反应。24～48 小时后局部出现红肿、硬结或水疱，以此来判断变应原是否引起机体Ⅳ型超敏反应或机体的细胞免疫功能状态。机体的细胞免疫功能状态与皮肤迟发型超敏反应呈一定平行的关系。用特异或非特异抗原进行皮试时，95%细胞免疫功能正常者Ⅳ型超敏反应皮试均为阳性反应。细胞免疫低下者，Ⅳ型超敏反应皮试反应为阴性或弱阳性。所以，Ⅳ型超敏反应皮试不但可测出机体是否对变应原过敏，而且可反映出机体细胞免疫功能的状况。因此对怀疑发生Ⅳ型超敏反应的患者做皮肤试验有助于疾病的诊断和避免再次接触过敏原。

285. 为什么疑似Ⅳ型超敏反应患者需要进行斑贴试验

答：斑贴试验主要用于检测Ⅳ型超敏反应，是临床诊断过敏性接触性皮炎的金标准。任何表现为慢性瘙痒的复发性湿疹或苔藓样皮肤病患者均应进行斑贴试验。试验可取$1cm^2$大小四层纱布，浸蘸可疑致敏物溶液，贴敷于受检者前臂内侧或背部正常皮肤上，上面盖以玻璃纸或蜡纸，再用纱布等固定。24～72小时观察结果。如有明显不适，随时打开查看，并进行适当处理。另有标准化的斑贴试剂，含有标准化抗原与阴性对照。斑贴试剂中，过敏原混悬于赋形剂被置于胶带上，使用时将胶带贴于患者背部皮肤。判读结果时，斑贴试剂和斑贴胶带在48小时后揭去，在揭去胶带时做首次判读，96小时后再次进行判读。斑贴试验灵敏度虽然不太高，但假阳性较少。口服皮质激素或高效局部外用激素会减弱皮肤斑贴试验的反应强度，做该试验前应尽量不使用口服激素或减少激素用量，并且试验前5～7天内拟作斑贴的局部皮肤不能使用强效皮质激素。口服和外用抗组胺药物对斑贴试验没有影响。

286. 为什么要进行结核菌素皮试

答：结核菌素皮试是基于Ⅳ型变态反应原理的一种皮肤试验，是用旧结核菌素（old tuberculin，OT）或结核菌素纯蛋白衍生物（purified protein derivative of tuberculin）于前臂内侧皮内注射，48～72小时后观察局部有无红肿硬结，以硬结的纵横直径均值判断结果。产生红肿硬结的原理是当机体感染结核分枝杆菌或接种卡介苗后，会产生相应的效应T细胞及记忆T细胞，当再次遇到少量的结核分枝杆菌或结核菌素时，记忆T淋巴细胞被激活产生效应T细胞并释放出多种可溶性细胞因子，导致血管通透性增加，引起巨噬细胞的局部浸润，并在48～72小时内出现红肿硬节的阳性反应。若受试者未感染过结核分枝杆菌或接种疫苗失败，则注射局部无变态反应发生。此外，该试验也可用作机体细胞免疫功能状况的判断。我国人群中约96%的人均感染过结核分枝杆菌，因此，对于细胞免疫正常者，该皮试试验结果应为阳性；而在机体免疫力低下或极度衰竭的情况下，即使感染了结核分枝杆菌，试验结果仍可为阴性。

（罗清琼　陈　黎　卫蓓文）

第六章 感染性疾病免疫检验

第一节 基本知识

287. 为什么感染性疾病仍然是人类健康的最大危害之一

答：感染性疾病是指由致病病原体或条件致病病原体通过不同方式引起人体发生感染并出现临床症状的疾病。病原体包括病毒、细菌、螺旋体、真菌和寄生虫等。当今传染病仍是引起人类死亡的主要原因，世界卫生组织于 2012 年公布的人类十大死因中，有三类死因与感染性疾病密切相关，包括下呼吸道感染、艾滋病和腹泻。由于人类寿命增加导致社会老龄化、人口增加、环境恶化、肿瘤和代谢性疾病增加、器官移植等各种原因，免疫功能低下和易感的高危人群也不断增加。目前，一些被认为已得到控制的病原体感染死灰复燃、新的病原体又不断涌现；同时，感染因子在非感染性疾病中的致病作用越来越明显；病原体耐药和院内感染的问题等因素都导致人类面临着严重威胁，因此感染性疾病仍是人类健康最大危害之一。

288. 为什么常用免疫检验方法辅助诊断感染性疾病

答：感染性疾病是由于各种病原体在一定条件下感染人体并引起一系列细胞和组织损伤及功能障碍，并导致相关的临床症状。对各类病原体的实验检测和诊断已成为免疫学的重要组成部分。最常见的免疫检验方法是检测病原体抗原或抗体，若检测出有病原体抗原存在就提示有该病原体存在；病原体抗体主要检测 IgM 和 IgG，IgM 类抗体出现比较早，消失也快，主要提示近期感染；IgG 类抗体出现比较晚，维持时间长，成为流行病学调查的主要依据，其滴度变化也常用于近期感染的实验室检测。

根据不同病原体生物学特性及疾病在不同发病时期的发病特点，应选择不同的免疫检测方法，可对感染性疾病做到正确、快速、及时的判断。目前，最快的免疫检验方法从采样到得到结果在 2 小时内就能完成。免疫检验方法加快了临床对疾病诊断和治疗、提高了疾病的治愈率、减少患者就诊次数。因此，临床对许多感染性疾病的诊断主要依赖于免疫检验方法所提供的结果。

289. 为什么测定 IgG 型抗体常检测双份血清

答：IgG 是血清中含量最高的免疫球蛋白，占血清中总免疫球蛋白含量的 65% ~ 75%，是再次免疫应答的主要抗体，通常为高亲和力抗体。IgG 是血液和胞外液中的主要抗体成分，发挥重要免疫学效应。当机体免疫系统再次接触病原体抗原时，会激发更快和更强烈的免疫应答，产生更多的 IgG 类抗体。因此，在临床实践中，IgG 含量的测定常采集急性期和恢复期的双份血清，若含量升高 4 倍以上提示感染存在，具有一定的诊断意义。在感染性疾病的免疫检验中，单份血清 IgG 被广泛用于流行病学调查，检出 IgG 升高，则说明患者处于感染恢复期或曾经感染过此病原体。

大多数抗菌及抗病毒抗体都为 IgG 类。一些自身抗体如抗核抗体、抗 dsDNA 抗体、抗胰岛素抗体和引起Ⅲ型超敏反应的抗体也都是 IgG。自身免疫病和超敏反应性疾病免疫检测时，不需要检测双份血清。

290. 为什么测定分泌型 IgA 可了解机体的黏膜免疫状况

答：IgA 是人体重要的免疫球蛋白类型，可分为血清型及分泌型两种。血清型 IgA 含量占总 IgA 的 85% 左右，但在抗感染方面并不显示重要功能。分泌型 IgA 存在于分泌液中，如唾液、泪液、初乳、支气管分泌液等。分泌型 IgA 是机体黏膜局部抗感染免疫的主要抗体，故又称黏膜局部抗体。IgA 缺陷的患者在黏膜表面的分泌液中缺乏免疫球蛋白，导致呼吸道黏膜对病原体的黏附定植作用的防御能力降低，容易罹患呼吸道感染等黏膜相关感染。与血清总 IgA 相比，测定分泌型 IgA 对于了解机体的黏膜免疫状况更具意义。

291. 为什么病毒感染性疾病常使用免疫检验方法

答：病毒属于无细胞结构的最小、最简单的微生物，缺乏独立代谢的酶系统、能量和原料，只有进入活的易感细胞内，由活的易感细胞提供合成病毒核酸与蛋白质的原料和细胞器等，才能以复制的方式增殖。由于病毒一定要在活细胞内才能增殖，这给病毒感染性疾病实验诊断"金标准"——病毒分离培养鉴定带来困难。如传统细胞培养法对技术要求较高、检测周期相对较长，多种病毒缺乏敏感细胞株或敏感细胞株不易获取，因此限制了其向临床实验室的推广。

免疫检验方法由于其操作简单、耗时短、成本低等特点，成为近年来发展非常迅速的感染性疾病主要检测方法，目前，免疫检验方法已是临床对病毒感染性疾病常规使用的实验诊断方法。

292. 为什么血清样本的抗体检测可辅助诊断不同系统的感染性疾病

答：病原体感染有多种不同的传播途径与靶细胞定位，表现为有各自特征性病理生理与病理组织变化。不同病原体感染的机体细胞往往不同，有的病原体在其感染和致病病程中还涉及多个不同的器官系统，因而其引起的病理变化也不相同。由此，病原体检测需要根据其感染特点、感染阶段而采集不同的临床样本。比较而言，由于机体针对不同病原体的免疫应答所产生的各类抗体均在血清及黏膜表面存在，且血清样本较容易获取，因此在样本采集方面，感染性疾病的免疫检测多数仅需要采集血清样本。

293. 为什么感染性疾病免疫检验时要关注患者病程的不同阶段

答：急性感染病发生、发展和转归通常要经过潜伏期、前驱期、症状明显期、恢复期4 个阶段。潜伏期是病原体侵入人体到出现临床症状之前的一段时间；前驱期就是开始起病到症状明显的时期；症状明显期也称为发病期，这段时期是各感染性疾病特有的症状和体征，随病程发展陆续出现的时期；当机体免疫力增长至一定程度，体内病理生理过程基本终止，临床症状陆续消失的时间为恢复期。感染性疾病的这 4 个临床时期直接影响其免疫检验的效能和结果解释。在感染病发生的潜伏期开始，敏感性较高的抗原检测方法就可以获知病原体的存在，而抗体的检测往往要在前驱期甚至症状期才能得到阳性结果。从病原体感染到机体产生能够检测到抗原或抗体这段时期被称为抗原或抗体检测的"窗口期"。以 HIV 感染为例，加入了抗原检测的试剂盒有效缩短了病原体抗体检测的窗口期。

294. 为什么感染性疾病免疫检验时应关注患者自身免疫状态及临床用药情况

答：感染性疾病免疫检验主要是通过对病原体特定的抗原和抗体的检测来辅助诊断疾病。随着人口老龄化、患者长期住院用药以及移植患者、肿瘤患者、自身免疫病患者的不断增多，一些患者在进行免疫检验时可能处在机体免疫系统受到疾病或者药物抑制的状态。如免疫抑制剂往往不具备抗原特异性，其使用会降低患者的免疫应答能力，进而影响病原体感染时的体液和细胞免疫能力以及抗体和细胞因子的产生。因此在进行感染性疾病免疫检验时，需要关注患者自身免疫状态及用药情况，为检测结果提供更符合临床状况的解释。

（李擎天　钱　俊）

第二节　病毒感染免疫检验

295. 为什么病毒感染可以导致多种类型的病毒性肝炎

答：病毒性肝炎是由多种肝炎病毒引起的、以肝脏炎症和坏死病变为主的一组感染性疾病。病毒性肝炎感染率和发生率非常高，已成为全世界关注的公共卫生问题，世界卫生组织将每年的 7 月 28 日定为世界肝炎日。2016 年世界肝炎日的宣传主题为"战胜肝炎，从我做起"，号召大家关注自身健康，通过接种疫苗、早期筛查和规范治疗等措施，战胜病毒性肝炎。病毒性肝炎在我国归为法定的乙类传染病。病毒性肝炎的病原体是肝炎病毒，目前已证实甲型肝炎病毒（*Hepatitis A virus*，HAV）、乙型肝炎病毒（*Hepatitis B virus*，HBV）、丙型肝炎病毒（*Hepatitis C virus*，HCV）、丁型肝炎病毒（*Hepatitis D virus*，HDV）和戊型肝炎病毒（*Hepatitis E virus*，HEV）是病毒性肝炎的致病因子。多种肝炎病毒导致临床多种类型的病毒性肝炎。GB 病毒-C/庚型肝炎病毒（GB virus-C/*Hepatitis G virus*，GBV-C/HGV）、输血传播病毒（transfusion transmitting virus，TTV）、Sen 病毒（Sen virus，SENV）等是否引起病毒性肝炎未有定论，亦不排除仍有未发现的肝炎病毒存在。

296. 为什么甲型肝炎病毒感染的免疫检验还需结合临床症状

答：甲型肝炎病毒感染的免疫检验方法包括检测病毒抗原和机体产生的病毒抗体。ELISA 法检测 HAV 抗原时，多采用双抗体夹心法检测，即用抗 HAV 抗体包被 ELISA 微孔板，后加入待测标本，标本中 HAV 抗原与固相表面的抗 HAV 抗体结合再加入酶标记抗 HAV 抗体，通过底物显色判断标本中是否存在 HAV 抗原。若用硝酸纤维素膜（nitrocellulose membrane，NC membrane）作为捕获非特异性抗原的高效固相载体，即 NC-ELISA 法，可提高检测灵敏度。HAV 抗原检测，反映了病毒血症的存在。在抗体检测方面，HAV 抗体 IgM 试剂盒已被临床用于辅助诊断甲型肝炎病毒的现症感染。由于 HAV 感染患者常有生食污染食物史、且有转氨酶升高、出现黄疸等典型临床表现，因此在进行 HAV 感染的检测时，需要密切关注流行病学和患者临床症状以及肝脏酶学检测结果。

297. 为什么 1988 年上海暴发甲型病毒性肝炎疫情系因生食毛蚶所致

答：1988 年上海市暴发的因食用受污染毛蚶引起的甲型肝炎事件令人记忆犹新。据统计，至当年 5 月 13 日，共有 310 746 人发病，其中 31 人直接死于甲型肝炎，造成的直接和间接经济损失超过百亿元。最终将这次疫情的原因归结到生食毛蚶的基本依据是：①上海及南方沿海省份居民喜欢生吃毛蚶，而居民对甲肝普遍易感；②统计结果显示，食毛蚶者甲型肝炎罹患率达 14%～16%，是未食毛蚶人群的 23～25 倍；③毛蚶产地水源受污染十分严重，毛蚶能将甲肝病毒在体内富集数十倍。从毛蚶提纯物中，分别用直接免疫电镜、甲肝病毒核酸杂交试验及甲型肝炎病理组织培养分离等方法，进行甲肝病毒检测，均获阳性结果。

298. 为什么未患过甲型肝炎者也会出现甲型肝炎病毒抗体阳性

答：甲型肝炎病毒感染可表现为隐性感染，即有限数量的病毒感染，被感染者的机体通过非特异性免疫和特异性免疫有效清除感染的病毒，可以无明显临床症状。但隐性感染中，机体仍可产生抗 HAV 的 IgM 和 IgG 抗体，IgG 抗体并可维持多年，对病毒的再感染有免疫力。甲型肝炎病毒是 1973 年由 Feinstone 等应用免疫电镜方法在急性肝炎患者的粪便中发现的。甲型肝炎病毒感染并不一定引起有明显症状的甲型肝炎的显性感染。接种甲肝疫苗与注射丙种球蛋白人群均可抗 HAV 阳性。HAV 只有一种血清型，其 IgM 抗体作为早期诊断甲型肝炎的特异性指标，IgG 抗体出现于病程恢复期，维持较持久，甚至终生阳性，一般用于流行病学调查。

299. 为什么乙型病毒性肝炎患者要测定乙型肝炎病毒脱氧核糖核酸

答：乙型肝炎病毒脱氧核糖核酸（HBV-DNA）可在血清中检出，是 HBV 复制和具有感染性的直接标志。在慢性 HBV 感染者血清中，HBV-DNA 可持续阳性。HBV-DNA 定性和定量检测反映病毒复制情况或水平，主要用于慢性感染的诊断，也被用作献血员的筛选。血清 DNA 水平检测还为抗病毒疗效提供了较为可靠的指标。但 DNA 阳性及其拷贝数目与肝脏病理损害程度并不具备严谨的一致性。

目前可用核酸杂交法、分支 DNA 杂交法、超敏 PCR 法、荧光定量 PCR 法检测 HBV-DNA。其中，核酸杂交法技术直接检测血清中 DNA；bDNA 技术是将样本中 DNA 与以共价键形式结合在固相载体上的磷酸化探针进行杂交；超敏 PCR 法可在 HBsAg 阳性前 2～4 周检出 HBV-DNA；荧光定量 PCR 技术使检测特异性和灵敏度都有较大改进。

300. 为什么 HBsAg 是乙型病毒性肝炎早期诊断和流行病学调查的指标

答：乙型肝炎病毒在电镜下存在三种形式的病毒相关颗粒，即大球形颗粒、小球形颗粒、管形颗粒。其中小球形颗粒和管形颗粒均主要由 HBsAg 组成，不含核酸；大球形颗粒亦称 Dane 颗粒，为乙型肝炎病毒完整的病毒体，具有双层衣壳，其外壳镶嵌有 HBsAg。一般情况下，血清中小球型颗粒最多，Dane 颗粒最少。HBsAg 是乙型肝炎病毒感染后第一个出现的血清学标志物，一般在丙氨酸氨基转移酶升高前 1~6 周在血清中就能检出 HBsAg，且效价很高，是乙型肝炎早期诊断和流行率调查的重要指标。但 HBsAg 不能完全反映乙型肝炎病毒复制情况及预后，因此不能简单以 HBsAg 阳性作为乙型肝炎的诊断依据，而应结合临床和其他指标作全面分析。

301. 为什么血清中 HBsAb 是保护性抗体

答：乙型肝炎病毒具有 3 个抗原抗体系统，HBsAg 与 HBsAb 是其中的一个。HBsAb 是乙肝病毒表面抗原（HBsAg）刺激人体免疫系统后产生的抗体，它是一种保护性抗体，也是一种中和抗体，对同型病毒感染有保护作用。HBsAb 的出现，是乙型肝炎病毒感染恢复的标志。注射过乙型肝炎疫苗者，也可出现血清 HBsAb 阳性，提示已获得对乙型肝炎病毒的特异性免疫。一般血清 HBsAb 水平 ≥10mIU/ml 时，对乙型肝炎病毒感染才有保护作用。HBsAb 效价越高，预后越好。

302. 为什么体检者有必要检测乙型肝炎表面抗体

答：乙肝表面抗体是保护性抗体，即 HBsAb 阳性的人群对乙肝病毒有抵抗力。乙肝表面抗体可以来自乙肝病毒的显性或隐性感染引起的机体免疫反应，也可来自乙肝疫苗的注射。乙肝疫苗已经纳入我国计划免疫，这对于降低我国人群的乙肝感染率起到了举足轻重的作用。随着时间的推移，体内有效的 HBsAb 效价会逐渐降低，抗体对病毒的有效预防作用的维持时间因人而异。因此，虽然我国的乙肝感染者已经大幅减少，体检人群仍有必要筛查乙肝表面抗体，以判断机体是否保持着对病毒的有效免疫力。

303. 为什么乙型病毒性肝炎临床实验诊断常检测 HBeAg 和 HBeAb

答：HBeAg 是乙型肝炎病毒（HBV）复制时 *PreC* 基因的转录形成 mRNA，编码蛋白翻译加工后的产物，为可溶性分泌蛋白。可分泌进入血液中，也可存在于肝细胞的细胞质和细胞膜上，其消长与病毒颗粒及病毒 DNA 多聚酶的消长基本一致，故可作为判断 HBV 复制水平及是否具有强感染性的指标之一；在潜伏期与 HBsAg 同时或在 HBsAg 出现后数天就可在血清中检出。HBeAg 持续存在时间一般不超过 10 周，如超过则提示感染转为慢性化。如转为阴性，表示病毒复制受到抑制。该指标与 HBV-DNA 的阳性有很好的相关性。HBeAb 出现于 HBeAg 阴转后，其出现比 HBsAb 晚但消失早，其阳性表示机体已获得一定免疫力，病毒的活跃复制受到抑制，但并不表示病毒会一定被清除。因此，临床上测定 HBeAg 和 HBeAb 可以用于协助判断病毒在体内的复制情况，并帮助区分判定急性和慢性乙型肝炎。

304. 为什么乙型病毒性肝炎检测指标血清标志物俗称"两对半"

答：目前检测乙型肝炎病毒标志物主要用免疫检验方法。HBV 具有 3 个抗原抗体系统，HBsAg 与抗 HBs、HBeAg 与抗 HBe、HBcAg 与抗 HBc，由于 HBcAg 在血液中难以测出，故临床免疫检验不包括 HBcAg。因此，人们便给该五项系列免疫项目来个形象的俗名叫"两对半"。"两对半"检测的常见结果类型及其临床意义见下表6-1。

表 6-1 "两对半"检测的常见结果类型及其临床意义

HBsAg	HBsAb	HBeAg	HBeAb	HBcAb	临床意义
–	–	–	–	–	未感染乙肝病毒；疫苗接种无效或失效
–	+	–	–	–	乙肝康复或接种过疫苗，有免疫力
–	+	–	±	+	乙肝康复中，有免疫力
–	–	–	+	+	抗 HBs 出现前阶段，HBV 复制低
–	–	–	–	+	HBV 既往感染，未产生抗 HBs，或 HBV 复制低
+	–	+	–	+	急性或慢性乙肝，HBV 复制活跃
+	–	+	–	–	潜伏期或急性乙肝早期，HBV 复制活跃
+	–	–	+	+	乙肝后期或慢性，复制水平低
+	–	–	–	+	HBV 感染或无症状携带者
+	+	–	–	+	不同亚型 HBV 感染

305. 为什么说前 S1 抗原检测是 HBV-DNA 和 HBeAg 检测的补充和加强

答：HBV 基因组为环状双链 HBV-DNA，其负链（长链）有 4 个主要开放性读框架（ORF）：S 基因区、C 基因区、P 基因区和 X 基因区，其中 S 区完全嵌合于 P 区内，C 区、P 区和 X 区部分相互重叠，ORF 重叠的结果是使 HBV 基因组利用率高达 150%。其中 S 基因区由 S 基因、前 S1 基因及前 S2 基因组成，分别编码前 S1 蛋白、前 S2 蛋白和 S 蛋白。由前 S1、前 S2 和 S 蛋白组成的融合蛋白称为大表面抗原（L-HBsAg），由前 S2 和 S 蛋白组成的融合蛋白称为中表面抗原（M-HBsAg），单纯 S 蛋白即小表面抗原（S-HBsAg）。上述各段编码产物均属于 HBV 包膜蛋白的范畴。完整 HBV 颗粒的前 S1 蛋白和前 S2 蛋白与 HBV 侵犯肝细胞有关。血清前 S1 蛋白及前 S2 蛋白出现较早，是传染性标志，也是一项十分重要的病毒复制指标。前 S1 抗原与 HBV-DNA、HBeAg 检测率高度符合，因此可作为 HBeAg 和 HBV-DNA 检测的补充和对照，现常作为 HBV 检测的辅助指标。

306. 为什么将肝功能和"两对半"共同用于乙型肝炎病毒感染的筛查和检测

答：肝功能是检测肝脏生理代谢能力、肝细胞损伤情况、肝纤维化情况等的一系列临床生化指标的总称。肝功能和两对半进行联合筛查可以初步区分健康人、肝炎患者、携带者及是否需进行疫苗接种。①肝功能和两对半都正常（健康人），其中还可以以 HBsAb 效价来分，HBsAb 高滴度人群对乙肝病毒具有较高的免疫力，近期不需要免疫加强；HBsAb 低滴度人群对乙肝病毒尚有一定的免疫力，但最好近期进行免疫加强；HBsAb 阴性人群对乙肝病毒没有免疫力，近期很有必要进行免疫接种。②肝功能和两对半均不正常（肝炎患者），这类人群不可掉以轻心，需要及时予以治疗。③肝功能正常，但两对半异常的人群（携带者），其中还可以以 HBV-DNA 复制情况来分，即 HBV-DNA 高复制人群有较强传染能力，病情稳定性最差；HBV-DNA 低复制人群大多数是由 HBV-DNA 高复制群体演变而来，近期有极大可能 HBV-DNA 停止复制，一般主张以观察为主；HBV-DNA 停止复制人群的完整乙肝病毒复制已停止，虽然病毒衣壳的复制还在继续，但已不具有明显传染能力。

307. 为什么要进行乙型肝炎病毒感染的免疫预防

答：乙型肝炎是我国常见传染疾病之一，也是全球性的公共卫生问题，严重危害人类身体健康，乙型肝炎的慢性化更给临床带来极大挑战。免疫预防是目前应对 HBV 感染最根本的方法，起着重要作用。

（1）非特异性免疫预防：指注射含有高效价抗 HBs 的人血清免疫球蛋白，对因意外接触 HBV 人群的紧急预防。如 HBsAg 阳性母亲所生的新生儿、有围生期接触者、意外的医源性接触者（带有 HBV 血污染的注射器刺破皮肤黏膜或输入 HBsAg 阳性的血制品）、HBsAg 阳性者的性伴侣等。

（2）特异性免疫预防：是指接种乙肝疫苗，是目前最有效预防方法。乙肝疫苗现有血源性疫苗、基因工程疫苗和多肽疫苗、含前 S 蛋白的乙肝基因疫苗、核酸疫苗、联合疫苗、乙肝合成肽疫苗、口服疫苗和单剂量疫苗等。目前大量使用的是乙肝基因工程疫苗。乙肝疫苗的免疫效果和安全性已被大量数据所证实，保护性抗体（抗 HBs）的产生对阻断乙型肝炎病毒的传播起到重要作用，对于降低人群的 HBV 感染率起着不可替代的作用。因此，有必要对乙型肝炎病毒进行安全的免疫预防。

对于特定人群和特定状态的人群，如发热特别是高热的患者、各种感染性疾病患者及恢复期患者、各种器质性疾病包括循环、消化、泌尿系统疾病等患者、有过敏史者、孕妇及哺乳期母亲、年老及过度体弱者，都不应即时接种乙肝疫苗。

308. 为什么目前临床上丙型病毒性肝炎实验诊断主要检测抗 HCV

答：HCV 基因组是单正链 RNA，由 9 个基因区组成，其中 C 区和 E 区为结构编码区，分别编码病毒核心和包膜蛋白。HCV 核心蛋白具有强的抗原性，可诱发机体产生抗体，几乎存在于所有丙型肝炎患者血清中，且持续时间较长，有助于感染的诊断。相比而言，丙型肝炎患者血清中 HCV 抗原水平很低，常规免疫检验方法难以获得阳性结果，至今未用于临床。因此目前主要开展的是检测抗 HCV。抗 HCV EIA 检测试剂盒已经过多次换代，目前使用的第三代抗 HCV 诊断试剂盒除加入表达的重组抗原 NS5 外，同时对其核心抗原及 NS3 抗原也进行了各种改进，提高了早期诊断和检测灵敏度，把感染后抗体出现的时间由第 9～10 周提前到 6～8 周。目前尚无证据说明抗 HCV 是保护性抗体，抗 HCV 存在仅表明 HCV 的感染，传统上将抗 HCV 结果阳性且 S/CO≥3.8 才判为现症或既往感染。

309. 为什么要联合检测 HCV 抗体水平和 HCV-RNA 水平

答：HCV 基因组为单股正链 RNA，RNA 是感染的直接证据。尤其是感染早期体内抗体产生之前的诊断以及评价抗病毒治疗疗效方面具有特殊价值。HCV 感染者血清病毒数量很少，常规分子杂交技术难以检出 HCV-RNA。用逆转录-多聚酶链反应（RT-PCR）或套式多聚酶链反应（nested PCR）技术，选择高度保守区基因序列设计引物检测血清HCV-RNA。该方法的优点是：①灵敏度高，提高阳性率；②是判断 HCV 感染及传染性的可靠指标；③有助于早期诊断；缺点是易因污染而出现假阳性。国内普遍采用 HCV 核酸扩增荧光检测（荧光 RT-PCR）试剂盒定量检测 HCV-RNA。联合检测抗 HCV 抗体水平、HCV-RNA 水平以及肝功能相关指标，对了解患者体内 HCV 复制水平、患者传染性强弱、患者自身病情和评价抗病毒治疗效果有帮助。为了提高 HCV-RNA 的检测率，抽血后应尽快分离血清，以免因血细胞中 RNA 酶对 HCV RNA 发生降解；且应避免对标本反复冻融所致 HCV-RNA 破坏。

310. 为什么血透患者与输注血制品者是 HCV 感染的高危人群

答：HCV 是丙型病毒肝炎的病原体，常引起肝炎慢性化。HCV 传染源包括患者和隐性感染者。传播途径多种多样，包括：①血液传播，如注射毒品、输血或血制品、血液透析、器官移植等；②性接触传播；③母婴传播；④家庭内接触传播，仍有约近半数 HCV 感染者传播途径不明。不同国家的输血后肝炎中有 30% ~ 80% 为 HCV 所致。丙型肝炎能引起急性和慢性肝炎，且慢性丙型肝炎与原发性肝癌关系密切。目前尚无有效的丙肝疫苗，因此切断传播途径，尤其是控制输血传播仍是目前最主要的预防措施。我国已规定，抗 HCV 检测是筛选献血员的必需步骤，对血制品亦需进行检测以防污染。

311. 为什么筛选献血员时要进行"两对半"等检测

答：为了临床用血安全，在筛选献血员时，要检测一系列的感染性疾病免疫指标。如乙型肝炎两对半（HBsAg、HBsAb、HBeAg、HBeAb、HBcAb）、HCV、HIV 和梅毒免疫检验等。因为这些病原体的主要传播途径相同，都是经过血液传播，献血员如含有 HBV、HCV、HIV 中任何一种病毒或者梅毒螺旋体都可能通过输血或输入血制品而会引起受血者的感染。我国法律规定无偿献血、禁止非法采血、卖血、且明确规定对献血员进行例行检测，以防止乙肝、丙肝、HIV、梅毒等病原体的血液传播，保护受血者健康和安全。

312. 为什么进行 HDV 感染检测时要检测 HBV 感染的指标

答：HDV 是一种不能独立复制的缺陷病毒，必须在 HBV 或其他嗜肝 DNA 病毒辅助下才能复制。HDV 的包膜由 HBV 编码产生的包膜（HBsAg）构成，核衣壳含 HDV-RNA 及与之结合的 HDAg。HBsAg 构成的衣壳可防止 HDV-RNA 被水解，在 HDV 致病中起到重要作用，但它并非 HDV 的基因产物，而是由同时感染的 HBV 所提供。HDV 传播途径与 HBV 相同，主要经血液传播。因而 HDV 与 HBV 感染关系决定了 HDV 感染的类型与病程。根据与 HBV 感染的关系，可将 HDV 感染分为两种类型：同步感染和重叠感染，前者是指与 HBV 同时或先后感染，可引起典型的急性病毒性肝炎，个别病例易发展为危及生命的重症肝炎，后者是指在慢性 HBV 感染的基础上发生 HDV 感染，这种感染中 HDV 复制水平较高，极易导致慢性乙型肝炎患者症状加重和慢性化，并与肝硬化的发生密切相关。

313. 为什么戊型病毒性肝炎与甲型病毒性肝炎在传播途径及流行病学方面有所不同

答：戊型肝炎病毒（HEV）是一种严重危害人类健康的肝炎病毒，主要通过粪-口传播，易通过污染水源而导致大规模暴发流行，其传染源包括潜伏末期、急性早期患者或隐性感染者，至今未见慢性化患者。戊型肝炎潜伏期 2 ~ 9 周，感染后主要为临床显性感染及隐性感染两类。该病为自限性疾病，发病后 6 周可自然康复。与甲型肝炎相比，戊型肝炎传播具有明显季节性，多发生于雨季或洪水后。粪便随雨水进入灌溉和饮水池，如果有饮生水的习惯，就容易感染到戊型肝炎病毒，造成暴发流行。戊型肝炎主要侵犯青壮年，其临床表现为重症肝炎的比例较高。

314. 为什么要关注孕妇的戊型肝炎病毒检测

答：人体感染戊型肝炎病毒表现为自限性过程，即无慢性患者，数周内可以痊愈。妊娠妇女较一般人容易感染戊型肝炎病毒，并且感染后容易发展成重症肝炎，死亡率高。妊娠合并戊型肝炎后继发重症肝炎的特点是产生凝血功能障碍与肝性脑病，导致死亡。妊娠期间感染戊肝后，不仅对孕妇的影响较大，而且病毒可以感染胎儿，导致胎儿宫内死亡、早产和新生儿出生后迅速死亡。一旦孕妇感染肝炎，或者有肝炎的症状，就应该积极检查，排除感染戊肝可能。如果确诊感染戊肝，一定要将患者收住入院，细心护理，防止病情恶化成重症肝炎或亚急性重症肝炎。因此妊娠期间应重视戊型肝炎的检测，及早发现、及早治疗。

315. 为什么鼻咽癌与 EB 病毒感染有密切关系

答：流行病学调研结果表明，我国广东、广西等华南地区鼻咽癌的高发，除遗传易感性和某些特殊环境因素外，与 EBV 的感染有密切关系。EBV 是一种嗜 B 细胞的人类 DNA 病毒，主要通过唾液传播，该病毒基因可整合到人宿主细胞基因组，从而诱发癌细胞恶性转化。机体免疫状态在 EBV 感染中起着关键性作用，免疫功能下降将导致 EBV 的活化。在鼻咽癌细胞中的 EB 病毒裂解，其成分释放到患者的血浆和血清中，或引起机体免疫反应导致其抗体浓度明显升高。EB 病毒相关标志物在鼻咽癌患者和非鼻咽癌患者之间具有显著差异，这证实了鼻咽癌与 EB 病毒感染之间存在密切关系。

316. 为什么 EB 病毒感染的实验室诊断主要依靠血清学标志物

答：EBV 感染后，其抗原的检出和抗体的产生有一定的规律性，确诊 EBV 感染需找到 EBV DNA 和其表达产物（RNA 或蛋白）的存在。血清抗 IgM 抗体阳性，以及随之出现的抗 DNA 抗体阳性可提示原发性 EBV 感染。常用 EBV 感染血清学标志物包括抗病毒衣壳抗原（VCA）IgM 及 IgG、抗早期抗原（EA）IgG、抗 EB 病毒核抗原（EBNA）1 IgG 和抗 EBNA2 IgG。原发感染急性期，抗 VCA IgM 及 IgG 同时迅速升高，随后抗 VCA IgM 逐渐减少，约 4 周后消失，抗 VCA IgG 抗体终身存在。EBV 抗原检测的目标抗原有很多种，EBNA1 是唯一可在所有 EBV 感染的细胞中表达的抗原，在抗原检测中应用较多。EBV 感染与鼻咽癌的易感和发病相关，但 EBV 感染并不一定罹患鼻咽癌。因此 EB 病毒标志物阳性人群不一定会患鼻咽癌，EB 病毒标志物阴性的人群也不一定完全排除鼻咽癌。

317. 为什么分析流感病毒抗原、抗体有助于疾病诊断和分型

答：流行性感冒（influenza）简称流感，不同于普通感冒，指由流感病毒（*Influenza virus*）引起的传染性强、传播速度快的急性呼吸道传染病，可分为甲（A）、乙（B）、丙（C）三种。流感病毒 A 经常发生抗原变异，人群对变异后的病毒无免疫力，极易发生大范围流行。流感病毒感染可引发针对病毒各种抗原组分的病毒特异性细胞和体液免疫。流

感的检测方法主要包括病毒分离、病毒抗原、核酸和抗体检测。利用免疫检验方法检测分析病毒抗原、抗体以及病毒核酸有助于疾病的鉴别诊断和分型，特别是流行病学的检测。早期诊断的理想指标是检测到鼻咽拭子或灌洗液中的病毒抗原。快速抗原检测方法可采用免疫荧光法检测呼吸道标本（咽拭子、鼻拭子、鼻咽或气管抽取物中的黏膜上皮细胞），使用单克隆抗体来区分甲、乙型流感可在数小时以内获得结果；胶体金试验更可在 10 ~ 30 分钟获得结果。快速检测结果的解释应结合患者的流行病史和临床症状综合考虑。

318. 为什么用胶体金等方法来筛查轮状病毒及其感染

答：轮状病毒是引起婴幼儿（6 个月 ~ 2 岁）腹泻的主要病原体之一，多发生在秋冬季节，感染途径为粪-口途径。在轮状病毒感染的实验室检测中，较为常用的方法有胶体金免疫层析法、ELISA 法、逆转录定量 PCR 法、聚丙烯酰胺凝胶电泳法等。通过标准菌株和临床样本的对比检测发现，定量 PCR 法具有最高的敏感性。以聚丙烯酰胺凝胶电泳法这一经典方法的检测结果为标准，其他 3 种方法的灵敏度均在 90% 以上，特异性也都超过80%。比较而言，胶体金方法最为快捷，且检测效能能够满足需要，适合于患者样本及环境样本的现场检测，因此在轮状病毒筛查方面具有良好的应用前景。

319. 为什么常以抗体结合 RNA 检测来辅助诊断严重急性呼吸综合征

答：严重急性呼吸综合征（sever acute respiratory syndrome，SARS），是由 SARS 冠状病毒（SARS-CoV）引起的一种具有强传染性、可累及多个脏器系统的特殊肺炎。WHO 公布的 SARS 实验室检测方法包括病毒 RNA 检测、抗体检测和细胞培养等。病毒的分离、细胞培养或样本处理等操作必须在生物安全 3 级（BSL-3）实验室中按照操作规程进行。免疫学方法检测病毒抗原主要是用已知的特异性抗体检测样品中病毒抗原。其中 N 抗原酶联免疫检测方法检测发病早期血清样本的阳性率可达 80%。基于抗体的血清学诊断主要方法包括中和试验、免疫荧光检测、ELISA 法检测、免疫层析及免疫印迹检测。大多数患者抗体在发病第 2 周开始升高，IgM 最早可产生于第 3 天，IgG 最早可产生于第 8 天，抗体在20 天左右达到最高，随后 IgM 滴度开始下降，IgG 滴度高水平的持续时间可长达 3 个月。病毒 RNA 检测可以更早期地检出 SARS-CoV 感染，对疾病的诊断有重要支持意义。

320. 为什么 ELISA 法检测柯萨奇病毒抗体会出现假阳性

答：柯萨奇病毒（Coxsackie virus）属于肠道病毒，一般在夏秋季呈流行或散在发生，传播途径是经消化道、呼吸道，亦可通过血行经胎盘传播给胎儿。病毒识别的受体在组织和细胞中分布广泛，包括中枢神经系统、心、黏膜和皮肤等，引起多种不同的疾病。目前临床尚无快速、简便且特异的检测方法，专业实验室可选择细胞培养并通过特异性组合或单价血清做中和鉴定。免疫印迹试验是诊断柯萨奇病毒及其他肠道病毒感染的确证试验。

2013 年，国际病毒分类委员会（ICTV）根据肠道病毒的基因组结构将其重新分为 12 种，而原脊髓灰质炎病毒、柯萨奇病毒和 ECHO 病毒被取消，不再是分类学上病毒种的名称，其原各血清型交叉分散在肠道病毒 A、B 和 C 3 个种中（血清型仍沿用以前的名称）。酶联免疫吸附测定（enzyme-linked immunosorbent assay，ELISA）试剂盒检测柯萨奇病毒系采用抗体捕获法检测抗柯萨奇病毒 IgM 型抗体或运用双份血清检测 IgG 抗体。由于该检测涉及肠道病毒多个种的 IgM 抗体，多种肠道病毒之间存在交叉反应，因而其阳性只能反映相应肠道病毒种类的感染。

321. 为什么要筛查人群脊髓灰质炎抗体水平

答：脊髓灰质炎（俗称小儿麻痹症）由脊髓灰质炎病毒（poliovirus）所致。临床表现为发热、咽痛及肢体疼痛，部分病例发生肢体麻痹（暂时性）或永久性弛缓性肢体麻痹，甚至发展为延髓麻痹，导致呼吸衰竭、心力衰竭而死亡。发病早期和恢复期实施双份血清抗体测定（中和试验、ELISA 等），若血清抗体的滴度有 4 倍或以上增长，具有诊断意义。我国已在 2000 年 7 月宣布实现了无脊髓灰质炎的目标，但我国的部分邻国如阿富汗的脊髓灰质炎的传播从未停止。因此，仍不能放松脊髓灰质炎疫苗的普遍接种以及人群抗体水平的监测。监测脊髓灰质炎血清中和抗体水平可以选用微量细胞中和试验方法，在各级疾病预防控制中心进行。

322. 为什么检测血清淀粉样蛋白 A 有助于感染的辅助诊断

答：血清淀粉样蛋白 A（serum amyloid A，SAA）是一类多基因编码的多形态蛋白家族，其前体是一种灵敏的正性急性时相反应蛋白，能与血浆高密度脂蛋白结合。炎症或感染急性期 SAA 在 48 ~ 72 小时内即迅速升高可达 100 ~ 1000 倍，并在疾病的恢复期迅速下降，其增高幅度可反映疾病严重程度。SAA 可选用免疫比浊法、ELISA、胶体金等方法进行检测。研究显示，与临床最广泛使用的急性时相蛋白 C 反应蛋白（CRP）相比较，SAA 的不同之处是在病毒感染时显著升高，对于微弱的炎症刺激较 CRP 更灵敏。SAA 对细菌感染和其他疾病急性期的敏感性类似于 CRP。SAA 与 CRP 的联合检测可提高病毒感染早期的诊断效率。另外，SAA 和 CRP 的比值与小儿感染性疾病的严重程度存在相关性，检测 SAA/CRP 比值比单独检测 SAA 或 CRP 具有更大的应用价值。近年来 SAA 被发现是动脉粥样硬化、急性冠脉综合征、2 型糖尿病等疾病的高相对危险度的独立危险因素。

323. 为什么汉坦病毒感染常用免疫检验方法

答：肾综合征出血热（hemorrhagic fever with renal syndrome，HFRS）又称流行性出血热，是一种急性传染病，是由汉坦病毒（hantavirus）引起的，以鼠类和田鼠为主要传染源的自然疫源性疾病。临床主要表现是发热、出血和肾损伤。病毒抗原与机体产生的相应抗体结合，形成的抗原-抗体复合物沉积于小血管壁、血小板、肾小球基底膜和肾小管等处，在补体的参与下造成相应的病变。另外，病毒感染还刺激产生 IgE 抗体介导 I 型超敏反应，或诱发 II 型超敏反应使血小板减少等。由于 HFRS 的病原学检测比较困难，目前临床诊断仍借助免疫检验方法。IgM 抗体在发病后 1 ~ 2 天内即可在患者血清中检出，可持续长达 2 个月以上，且阳性率高达 95% 以上，具有早期诊断价值，目前常用的方法有捕获 ELISA 法（MacELISA）、免疫荧光、胶体金法等，而且用重组抗原检测抗体可进行血清学分型。病后血清 IgG 抗体的出现也较早，且持续时间长，但则需检测间隔至少 1 周双份血清，滴度升高 4 倍以上方可确诊。也可采用免疫组化法以单克隆或多克隆抗体可检测患者病理组织中的病毒抗原。

（李擎天 钱 俊）

第三节 细菌感染免疫检验

324. 为什么 C 反应蛋白可用于细菌感染的筛查和鉴别

答：人类 C 反应蛋白（C-reactive protein，CRP）是一种急性时相反应蛋白，这种蛋白能与肺炎链球菌 C 多糖起反应，故被命名为 C 反应蛋白。CRP 在健康人血清中浓度很低，当机体受到细菌感染、组织损伤或手术后，以及感染 6~12 小时内 CRP 浓度开始增高，24~48 小时内达到最高值。反复炎症刺激下，CRP 水平可持续上升，可达正常水平的 2000 倍。CRP 可以激活补体和加强吞噬细胞的吞噬而起调理作用，从而清除入侵机体的病原微生物和损伤、坏死、凋亡的组织细胞，在机体的天然免疫过程中发挥重要的保护作用。CRP 是临床上最常用的灵敏的急性时相反应指标。CRP 通常在细菌感染后增高而病毒感染时不增高，所以是鉴别细菌或病毒感染的重要指标之一。由于 CRP 下降很快，在一天内可降约 50%，所以能很好地用以判断抗生素治疗的效果，出现 CRP 下降即说明治疗有效，降到参考范围内可停药。在肿瘤患者中，由于受到疾病及化疗等治疗措施的影响，患者的白细胞、中性粒细胞计数波动较大，此时，CRP 作为急性时相蛋白，对于患者感染有更好的诊断和鉴别诊断价值，还是治疗过程中一个有价值的预后判断指标。

325. 为什么降钙素原是细菌感染的特异性实验室诊断指标

答：降钙素原（procalcitonin，PCT）是无激素活性的降钙素前肽物质，是由 116 个氨基酸组成的多肽。可以由甲状腺的滤泡旁细胞及肺和小肠中的神经分泌细胞产生。PCT 在严重细菌感染时显著升高，可以在临床上鉴别细菌感染和非细菌感染。在细菌感染时，产生 IL-1B 及 TNF-a 等细胞因子，协同内毒素诱导 PCT 在各个组织、器官大量产生并释放进入血液循环系统。病毒感染时，机体产生干扰素，抑制 PCT 的生成。与细菌感染的传统诊断指标如白细胞计数等相比较，PCT 检测具备较高的灵敏度和特异性。健康人血浆 PCT 含量极低，通常浓度低于 0.05ng/ml，细菌性脓毒血症患者 PCT 浓度大于 2ng/ml，通常在 10~100ng/ml 之间。PCT 水平的升高出现在严重休克、全身炎症反应综合征、多器官功能障碍综合征和细菌性感染中。当细菌感染被控制以后，PCT 值快速恢复到正常范围，因此 PCT 的检测可以对临床细菌感染过程做出检测，有助于临床医生制订准备有效的治疗方案，并最终控制感染。

326. 为什么抗链球菌溶血素 O 抗体检测常用于风湿热的辅助诊断

答：化脓性链球菌也称 A 群乙型溶血性链球菌（β-Hemolytic streptococcus），是致病力较强的一种链球菌。链球菌溶血素 O（streptolysin O）是其重要代谢产物之一，该细菌感染可诱发变态反应性疾病，如急性肾小球肾炎、风湿热等。人感染 A 群链球菌 2~3 周后，85%~90% 的患者血清中可出现相应的抗链球菌溶血素 O 抗体（ASO）。免疫检测方法有乳胶凝集法、免疫比浊法和 ELISA 法等。以胶乳凝集法为例，患者血清中高滴度的 ASO 被适量的链球菌溶血素 O 中和后，失去了正常水平量的抗体，多余的 ASO 与 ASO 胶乳试剂反应，出现清晰、均匀的凝集颗粒。ASO 效价明显升高，常有助于 A 群链球菌感染引起相关疾病的辅助诊断，如风湿热、急性肾小球肾炎、心内膜炎等。正常人群中链球菌感染比较普遍，所以其血清中可存在一定量的相应抗体，但抗体的滴度不高，低于参考值。活动性风湿热患者抗体效价一般超过 400 单位。

327. 为什么接种了肺炎链球菌疫苗还可能罹患肺炎

答：引起肺炎的感染性病原体除了肺炎链球菌之外，还有流感嗜血杆菌、金黄色葡萄球菌、肺炎克雷伯菌、衣原体、支原体、真菌以及病毒等。临床相当一部分间质性肺炎的病因不明。就肺炎链球菌而言，肺炎链球菌有 90 多个血清型，目前可用于肺炎球菌疫苗预防的疫苗主要有 7 价肺炎球菌蛋白结合疫苗（PCV7）与 23 价肺炎球菌蛋白结合疫苗（PCV23）两种。PCV7 的接种用于婴幼儿主动免疫，以预防由本疫苗包括的 7 种血清型（4、6B、9V、14、18C、19F 和 23F）的肺炎链球菌引起的侵袭性疾病。PCV23 覆盖了 23 种最常见的肺炎球菌血清型，具有良好的免疫保护效果。儿童中接种的肺炎疫苗即肺炎链球菌蛋白结合疫苗，其接种目的是预防肺炎链球菌性肺炎，也只对肺炎链球菌感染有保护作用。所以肺炎疫苗不能预防所有病原体引起的肺炎发生。

328. 为什么"伤寒玛丽事件"中的玛丽厨娘携带伤寒菌传染给了许多雇主，自己却不发病

答：伤寒是由伤寒沙门菌引起的急性肠道传染病，主要临床表现是持续高热、腹痛、腹泻或便秘、白细胞减少、肝脾肿大，部分患者会出现玫瑰疹、相对缓脉。伤寒主要通过污染水和食物、日常生活接触而传染。与其他许多细菌和病毒感染一样，伤寒沙门菌的一些感染者表现为无症状带菌者，伤寒或非伤寒沙门菌在患者粪或尿中持续存在达 1 年以上。伤寒感染者中有 1%～4% 发展为带菌者，非伤寒沙门菌感染患者中有 0.2%～0.6% 发展为带菌者。在本世纪初美国有一名烹调技术高超的女厨师，人们称她为玛丽小姐。她先后曾为 7 个家庭当过厨师，在她整个工作的 14 年中，由她直接或间接传播而引起伤寒病流行共 8 次，患病和死亡人数达 1350 余人，而她本人始终未发生显著的伤寒症状。在这一系列典型病例中，最终证实玛丽是伤寒沙门菌的携带者。携带者即体内可检出病原体，且可以将病原体传染给他人而自身并不发生疾病的人。从预防角度讲，携带者比患者更具危险性。

329. 为什么肥达反应可用于检测沙门菌感染

答：肥达试验（Widal test）是利用伤寒和副伤寒沙门菌菌液为抗原，即将已知的伤寒菌的 H（鞭毛）和 O（菌体）以及甲型（A）与乙型（B）副伤寒沙门菌的标准液与患者血清做凝集试验，测定受检者血清中有无相应抗体以及抗体的效价。机体感染伤寒、副伤寒沙门菌后会在体内产生相应抗体，即 O 抗体、H 抗体、Vi 抗体，伤寒抗体常在病后 1 周左右出现，第 3～4 周阳性率最高，并可持续数月。正常人因隐性感染或预防接种，血清中可含有一定量的抗体，当伤寒沙门菌抗原凝集效价 H≥1∶160，O≥1∶80，副伤寒凝集效价≥1∶80 时，才具有诊断意义。单次抗体滴度超过参考值却难以定论时，应每周复查一次，如患者 H 与 O 的凝集价均高于参考值或较原凝集价升高 4 倍以上，则患伤寒的可能性很大。若 H 凝集价高而 O 低于正常值，则可能是以往预防接种疫苗的结果或非特异性回忆反应所致。Vi 抗体的检测主要用于慢性带菌者的调查，效价在 1∶32 以上有诊断

价值。早期使用抗生素和肾上腺皮质激素以及机体免疫功能低下的伤寒患者，肥达试验呈阴性结果。

330. 为什么 T 细胞斑点试验检测 γ-干扰素释放可用于结核病的诊断和鉴别诊断

答：T 细胞斑点试验（T-SPOT）是在酶联免疫斑点试验（enzyme-linked immunospot assay，ELISPOT）的基础上，应用细胞免疫反应建立起来的检测单细胞水平分泌抗体或细胞因子的新型体外免疫检测法。T-SPOT 通过检测患者受结核分枝杆菌（MTB）特异性抗原（ESAT-6 和 CFP-10）诱导致敏的 T 淋巴细胞所分泌的 γ-干扰素（IFN-γ），并计数分泌 IFN-γ 的 T 细胞数，诊断结核致敏的效应 T 淋巴细胞是否存在，用以判断机体结核分枝杆菌感染的存在与否。因 ESAT-6 和 CFP-10 只存在于 MTB 复合群中，为结核分枝杆菌复合群存在的 RDI 区基因编码的分泌蛋白，而在卡介苗菌株和大部分分枝杆菌中缺乏，因此 T-SPOT 不受注射卡介苗的影响，具有较好的诊断效能和前瞻性预测作用。T-SPOT 技术是目前检测结核致敏的效应 T 淋巴细胞反应最灵敏的方法，具备了单细胞水平、活细胞功能、高通量、快速等特点。

331. 为什么结核分枝杆菌抗体检测可用于结核病的病程监测

答：结核是严重危害人类健康的传染病，结核分枝杆菌感染后，可刺激机体产生抗体，包括有 IgG 或 IgM 型。应用由结核分枝杆菌卡介苗中提纯而来的纯蛋白衍生物（purified protein derivative，PPD）作为抗原，来检测患者血清中抗 PPD-IgG，可用于结核分枝杆菌活动性感染的辅助诊断。针对 PPD 的 IgG 型抗体的检出还与疾病的活动程度有关，检测体液中抗 PPD-IgG 的同时检测结核分枝杆菌特异性免疫复合物，可提高临床活动性结核病的诊断率。近年来通过对结核分枝杆菌的抗原进行分离纯化，得到了多种特异性较高的抗原，如脂阿拉伯甘露糖（LAM）和结核菌蛋白 16 000 和 38 000 等，应用这类抗原生产的金标记免疫测定快速诊断试剂，其特异性和敏感性高于 PPD 为抗原的方法。检测时，需注意麻风分枝杆菌与非结核分枝杆菌的假阳性反应。

332. 为什么结核菌素皮试可用于卡介苗接种对象的调查及接种效果的观察

答：结核菌素皮试用纯蛋白衍生物经过前臂皮内注射一定量，48～72 小时后观察局部红肿硬结出现的时间、大小和质地等。48～72 小时后局部的红肿硬结超过 5mm 者为阳性，否则为阴性。当局部的红肿硬结≥15mm 时应判为强阳性。通常情况下，阳性反应 48～72 小时后局部的红肿硬结范围应>5mm 且<15mm。其中结核菌素皮试阳性，表明宿主已感染过或预防接种过（卡介苗），对结核分枝杆菌感染具有免疫力。当局部红肿硬结超过一定范围，应当注意患活动性结核的危险，需做进一步检查。而阴性反应的结果表明尚未感染过结核分枝杆菌，对结核分枝杆菌感染无免疫力，建议接受预防接种。但要排除以下可能：①感染早期，超敏反应尚未形成（一般感染后 4 周）；②老年人，反应性减弱；③严重疾病患者，机体的免疫功能受损（细胞免疫）；④获得性免疫功能低下如肿瘤、艾滋病与移植等。另外结核菌素皮试还可用于卡介苗接种对象的调查及接种效果的观察。除特殊群体外，结核菌素皮试阴性者均应接受预防接种，4 周后其皮试的结果应当转变为阳性。另外，结核菌素皮试已应用于检测宿主整体细胞免疫功能的一项重要参考指标。

333. 为什么军团菌感染可用抗体检测进行辅助诊断

答：1976 年美国费城退伍军人协会会员中曾暴发急性发热性呼吸道疾病，有 221 人感染疾病，其中死亡 34 人。由于大多死者都是军团成员，因此称为军团病或退伍军人症。军团病可发生于任何年龄，但大多数人都是中年男性。军团菌会在汽车的雨刮水箱和空调制冷装置中滋生，随风吹出浮游在空气中，吸入人体后会出现上呼吸道感染及发热的症状，严重者可导致呼吸衰竭和肾衰竭。嗜肺军团菌为细胞内寄生菌，机体的细胞免疫起主要抗感染免疫作用。目前军团病的实验室诊断主要依赖检测其血清中抗嗜肺军团菌 IgG、IgM 型抗体。临床上，检查患者血清中抗嗜肺军团菌 IgG、IgM 抗体有助于特异性诊断。常用的方法有微量凝集试验、间接免疫荧光和 ELISA 法。疾病恢复期（病后 3~6 周）抗体效价≥急性期（7 天内）4 倍，或单份血清抗体效价≥1：256 时，可作为嗜肺军团菌感染的血清学证据。

334. 为什么艰难梭菌性腹泻可选用免疫检验方法检测细菌外毒素

答：艰难梭菌属厌氧性细菌，一般寄生在人的肠道内。本菌与临床长期过度使用某些抗生素（氨苄青霉素、头孢霉素、红霉素、氯林肯霉素等）引起的伪膜性肠炎有关。艰难梭菌外毒素 A 由肠道毒素和细胞毒素组成，作用于黏膜细胞从而导致出血。而外毒素 B 是一种细胞毒素，能作用于受损细胞，导致细胞坏死。大多数艰难梭菌种属都产生这两种毒素。由于艰难梭菌严格厌氧，微生物学培养较为困难，临床上常以基因检测或毒素检测进行实验诊断。毒素检测方法包括免疫检验方法和针对毒素 B 的细胞毒性试验。免疫检验方法包括酶联免疫吸附测定、免疫层析法检测毒素 A 与 B 等，均有多种商品化试剂盒。

335. 为什么检测血清中布鲁菌抗体时使用抗人球蛋白

答：布鲁菌病（brucellosis），也称波状热，是布鲁菌引起的急性或慢性传染病，属自然疫源性疾病，临床上主要表现为病情轻重不一的发热、多汗、关节痛等。在国内，其主要传染源为羊，其次为牛和猪。人受布鲁菌感染后 2 周血中开始出现抗体，因为是不完全抗体，虽可与抗原结合，但肉眼不可见，需要用抗人球蛋白检测，当将抗人球蛋白免疫血清加入抗原-不完全抗体复合物中，即出现直接可见的反应，效价在病程进展中不断升高。不完全抗体出现早而消失晚，故可用于急、慢性期患者的诊断。发病 3 周后出现 IgG 抗体，此时可用补体结合试验检测，其特异性较高，也可用荧光免疫及 ELISA 检测抗体。血清学检查是诊断布鲁菌病的最常用的方法，血清学试管法是直接检测脂多糖抗原的抗体，特别是对于慢性期患者，不仅帮助诊断，还可以确定是否复发，一般效价≥1：160 判断为阳性。

336. 为什么幽门螺杆菌抗体阳性并不一定有胃溃疡表现

答：幽门螺杆菌抗体检测阳性很常见。究其原因，首先跟人们的饮食情况和卫生环境有关，经济发达地区的感染率相对更低。同时，因幽门螺杆菌可通过共用餐具传播，若家中有一人幽门螺杆菌阳性且不分餐，其他家人就很容易被传染。幽门螺杆菌阳性不意味有胃病，但可能对胃黏膜造成损伤引发炎症。若合并胃溃疡、胃淋巴瘤、胃癌、有溃疡病史服用解热镇痛药时，需要根除幽门螺杆菌，降低复发率及预防出血、穿孔等并发症。目前检查幽门螺杆菌有很多种方法，碳 13/碳 14 呼气试验、胃活检组织脲酶试验、胃黏膜细菌培养、查血 HP 抗体、查粪便 HP 抗原、放射性核素标记试验等都有商品供应。

337. 为什么选用肺炎支原体 IgM 抗体检测来诊断肺炎支原体感染

答：肺炎支原体是间质性肺炎的主要病原体之一。肺炎支原体感染的潜伏期为 2~3 周，其抗体分为 IgG 抗体和 IgM 抗体两种，当患者出现症状而就诊时，IgM 抗体已达到相当高的水平。因此，IgM 抗体阳性可作为急性期感染的诊断指标。如果患者 IgM 抗体呈阳性，应继续药物治疗。IgG 抗体检测往往需要采集患者急性期和恢复期双份血清，在血清 IgG 抗体滴度有 4 倍以上升高时方能判断为感染。如果 IgM 抗体阴性而 IgG 抗体阳性，说明为既往感染。

338. 为什么外斐试验可用于检测斑疹伤寒感染

答：外斐试验（Weil-Felix test）又称变形杆菌凝集反应，变形杆菌属的 OX19、OX2、OXK 菌株的菌体 O 抗原与斑疹伤寒立克次体和恙虫病东方体有共同抗原，故可用这些菌株的 O 抗原（OX19、OX2、OXK）代替立克次体抗原与患者血清进行交叉凝集反应，检测患者血清中有无立克次体抗体。外斐试验多采用试管凝集试验法，一般凝集价在 1∶160 以上或病程中效价明显上升有诊断意义。我国常见的立克次体病主要为斑疹伤寒和恙虫病，流行性斑疹伤寒主要为 OX19 凝集价升高，恙虫病主要表现为 OXK 升高明显。布鲁菌病、回归热、孕妇也可能稍有增高。

339. 为什么选用间接免疫荧光法进行肺炎衣原体的检测

答：肺炎衣原体是呼吸系统感染尤其是社区获得性肺炎的重要病原体，所致的社区获得性肺炎常见于免疫力相对不足的儿童和老年患者。在老年患者中，还有研究认为肺炎衣原体的感染与心脑血管疾病的发作存在密切相关性。由于肺炎衣原体的培养相对困难，故常用分子生物学和免疫检验方法进行实验诊断。免疫层析法、酶联免疫吸附测定、间接免疫荧光法是使用较多的肺炎衣原体免疫检验检测方法，其中间接免疫荧光法的灵敏度更高，可实现定量或半定量，其检测结果与患者病程有更好的相关性，故常被临床实验室用于肺炎衣原体的检测。

（李擎天　黄洁雯）

第四节　真菌感染免疫检验

340. 为什么真菌感染的免疫检验通常检测抗原

答：目前用于临床的主要是抗原检测，即检测血液和分泌液中的真菌抗原。组织中菌体可溶性抗原可吸收入血，直接检查血、尿或感染组织液中真菌抗原可成为快速诊断的重要手段。对免疫功能完善机体的真菌感染诊断，抗体检测通常只具有初筛意义。但在免疫功能低下的患者抗体效价低，往往难以检测到，而深部真菌感染患者大多呈免疫功能低下。由于抗体检测灵敏度与特异度均不高，尤其是与有正常定植的真菌如念珠菌等的感染，抗体检测就更难确定其临床意义了。1，3-β-D 葡聚糖（BG）是酵母和丝状真菌细胞壁的多聚糖成分，不存在于原核生物和人体细胞，是具有较高特异性的真菌抗原。因此，可将存在于血液及无菌体液中的 BG 视为侵袭性真菌感染（IFI）的标志。半乳甘露聚糖（galactomannan）是曲霉细胞壁的成分，由甘露聚糖和呋喃半乳糖组成，后者具有抗原性，利用 ELISA 方法检测侵袭性曲霉病患者体液免疫中半乳甘露聚糖抗原成分。荚膜多糖是新型隐球菌特有的分泌物，其分子组成与结构区别于其他真菌和细菌，是隐球菌存在的直接证据。感染初期，在血清、脑脊液、肺泡灌洗液和尿液中由镜检检测到有宽厚荚膜包裹芽生的酵母样细胞，可作为隐球菌病早期诊断的标志物。

341. 为什么临床上将组织胞质菌素皮试用于荚膜组织胞质菌病实验诊断

答：组织胞质菌病的临床表现多样化，宿主免疫功能健全者多数呈自限性表现，机体免疫功能低下或缺陷时则呈严重感染，容易发展为败血症。特殊的慢性感染者，临床表现和病程非常类似结核病，属细胞内感染。特异性荚膜组织胞质菌抗原的皮肤试验等均有助于疾病的诊断和鉴别诊断。方法与结核菌素纯蛋白衍生物皮试相似，皮试后 48 ~ 72 小时观察结果，以红肿硬结≥5mm 为阳性。皮试阳性提示曾受过或正在受组织胞质菌感染，对于非流行区患者有一定诊断价值，一般感染后 2 ~ 3 周皮试出现阳性，可维持数年。由于患者免疫功能低下，即便处于感染活动期皮试也可能呈现阴性（假阴性），故皮试阴性也不能排除诊断。该试验主要用于流行病学调查。

342. 为什么检测念珠菌抗体可用于监控念珠菌病

答：侵袭性念珠菌病（invasive candidiasis，IC）是免疫功能损伤或低下患者常见的感染和死亡原因，近年来检测 IC 患者血清中特异性抗体的血清学诊断方法成为研究热点。成年人长期念珠菌抗体呈低水平状态（间接凝集试验≤1∶20）则表示有体液免疫功能不全或免疫受抑制。测定血清中白念珠菌甘露聚糖抗原是白念珠菌病的早期特异的诊断方法，但敏感性较低。患者感染白念珠菌 1 周后即可产生保护性抗体，并随感染量、时间递增。因而测定患者血清中白念珠菌抗体在临床上有诊断价值，可以用念珠菌抗体检测来监控患者真菌病发生的危险性。应用基因重组方法将念珠菌菌丝壁蛋白（HWP1）与位于细胞壁的糖酵解酶（烯醇化酶蛋白 ENO1）进行基因克隆，随后将由 HWP1 与 ENO1 组成的重组蛋白在大肠杆菌中表达并建立酶联免疫吸附测定（ELISA），可检测患者血清中的 IgG 特异性抗体。有研究表明抗 ENO1 的诊断效能优于 G 试验。

343. 为什么 G 试验和 GM 试验联合检测可提高曲霉菌抗原的检出率

答：G 试验检测的是真菌的细胞壁成分（1，3）-β-D-葡聚糖，人体的吞噬细胞吞噬真菌后，能持续释放该物质，使血液及体液中含量增高。GM 试验检测的是半乳甘露聚糖。曲霉菌特有的细胞壁多糖成分是 β（1-5）呋喃半乳糖残基，菌丝生长时，半乳甘露聚糖从薄弱的菌丝顶端释放，是最早释放的抗原。GM 试验是目前广泛接受的侵袭性曲霉菌（IA）诊断方法，能够作为 IA 感染的早期依据。对于初次诊断患者可考虑 G 试验和 GM 试验的联合应用。G 和 GM 联合检测有助于临床鉴定血液病患者是否合并真菌感染，并将单一试验假阳性给诊疗带来的影响降低到最小。GM 试验和 G 试验联合用于诊断侵袭性曲霉病时特异性达 100%，阳性预测值达 100%，但需除外影响灵敏度和阴性预测值的因素。G 试验一般早于 GM 试验出现阳性结果。

（李擎天　黄洁雯）

第七章 恶性肿瘤免疫检验

第一节 基本知识

344. 为什么免疫检验在肿瘤的诊治中具有重要作用

答：肿瘤是机体正常组织细胞在致癌因素的作用下失去正常生长调控机制、发生恶性转化并异常增生所形成的赘生物。免疫学特别是分子免疫学的发展，使人们对肿瘤的抗原性质、机体抗肿瘤免疫应答机制及肿瘤逃避机体免疫监视机制等获得了更深入的认识，在丰富了肿瘤免疫学理论的同时，也推动了肿瘤免疫诊断和治疗技术的发展，从而使免疫学在肿瘤诊疗中发挥越来越重要的作用。肿瘤的免疫检验包括通过免疫学方法进行肿瘤的辅助诊断、疗效观察和复发监测以及对患者的免疫功能状态进行评估。肿瘤标志物检测现已成为肿瘤实验诊断中最常用的检测手段，许多肿瘤标志物均可用自动化免疫检测系统进行微量、快速分析，为肿瘤的临床早期诊断和疗效动态监测提供有效的手段和实验室数据。肿瘤的发生与机体的免疫功能状态密切相关，通过外周血淋巴细胞亚群分析及血清中免疫球蛋白、补体和某些细胞因子的测定等可以判断机体免疫功能状态。免疫功能的评估对了解肿瘤患者病情、评价疗效、判断肿瘤的发生发展及预后具有重要价值。因此，肿瘤的免疫检验在肿瘤诊治中发挥着越来越重要的作用。

345. 为什么肿瘤抗原是肿瘤免疫诊断和免疫防治的分子基础

答：肿瘤抗原（tumor antigen）是指细胞癌变过程中新出现的或异常表达的抗原物质。根据肿瘤抗原的特异性，将肿瘤抗原分为肿瘤特异性抗原（tumor specific antigen，TSA）和肿瘤相关性抗原（tumor associated antigen，TAA）。TSA是指仅表达于肿瘤细胞而不存在于正常细胞的抗原，是肿瘤细胞所特有的抗原，如化学或物理因素诱生的肿瘤抗原、自发性肿瘤抗原和病毒诱导的肿瘤抗原等。TAA是指一些肿瘤细胞表面的糖蛋白或糖脂成分，非肿瘤细胞所特有，正常细胞或其他组织上也可表达，但此类抗原在癌细胞的表达水平远远高于正常细胞；此类抗原只表现出量的变化，而无严格肿瘤特异性，如胚胎抗原、分化抗原、过度表达的癌基因产物及异常表达的糖脂和糖蛋白等。肿瘤抗原在肿瘤的发生、发展及诱导机体产生抗肿瘤免疫应答中具有重要作用，应用相应单克隆抗体检测其含量可为肿瘤的诊断、复发监测和预后判断提供参考，是肿瘤免疫诊断和免疫防治的分子基础。

346. 为什么要检测肿瘤标志物

答：肿瘤标志物（tumor marker，TM）是指在肿瘤发生和发展过程中，肿瘤细胞合成、分泌或机体对肿瘤细胞反应而产生的一类物质。这些物质可存在于肿瘤细胞和组织中，也可进入血液和其他体液。当肿瘤发生、发展时，这些物质的含量发生显著改变，可通过生物化学、免疫学和分子生物学等技术进行定性或定量检测。近年来，随着肿瘤基础理论和检测技术的发展，肿瘤标志物的检测更为广泛，技术更为先进，新的筛查指标及预后标志物不断被发现并应用于临床，使得肿瘤标志物检测在肿瘤的诊断和个体化治疗中发挥重要作用。因此，肿瘤标志物的检测在肿瘤的筛查、早期诊断、鉴别诊断、疗效评价、复发监测、预后判断及高危人群随访观察等方面都具有重要的应用价值。

347. 为什么目前尚没有一种理想的肿瘤标志物

答：理想的肿瘤标志物应具有以下特性：①灵敏度高，有助于肿瘤的早期发现、早期诊断；②特异性强，即恶性肿瘤患者为阳性，而非肿瘤患者为阴性，能鉴别良、恶性肿瘤；③能对肿瘤进行定位，即具有器官特异性；④浓度和肿瘤大小、转移及恶性程度相关，能协助肿瘤的分期和预后判断；⑤半衰期短，有效治疗后很快下降，能较快反映肿瘤的治疗效果；⑥具有可靠的预测价值，能判断肿瘤预后；⑦存在于体液特别是血液中，易于检测。由于肿瘤的复杂性，至今所发现的肿瘤标志物中还没有一种能完全满足上述要求。

348. 为什么肿瘤标志物有不同类别之分

答：根据生物化学特性，肿瘤标志物分为以下几类：

（1）酶和同工酶类：肿瘤细胞代谢异常使得某些酶合成增加，或者肿瘤组织的压迫浸润导致某些酶排泄受阻使得患者血清中酶活性升高，如前列腺癌患者前列腺特异性抗原（prostate specific antigen，PSA）升高。

（2）胚胎抗原类：胚胎期肝、胃肠管组织能合成并存在于胎儿血液中的抗原称为胚胎抗原，其在肿瘤发生时异常增高，如甲胎蛋白（α-fetoprotein，AFP）、癌胚抗原（carcino-embryonic antigen，CEA）等。

（3）激素类：正常情况下不产生激素的某些组织在发生恶变时产生和释放一些肽类激素，又称为异位激素，如绒毛膜癌患者 β-人绒毛膜促性腺激素（β-human chorionic gonado-trophin，β-HCG）明显升高。

（4）糖蛋白抗原类：表达于肿瘤细胞表面或者由肿瘤细胞分泌的糖蛋白或黏蛋白，如糖类抗原 125（carbohydrate antigen 125，CA125）、糖类抗原 15-3（carbohydrate antigen 15-3，CA15-3）和糖类抗原 19-9（carbohydrate antigen 19-9，CA19-9）等。

（5）特殊蛋白类：如 β_2-微球蛋白和铁蛋白等在肿瘤发生时升高。

（6）癌基因产物类：癌基因的激活和抑癌基因的变异可使正常细胞发生恶变，如 RAS 蛋白、P53 蛋白等。

349. 为什么需要联合检测肿瘤标志物

答：恶性肿瘤复杂的生物学特性决定了肿瘤标志物的异质性和多样性。一种肿瘤可产生多种肿瘤标志物，不同肿瘤或同种肿瘤的不同组织类型也可有相同的肿瘤标志物。目前大部分单个肿瘤标志物的灵敏度或特异性偏低，单独检测某一种肿瘤标志物尚不能满足临床需要，因此近年来提倡在科学分析、严格筛选的前提下，针对性地合理选择 3～5 种灵敏度和特异性较好的肿瘤标志物进行联合检测。

350. 为什么肿瘤标志物升高不一定罹患肿瘤

答：因为肿瘤标志物升高除受肿瘤的影响外，其他多种因素也可致其水平变化。

（1）生理因素：年龄的增长会导致 CEA、CA19-9 和 CA15-3 等肿瘤标志物的升高，部分妇女在月经期 CA125 和 CA19-9 也可升高。

（2）标本因素：标本采集或操作不当也可导致部分肿瘤标志物升高，从采血到血清分离间隔时间大于 60 分钟时血小板会释放神经元特异性烯醇化酶（neuron specific enolase，NSE）、溶血也可使红细胞释放 NSE 而引起假性增高；样本被唾液污染可使鳞状上皮细胞癌抗原（squamous cell carcinoma antigen，SCC）、CA19-9 和 CEA 升高；黄疸会引起 PSA 的升高。

（3）治疗措施：前列腺按摩、穿刺和直肠镜检查会引起 PSA 升高，某些抗肿瘤药物会造成肿瘤细胞的溶解及大量肿瘤标志物的释放而引起暂时性升高。

（4）不良习惯：如长期吸烟会引起 CEA 升高。

（5）嗜异性抗体：检测肿瘤标志物的试剂多含有动物源性抗体，而有动物密切接触史者会产生抗动物抗体，两者结合后发生免疫反应，从而导致某些肿瘤标志物的假性升高。

（6）良性疾病：肝炎、肝硬化可导致 AFP 升高，良性前列腺疾病可引起 PSA 升高等。

351. 为什么肿瘤标志物检测阴性不能排除肿瘤

答：恶性肿瘤的诊断大多由临床检查、影像学检查、内镜检查、病理诊断和实验室诊断综合分析，单一肿瘤标志物的检查结果不能作为肿瘤诊断的依据。虽然肿瘤标志物目前已经广泛应用于临床，但在肿瘤早期阶段诊断的阳性率较低，大多数肿瘤标志物在肿瘤患者血清中的阳性率仅为 30%～40%，一般不超过 60%，即便是在晚期患者中的比例也不一定高。例如，有的肿瘤从始至终肿瘤标志物都不会升高，有的肿瘤标志物在早期正常，疾病发展到一定程度才会升高。此外，以下原因会引起肿瘤标志物检测的假阴性：①产生肿瘤标志物的肿瘤细胞数目少；②肿瘤细胞表面被封闭；③机体体液中一些抗体与肿瘤抗原形成免疫复合物；④肿瘤组织本身血液循环差，其产生的肿瘤标志物不能分泌到外周血中。因此，肿瘤标志物检测阴性也不能完全排除肿瘤，要明确疾病诊断，还需要结合病史及综合分析多项检查结果。

352. 为什么肿瘤患者治疗前要检测肿瘤标志物

答：对于肿瘤标志物检测异常的肿瘤患者，血清肿瘤标志物升高的水平往往与肿瘤的大小和分化程度有关，其定量检测有助于辅助临床分期及治疗方案的确定。部分肿瘤标志物还可用于肿瘤的预后评估，如 CEA 和 CA15-3 应用于乳腺癌及 CA125 应用于卵巢癌。此外，初次诊断时肿瘤标志物水平可作为治疗监测的基础水平，治疗后肿瘤标志物水平的下降，可用于初步评估肿瘤是否完全消除及其残余量。通常在治疗后，肿瘤标志物明显下降，若下降至正常或治疗前水平的 95%，即认为治疗有效；如未能预期下降，说明治疗效果不佳。如果治疗后下降，一段时间后又持续升高，则提示肿瘤的复发或转移。

353. 为什么肿瘤标志物的复查间隔时间以其生物半衰期为依据

答：肿瘤标志物的半衰期对于选择肿瘤标志物的监测时间、解释肿瘤标志物浓度变化与临床疗效和肿瘤复发的关系具有重要意义。一般建议，在治疗结束后5个半衰期进行复查为宜，此时原有的肿瘤标志物约97%已被清除。如果复查间隔时间延长，则可能无法区分是肿瘤复发还是初次治疗效果不佳；若复查间隔时间缩短，那么肿瘤标志物浓度尚未下降，可能误解为肿瘤未完全切除。因此，肿瘤标志物的复查间隔应以其生物半衰期为依据。

354. 为什么要动态监测肿瘤标志物

答：肿瘤标志物的动态监测有助于判断肿瘤的治疗效果及复发情况。经手术或放疗后，血清肿瘤标志物降至正常水平一段时间后再度升高，常提示出现复发或转移；而肿瘤标志物持续居高不降，则提示有残存肿瘤。肿瘤患者化疗后肿瘤标志物下降说明化疗有效；化疗后肿瘤标志物继续升高，则应考虑更换化疗方案；如果更换化疗方案后肿瘤标志物仍持续升高，则说明肿瘤对常规化疗药物已经产生耐药，预示着肿瘤的复发或转移。如CEA被推荐作为结直肠癌肝转移、乳腺癌骨或肺转移的监测指标；CA125可反映卵巢癌手术或化疗疗效，治疗后其水平下降>50%的患者具有较好的预后；睾丸癌时HCG和AFP的变化也有预后价值。一般建议，肿瘤治疗后第6周进行第一次检测；前3年内每3个月检测一次；3~5年每半年检测一次；5~7年每年检测一次。如监测过程中发现肿瘤标志物升高（高于首次检测值25%），应在2~4月后再检测一次，连续两次升高者，提示复发或转移。

355. 为什么肿瘤高危人群需要定期检测肿瘤标志物

答：肿瘤高危人群包括：①亲属患有肿瘤，如母亲或家族中其他女性亲属有乳腺癌病史的乳腺癌"高危人群"；②接触过容易致癌的外来物质，如长期吸烟或接触"二手烟"、酗酒及食用腌熏食物，或因工作原因接触过放射线或化学毒物；③具有肿瘤高发的自身因素，如年龄较大或患有乙肝、慢性萎缩性胃炎等。由于现用的大多数肿瘤标志物灵敏度和特异性都有限，因此对于肿瘤高危人群，即使肿瘤标志物检测结果正常，仍需进行定期复查。

356. 为什么肿瘤标志物轻度升高也需持续动态观察其变化

答：肿瘤标志物的轻度升高无法判定是否存在肿瘤，需要定期进行复查以动态监测。如果复查结果为阴性，提示这种轻度升高可能是良性疾病导致的一过性增高；如果肿瘤标志物水平一直维持在参考区间上限的临界水平，意义不大；如果肿瘤标志物水平进行性升高，则患恶性肿瘤的概率比较高。此外，对于肿瘤"高危人群"，即使仅出现肿瘤标志物水平的轻度升高，其患有肿瘤的风险也相对较高，应结合其他辅助检查，如胸部CT、腹部CT、乳腺超声、前列腺超声和内镜检查等进一步诊断。

357. 为什么肿瘤标志物的检测受多重因素的影响

答：临床检测肿瘤标志物时，其结果往往受多重因素的影响。

（1）测定方法和试剂：不同厂家、不同试剂之间存在差异，故实验室应尽量使用同一方法、同一仪器和同一厂家试剂。同时要建立标准化检测流程和室间质量控制，保证不同实验室间肿瘤标志物检测结果的一致性。

（2）钩状效应：即待测样本中抗原浓度过高时，出现的高浓度后带现象。这种情况下，免疫反应被抑制，导致测定结果偏低。最常用的解决方案是对样本进行适当稀释后重新测定。

（3）交叉污染：测定高浓度标本后，交叉污染是导致假阳性的主要因素，尤其是紧随在高浓度标本后的标本，若出现结果偏高，应复查确认有无交叉污染。

（4）嗜异性抗体：大多数肿瘤标志物测定常使用一对鼠源性单克隆抗体与肿瘤抗原反应，经影像学检查或治疗时使用过鼠源性单克隆抗体的患者，体内会产生人抗鼠抗体（human anti-mouse antibody，HAMA）。血清中的 HAMA 可在两种鼠单克隆抗体间起"桥梁"作用，在无抗原存在的情况下造成肿瘤标志物假性增高。此外，对有动物密切接触史者也应当特别注意嗜异性抗体干扰出现的假阳性问题。

358. 为什么要重视肿瘤标志物的参考区间和结果解读

答：参考区间和结果解读对于肿瘤标志物的合理应用至关重要。不同标本如血液、尿液和胸、腹腔积液等有不同的参考区间；不同的临床实验室由于其实验室条件、使用的实验仪器、试剂以及采用的分析方法的不同都会一定程度影响检测结果；人体所处地理环境不同也会产生一定程度的差异。因此，实验室可根据不同地区人群、检测方法及试剂和仪器设备等，建立自己的参考区间。不同个体的肿瘤标志物水平差异较大，在监测治疗前、中、后不同阶段肿瘤标志物含量时，最好做相应的肿瘤标志物含量变化曲线图，这对于判断疗效和监测复发具有重要价值。

359. 为什么多数肿瘤标志物对于肿瘤的早期诊断意义不大

答：多数肿瘤标志物对于早期肿瘤灵敏度和特异性均较低，其血清水平在大多数情况下无法将肿瘤患者与健康者或一些良性疾病患者区分开。目前除对慢性乙型肝炎和丙型肝炎患者进行 AFP 检测可早期发现肝癌，PSA、f-PSA 及其比值结合直肠指检被广泛应用于早期前列腺癌筛查及 CA125 联合阴道超声检查可作为高危女性卵巢癌的早期诊断指标外，其他肿瘤标志物的检测对于肿瘤早期诊断的意义不大。肿瘤标志物检测的临床价值主要体现在分析疗效、判断预后、预测复发及转移等，而肿瘤的早期诊断则更多的需要结合病史、症状、影像学检查进行综合分析，明确诊断则需要依靠病理检查。

（陈福祥　吴传勇）

第二节　肺　癌　检　验

360. 为什么肿瘤标志物检测有助于肺癌的临床诊断

答：原发性肺癌可分为鳞状细胞癌、腺癌、大细胞肺癌和小细胞肺癌（small-cell lung

cancer，SCLC）四种组织类型，前三种类型肺癌统称为非小细胞肺癌（non-small-cell lung cancer，NSCLC），它们与 SCLC 在临床表现和生物学行为方面不同。目前常用的肺癌血清学肿瘤标志物包括神经元特异性烯醇化酶（NSE）、胃泌素释放肽前体（pro-gastrin-releasing peptide，ProGRP）、癌胚抗原（CEA）、细胞角蛋白 19 的片段（cytokeratin 19 fragment 21-1，CYFRA21-1）和鳞状上皮细胞癌抗原（SCC）。肺癌发生时可引起这些肿瘤标志物的变化，因此，检测 NSE、CYFRA21-1、ProGRP、CEA 和 SCC 等肿瘤标志物可辅助肺癌的诊断。

361. 为什么肺癌相关肿瘤标志物可用于肺癌疗效监测

答：肺癌相关肿瘤标志物在肺癌治疗前后的变化情况可反映疗效及肿瘤的复发与否。因此，在肺癌疗效监测的过程中，常在治疗（包括手术、化疗、放疗和分子靶向治疗）前进行肿瘤标志物的检测，并选择 2~3 种肿瘤标志物作为治疗后监测的指标。SCLC 患者化疗后 NSE 和 ProGRP 较之前升高，往往提示预后不良；而治疗后明显下降则提示预后较好。NSCLC 患者化疗后血清 CYFRA21-1 和 CEA 下降与影像学结果一致提示化疗有效。SCC 常用作肺鳞癌化疗疗效监测的良好指标。

362. 为什么在肺癌随访观察中需要定期检测肺癌相关肿瘤标志物

答：肿瘤标志物的检测可反映肿瘤的复发或转移，因此在肺癌随访观察中需要定期检测肺癌相关肿瘤标志物，一般建议：患者在治疗开始后至 3 年内，应每 3 个月检测一次肿瘤标志物；3~5 年内，每半年一次；5 年以后，每年一次。在随访过程中，若发现肿瘤标志物明显升高（超过 25%），应在 1 个月内复测一次，如果仍然升高，则提示可能复发或存在转移。NSE 和 ProGRP 对 SCLC 的复发有较好的预测价值，超过 50% 的患者复发时 NSE 和 ProGRP 水平升高（连续两次 NSE 和 ProGRP 测定值较前次增加 >10%，或 1 次测定较之前增加 >50%）。对于 NSCLC 患者，术后 CEA 水平仍升高提示预后不良，应密切随访。

363. 为什么神经元特异性烯醇化酶是小细胞肺癌的重要肿瘤标志物

答：烯醇化酶是催化糖原酵解途径中甘油分解最后的酶，有 αα、ββ、γγ、αγ 和 βγ 5 种同工酶。其中，αγ 和 γγ 亚基组成的同工酶仅存在于神经元、轴突和神经内分泌细胞内，称为神经元特异性烯醇化酶（NSE）。正常人群、良性疾病患者或 NSCLC 患者血清 NSE 水平很低，而患有神经内分泌分化的恶性肿瘤如 SCLC 和神经母细胞瘤患者的 NSE 水平明显增高。NSE 是目前公认的 SCLC 高灵敏度和高特异性的肿瘤标志物，其灵敏度达 80%，特异性达 80%~90%。此外，NSE 水平与 SCLC 转移程度和治疗反应性有良好相关性，动态监测 NSE 可判断 SCLC 的病情进展和治疗效果。治疗前患者 NSE 水平升高，在第一轮化疗结束前，若出现快速下降则提示化疗有效，若仍持续增高则提示治疗无效或病情恶化；癌症复发时血清 NSE 水平会升高且通常早于临床表现。因此，NSE 是 SCLC 的重要标志物。

364. 为什么细胞角蛋白 19 片段是非小细胞肺癌的重要肿瘤标志物

答：细胞角蛋白 19（cytokeratin-19，CK19）相对分子质量约为 40 000 的 I 类角蛋白（酸性蛋白），是角蛋白家族中最小的成员，广泛分布于正常组织表面，如层状或鳞状上皮中。CYFRA21-1 是角蛋白 CK19 的可溶性片段，是一种上皮源性的肿瘤标志物，肿瘤发生时因细胞溶解破坏而释放入血。CYFRA21-1 对不同组织类型肺癌诊断的灵敏度不同，诊断鳞状细胞癌、腺癌和大细胞癌的阳性率分别为 67%、46% 和 67%，对 SCLC 的灵敏度最低。因此，CYFRA21-1 对 NSCLC 有较高的鉴别诊断价值。此外，CYFRA21-1 的血清水平与肿瘤的恶性程度和转移相关，是 NSCLC 预后的主要评估因素之一。患者治疗过程中，血清 CYFRA21-1 水平快速下降到正常范围内提示治疗有效；血清 CYFRA21-1 水平持续性保持、轻微改变或缓慢下降提示肿瘤可能切除不完全。在疾病进展过程中，CYFRA21-1 水平的升高往往早于临床症状及影像学检查。

365. 为什么广谱肿瘤标志物癌胚抗原可用于肺癌检测

答：癌胚抗原（CEA）是一种由胎儿胃肠道上皮组织、胰和肝细胞合成的可溶性糖蛋白，属于非器官特异性肿瘤相关抗原。小肠、肝脏和胰腺细胞在胎儿早期合成 CEA 的能力较强，CEA 水平也较高；而胎龄 6 个月后，其合成 CEA 的能力逐步减弱，CEA 分泌量也逐渐减少，出生后即与成人水平一致。病理条件下，位于胃肠道、呼吸道和泌尿道等空腔脏器部位的肿瘤大量分泌 CEA，引起血清 CEA 水平异常升高。因此，肺癌患者血清 CEA 水平可见升高，且在各种组织类型的肺癌中，以肺腺癌和大细胞肺癌中血清 CEA 水平升高最为明显。另外，NSCLC 患者若术后出现 CEA 水平持续升高常提示预后不良，应密切关注。

366. 为什么鳞状上皮细胞癌抗原可作为肺鳞癌的诊疗指标

答：鳞状上皮细胞癌抗原（SCC）是 1977 年从子宫颈鳞状上皮细胞癌组织中分离出来的一种糖蛋白，属于鳞状上皮细胞相关抗原 TA-4 亚型。SCC 是一种特异性较好的鳞癌肿瘤标志物，血清 SCC 检测可用于鳞状上皮源性肿瘤如宫颈癌、食管癌、头颈癌和肺癌等的诊断，其水平和鳞状细胞癌的分化程度有关。因此，SCC 可协助诊断肺鳞癌，肺鳞癌患者 SCC 的阳性率约 60%，而其他组织类型的肺癌却不足 30%。SCC 也可用于肺鳞癌疗效监测，患者接受根治手术后，SCC 可在 72 小时内降至正常；而接受姑息性切除或探查术后，SCC 仍高于正常值。若术后肿瘤复发或转移，SCC 则再次升高且早于临床表现；无转移或复发时，SCC 会持续稳定在正常水平。但 SCC 并非肺鳞癌的特异性肿瘤标志物，不适用于疾病的筛查。

367. 为什么小细胞肺癌患者常检测胃泌素释放肽前体

答：胃泌素释放肽（gastrin-releasing peptide，GRP）是 1978 年从猪的非窦部胃上皮细胞中分离出的一种肠脑肽，存在于正常人脑、胃肠的纤维组织、胎儿肺和神经内分泌组织中，具有促进胃泌素释放的作用。SCLC 患者的肿瘤细胞能合成和释放 GRP，但其在血浆/血清中极不稳定，很难检测。胃泌素释放肽前体（ProGRP）是 GRP 的前体结构，与 GRP 具有极其相似的组织及含量分布，且在血浆/血清中稳定存在，因此，ProGRP 可替代 GRP

用于 SCLC 的诊断。SCLC 患者血清 ProGRP 阳性率约为 68.6%；与其他指标联合（如 NSE 和 CYFRA21-1 等）检测，有助于对肺部肿块进行 SCLC 和 NSCLC 的鉴别诊断；对于治疗前血清 ProGRP 水平增高的 SCLC 患者，该指标的动态分析有助于疗效监测、复发转移判断和预后评价。临床应用 ProGRP 作为肿瘤标志物时，必须检查患者的肾功能以排除肾小球滤过率降低所导致的 ProGRP 增高。

368. 为什么肿瘤标志物可辅助鉴别肺癌组织类型

答：肺癌的生存率主要取决于组织学类型和肿瘤分期。肺癌有 SCLC 和 NSCLC 两种不同的组织学类型，其治疗和预后截然不同。SCLC 占新发病例的 20% ~ 25%，是快速生长的侵袭性肿瘤，诊断时常伴有区域淋巴结或远处器官转移，但对化疗和放疗敏感；而 NSCLC 包括腺癌、鳞癌和大细胞肺癌三种组织学类型，手术是最佳的治疗选择。不同组织类型肺癌引起的肿瘤标志物变化水平不同，如 ProGRP 和 NSE 联合检测对 SCLC 诊断的灵敏度和特异性均较高，而 CEA、SCC 和 CYFRA21-1 水平的升高有助于 NSCLC 的诊断。虽然联合检测 NSE、CYFRA21-1、ProGRP、CEA 和 SCC 等标志物可提高 SCLC 和 NSCLC 鉴别诊断的准确性，但这些标志物都不能最终判断肺癌的组织类型，明确诊断仍需依靠病理检测。

（陈福祥　吴传勇）

第三节　肝癌检验

369. 为什么肝癌的筛查和早期检测非常重要

答：我国肝癌的发病病因复杂，主要为肝炎病毒感染，尤其是乙型肝炎病毒（*Hepatitis B virus*，HBV）和丙型肝炎病毒（*Hepatitis C virus*，HCV）；其他因素包括食物黄曲霉毒素污染、长期酗酒和饮用水蓝绿藻类毒素污染以及其他肝脏代谢疾病、自身免疫病、隐匿性肝病或隐匿性肝硬化等。肝癌的早期诊断对于患者的有效治疗和长期生存至关重要，因此，肝癌的筛查和早期检测非常重要。常规筛查检测指标主要包括血清甲胎蛋白（AFP）和肝脏超声检查。AFP 是肝细胞癌（hepatocellular carcinoma，HCC）相对特异的肿瘤标志物，AFP 持续升高是发生 HCC 的危险因素。因此，对于 ≥40 岁男性或 ≥50 岁女性，曾有 HBV 和（或）HCV 感染史、酗酒合并糖尿病以及有肝癌家族史的高危人群，应每隔 6 个月进行一次检查。

370. 为什么甲胎蛋白是目前肝癌最常用的肿瘤标志物之一

答：甲胎蛋白（AFP）是胎儿发育早期主要由胚胎卵黄囊和胎肝合成的一种血清糖蛋白，胎儿出生后 AFP 合成很快受到抑制，周岁末 AFP 浓度接近成人水平，一般健康成人浓度 $<10\mu g/L$。由于肝癌患者体内 AFP 常异常升高，且与治疗及预后相关，因此，AFP 是目前临床最常用的肝细胞癌肿瘤标志物之一。

（1）用于原发性肝癌的辅助诊断：①血清 AFP 含量 $>400\mu g/L$ 为诊断阈值，其诊断原发性肝癌的阳性率可达 60% ~ 80%，但 AFP 阴性不能排除肝癌；②AFP 的浓度与 HCC 分化有关，HCC 分化接近正常或分化极低时 AFP 常较低或检测不出，分化程度为 Ⅱ、Ⅲ 级时 AFP 浓度最高；③AFP 浓度与 HCC 大小有关，肝癌<3cm 者 AFP 阳性率为 25%～50%，4cm 者 AFP 多达 400μg/L 以上，5cm 时 AFP 常升高至 700～1000μg/L。

（2）用于肝癌的治疗效果及预后评估：若 AFP>500μg/L，提示患者存活期短；若手术切除肝癌后 AFP 下降且 1 周内降至正常，提示预后良好；若术后 AFP>200μg/L，提示肝癌有残留或转移；若术后 AFP 下降后又升高，则提示肝癌可能复发。

371. 为什么甲胎蛋白升高不一定罹患肝癌

答：除肝癌外，还有多种原因引起血清 AFP 升高：

（1）病毒性肝炎和肝硬化：病毒性肝炎和肝硬化时肝细胞受损，此时会有新生肝细胞的产生导致 AFP 升高，但其水平通常<300μg/L。20%～40% 肝炎或肝硬化患者可检测到 AFP 浓度轻度升高。

（2）生殖腺胚胎性肿瘤：睾丸癌和畸胎瘤等患者血清 AFP 可升高。

（3）女性妊娠：一般妊娠 3 个月后血清 AFP 开始升高，7～8 个月时达到高峰，但其水平通常<400μg/L，分娩后 3 周恢复正常。若孕妇血清中 AFP 异常升高，应考虑胎儿有神经管缺损畸形的可能性。

372. 为什么肝占位性病变伴甲胎蛋白升高不一定罹患肝细胞癌

答：原发性肝癌主要包括肝细胞癌（HCC）、肝内胆管细胞癌（intrahepatic cholangio-carcinoma，ICC）和肝细胞癌-肝内胆管细胞癌混合型等不同病理类型，其在发病机制、生物学行为、组织学形态、临床表现、治疗方法以及预后等方面均有明显的差异，其中 HCC 占原发性肝癌的 90% 以上。血清 AFP 在部分 ICC 和胃肠癌肝转移患者中也可升高，且 ICC 也多伴有肝硬化，因此，肝占位性病变伴 AFP 升高并不一定就是 HCC，需仔细加以鉴别。

373. 为什么慢性肝炎和肝硬化患者要检测甲胎蛋白

答：肝硬化是指由于各种病因引起的肝脏慢性、进行性及弥漫性病变，其特点是在肝细胞坏死的基础上发生纤维化，纤维包绕异常肝细胞结节（假小叶）。我国肝硬化的主要病因是病毒性肝炎，一般认为乙型肝炎病毒（HBV）、丙型肝炎病毒（HCV）和丁型肝炎病毒的长期感染可引起肝硬化。肝硬化患者发生肝癌的机会比其他人高 100～200 倍，而肝癌患者常合并肝硬化。AFP 是目前肝癌诊断中特异性最强、灵敏度最高的一项肿瘤标志物，有 50%～80% 的肝癌患者血清 AFP 含量高达 300μg/L 以上，是原发性肝癌的早期诊断指标之一。因此，AFP 可结合肝脏超声对肝癌高危人群进行筛查，尤其是乙型肝炎性或丙型肝炎性肝硬化患者，需每 6 个月随访 AFP 水平和腹部超声；对于 AFP>20μg/L 且持续升高者即使腹部超声诊断阴性也需进一步检查。因此，慢性肝炎和肝硬化患者定期检测 AFP 可协助早期发现肝癌。

374. 为什么甲胎蛋白异质体是新一代肝癌标志物

答：Taketa 等于 1989 年发现原发性肝癌患者血清中 AFP 与小扁豆凝集素（lens culinaris agglutinin，LCA）结合后，电泳可分成 3 条带，并以此命名为 AFP-L1、AFP-L2 和 AFP-L3，即 LCA 非结合型（AFP-L1 和 AFP-L2）和 LCA 结合型（AFP-L3）。其中，AFP-

L1 主要存在于良性肝脏疾病，AFP-L2 来自孕妇，而 AFP-L3 为肝癌细胞所特有，因此，AFP-L3 可用于肝癌的诊断，现通常把 AFP-L3 称为 AFP 异质体（alpha-fetoprotein variant），被认为是新一代肝癌标志物。

（1）AFP-L3 是肝癌辅助诊断指标：①在 HCC 诊断中 AFP-L3 特异性高于总 AFP，但灵敏度与总 AFP 无明显差异，与其他指标联合检测可提高对原发性肝癌诊断的准确率；②AFP-L3 值与总 AFP 值无相关性，是独立于总 AFP 值的肝癌辅助诊断指标，AFP-L3 ≥ 10% 应高度怀疑肝癌存在。

（2）AFP-L3 有助于 HCC 鉴别诊断：AFP-L3 可用于区别原发性肝癌与非原发性肝癌或者良性疾病引起的 AFP 升高；目前认为 AFP-L3>25% 提示为原发性肝癌。

375. 为什么甲胎蛋白异质体可作为小肝癌的早期标志物

答：小肝癌，又称为亚临床肝癌或早期肝癌，临床上无明显肝癌症状和体征。甲胎蛋白（AFP）是诊断肝细胞癌的一个敏感的肿瘤标志物，虽然其血清水平可能与肿瘤的大小相关，但慢性肝炎患者 AFP 会轻微升高（20～200μg/L），15%～58% 的慢性乙肝患者和 11%～47% 的肝硬化患者血清 AFP 水平也有所升高。因此，对于肝细胞癌的早期诊断，AFP 特异性较低。而 AFP-L3 在肝细胞癌患者的阳性率显著高于肝硬化等良性肝脏疾病，且 AFP-L3 的升高先于 B 超、CT 等影像学检查提示肝癌发生，其值与总 AFP 值无相关性，是独立于总 AFP 值的肝癌早期诊断指标。因此，AFP-L3 可作为小肝癌的早期标志物。

376. 为什么甲胎蛋白异质体可作为肝细胞癌的预后标志物

答：AFP-L3 是 HCC 恶性程度的标志，表达 AFP-L3 的肝癌细胞有早期血管浸润和肝内转移的倾向，且血清 AFP-L3 水平与癌细胞的门静脉侵犯及患者预后相关。通过动态分析 AFP-L3 的比率或绝对值变化，有助于 HCC 治疗疗效、复发转移的监测和预后判断（只有当待测样本中 AFP-L3 含量≥1000μg/L 时，可直接用 AFP-L3 绝对值的变化进行测量）。AFP-L3 由阳性转为阴性提示治疗有效，而 AFP-L3 持续阳性或由阴性转为阳性提示肿瘤转移或复发。相对 AFP 而言，AFP-L3 与提示肝细胞癌不良预后的组织学特征的相关性更强，可成为比 AFP 更好的预后标志物。

377. 为什么 α-L-岩藻糖苷酶也可作为原发性肝癌的标志物

答：α-L-岩藻糖苷酶（alpha-L-fucosidase，AFU），是一种溶酶体酸性水解酶，广泛分布于人体血液和体液中及各种细胞的溶酶体内，广泛参与体内糖蛋白、糖脂和寡糖的代谢。由于原发性肝癌患者血清中 AFU 活性明显升高，因此，血清 AFU 可作为原发性肝癌的标志物，应用于原发性肝癌的辅助诊断、疗效观察和术后随访。此外，AFP 阴性的肝癌患者血清中 AFU 也可升高，尤其是小肝癌患者，其 AFU 阳性率显著高于 AFP。AFP 和 AFU 有较好的互补作用，两者联合检测可显著提高对原发性肝癌辅助诊断的阳性率。

378. 为什么去饱和-γ-羧基-凝血酶原联合甲胎蛋白可辅助诊断肝癌

答：去饱和-γ-羧基-凝血酶原（des-γ-carboxy-prothrombin，DCP），又称为 PIVKA Ⅱ，

是由 Liebman 等于 1984 年从肝癌患者血浆中检测出的一种缺乏凝血活性的异常凝血酶原，可由维生素 K 缺失或拮抗诱导产生。DCP 临界值为 84AU/L 时，对肝细胞癌诊断的灵敏度和特异性分别为 87% 和 85%。DCP 与肿瘤的大小和分级相关，可用于患者的预后判断，其鉴别肝硬化和肝细胞癌的灵敏度和特异性高于 AFP（灵敏度 90% vs 77%、特异性 91% vs 71%），DCP 联合 AFP 能明显提高肝癌尤其是小肝癌患者诊断的灵敏度。

379. 为什么磷脂酰肌醇蛋白聚糖-3 联合甲胎蛋白可辅助诊断肝细胞癌

答：磷脂酰肌醇蛋白聚糖-3（glypican-3，GPC-3）是一类细胞表面糖蛋白，在正常人群和肝炎患者的肝细胞中不表达，可见于 75% 肝细胞癌患者的肝脏组织标本中，但某些恶性黑色素瘤患者中也可见 GPC-3 水平升高。以 2.0ng/ml 为临界值时，其对肝细胞癌诊断的灵敏度和特异性分别为 51% 和 90%，而与 AFP 联合应用灵敏度可达 82%。

（陈福祥　吴传勇）

第四节　胃癌检验

380. 为什么糖类抗原 72-4 是胃癌重要的肿瘤标志物

答：糖类抗原 72-4（carbohydrate antigen 72-4，CA72-4）由 Gero 等于 1989 年首先发现，是一种由 CC49 和 B72.3 两种单克隆抗体识别的黏蛋白样高分子糖蛋白；CC49 的抗原来自直肠癌株，B72.3 是抗乳腺癌肝转移细胞株单克隆抗体。CA72-4 是一种对胃癌具有相对较高灵敏度和特异性的血清肿瘤标志物。CA72-4 可以提高对胃肠腺癌的检出率，其对胃癌诊断的灵敏度为 40% ~ 46%，而对良性胃肠疾病诊断的特异性 >95%。CA72-4 与胃癌分期及淋巴结转移有明显相关性，一般在胃癌 III ~ IV 期增高，对于伴有转移的胃癌患者，CA72-4 的阳性率远远高于非转移者。高水平的 CA72-4 通常提示预后不佳，但其灵敏度不高，联合 CEA 可提高胃癌诊断的灵敏度和特异性。

381. 为什么糖类抗原 72-4 升高并不一定罹患胃癌

答：CA72-4 是一种肿瘤相关的糖蛋白抗原，可作为胃肠道肿瘤的标志物，在诊断胃癌时相对于 CEA 和 CA19-9 具有较高的临床特异性，其升高可见于 40% 的胃肠道癌，但 CA72-4 在卵巢癌、结肠癌、胰腺癌和非小细胞肺癌中的含量也明显增加。此外，一些良性疾病如胆汁反流性胃炎、胰腺炎、肝硬化、风湿病及卵巢囊肿等患者也可出现血清 CA72-4 轻度升高。因此，糖类抗原 72-4 升高并不一定患胃癌。

382. 为什么胃癌患者术后要定期检测糖类抗原 72-4

答：CA72-4 是监测胃癌的首选肿瘤标志物，是判断胃肠道癌症患者是否有残存肿瘤及肿瘤复发与否的良好指标。CA72-4 水平在术后可迅速下降，其在 23 天内可降至正常；如果肿瘤完全切除，CA72-4 可持续维持在正常水平。而在 70% 的复发病例中，CA72-4 水平首先升高。因此，胃癌患者手术后要定期检测 CA72-4 用于疗效观察及复发与否的监测。

383. 为什么胃蛋白酶原是胃癌早期诊断的较好指标

答：胃蛋白酶原（pepsinogen，PG）是由胃黏膜分泌的胃蛋白酶前体，属于门冬氨酸蛋白酶家族，主要由胃主细胞和颈黏液细胞合成，可分为 2 个亚群：由胃底腺主细胞分泌的 PGⅠ和由胃底腺、贲门腺、幽门腺和 Burnner 腺分泌的 PGⅡ。PGⅠ水平与 PGⅠ/PGⅡ比值能够反映胃黏膜的功能状态，且与胃黏膜萎缩的范围及严重程度显著相关。当胃黏膜发生病变时，血清中 PG 的含量也随之发生改变。胃癌患者 PGⅠ水平与 PGⅠ/PGⅡ比值均明显降低，可作为胃癌诊断的一个辅助指标。有研究显示，当 PGⅠ<70ng/ml、PGⅠ/PGⅡ<3 时，用于胃癌诊断的灵敏度为 77%，特异性为 73%。因此，PG 可作为辅助胃癌早期诊断的较好指标。

384. 为什么糖类抗原 19-9 不是胃癌特异性肿瘤标志物

答：糖类抗原 19-9（CA19-9）是 1979 年 Koprowski 将人的结肠癌细胞株 SW1116 细胞表面分离出来的单唾液酸神经节糖苷脂作抗原，制成相应的单克隆抗体 1116-NS-19-9，并用此单克隆抗体识别的相应肿瘤相关抗原。CA19-9 是一种与胰腺癌、胆管癌、结直肠癌和胃癌相关的肿瘤标志物，又称胃肠癌相关抗原，是既无肿瘤特异性又无器官特异性的抗原。

（1）CA19-9 升高可见于多种恶性消化道肿瘤：其在胰腺癌中阳性率较高，灵敏度达 70%~87%，可辅助鉴别诊断胰腺癌；其他消化道肿瘤（胆管癌、结直肠癌和胃癌等）中 CA19-9 检测值均可见升高，其诊断胆管癌的灵敏度为 50%~75%。

（2）CA19-9 升高也可见于卵巢相关肿瘤：卵巢上皮性肿瘤患者，50% 表达 CA19-9；在卵巢黏液囊腺瘤中，CA19-9 阳性率可达 76%，浆液性肿瘤为 27%。

（陈福祥 吴传勇）

第五节 结直肠癌检验

385. 为什么建议 50 岁以上人群进行粪便隐血试验

答：近年来我国结直肠癌（colorectal cancer，CRC）的发病率和死亡率均保持上升趋势，分别位于恶性肿瘤的第 3 位和第 4 位，且城市远高于农村，多数患者发现时已属中晚期。结直肠癌多发生在中年以上的男性，以 40~70 岁最为多见，中位年龄约 56 岁，男女发病比例约为 2∶1，但近年来 30 岁以下发病者亦不少见。因此建议 50 岁以上人群进行结直肠癌筛查，高危人群可提前至 40 岁。结直肠癌公认的筛查指标是粪便隐血试验（fecal occult blood test，FOBT），它操作简单易行，虽然没有特异性，但对于持续反复隐血阳性而又无原因可寻者，应警惕有患结直肠癌的可能性。

386. 为什么癌胚抗原用于结直肠癌早期筛查的意义不大

答：癌胚抗原（CEA）是一种结构复杂的可溶性糖蛋白，胚胎期主要存在于胎儿的胃肠管、胰腺和肝脏，出生后明显降低。CEA 属于非器官特异性肿瘤相关抗原，通常不适用于结直肠癌的早期筛查。虽然胃肠道恶性肿瘤时可见血清 CEA 升高，但其在乳腺癌、肺癌及其他恶性肿瘤患者血清中也可有不同程度升高。因此，CEA 是一种广谱肿瘤标志物。

此外，CEA 在早期无症状人群中对结直肠癌的检出率较低，灵敏度和特异性均欠佳。以 Dukes 分级为例，在结直肠癌中，CEA 对 Dukes A 级诊断阳性率不足 20%。

387. 为什么癌胚抗原可用于结直肠癌患者的疗效监测

答：癌胚抗原（CEA）测定能对结直肠癌患者的预后及疗效观察提供重要依据。若结直肠癌治疗有效，血清 CEA 水平下降；若治疗后 CEA 水平升高，往往预示肿瘤复发或出现转移。Ⅱ期或Ⅲ期结直肠癌患者接受手术治疗或转移灶的全身治疗后，应每 3 个月检测 CEA 水平，持续 3 年。若 CEA 持续升高提示疾病继续进展恶化。在排除氟尿嘧啶治疗等因素引起的假性升高后，CEA 浓度增高>30% 常提示肿瘤进展，若连续 3 次增高 15% ~ 20%，须进行临床干预。因此，CEA 常用于结直肠癌患者术后监测。

388. 为什么癌胚抗原升高不一定罹患结直肠癌

答：血清 CEA 升高主要见于 70% ~90% 结直肠癌患者，但其他恶性肿瘤如胃癌、胰腺癌、小肠癌、肺癌、肝癌、乳腺癌及泌尿系癌症等均可见血清 CEA 升高。在妇科恶性肿瘤中也有较高的 CEA 表达，以卵巢黏液性囊腺癌 CEA 阳性率最高，子宫内膜样癌及透明细胞癌也有较高的 CEA 表达。良性肿瘤、炎症和退行性疾病（例如胆汁淤积、结肠息肉、酒精性肝硬化患者、慢性肝炎、胰腺炎、溃疡性结肠炎、克罗恩病及肺气肿等）CEA 含量会轻度或中度上升，但通常不超过 10ng/ml。约有 30% 的吸烟者 CEA 大于 5ng/ml。因此，CEA 升高并不一定就是结直肠癌，需结合临床及其他因素综合分析。

389. 为什么糖类抗原 242 联合癌胚抗原可辅助诊断结直肠癌

答：糖类抗原 242（carbohydrate antigen 242，CA242）是一种黏蛋白型糖类抗原，其水平在正常人和良性肿瘤患者中很低，但在消化道等多种器官恶性肿瘤患者中 CA242 的水平升高，特别是胰腺癌和结直肠肿瘤中呈现高表达，因此对胰腺癌和结直肠癌具有较高的特异性和灵敏度。CA242 升高可见于 55% ~58% 的结直肠癌患者，是结直肠癌诊断中较好的肿瘤标志物。CA242 与 CEA、CA19-9 联合应用可以提高结直肠癌诊断的灵敏度。虽然 CA242 对于结直肠癌诊断的灵敏度不如 CEA，但它在患者治疗监测中的作用可作为 CEA 的补充。

（陈福祥　樊一笋）

第六节　胰腺癌检验

390. 为什么糖类抗原 19-9 对胰腺癌的诊疗具有重要价值

答：CA19-9 是一种胃肠道肿瘤相关抗原，主要用于胃肠道肿瘤，特别是胰腺和胆管肿瘤的辅助诊断。大部分胰腺癌患者血清 CA19-9 水平明显增高，如果以正常参考范围上限（37U/ml）为诊断标准，CA19-9 灵敏度和特异性均可达 90% 以上。CA19-9 水平还与胰腺癌的分期有关，其在血清中含量的高低提示手术的难易程度。术前 CA19-9 水平对预后有一定提示作用，水平低者预后较好；术后 CA19-9 水平降至正常者生存期长于未下降者。此外，CA19-9 还可用于胰腺癌的复发监测，胰腺癌复发时 CA19-9 可再度升高，并且早于影像学诊断之前。

391. 为什么胰腺癌患者术后需动态监测血清糖类抗原19-9

答：胰腺癌手术切除的患者术后需动态检测血清CA19-9水平，尤其术后第1年，建议：第1个月必须检测血清CA19-9水平，以后间隔2~3个月复查一次血清CA19-9，同时结合术后3个月、6个月和1年的影像学检查（B超、CT）综合判断是否有复发、转移，进而更好地判断预后。手术切除胰腺癌后1个月内血清CA19-9降至临界值以下的患者，其术后生存时间和肿瘤可能复发时间均明显长于术后下降缓慢者；术后1个月血清CA19-9仍明显高于正常值或未降至正常者，提示肿瘤有残余病灶或已复发转移；治疗后第1个月内已下降，但后来再次升高也表明肿瘤已复发或转移。

392. 为什么糖类抗原19-9升高并不一定罹患胰腺癌

答：CA19-9主要分布于胎儿胰腺、胆囊、肝及肠等部位和正常成年人胰腺、胆管上皮等处，其在正常人血清中含量极低。CA19-9是一种胃肠道肿瘤相关抗原，还可用于其他恶性消化道肿瘤的诊断，如胆管癌、结肠癌和胃癌等，其诊断胆管癌的灵敏度为50%~75%；CA19-9在卵巢癌、子宫内膜癌及宫颈腺癌中也有一定程度的阳性表达。此外，某些良性疾病（如慢性胰腺炎、胆石症、肝炎及肝硬化等）所致的胆道梗阻及胆管炎，亦可导致患者CA19-9水平升高，但其浓度多低于120U/ml且往往为一过性增高。因此，对于CA19-9升高者，首先应排除胰腺炎、胆道梗阻和肝、胆系良性疾病才具有诊断意义。

393. 为什么糖类抗原242可辅助诊断胰腺癌

答：CA242对胰腺癌和结直肠癌具有较高的灵敏度和特异性，是胰腺癌和结直肠癌重要的血清学标志物，其升高可见于68%~79%的胰腺癌患者。CA242可用于胰腺癌的辅助诊断，其灵敏度与CA19-9相仿，可达66%~100%。有研究发现CA242对胰腺癌的特异性和诊断效率都优于CA19-9。在慢性胰腺炎、慢性肝炎、肝硬化和在良性阻塞性黄疸患者，CA242的含量极少超过100U/ml，因此，CA242可用于胰腺癌与良性阻塞性黄疸的鉴别诊断，其与CA19-9联合应用可提高胰腺癌诊断的灵敏度与特异性。

（陈福祥　张　晗）

第七节　前列腺癌检验

394. 为什么前列腺特异性抗原是前列腺癌的首选肿瘤标志物

答：前列腺特异性抗原（PSA）是由前列腺腺泡和导管的上皮细胞分泌的一种单链糖蛋白，在功能上属于类激肽释放酶的一种丝氨酸蛋白酶，参与精液的液化过程。PSA具有高度的脏器特异性，在前列腺良性与恶性疾病诊断与鉴别诊断，以及前列腺癌的筛查、疗效判断及复发监测等过程中发挥重要作用。正常情况下血清PSA含量极低，血清PSA浓度升高预示前列腺发生病理变化或受到创伤。血清PSA水平与前列腺癌的存在或预后相关，绝大多数前列腺癌患者血清中PSA升高，所以PSA是前列腺癌的首选肿瘤标志物。

395. 为什么血清前列腺特异性抗原可用于前列腺癌的早期筛查

答：前列腺癌患者主要是老年男性，新诊断患者的中位年龄为 72 岁，高峰年龄为 75～79 岁。在我国，小于 60 岁前列腺癌的发病率较低，超过 60 岁则呈明显上升趋势。国内专家共识是对 50 岁以上有下尿路症状的男性常规进行直肠指检和 PSA 检测，对有家族遗传史的高危人群可提前至 45 岁。大多数前列腺癌起源于前列腺的外周带，直肠指检对于前列腺癌的早期诊断和临床分期都有重要的价值。PSA 具有高度的脏器特异性，它作为单一指标与直肠指检和经直肠前列腺超声相比，具有更高的前列腺癌阳性诊断预测率。因此，直肠指检联合血清 PSA 检测是前列腺癌早期筛查的最佳方法。

396. 为什么前列腺特异性抗原升高并不一定罹患前列腺癌

答：血清中的 PSA 绝大部分来源于前列腺，具有高度的器官特异性，但正常及良性前列腺增生的前列腺上皮均可分泌 PSA，约 50% 的良性前列腺疾病（前列腺增生、前列腺炎、急性尿潴留等）患者的 PSA 水平轻、中度增高，且 PSA 水平可随年龄的增长而升高。此外，可能引起前列腺损伤的各种检查均可引起 PSA 的明显升高，如直肠指检、膀胱镜检查或前列腺活检等。因此，不能简单地根据血清 PSA 水平来确诊前列腺癌，需结合临床症状和其他检查结果综合分析判断。

397. 为什么还需要测定游离前列腺特异性抗原

答：血清 PSA 的测定包括总 PSA（t-PSA）和游离 PSA（f-PSA），f-PSA 占 t-PSA 的 5%～40%。为提高血清 t-PSA 对早期前列腺癌的预测效率，临床已广泛应用 f-PSA/t-PSA 作为血清 t-PSA 检测的补充。健康成人血清 t-PSA<4.0μg/L，f-PSA<0.8μg/L，f-PSA/t-PSA>25%。当 t-PSA 水平呈轻、中度增高（4～10μg/L）时，f-PSA/t-PSA 可用于前列腺癌和良性前列腺增生的鉴别诊断，良性前列腺疾病患者较前列腺癌患者 f-PSA/t-PSA 更高，因此，良性前列腺疾病患者可避免接受不必要的前列腺活检检查。若 t-PSA、f-PSA 同时升高，且 f-PSA/t-PSA<10%，则发生前列腺癌的可能性高达 56%，需进行前列腺穿刺活检来明确诊断；当 f-PSA/t-PSA>25% 时，则提示前列腺增生，其特异性达 90%，诊断准确率>80%，发生前列腺癌的可能性只有 8%。

398. 为什么前列腺癌患者治疗后要定期检测血清前列腺特异性抗原

答：前列腺癌根治性切除术 2～3 周后，血清 PSA 可降至较低水平；若术后 PSA 无明显下降，则提示肿瘤切除不彻底或治疗前肿瘤已有转移；若术后 PSA 降至很低水平后又再次升高，提示肿瘤复发或转移。前列腺癌内分泌治疗及放射治疗后，血清 PSA 也有上述类似的变化，即治疗后血清 PSA 明显降低，提示治疗效果好或肿瘤对治疗敏感；若根治性放射治疗后血清 PSA 连续三次持续升高则提示根治性放疗无效。因此，前列腺癌患者治疗后定期检测血清 PSA 对于疗效判断及复发监测起重要作用。

399. 为什么前列腺酸性磷酸酶有助于辅助诊断前列腺癌

答：酸性磷酸酶（acid phosphatase，ACP）可由前列腺、红细胞、血小板等生成，由前列腺上皮细胞合成的酸性磷酸酶称为前列腺酸性磷酸酶（prostatic acid phosphatase，

PAP）。前列腺癌发生时，血清中 PAP 水平明显升高，且升高程度与前列腺癌的严重程度相关，转移性癌患者 PAP 水平甚至高于正常人几十倍。PAP 对前列腺癌的早期诊断意义不大，但对监测前列腺癌的治疗效果、有无复发转移及预后有重要意义。此外，前列腺肥大和前列腺炎等疾病，也可见血清 PAP 水平升高。PAP 可以联合 PSA 用于前列腺癌的辅助诊断和疗效监测。

（陈福祥 樊一笋）

第八节 乳腺癌检验

400. 为什么糖类抗原 15-3 是乳腺癌重要的肿瘤标志物

答：糖类抗原 15-3（CA15-3）属于糖蛋白类抗原，其抗原决定簇由糖和多肽两部分组成，为两种抗体所识别，该两种抗体分别为自肝转移乳腺癌细胞膜制成的单克隆抗体（DF-3）和自人乳脂肪球膜上糖蛋白 MAM-6 制成的小鼠单克隆抗体（115-D8），故将其命名为 CA15-3。CA15-3 可用于判断乳腺癌进展、转移及疗效监测，其作为乳腺癌重要的血清学肿瘤标志物主要表现在以下几个方面：

（1）可作为诊断转移性乳腺癌的首选指标：CA15-3 对转移性乳腺癌的灵敏度和特异性高于 CEA，30%~50% 乳腺癌患者 CA15-3 增高，有转移灶者增高可达 80%，且早于临床发现转移。

（2）是检测乳腺癌术后复发情况及转移的重要指标：血清 CA15-3 水平增高，提示乳腺癌的局部或全身复发，且增高早于核素检查和临床检查。

（3）CA15-3 和 CEA 联合检测时，可提高乳腺癌早期诊断的灵敏度和特异性。

401. 为什么糖类抗原 15-3 不宜作为乳腺癌早期筛查指标

答：血清肿瘤标志物 CA15-3 是乳腺癌患者最常用的监测指标，乳腺癌患者虽可有 CA15-3 升高，但在乳腺癌初期其灵敏度低，为 15%~35%，且大多数乳腺癌患者初期 CA15-3 水平表现为正常，因此 CA15-3 一般不作为早期筛查指标。此外，对于其他恶性肿瘤，如肺癌、肾癌、结肠癌、胰腺癌、卵巢癌、子宫颈癌和原发性肝癌等，CA15-3 也有不同程度的阳性率。某些非恶性肿瘤疾病如良性乳腺疾病和卵巢疾病等亦可引起 CA15-3 增高。

402. 为什么乳腺癌患者需常规检测雌激素受体和孕激素受体

答：美国临床肿瘤协会（ASCO）、欧洲肿瘤标志物组织（EGTM）、欧洲临床肿瘤学会（ESMO）以及美国临床生化科学院（NACB）的专家组均建议对所有新诊断的乳腺癌患者进行雌激素受体（estrogen receptor，ER）和孕激素受体（progesterone receptor，PR）的常规检测，其目的是选择可能对激素治疗有应答的患者。现发现 ER 阳性患者接受他莫昔芬治疗 1、2、5 年后，肿瘤的复发率分别降低 21%、28% 和 50%，他莫昔芬对于 ER 阴性而 PR 阳性的乳腺癌患者也有一定的治疗效果，两者联合检测可更好地指导临床用药，有效率可达 60%~70%。此外，检测 ER 和 PR 结合肿瘤分期、分级、淋巴结转移等因素可对新发乳腺癌患者进行短期预后评估。

403. 为什么侵袭性乳腺癌患者需检测人表皮细胞生长因子受体-2 基因

答：ASCO、美国国家综合癌症网络（NCCN）以及 NACB 专家组均建议对于所有新诊断的侵袭性乳腺癌患者检测人表皮生长因子受体-2（human epidermal growth factor receptor 2，HER2）基因，其主要目的是挑选出对曲妥单抗（赫赛汀）治疗较灵敏的早期或进展期乳腺癌患者。由于曲妥单抗只对 *HER2* 基因过度扩增的乳腺癌患者有效，检测 *HER2* 可用于判断早期或进展期乳腺癌患者使用该药治疗能否获益。此外，*HER2* 可用来预测对辅助性内分泌治疗或基于环磷酰胺、甲氨蝶呤和 5-氟尿嘧啶（5-FU）的辅助性化疗的反应。*HER2* 检测也可用于评估患者使用蒽环类全身化疗药物是否具有更佳的疗效。

404. 为什么血清人表皮细胞生长因子受体-2 蛋白胞外区检测可作为组织学检测的补充

答：人表皮细胞生长因子-2 蛋白胞外区（human epidermal growth factor receptor-2 extra-cellular domain，HER2 ECD）是 HER2 蛋白的胞外区受蛋白酶裂解，从细胞表面脱落至血液中形成的可溶性糖蛋白。血清 HER2 ECD 检测具有与肿瘤组织 HER2 相关性好且易于实时动态监测的优点，因此可作为组织学检测的一种重要补充。对于血清 HER2 ECD 水平超过 15ng/ml 的乳腺癌患者，该指标的动态分析有助于患者的疗效监测、复发判断和预后评价。此外，在指导药物治疗，尤其是靶向药物应用方面，血清 HER2 ECD 的检测也具有一定的价值。

405. 为什么乳腺癌患者的疗效监测需联合检测肿瘤标志物

答：临床上常用糖类抗原 549（carbohydrate antigen 549，CA549）、CA15-3 和 CEA 三个指标来对乳腺癌患者进行疗效监测。CA549 和 CA15-3 来自相同复合分子中的不同抗原决定簇，两者的特性有很多相似之处，但 CA549 的特异性较高。当 CA549 处于稳定或者下降水平时，突然升高就意味着肿瘤转移，因此，临床常把 CA549 作为乳腺癌是否复发的观察指标。CEA 也是乳腺癌诊疗监测的辅助指标，但 CA15-3 优于 CEA，两者联合应用可显著提高诊断肿瘤复发和转移的临床灵敏度，使其从 30% ~50% 升高到 80%。

（陈福祥　张　晗）

第九节　卵巢癌检验

406. 为什么糖类抗原 125 不宜作为卵巢癌早期筛查指标

答：糖类抗原 125（CA125）是由 Bast 等于 1983 年从上皮性卵巢癌中检测出的可被单克隆抗体 OC125 结合的一种糖蛋白，来源于胚胎发育期体腔上皮。CA125 在正常卵巢组织中不存在，最常见于上皮性卵巢肿瘤（浆液性肿瘤）患者的血清中。卵巢癌患者血清 CA125 水平与肿瘤的大小和分期密切相关。在患有上皮性卵巢癌的女性患者中，80% 患者 CA125 水平高于 35kU/L，其中，临床 I 期患者升高 50% ~60%，Ⅱ期升高 90%，Ⅲ期和 Ⅳ期升高大于 90%。由于单独检测 CA125 对卵巢癌诊断的灵敏度和特异性不高，NACB 卵巢癌专家组及其他权威组织并不推荐其用于筛查无症状女性。因此，CA125 一般不作为卵巢癌的早期筛查指标，但联合经阴道盆腔超声或其他肿瘤标志物检测可提高卵巢癌早期筛查的特异性。

407. 为什么糖类抗原 125 升高并不一定罹患卵巢癌

答：除卵巢癌外，血清 CA125 升高还可见于：①其他恶性肿瘤，如乳腺癌、胰腺癌、胃癌、肺癌、结直肠癌以及其他妇科肿瘤等；②某些良性疾病，如子宫内膜异位症、盆腔炎、卵巢囊肿、胰腺炎、肝炎、肝硬化等疾病也有不同程度升高；③妊娠初期，前 3 个月的孕妇可有 CA125 升高；④月经期，CA125 水平随月经周期变化表现出周期性的异常变化，故应避免在月经期进行 CA125 检测；⑤健康人群中有 1%～2% 存在 CA125 值升高。因此，CA125 升高并不一定就是卵巢癌。但 CA125 水平正常也不能排除卵巢癌，这是因为 CA125 对于卵巢癌的初期灵敏度低于 60%，部分卵巢癌患者初期 CA125 水平表现为正常。

408. 为什么卵巢癌患者治疗前后均需检测糖类抗原 125

答：卵巢癌患者术前 CA125 水平与预后明显相关，因此 CA125 常被用于卵巢癌的疗效评估和预后监测。临床早期 CA125 轻微增高可见于肿瘤体积小的患者，预示治疗效应佳和复发率低。相反，术前 CA125 水平高表明肿瘤在持续进展。连续监测 CA125 对于判断化疗疗效具有一定的作用，CA125 的下降水平也与化疗疗效相关。妇科癌症团体（GCIG）建议：CA125 水平比治疗前下降 50% 或以上，且维持至少 28 天为治疗有效。术后 CA125 出现增高提示肿瘤可能复发。首次治疗过程中 CA125 水平持续升高表明预后不佳或出现复发。因此，CA125 是观察疗效和判断有无复发的良好指标。建议卵巢癌患者手术后定期检测血清 CA125，每 2 个月检测一次，持续 2 年。

409. 为什么人附睾蛋白 4 可辅助诊断卵巢癌

答：人附睾蛋白 4（human epididymis protein 4，HE4）由 Kirehhoff 等于 1991 年首次在附睾远端上皮细胞中发现。HE4 在良性肿瘤和正常组织中的含量较低，在卵巢癌、移行细胞癌、肾癌、乳腺癌、胰腺癌和消化系统肿瘤均有不同程度的高表达。HE4 水平增高尤其多见于卵巢癌，它不仅在细胞水平高表达，分泌型 HE4 在卵巢癌患者血清中也明显升高，因此，HE4 于 2002 年被推荐为卵巢癌的血清标志物。HE4 的检测可辅助上皮细胞型卵巢癌的早期诊断，其诊断灵敏度约为 72.9%，特异性约为 95%。此外，HE4 还可用于监测侵袭性上皮细胞型卵巢癌患者的疗效以及肿瘤的复发和转移。

410. 为什么人附睾蛋白 4 联合糖类抗原 125 可提高卵巢癌诊断的准确性

答：HE4 在良性肿瘤和正常组织中的含量较低，但在卵巢癌患者的组织和血清中均高表达。与 CA125 相比，HE4 的灵敏度更高、特异性更强，尤其在疾病早期无症状阶段，因而可用于卵巢癌的早期检测。因此，HE4 联合 CA125 检测可进一步增加卵巢癌诊断的准确性：①明显提高卵巢癌诊断的灵敏度，使得诊断灵敏度增加；②更早诊断 Ⅰ 或 Ⅱ 期卵巢癌，并减少由于单一使用 CA125 检测阴性导致的漏诊，并将假阴性结果减少；③有效地对卵巢良性包块、囊肿和卵巢癌进行鉴别诊断。此外，HE4 与 CA125 联合检测能够更好地对卵巢癌进行疗效评价、预后判断及早期发现复发或转移。

（陈福祥　樊一笋）

第八章 自身免疫病免疫检验

第一节 基 本 知 识

411. 为什么自身免疫应答并非必然引起自身免疫病

答：正常情况下，机体对自身的组织细胞不产生免疫应答，即处于"自身耐受"状态。当某种原因使自身耐受遭到破坏后，机体免疫系统就会对自身的组织细胞成分产生免疫应答，体内可检出自身抗体或自身反应性淋巴细胞，即发生自身免疫应答。自身免疫（autoimmunity）并不一定引起自身免疫病（autoimmune disease，AID），仅当自身免疫过强或持续时间过长、所产生的自身抗体或自身反应性淋巴细胞对自身靶抗原或细胞发动攻击，致使自身正常组织结构损伤或功能障碍并出现相应临床症状时，才会引起自身免疫病。固有免疫和适应性免疫应答的过度激活均可使机体发生自身免疫病。

412. 为什么过去自身免疫病又称为"结缔组织病"

答：自身免疫病（AID）是指在某些情况下，机体免疫系统对自身成分发生免疫应答，产生针对性的自身抗体或自身反应性T淋巴细胞而导致自身组织损害所引起的疾病。大多数自身免疫病由疾病相关的自身抗体介导。目前已有40余种疾病归属于自身免疫病，通常按疾病累及器官组织的范围可分为器官特异性自身免疫病和系统性自身免疫病两大类。其中，系统性自身免疫病习惯上又被称为"结缔组织病"，是由于抗原抗体复合物广泛沉积于血管壁等部位，引起血管壁及间质的纤维素样坏死性炎症，从而导致全身系统性多器官损害，常表现为多器官的胶原纤维增生。常见的系统性自身免疫病有：类风湿关节炎（rheumatoid arthritis，RA）、系统性红斑狼疮（systemic lupus erythematosus，SLE）、干燥综合征及硬皮病等。

413. 为什么临床上罹患自身免疫病患者的数量呈递增趋势

答：抗原变异是自身免疫病的重要发病机制，由于现代人的生活环境日趋复杂，接触物理、化学、生物等外界因素的机会增多，容易使机体的自身抗原受到刺激而发生变性、降解，暴露新的抗原决定簇，即自身抗原产生变异，使得机体免疫系统将其当作外来抗原而发生攻击。另一方面，自身免疫病的发病率随年龄增长而增加，如今人口老龄化的趋势可能也是造成罹患自身免疫病的患者数量递增的原因。当然，引起自身免疫病的病因有很多，如：①免疫耐受的丢失，如：免疫隔离部位隐蔽抗原的释放；变性的免疫球蛋白IgG因暴露新的抗原决定簇而诱发自身抗体（类风湿因子）；②免疫调节异常，如Th1/Th2细胞功能失衡；调节性T细胞数量或功能异常；③交叉免疫反应，如溶血性链球菌细胞壁的

M蛋白与人心肌纤维的肌膜有共同抗原成分，链球菌感染后产生的抗链球菌抗体可与心肌纤维发生交叉反应，导致风湿性心肌炎；④遗传因素，如系统性红斑狼疮、自身免疫性溶血性贫血等均具有家族史；人类强直性脊柱炎与HLA-B27关系密切。

414. 为什么自身免疫病患者中女性多于男性

答：自身免疫病多发于女性患者，如系统性红斑狼疮患者中女性与男性的比例为（6～9）：1。自身免疫病"青睐"女性的原因是由于男性有一条X染色体和一条Y染色体，而女性有两条X染色体。X染色体携带有一些控制免疫功能的基因，女性比男性多一条X染色体，相当于是女性"额外"的免疫力，有时可导致对自身成分发生免疫应答。女性不仅对细菌、病毒有较好的抗体反应性，而且对自身组织易产生自身抗体，故女性较男性易患系统性红斑狼疮、类风湿关节炎等自身免疫病。另一方面，机体内少量天然存在的生理性自身抗体有利于清除自身衰老或损伤的细胞，起到自稳作用，但这种自身抗体过量就会引起组织损伤。实验证明，女性体内的生理性自身抗体高于男性，这也可能是女性易发生自身免疫病的原因之一。此外，神经内分泌系统在自身免疫病的发生中也起着一定的调控作用。由于雌二醇浓度增高可促进抗体生成，故自身免疫病好发于育龄女性可能与其体内雌二醇浓度升高有关。

415. 为什么临床上疑似自身免疫病时常检测自身抗体进行实验诊断

答：用于自身免疫病辅助诊断的实验室指标主要分两类，一类是非特异性的炎性和免疫相关性指标，另一类是疾病特异性指标。特异性指标中应用最多的是自身抗体，与自身免疫病关系密切，对临床诊断具有重要作用。常用的自身抗体包括：抗核抗体（antinuclear antibody，ANA）、抗可提取核抗原（extractable nuclear antigen，ENA）抗体、类风湿因子（rheumatoid factor，RF）、抗环瓜氨酸肽抗体（anticyclic citrullinated peptide antibody，anti-CCP antibody）、抗中性粒细胞胞质抗体（anti-neutrophil cytoplasmic antibody，ANCA）、抗磷脂抗体（anti-phospholipid antibody，APA）、抗线粒体抗体（anti-mitochondria antibody，AMA）、抗平滑肌抗体（anti-smooth muscle antibody，ASMA）等。这些特异性自身抗体的检测对于自身免疫病的诊断与鉴别诊断、疗效评价、风险提示等方面具有重要价值。

其中，有些自身抗体对某种自身免疫病具有高度特异性，常又称为血清学标志性抗体。如：①抗双链DNA抗体（anti-double strand DNA antibody）是诊断系统性红斑狼疮的血清学标志性抗体之一，抗体效价的高低与病情活动程度相关，在疾病静止期或治疗好转后可呈阴性，故抗dsDNA抗体可作为疗效监控的依据；②抗Sm抗体是系统性红斑狼疮的又一血清学标志性抗体，约30%的系统性红斑狼疮患者呈现抗Sm抗体阳性。现已将抗dsDNA抗体和抗Sm抗体列入系统性红斑狼疮的诊断标准；③RF是类风湿关节炎的首要血清学标志物，但其特异性较低，也可见于其他自身免疫病；④抗角蛋白抗体（antikeratin antibody，AKA）和抗CCP抗体对类风湿关节炎的特异性均明显高于类风湿因子，抗CCP抗体可作为类风湿关节炎早期诊断的血清学标志物，而AKA是判断该疾病预后的标志性抗体；⑤此外，还有抗Jo-1抗体是多发性肌炎和皮肌炎的标志性抗体，ASMA是自身免疫性肝炎的标志性抗体，AMA是原发性胆汁性肝硬变的标志性抗体等。

416. 为什么临床上疑似自身免疫病时常检测红细胞沉降率、补体及免疫球蛋白

答：用于自身免疫病辅助诊断的实验室指标主要分两类：一类是非特异性的炎性和免

疫相关性指标，主要用于评估机体的基础状态和免疫水平；另一类是疾病特异性指标。辅助诊断自身免疫病的非特异性指标包括：红细胞沉降率、C 反应蛋白、免疫球蛋白、补体及淋巴细胞亚群等。自身免疫病的患者通常可检测到血清免疫球蛋白含量增多，其中 IgG 升高明显，IgM、IgA 亦可升高，免疫球蛋白含量的变化与疾病活动及稳定性相关。同时，疾病活动期补体消耗增加，故血清补体含量下降，疾病缓解后补体可恢复正常。系统性自身免疫病伴随炎性病变时可有红细胞沉降率、C 反应蛋白的升高。

417. 为什么自身免疫病的免疫检验亦包括淋巴细胞和细胞因子的检测

答：自身免疫病的发病机制中起主导作用的是免疫调节与应答紊乱，而淋巴细胞数量与功能的改变是介导免疫病理损伤的重要因素，因此，检测淋巴细胞和细胞因子可以用于评估自身免疫病患者的免疫调节功能。例如：SLE 活动期 T 淋巴细胞 CD4/CD8 比值倒置，细胞毒性 T 细胞增多，B 细胞亚群中 B1 细胞水平升高。另一方面，自身免疫病免疫调节紊乱，具体表现为 Th1 和 Th2 细胞平衡失调。Th1 细胞活化后，分泌 IFN-γ、IL-2、TNF-β 等细胞因子，促进细胞毒性 T 细胞产生，抑制 Th2 细胞。而 Th2 细胞活化可分泌 IL-4、IL-5、IL-10、IL-13，促进 B 细胞产生抗体，抑制 Th1 细胞。

418. 为什么说自身免疫病迎来 Th17 时代

答：CD4$^+$T 细胞中的 Th17 细胞亚群分泌白细胞介素 17（IL-17）是一种重要的促炎因子，在调节促炎因子和趋化因子的产生及分泌、白细胞的迁移和活化、破骨细胞的活化与骨质吸收等方面发挥着重要作用。IL-17 与自身免疫病的发生发展有密切关系，在类风湿关节炎、多发性硬化症、系统性红斑狼疮、血管炎等自身免疫病中均发现 IL-17 水平的升高，且患者血清和组织中 IL-17 的表达量与病程、病情相关。近年来，IL-17/Th17 通路已成为自身免疫病治疗的一类热门靶点，IL-17 抑制剂的出现将可能弥补现有抗肿瘤坏死因子（TNF）单克隆抗体在治疗自身免疫病方面的不足，打破 TNF 抑制剂治疗自身免疫病的统治地位，为提高自身免疫病的疗效提供新的希望。自身免疫病将迎来 IL-17 时代。

419. 为什么自身免疫病的发病与遗传因素相关

答：自身免疫病的发病与遗传因素密切相关，自身免疫病常呈家系发病，如：患者家族中往往有成员患同一种自身免疫病或其他自身免疫病；单卵双生子和双卵双生子具有某些类似的自身免疫病发病模式；某些自身免疫病与性染色体相关等。个体的遗传背景从两方面影响其对自身免疫病的易感性：①机体对特定自身抗原能否产生应答及应答的强度受遗传因素控制，其中 MHC 的作用尤为重要，此外，自身反应特异性 TCR 和 BCR 表达也与遗传背景有关；②参与免疫应答、免疫耐受、免疫细胞凋亡和炎症反应的免疫分子有许多，若其编码基因出现异常，可影响自身耐受的维持，表现为对自身免疫病的易感性。

420. 为什么部分患有 Graves 病的母亲生出的孩子亦患有 Graves 病

答：Graves 病（Graves disease）又称毒性弥漫性甲状腺肿（toxic diffuse goiter），是一种伴甲状腺激素分泌增多的器官特异性自身免疫病，临床表现并不限于甲状腺，而是一种多系统的综合征，包括高代谢症群、弥漫性甲状腺肿、眼征、皮损和甲状腺肢端病。遗传因素被认为是 Graves 病的病因之一，大约有 15% 的患者有明显的遗传因素。在一个家族中常可先后见到发病的病例，且多为女性。Graves 病患者的亲属中约有一半血中存在抗甲状腺 TSH 受体的自身抗体。甲亢的发生与人白细胞抗原（HLA Ⅱ类抗原）显著相关，其检出率因人种而异。由于 Graves 病与遗传基因有密切的关系，所以部分患有 Graves 病的母亲生出的孩子亦患有 Graves 病。

421. 为什么要采用间接免疫荧光法作为抗核抗体筛查的标准方法

答：抗核抗体（ANAs）是一组以真核细胞的核成分为靶抗原的自身抗体的总称。间接免疫荧光法（indirect immunoflurescence method，IFA）是目前国际上应用最广泛的自身抗体筛选的经典方法，可为临床自身免疫病提供初步的诊断信息。绝大多数自身抗体针对的靶抗原为自身的细胞核成分或细胞质内物质，该方法以细胞组织成分作为抗原基质（内含完整的抗原谱，可检测几乎所有的抗核抗体），将待测患者血清中存在的抗核抗体（第一抗体）与基质中相应的核成分相结合，再用荧光标记的抗人 IgG（第二抗体）与第一抗体反应，通过荧光显微镜观察，分析患者自身抗体的免疫荧光定位来进行检测。ANA 阳性结果表现为多种 ANA 荧光核型，主要取决于相应的靶抗原成分及其在细胞核中存在的部位。常见的核型有：均质型、颗粒型、核膜型、核仁型、着丝点型、核糖体型、细胞质型等。根据荧光强度的高低可实现 ANA 阳性结果的半定量报告。若 ANA 间接免疫荧光法结果为阴性，则可排除抗核抗体的存在。

422. 为什么间接免疫荧光法检测抗核抗体时要联合 Hep-2 细胞与灵长类肝冷冻组织切片

答：单独使用一种基质检测抗核抗体有很大的局限性，许多用 Hep-2 细胞能检测到的抗核抗体不与肝组织起反应，也有一部分抗核抗体仅能用肝组织和其他器官的组织切片来检测。通常采用 Hep-2 细胞因其富含人细胞核和细胞质抗原，其抗原谱更适合检测人特异性抗体，且 Hep-2 细胞有更明显的细胞核，通过荧光模型容易区分多种抗核抗体，尤其对抗有丝分裂特异性结构的抗体和抗着丝点抗体的检测更可靠。而灵长类肝冷冻组织切片的本底荧光较弱，在判读阴性结果时优于 Hep-2 细胞，故用肝组织切片有助于确定抗体效价，而且肝组织切片也是检测肝特异性抗体、抗中性粒细胞胞质抗体和抗肌内膜抗体的良好基质。联合应用 Hep-2 细胞与灵长类肝组织切片检测抗核抗体，可以区分和确认很多荧光模型，因此，两者的联合基质是间接免疫荧光法（IFA）检测抗核抗体的最佳基质。

423. 为什么抗核抗体阳性不代表一定罹患自身免疫病

答：ANA 阳性不代表一定患有自身免疫病，健康人群中会有一定比例（5%～10%）的自身抗体阳性（常为低效价）。对于有些在健康人群中可出现的自身抗体，只有当该抗体水平为高滴度时才对相关疾病有诊断意义。此外，感染、肿瘤等也会引起自身抗体的出现。某些自身抗体出现于症状之前，具有一定的疾病预测价值。首次出现自身抗体者建议随访复查，如连续多次检出自身抗体提示其发生自身免疫病的概率增加。在检测方面，不同方法学的灵敏度和特异性有差异，且自身抗体的检测有时容易出现交叉反应，故对检测结果应当有客观的认识。因此，不能仅凭某种抗核抗体阳性而诊断自身免疫病，必须分析检测方法的可靠性，并结合临床综合判断。

424. 为什么抗核抗体的现代定义已不再局限于细胞核内

答：抗核抗体（ANAs）的经典定义为针对真核细胞核成分的自身抗体的总称。然而，随着人们对抗核抗体的深入认识，逐渐发现了一系列针对细胞质及其他细胞核以外成分的自身抗体，如抗核糖体抗体、抗线粒体抗体、抗 Jo-1 抗体、抗角蛋白抗体、抗平滑肌抗体等，这些抗细胞质或细胞骨架等成分的抗体对自身免疫病的诊断、鉴别诊断、治疗和预后判断也具有重要的意义。因此，抗核抗体的现代定义已不再局限于细胞核内，而扩展到整个细胞成分，其靶抗原包括细胞核、细胞质、细胞骨架、细胞周期蛋白等全部细胞成分。

425. 为什么不能根据一种自身抗体检测阳性即可判断为某种自身免疫病

答：从实验诊断角度说，不存在对某种自身免疫病绝对特异的自身抗体，如：抗 SSA 抗体可见于干燥综合征、SLE、原发性胆汁性肝硬变和新生儿红斑狼疮；类风湿因子可见于类风湿关节炎和 SLE。另一方面，自身免疫病具有重叠现象，即一个患者可同时患有一种以上的自身免疫病。在器官特异性自身免疫病中，桥本甲状腺炎或原发性黏液性水肿患者可伴有恶性贫血，恶性贫血患者也常同时有甲状腺炎和甲状腺毒症；在非器官特异性自身免疫病中，SLE 患者常出现类风湿关节炎、特发性白细胞减少症、皮肌炎等，而类风湿关节炎患者也会伴有 SLE 样症状。因此某些自身免疫病患者常出现血清学上的自身抗体交叉现象，如：自身免疫性甲状腺炎患者血清中既可检出抗甲状腺抗体，又可检出引起恶性贫血的抗胃黏膜抗体；SLE 患者血清中既可检出抗 dsDNA 抗体和抗 Sm 抗体，又可检出类风湿因子。所以，临床上不能根据一种自身抗体检测阳性即判断为某种自身免疫病。

426. 为什么自身免疫病需终身治疗

答：目前自身免疫病的确切发病机制并不十分明确，除一些病因明确的继发性自身免疫病可随原发疾病的治愈而缓解外，多数自身免疫病的原因不明，可能与遗传、感染、药物及环境等因素有关，一般病程较长，常呈反复发作和慢性迁延的特点。目前对自身免疫病以支持治疗和对症治疗为主，几乎无法完全治愈，故自身免疫病需要终身治疗。使用免疫抑制剂是自身免疫病主要的治疗手段，同时还应预防和控制病原体的感染、防止自身抗体的形成，采用抗炎疗法进行对症治疗，另外细胞因子疗法、抗体疗法对于调节机体免疫功能也具有一定的作用。

427. 为什么抗环瓜氨酸肽抗体等自身抗体对自身免疫病的发生具有预测作用

答：抗环瓜氨酸肽（CCP）抗体是辅助诊断 RA 的高特异性自身抗体，研究表明部分患者抗环瓜氨酸肽抗体水平在 RA 首发症状出现前数年至数十年即异常升高。自身抗体是自身免疫病的重要标志，对判断疾病的活动程度、观察治疗效果、指导临床用药等方面具有重要的临床意义。自身免疫病存在临床前的"潜伏期"，因为自身抗体反映了自身免疫反应的出现、性质和强度，目前普遍认为自身抗体的血清学检测对自身免疫病具有预测作用，尤其对临床健康人群和孕妇的疾病早期诊断很有价值。例如：1 型糖尿病中抗胰岛细胞抗体在发病前 5 年内出现可评价疾病的相对危险性，无症状患者出现核周型抗中性粒细胞胞质抗体（perinuclear anti-neutrophil cytoplasmic antibody，pANCA）数年后会发展成溃疡性结肠炎。其他自身免疫病的预测性自身抗体包括：类风湿关节炎的 RF、抗 CCP 抗体，系统性红斑狼疮的抗 PL、抗 Ro、抗 La、抗 dsDNA、抗 Sm 等。

（彭奕冰）

第二节　类风湿关节炎检验

428. 为什么类风湿关节炎与风湿性关节炎有类似的临床表现但又归为不同疾病

答：类风湿关节炎（RA）是一种以关节组织慢性炎症病变为主要表现的全身性疾病，女性的发病率是男性的 2～3 倍，发病高峰为 30 岁后及绝经期左右。该病的基本病理改变是滑膜炎，常见多发性对称性指掌等小关节炎，晚期可导致关节畸形和功能障碍，另外皮下组织、心、肺、消化系统和神经系统也常受累。类风湿关节炎患者的体液免疫处于激活状态，其体内可检测到包括类风湿因子在内的多种自身抗体，同时在患者的关节液和滑膜组织中 CD4$^+$T 细胞增多，并存在多种细胞因子。现一般将类风湿关节炎归为自身免疫病。风湿性关节炎多以急性发热及关节疼痛起病，典型表现是轻度或中度发热及游走性多关节炎，受累关节多为膝、踝、肩、肘、腕等大关节，发病前 1～4 周有溶血性链球菌感染史。患者血清中可检测到抗链球菌溶血素 O 的升高，但类风湿因子和抗核抗体均为阴性。类风湿关节炎虽与风湿性关节炎具有类似的临床表现，但风湿性关节炎属于变态反应性疾病，是风湿热的主要表现之一。

429. 为什么类风湿关节炎患者疾病症状迁延不愈

答：类风湿关节炎是一种常见的自身免疫病，病情发展呈慢性经过，病变增剧和缓解反复交替进行，除了表现为全身多处关节的慢性增生性滑膜炎，随着病情的持续进展，可出现皮下结节、肺纤维化、血管炎等。类风湿关节炎的发病机制目前尚不明确，可能是感染因子（如病毒、支原体或细菌等）进入人体后，其中某些成分被关节内滑膜细胞摄取并合成至滑膜的蛋白多糖中，使其结构发生改变而具抗原性，这种自身抗原可使机体产生 Fc 片段改变的抗体（IgG），而其新的抗原决定簇又激发了另一种抗体形成，即类风湿因子（RF）。RF 和变性 IgG 可在关节内合成并形成免疫复合物，进入循环中沉积于局部组织，同时激活补体、促进炎症反应，这与关节和关节外组织器官病变的发生有密切关系。当感染因子不复存在时，关节滑膜、外周淋巴结等部位的 B 细胞和浆细胞在 Th 细胞的协同作用下，也会产生类风湿因子和各种免疫球蛋白、补体等，导致炎症病变反复发作，成为慢性炎症而迁延不愈。

430. 为什么类风湿关节炎是一种慢性全身性自身免疫病

答：类风湿关节炎是一种以关节组织慢性炎症病变为主要表现的全身性自身免疫病，其发病机制是体内 IgG 分子发生了变性，从而刺激机体产生抗变性 IgG 的自身抗体。这种自身抗体以 IgM 为主，也可以是 IgG 或 IgA 类抗体，临床上称之为类风湿因子（RF）。当自身变性的 IgG 与 RF 结合形成免疫复合物后，沉积于全身的关节滑膜腔，继而激活补体，刺激炎症细胞因子的产生，逐渐会引起全身性关节破坏、组织损伤。因此，类风湿关节炎临床表现为全身多处关节滑膜炎，皮下组织、心、肺、消化系统及神经系统也常受累。

431. 为什么类风湿因子是诊断类风湿关节炎的重要临床检测指标

答：类风湿因子（RF）是由于细菌、病毒等感染人体引起体内 IgG 变性导致体内产生的针对变性 IgG 的一种抗体，故为抗抗体。常见的 RF 有 IgM 型、IgG 型、IgA 型和 IgE

型，以 IgM 型 RF 为主。长期以来，RF 被认为是类风湿关节炎的重要血清学标志物。RF 在类风湿关节炎患者中的阳性率为 60% ~ 80%，RF 效价与病情严重程度和关节外表现相关，若 RF 持续高效价常提示疾病处于活动期，骨侵蚀发生率高。但 RF 对类风湿关节炎的诊断特异性较低，也可见于其他自身免疫病（如系统性红斑狼疮和干燥综合征）、慢性病毒性肝炎及感染性疾病等，甚至可见于少数正常健康人群。RF 阴性不能排除类风湿关节炎的可能。常见的 RF 检测方法包括胶乳凝集法和免疫比浊法。

432. 为什么类风湿因子检测目前采用速率散射比浊法

答：类风湿因子（RF）是类风湿关节炎患者血清中常见的自身抗体，RF 的效价与患者的临床表现呈正相关。常见的 RF 有 IgM 型、IgG 型、IgA 型和 IgE 型，IgM 型 RF 被认为是 RF 的主要类型，也是临床免疫检验中常规方法所测定的类型。检测 IgM 型 RF 的经典方法是胶乳凝集试验，但此方法只能定性或半定量，其灵敏度和特异性均不高。多数实验室目前采用速率散射比浊法自动化检测患者血清中的 RF。速率散射比浊法检测 RF 准确、快速，且能定量分析，相比胶乳凝集试验具有更高的灵敏度和特异性，但仍限于检测 IgM 型 RF。

433. 为什么类风湿关节炎的实验诊断标准包括抗环瓜氨酸肽抗体、红细胞沉降率及 C 反应蛋白

答：美国风湿病学会对类风湿关节炎的诊断标准主要依据临床表现（关节受累情况）和实验室检测（RF、抗 CCP 抗体、ESR 和 CRP）进行综合诊断。红细胞沉降率（ESR）和 C 反应蛋白（CRP）在各种炎性疾病中均增高，抗 CCP 抗体对类风湿关节炎的诊断特异性较高。当患者疑诊为类风湿关节炎时，除临床表现之外，实验室检测对于类风湿关节炎的诊断至关重要。若 ESR 和（或）CRP 阳性时，则结合 RF 及抗 CCP 抗体的阳性结果即可基本诊断为类风湿关节炎。当两个炎性标志物 ESR 和 CRP 均为阴性时，则应考虑骨性关节炎或其他关节性疾病。此外，由于并非所有的类风湿关节炎患者 RF 和（或）抗 CCP 抗体会出现阳性，其他自身抗体对该疾病的诊断也具有重要意义。

434. 为什么抗角蛋白抗体、抗核周因子抗体及抗 Sa 抗体等在类风湿关节炎辅助诊断中起重要作用

答：新的类风湿关节炎临床检测项目作为对现有常用标志物的补充，提高了辅助诊断类风湿关节炎的灵敏度和特异性，常见的检测方法为免疫印迹法或 ELISA。①抗角蛋白抗体（antikeratin antibody，AKA）对类风湿关节炎患者的诊断特异性高于 95%，AKA 的出现常可先于疾病的临床症状，因此对于早期诊断类风湿关节炎具有重要的临床意义。AKA 与 RF 联合检测，能进一步提高对类风湿关节炎的诊断及鉴别诊断能力。此外，AKA 是判断类风湿关节炎预后的一个标志性抗体，当患者出现高效价的 AKA 时，常提示疾病较为严重；②抗核周因子抗体（antiperinuclear factor autoantibody，APF）与类风湿关节炎也有明显的相关性，不仅灵敏度高，特异性也强。APF 对于类风湿关节炎的早期诊断和预后判断都具有重要价值。APF 可出现在类风湿关节炎早期，甚至在发病之前。在早期 RF 阴性的类风湿关节炎患者中约有 50% 的患者呈现 APF 阳性。APF 与类风湿关节炎病情活动性也呈正相关，APF 阳性且 RF 阴性的类风湿关节炎患者往往预后较差；③抗 Sa 抗体是以患者名字命名的一种新型自身抗体，存在于患者血清或关节液中，对类风湿关节炎具有诊断

特异性，在类风湿关节炎患者中阳性率较高，且对疾病的分型可能有一定的价值。抗 Sa 抗体阳性的类风湿关节炎患者晨僵、关节受累情况重于阴性患者，并且病情进展较快。

（彭奕冰）

第三节　系统性红斑狼疮检验

435. 为什么系统性红斑狼疮的临床表现涉及全身多个系统与器官

答：系统性红斑狼疮（SLE）患者临床上以全身多系统受累、血清中存在多种自身抗体为特征。由于体内有大量致病性自身抗体，与可溶性自身抗原形成循环免疫复合物，可随血流抵达全身的组织器官，在某些局部沉积下来后会干扰相应器官的正常生理功能，并可激活补体，促进炎症细胞浸润，继而造成组织损伤。因此，系统性红斑狼疮患者可出现各个系统和器官损伤的临床表现，如皮肤、关节、肌肉、肾脏、心脏、肺、神经系统、血液系统等。

436. 为什么系统性红斑狼疮的实验诊断除特异性自身抗体外，也需做常规辅助检查项目

答：系统性红斑狼疮（SLE）的实验室检测项目除了特异性自身抗体外，还包括常规的辅助检查项目：血常规、尿常规、血液生化和免疫学检验等，主要目的是通过这些非特异性指标的检测对患者的肝肾功能、免疫状态等进行评估。系统性红斑狼疮患者多累及肾脏，尿常规可出现血尿、蛋白尿、白细胞尿和管型。肾功能不全患者尿素氮、肌酐升高；有肝脏病变时，可出现 ALT、AST、ALP、γ-GT 中一项或多项的升高；伴有肌肉炎症时，还可有 CK、LDH、AST 升高。肾病或长期使用糖皮质激素时，血三酰甘油、胆固醇上升，白蛋白减少，血清钾、钙、钠和氯离子水平也会出现异常，甚至可有代谢性酸中毒或碱中毒改变。免疫学指标方面，系统性红斑狼疮患者体内免疫球蛋白（IgG、IgA、IgM）、β2 微球蛋白均有增高，少数患者冷球蛋白定性阳性。活动期系统性红斑狼疮患者总补体及 C3、C4 水平均下降，免疫复合物水平明显升高。

437. 为什么系统性红斑狼疮的诊断除符合基本诊断标准外还必须结合临床表现

答：美国风湿病学会 1997 年对 SLE 的分类标准进行了修订，具体诊断标准为：①颧部红斑；②盘状红斑；③光过敏；④口腔溃疡；⑤关节炎；⑥浆膜炎（胸膜炎或心包炎）；⑦肾脏病变：持续性蛋白尿（>0.5g/d 或 +++ 以上）或管型尿（红细胞管型、血红蛋白管型、颗粒管型或混合管型等）；⑧神经系统异常：抽搐或精神症状（非药物或代谢紊乱所致）；⑨血液学异常：溶血性贫血或白细胞减少（<4.0×10⁹/L）或淋巴细胞减少（<1.5×10⁹/L）或血小板减少（<100.0×10⁹/L）；⑩免疫学异常：抗 dsDNA 抗体阳性、抗 Sm 抗体阳性或抗磷脂抗体阳性（后者包括抗心磷脂抗体 IgG 或 IgM 阳性、狼疮抗凝物阳性、或至少持续 6 个月的梅毒血清试验假阳性，三者之一）；⑪抗核抗体阳性。以上 11 项标准中，符合 4 项或 4 项以上者可诊断为 SLE，但还必须结合临床表现排除其他疾病的可能，如：类风湿关节炎、系统性硬化症、原发性干燥综合征、结核病、淋巴瘤、感染等，因为以上标准中涉及的临床症状及实验室检测指标并非仅对 SLE 具有特异性。

438. 为什么抗双链 DNA 抗体及抗 Sm 抗体是诊断系统性红斑狼疮的特异性标志抗体

答：抗双链 DNA（dsDNA）抗体是诊断系统性红斑狼疮的血清学特异性标志抗体之

一，抗体效价的高低与病情活动程度相关。抗 dsDNA 抗体有助于疾病早期活动的判断，在疾病静止期或治疗好转后可呈阴性，可作为疗效评价的依据。此外，抗 dsDNA 抗体能够诱导肾小球免疫复合物的沉积，也是肾脏损伤的标志。研究发现，抗 dsDNA 抗体阳性的系统性红斑狼疮患者狼疮肾炎的发病率明显高于抗 dsDNA 抗体阴性的患者。抗 Sm 抗体对系统性红斑狼疮的诊断具有很高的特异性，是系统性红斑狼疮的又一血清学标志抗体。与抗 dsDNA 抗体不同，抗 Sm 抗体与系统性红斑狼疮的病情活动性无关，不受病情进度与治疗的干扰，故可作为回顾性诊断的重要根据，且抗 Sm 抗体与系统性红斑狼疮患者的关节炎、肾脏受累、面部红斑、血管炎的发生有关。虽然抗 dsDNA 抗体和抗 Sm 抗体对系统性红斑狼疮的特异性较高，但两者在系统性红斑狼疮中的阳性率分别为 40% ~ 75% 和 30%，因此，抗 dsDNA 抗体或抗 Sm 抗体阴性也不能排除系统性红斑狼疮的存在，尤其是一些不典型、轻型或早期病例。

439. 为什么检测抗核小体抗体、抗核糖体 P 蛋白抗体及抗 C1q 抗体等在系统性红斑狼疮辅助诊断中也起重要作用

答：新的 SLE 临床检测项目作为对现有常用标志物的补充，提高了辅助诊断 SLE 的灵敏度和特异性，相关检测项目有：①抗核小体抗体（anti-nucleosome antibody，AnuA）：SLE 早期的一个标志性抗体，其形成早于抗 dsDNA 抗体和抗组蛋白抗体。AnuA 在抗 dsDNA 或抗 Sm 抗体阴性的 SLE 患者血清中有较高的阳性率，故在 SLE 的诊断中 AnuA 可以与其他抗体互补，提高诊断率，对 SLE 的早期和不典型病例具有重要的诊断价值；②抗核糖体 P 蛋白抗体（anti-ribosomal P-protein autoantibody，ARPA）：ARPA 的出现与 SLE 临床表现特别是神经系统损害有密切关系，SLE 患者合并神经系统损伤时，ARPA 的阳性率及脑脊液中 ARPA 的效价明显升高。ARPA 与狼疮性肝炎之间也有显著的关系，其检出率随 SLE 患者慢性活动期肝炎的进展而改变；③抗补体 C1q 抗体：能反映 SLE 患者肾脏病活动性的一种抗体，抗 C1q 抗体和 dsDNA 抗体同时阳性，表明患者肾脏病的活动性高，预后较差。抗 C1q 抗体与 AnuA、抗 dsDNA 抗体联合检测可以提高狼疮肾炎的检出率。

440. 为什么有新的系统性红斑狼疮相关基因位点被发现

答：SLE 是一种高度复杂的自身免疫病，其发生受到遗传因素的影响较大。SLE 在不同种族间的发病率有显著差异，非洲和亚洲人群的发病率高于欧洲人群，我国人群的患病率远高于西方国家，在美国黑人的发病率高于白人。同时，系统性红斑狼疮在世界范围内分布广泛，发病率的地区差别也较大，患者的生存率与当地的经济和医疗水平紧密相关。目前系统性红斑狼疮的病因尚不明确，认为可能与遗传因素、环境因素、感染、药物等多种因素有关。通过大样本的筛查，找到了许多个系统性红斑狼疮的遗传易感基因，这些基因位点的多态性与系统性红斑狼疮的患病风险密切相关。新的系统性红斑狼疮相关基因位点的发现，对于探索疾病的遗传学病因、评估人群和个体的疾病遗传风险具有重要的意义。

（彭奕冰）

第四节　干燥综合征检验

441. 为什么出现眼干或口干症状时应考虑罹患干燥综合征的可能

答：因为干燥综合征（Sjögren's syndrome，SS）是一种以"干燥"为显著临床表现

的弥漫性结缔组织病，因该病主要侵犯泪腺、唾液腺等外分泌腺，故又以"眼干""口干"的临床症状最为明显。该病还可累及其他重要的内脏器官，如肺、肝脏、胰腺、肾脏、血液系统及神经系统等，从而出现复杂的临床表现。干燥综合征的另一特征为淋巴细胞高度浸润和存在特异性自身抗体（抗 SSA 和抗 SSB）。SS 可分为原发性和继发性两类，后者指继发于另一诊断明确的结缔组织病（如 SLE、RA 和系统性硬化病等）或特殊病毒（如 EB 病毒、丙型肝炎病毒和人类免疫缺陷病毒等）感染后的干燥综合征。该病多发于女性，成年女性患病率为 0.5% ~1%，男女比为 1∶（9 ~10）。该病可发生于任何年龄，包括儿童和青少年，但好发年龄段在 30 ~60 岁，约占全部病例的 90%。初步调查我国原发性干燥综合征（primary Sjögren's syndrome，PSS）的患病率为 0.29% ~0.77%，老年人 PSS 的患病率为 2% ~4.8%，可见干燥综合征是一种常见的自身免疫病，特别是出现眼干或口干症状时应考虑患干燥综合征的可能。

442. 为什么会发生干燥综合征

答：干燥综合征的确切病因不明，大多数学者认为 PSS 是多因素相互作用的结果，包括感染、遗传和内分泌等因素。可能的病因是某些病毒（如 EB 病毒、丙型肝炎病毒和人类免疫缺陷病毒等）在感染过程中，通过分子模拟（molecular mimicry），使易感人群的隐蔽抗原暴露而成为自身抗原。常见的自身抗原有 α-胞衬蛋白（α-fodrin）、SSA（Sjögren syndrome type A，SSA）抗原和 SSB（Sjögren syndrome type B，SSB）抗原。由于唾液腺组织的管道上皮细胞起了抗原递呈细胞（APC）的作用，识别自身抗原后，通过细胞因子促使 T、B 细胞增殖，使 B 细胞分化为浆细胞，产生大量针对自身抗原的免疫球蛋白（如抗 α-fodrin、抗 SSA 和抗 SSB 抗体）。同时，自然杀伤细胞（NK 细胞）功能下降，导致机体细胞免疫和体液免疫异常，进一步通过各种细胞因子和炎症介质造成组织损伤。流行病学的调查证明患者家族中本病的发病率高于正常人群，但尚未发现公认的 HLA 易感基因。

443. 为什么干燥综合征患者通常抗 SSA 抗体和抗 SSB 抗体同时阳性

答：1975 年 Alspaugh 等研究者使用培养人淋巴细胞提取物与原发性干燥综合征患者的血清进行研究，发现该提取物中含有两种新的自身核抗原，命名为 SSA 抗原和 SSB 抗原。1979 年证明 Ro 抗原与 SSA 抗原是同一种物质，称为 SSA/Ro 抗原，同时证明 SSB 抗原与 1974 年发现的胞质抗原 La 也是同一种物质，称为 SSB/La 抗原。SSA 抗原由 Ro52 蛋白和 Ro60 蛋白组成，抗 SSA 抗体是已知核糖核蛋白抗体中分布最广、最常见的自身抗体之一，见于多种自身免疫病。SSB 抗原是由一个单独的相对分子质量为 47 000 蛋白组成，抗 SSB 抗体常与抗 SSA 抗体同时存在，是原发性干燥综合征的标志性抗体。抗 SSA 抗体在 PSS 中阳性率达 70%，该抗体灵敏度高，但特异性不高；抗 SSB 抗体在 PSS 中阳性率约为 50%，诊断 PSS 特异性强，但灵敏度差。2002 年修订的 PSS 国际分类标准在诊断 PSS 中普遍被采用，该标准也已将测定血清抗 SSA 和抗 SSB 抗体纳入其中。所以，血清抗 SSA 抗体和抗 SSB 抗体均阳性时，应首先考虑患干燥综合征的可能。

444. 为什么干燥综合征患者在治疗过程中无需反复检测抗 SSA 抗体和抗 SSB 抗体

答：抗 SSA 抗体和抗 SSB 抗体都属于标志性抗体，其滴度的高低与疾病活动性、病情程度无关，即这些抗体的滴度增高并不代表病情活动或加重，滴度下降也不能说明病情稳定或治疗有效。通过抗 SSA 抗体和抗 SSB 抗体滴度的变化来判断病情、增减激素或免疫抑制剂的用量是不可取的。所以抗 SSA 抗体和 SSB 抗体阳性结果一旦确认，SS 诊断明确后，不需要再重复检测。

445. 为什么干燥综合征患者需警惕淋巴瘤的发生

答：现有的研究已证实干燥综合征与淋巴瘤的发生密切相关。原发性干燥综合征（PSS）合并淋巴瘤的主要类型为 B 淋巴细胞型非霍奇金淋巴瘤，其中以弥漫大 B 淋巴细胞淋巴瘤和黏膜相关淋巴组织（全称 MALT）淋巴瘤最为多见。PSS 合并淋巴瘤的机制尚不清楚，目前推测淋巴细胞浸润至淋巴瘤的发生是一个多阶段的过程：首先淋巴细胞多克隆增殖发展为单克隆增殖，再发展为 MALT 淋巴瘤，最后成为高度恶性的淋巴瘤。PSS 合并淋巴瘤的相关临床表现及特点包括腮腺肿大、紫癜样皮疹或皮肤血管炎、外周神经系统受累、腿部溃疡、低热和年轻发病。实验室检查包括贫血、淋巴细胞减少、低补体（C3 或 C4）以及冷球蛋白血症。$CD4^+/CD8^+T$ 淋巴细胞比例下降也是 PSS 合并淋巴瘤的相关高危因素，其可能的原因为 T 细胞在外分泌腺体聚集导致血清 $CD4^+T$ 淋巴细胞下降；局部组织 T 淋巴细胞增多持续刺激 B 淋巴细胞，最终导致淋巴瘤。低补体血症有可能导致 B 淋巴细胞长时间生存，从而增加癌变的可能性，最终发展为淋巴瘤。总之，目前 PSS 合并淋巴瘤的确切机制尚不明确，有待进一步研究，但对于有危险因素的患者，需要警惕淋巴瘤的发生。

446. 为什么会漏诊或误诊干燥综合征

答：干燥综合征易漏诊或误诊的原因有：①干燥综合征临床表现多样化，常累及多个系统，约 2/3 患者出现除泪腺和唾液腺以外的外分泌腺体和系统损害，包括皮疹、关节痛、肾小管酸中毒、支气管炎、间质性肺炎、原发性胆汁性肝硬变、慢性胰腺炎、周围神经炎、白细胞减少、血小板减少等全身多个系统的临床表现；②干燥综合征常以单一系统的损害为突出的临床表现，如肾小管酸中毒、慢性胰腺炎、原发性胆汁性肝硬变等，故可能忽略其真正的病因；③干燥综合征实验室检查指标中常会出现抗核抗体（ANA）、类风湿因子（RF）及抗 RNP 抗体等阳性，因而会被诊断为系统性红斑狼疮（SLE）、类风湿关节炎（RA）等常见的自身免疫病；④少数患者没有口干、眼干等症状，患者及医生均未予以重视。所以当患者出现猖獗性龋齿、腮腺反复肿大、眼睑反复有化脓性感染、眼眦有浓稠分泌物及其他一些非感染性器官损害等临床表现时，应进行相关眼、口及血清自身抗体的检测，以免漏诊或误诊干燥综合征。

447. 为什么说抗毒蕈碱 3 受体抗体在干燥综合征发病过程中起重要作用

答：1996 年发现在干燥综合征动物模型（NOD 鼠）及患者血清中可以检测到抗毒蕈碱 3（muscarine 3，M3）受体抗体。之后，不少研究表明该抗体与 SS 的发病有关。现有的研究已证实 SS 患者和 NOD 鼠血清中可以检测到抗 M3 受体抗体；抗 M3 受体抗体与 M3 受体结合后导致信号传导通路受到影响，同时干扰水通道蛋白的分布，产生可以造成细胞及组织损伤的 NO，最终导致 SS 患者腺体分泌减少和自主神经障碍；M3 受体胞外分子结构第 2 环的抗原表位与自身免疫病的发病有关。可见抗 M3 受体抗体不仅是 SS 的一个标志性抗体，同时其在 SS 的发生、发展的过程中也起作用。特别是当抗 SSA 抗体及抗 SSB 抗体均为阴性时，可通过检测抗 M3 受体抗体来辅助诊断 SS。

448. 为什么说抗 α-胞衬蛋白抗体可用于干燥综合征辅助诊断

答：抗 α-胞衬蛋白（α-fodrin）抗体是与 SS 相关的新指标。胞衬蛋白是细胞膜骨架蛋白的成分之一，在大多数哺乳动物细胞中均表达，由 α 亚单位（相对分子质量为 240 000）和 β 亚单位（相对分子质量为 235 000）组成。α 亚单位可能与膜离子通道和泵有关，参与细胞内钙离子浓度的调节和腺液的分泌，在凋亡过程中可裂解出 120 000 和 150 000 的片段，120 000 片段是体内最重要的抗原片段，这两种片段均可在 SS 患者的腮腺组织中检测到。1997 年，Haneji 等首次报道 α-胞衬蛋白可能在 SS 发病中具有重要意义，抗 α-胞衬蛋白抗体可能是诊断 SS 的抗体之一。随后的其他研究均表明了 α-胞衬蛋白与 SS 患者的发病密切相关，其抗体的检测对 SS 的诊断、疾病活动程度的判断有重要意义。但是抗 SSA 抗体和 ANA 均阴性的 SS 患者抗 α-胞衬蛋白抗体也阴性，因此抗 SSA 抗体和 ANA 均阴性的 SS 患者不必检测抗 α-胞衬蛋白抗体，可检测抗毒蕈碱 3（M3）受体抗体。

449. 为什么有相当一部分干燥综合征患者血清类风湿因子阳性

答：类风湿因子（RF）是针对人或动物 IgG 分子 Fc 片段上抗原决定簇的特异性抗体，有 IgM-RF、IgG-RF 和 IgA-RF 等类型，临床上常检测的是 IgM-RF，它在类风湿关节炎（RA）患者中的阳性率可达 60%～80%。但约有 3/4 的干燥综合征患者 RF 可呈阳性，若出现关节症状且 RF 阳性，则易将 SS 误诊为 RA。现有研究表明，RF 阳性的 SS 患者较阴性者更易出现全身多器官的累及。所以，当血清 RF 阳性时，除了考虑 RA 外，还应排除 SS 的可能。

（彭奕冰　胡　亮）

第五节　多发性肌炎和皮肌炎检验

450. 什么是多发性肌炎/皮肌炎

答：多发性肌炎（polymyositis，PM）和皮肌炎（dermatomyositis，DM）是一类以"肌炎"为主要临床表现的骨骼肌非化脓性炎症性疾病，属于特发性炎症性肌病（idiopathic inflammatory myositis，IIM）的一种，成人 PM/DM 约占 IIM 的 70% 左右。多发性肌炎/皮肌炎发病常隐匿，病情于数周、数月甚至数年后才发展为高峰。PM 以肌肉症状为主要临床表现，包括近端肢体肌无力、关节痛、晨僵、畏食、体重减轻和发热等全身症状，有些患者可伴有自发性肌痛与肌肉压痛。需要注意的是，PM 还可累及肺脏和心脏，出现间质性肺炎、肺纤维化、吸入性肺炎、无症状性心电图改变、心律失常，甚至发生继发于心肌炎的心力衰竭等。在 PM 临床表现的基础上，若出现典型皮疹，即可诊断为 DM。皮疹可出现在"肌炎"之前、同时或之后，皮疹与肌肉受累程度常不平行。DM 的皮疹常无瘙痒及疼痛，缓解期皮疹可完全消失，或遗留皮肤萎缩、色素沉着或脱失、毛细血管扩张或皮下钙化。皮疹多为暂时性，但可反复发作。

451. 为什么会罹患多发性肌炎/皮肌炎

答：与大多数自身免疫病一样，多发性肌炎/皮肌炎的确切病因不明，目前认为是在某些遗传易感个体中，由感染与非感染因素诱发、免疫介导的一组疾病。①遗传因素：对HLA 的研究发现，具有 HLA-DR3 的人患炎症性肌病的风险高，抗 Jo-1 抗体阳性的患者均存在 HLA-DR52；②病毒感染：动物模型发现了病毒在特发性炎症性肌病中的作用；③免疫异常：PM/DM 可检测到高水平的自身抗体，如肌炎特异性抗体（myositis specific antibody，MSA），其中 Jo-1 抗体最常见，且 PM/DM 常伴发其他自身免疫病，如桥本甲状腺炎、突眼性甲状腺肿、重症肌无力、1 型糖尿病、原发性胆汁性肝硬变、系统性红斑狼疮及系统性硬化病等。

452. 为什么说抗信号识别颗粒自身抗体对诊断多发性肌炎/皮肌炎有重要意义

答：抗信号识别颗粒自身抗体（anti-signal recognition particle autoantibody）是于 1986年首次在 1 例多发性肌炎患者中发现的肌炎特异性抗体。针对靶抗原信号识别颗粒产生的抗信号识别颗粒自身抗体在特发性炎症性肌病（IIM）中的具体作用机制并不十分清楚，现有的理论主要有自身抗原驱动、免疫复合物介导的损伤及抗信号识别颗粒抑制信号识别颗粒功能等。但这些研究都表明抗信号识别颗粒自身抗体在特发性炎症性肌病的发病过程中发挥着重要作用。过去常认为抗信号识别颗粒自身抗体主要见于 PM，近年来的研究指出，抗信号识别颗粒自身抗体是特异性免疫介导的坏死性肌病的标志性抗体。所以，检测抗信号识别颗粒自身抗体对于诊断多发性肌炎/皮肌炎有重要意义。

453. 为什么抗 Jo-1 抗体是诊断皮肌炎/多发性肌炎重要的实验指标

答：1980 年首次从多发性肌炎患者血清中检测到一种高度特异性的自身抗体，其抗原为组氨酰 tRNA 合成酶，存在于细胞质中，命名为抗 Jo-1 抗体。随着对肌炎自身抗体研究的深入，在 PM/DM 患者血清中共发现 5 种抗合成酶抗体，临床上分别称为抗 Jo-1、EJ、PL-12、PL-7 和 OJ 抗体，其抗原分别为组氨酰、甘氨酰、丙氨酰、苏氨酰及异亮氨酰 tRNA 合成酶。抗合成酶抗体阳性患者，无论抗体种类，临床表现基本一致。由于抗 Jo-1抗体的检出率最高，在 PM/DM 患者中的阳性率为 20%～30%，比其他抗合成酶抗体的阳性率高 3～4 倍，所以抗 Jo-1 抗体是诊断皮肌炎/多发性肌炎重要的实验指标。

454. 为什么抗 Jo-1 抗体阳性的多发性肌炎/皮肌炎患者需警惕间质性肺炎的发生

答：呼吸系统受累在多发性肌炎/皮肌炎患者中较常见，发生率近 50%，是导致死亡的重要原因。而抗 Jo-1 抗体阳性的多发性肌炎/皮肌炎患者间质性肺炎（interstitial pneumonia）的发生率近 70%。PM/DM 合并间质性肺炎的确切发病机制尚未明确。目前认为可能与内皮细胞的损伤、CD8$^+$T 细胞的作用等有关，细胞免疫和体液免疫共同参与了间质性肺炎的发生、发展过程。间质性肺炎的出现可早于、同时或晚于 PM/DM。PM/DM 合并间质性肺炎的呼吸系统临床表现可分为 3 个亚型，包括急性或亚急性型、缓慢进展型及无症状型间质性肺炎。治疗主要采用糖皮质激素或激素联合环磷酰胺（cyclophophamide，CTX）、硫唑嘌呤（azathioprine，AZA）、环孢菌素 A（cyclosporine，CsA）等为主的免疫抑制剂的治疗。所以，多发性肌炎/皮肌炎患者，特别是抗 Jo-1 抗体阳性的患者，需警惕间质性肺炎的发生。

455. 为什么血清肌炎谱检测在诊断多发性肌炎/皮肌炎时有很大的意义

答：全面检测血清学特异性肌炎相关性自身抗体不但有利于特发性炎症性肌病（IIM）

的诊断及鉴别诊断，提高疾病检出率，还可辅助判断病情，预测疾病进展。常见的肌炎谱（myositis spectrum）抗体包括抗合成酶抗体、Mi-2 抗体、抗 SRP 抗体、抗 Ku 抗体、抗 PM-Scl 100 抗体、抗 PM-Scl 75 抗体和抗 Ro-52 抗体等。抗合成酶抗体包括 Jo-1、PL-7、PL-12、EJ 和 OJ 抗体等，这些抗体主要见于 PM 和 DM。此类抗体阳性者常表现为间质性肺炎、多关节炎、发热、雷诺现象和技工手，称为"抗合成酶综合征"。在 15%～30% 的 DM 患者中可检测到抗 Mi-2 抗体。抗 Mi-2 或抗 Mi-2α 抗体阳性的 DM 患者通常疾病的发展良好，而抗 Mi-2β 抗体阳性的患者发生肿瘤的可能性更高。各种肌炎特异性抗体独立出现是自身免疫性肌炎的特征。欧洲的一项多中心研究显示，同时检测肌炎特异性抗体可将血清学检出率提高至 37%。所以，血清肌炎谱检测在诊断多发性肌炎/皮肌炎时有很大的意义。

456. 为什么血清肌酶谱诊断多发性肌炎/皮肌炎的特异性不高

答：血清肌酶谱（muscle zymogram）包括肌酸激酶（CK）、醛缩酶（ALD）、天门冬氨酸氨基转移酶（AST）、丙氨酸氨基转移酶（ALT）和乳酸脱氢酶（LDH）等，多发性肌炎/皮肌炎患者这些酶会有不同程度地增高，其中 CK 的升高是最敏感的。CK 还可以用来判断病情的进展情况和治疗效果，但是与肌无力的严重程度并不完全平行。需要注意的是，这些酶还广泛存在于肝脏、心脏及肾脏等脏器中，是没有组织或器官特异性的，因此对肌炎的诊断虽然灵敏度高，但特异性不强，应注意与其他疾病的鉴别。

457. 为什么多发性肌炎/皮肌炎患者应注意检查潜在的恶性肿瘤

答：现有的研究已证实约 8% 的多发性肌炎/皮肌炎患者会伴发恶性肿瘤，PM/DM 可先于恶性肿瘤 1～2 年出现，也可同时或晚于肿瘤发生。而且，伴发恶性肿瘤的 PM/DM 患者自身抗体的检出率低，预后较差。PM/DM 的发病年龄越高，伴发肿瘤的可能性就越大，且各型肿瘤均可发生，常见的是肺癌、卵巢癌、乳腺癌、胃肠道癌和淋巴瘤。其可能的机制有病毒感染、交叉免疫反应、免疫功能紊乱及遗传因素等，具体原因不明确。相关研究表明，在 PM/DM 诊断后的第 1 年中，肿瘤标志物 CA125 和 CA199 检测呈高水平时，并发恶性肿瘤的风险非常高。红细胞沉降率增高也可作为 PM/DM 并发恶性肿瘤的一项指标，当红细胞沉降率>35mm/h 时，需高度警惕并发恶性肿瘤的可能。所以，多发性肌炎/皮肌炎患者应注意检查潜在的恶性肿瘤。

458. 为什么疑似多发性肌炎患者需进行甲状腺功能的检测

答：甲状腺功能减退症（简称甲减）引起的骨骼肌疾病称为甲状腺功能减退性肌病（简称甲减性肌病）。甲减性肌病与多发性肌炎的共同特点有：病因不明、起病隐匿、女性比男性稍多见、中老年好发、近端肢体肌无力和肌酶升高等。所以，临床上易将甲减性肌病误诊为多发性肌炎。甲状腺功能减退性肌病与多发性肌炎的鉴别要点有：①前者肌无力较轻，运动耐力降低，肌肉酸痛多发生在运动后；后者肌无力较明显，多累及四肢近端肌肉，休息时肌肉压痛明显；②前者常伴肌肉肥大，后者多有肌肉萎缩；③前者有低代谢的表现，后者则有风湿病的表现；④前者甲状腺功能低下，肌肉活检病理无特异性改变，无炎症细胞浸润，后者自身抗体阳性，肌肉活检病理可见大量炎症细胞浸润；⑤前者甲状腺素替代治疗效果显著；后者糖皮质激素治疗有效。所以，对于疑似为多发性肌炎的患者需进行甲状腺功能，包括 FT_3、FT_4、TSH、TgAb 及 TPOAb 等的检测，以排除甲状腺功能减退性肌病。

（彭奕冰 胡 亮）

第六节 自身免疫性肝病检验

459. 为什么自身免疫性肝病具有相对特异性的自身抗体谱

答：自身免疫性肝病（autoimmune liver disease，AILD）由于病因不明、起病隐匿、缺乏疾病特异性临床表现和相应的病原体，而且病情可以轻至无任何临床症状，重至急性发作，以往未受到足够的重视和关注。近年来，国内外确诊为自身免疫性肝病的患者不断增加，因而其越来越受到临床的关注和重视。AILD 是一种与自身免疫密切相关的特殊类型的肝病，其诊断和治疗完全不同于一般的慢性病毒性肝炎。AILD 具有相对特异性的自身抗体谱，根据患者血清中检出的自身抗体的不同，将 AILD 分为 3 种类型，即自身免疫性肝炎（autoimmune hepatitis，AIH）、原发性胆汁性肝硬变（primary biliary cirrhosis，PBC）和原发性硬化性胆管炎（primary sclerosing cholangitis，PSC）。同时，自身免疫性肝病患者常伴有其他自身免疫病。此外，上述 3 种疾病常同时存在进而成为重叠综合征（overlap syndrome）。因此，进行自身抗体检测对自身免疫性肝病的诊断及鉴别诊断具有重要意义。

460. 为什么病毒性肝炎患者需检测自身免疫性肝病相关的自身抗体

答：自身免疫性肝病与病毒性肝炎的临床表现极为相似，常无明显症状或仅表现为疲劳、食欲减退、肝区不适、肝脾肿大等非特异性症状或体征。肝功能异常可能均以 ALT、AST 升高为主。诊断病毒性肝炎主要依据血清或肝组织中的肝炎病毒相关的标志物，而自身免疫性肝病患者的诊断需排除酒精性、药物性及病毒性等肝脏疾病后才能确诊。许多患者在确诊病毒性肝炎后，没有进一步完善其他检查，很容易漏诊自身免疫性肝病。有相当一部分患者感染 HCV 时体内会产生自身免疫应答并出现多种自身抗体，最终可能诱发自身免疫性肝病。所以，HBV 和 HCV 感染的患者需进行自身免疫性肝病相关自身抗体的检测，正确区分自身免疫性肝病与伴有自身免疫反应的病毒性肝炎，这对临床诊断和治疗有重要价值。

461. 为什么自身免疫性肝炎患者需检测自身抗体

答：自身免疫性肝炎（AIH）的临床表现和病理特征与普通肝炎相似，自身抗体是诊断 AIH 至关重要的依据。根据血清中常见的自身抗体，通常将 AIH 分为 3 个临床亚型：①1 型：以血清 ANA 和（或）抗平滑肌抗体（anti-smooth muscle antibody，ASMA）阳性为特征；部分患者抗肌动蛋白自身抗体（anti-actin autoantibody）阳性；多数患者对免疫抑制剂的治疗效果好；②2 型：血清抗 1 型肝肾微粒体抗体（anti-liver-kidney microsomal 1 antibody，anti-LKM1 antibody）阳性是 2 型 AIH 的特异标志；抗肝胞质 1 型抗体（anti-liver cytosol antibody，anti-LC1）是本型 AIH 的另一特征性抗体；该型 AIH 可快速进展为肝硬化，复发率高，对糖皮质激素的治疗效果较差；③3 型：该型的特征是血清中抗可溶性肝抗原抗体（anti-soluble liver antigen antibody，anti-SLA）及抗肝胰抗体（anti-liver pancreas antibody，anti-LP）阳性。激素治疗反应与 1 型相似。所以，AIH 患者需检测自身抗体，这些自身抗体动态水平变化有助于评价病情、临床分型及指导治疗。

462. 为什么说在自身免疫性肝炎患者中检测无唾液酸糖蛋白受体有意义

答：无唾液酸糖蛋白（asialoglycoprotein，ASGP）受体是肝细胞的一种重要且高效的内吞受体，主要分布于肝小叶门静脉周围肝细胞的窦面膜上，又名肝凝集素（liver lectin），肝细胞表面的 ASGP 受体是促发自身免疫性肝炎（AIH）的抗原之一。常见的与 AIH 相关的自身抗体，如 ANA、SMA、抗-LKM-1 抗体、抗 SLA 抗体及抗 LP 抗体等，不具有疾病特异性，它们所识别的靶抗原（除 SLA 外）也无器官特异性。而抗 ASGP 受体主要发现于 AIH 患者，特别是 1 型 AIH 患者，很少存在于其他肝外的自身免疫病中。抗 ASGP 受体在疾病的活动期、诊断初期及未接受过免疫抑制剂治疗的患者中检出率最高。同时，抗 ASGP 受体还可作为一项预后指标，其在有效治疗后会迅速下降，甚至转阴。所以，在自身免疫性肝炎患者中检测无唾液酸糖蛋白受体有重要的意义。

463. 为什么患者抗核抗体核型为核点型或核膜型需警惕自身免疫性肝病

答：因为抗核抗体（ANA）核点型的常见靶抗原为 Sp100，而核膜型的常见靶抗原为 gp210，针对这两种靶抗原的自身抗体在原发性胆汁性肝硬变（PBC）患者中有较高的阳性率，且特异性较高。抗 Sp100 抗体又称为抗多核点抗体（抗-MND 抗体），对 PBC 有较高的诊断特异性，且对于抗线粒体抗体（anti-mitochondrial antibody，AMA）阴性的患者抗 Sp100 抗体的诊断意义更大。抗 gp210 抗体是抗核膜抗体的一种，存在于近 20% 的 PBC 患者中。PBC 是一种病因未明的慢性进行性胆汁淤积性肝脏疾病，其病理改变以肝内细小胆管的慢性非化脓性破坏、汇管区炎症、慢性胆汁淤积及肝纤维化为特征，最终发展为肝硬化和肝衰竭。所以，当抗核抗体结果提示的核型为核点型或核膜型，特别是 AMA 阴性时，应注意自身免疫性肝病尤其是 PBC 发生的可能。

464. 为什么血清碱性磷酸酶水平升高而病因不明的肝病患者建议检测抗线粒体抗体

答：因为原发性胆汁性肝硬变的典型生化表现是胆汁淤积。碱性磷酸酶（ALP）是本病最突出的生物化学异常，96% 的患者可有 ALP 升高，通常较正常水平升高 2 ~ 10 倍，且可见于疾病的早期及无症状患者。血清 γ-谷氨酰转移酶（GGT）亦可升高，但易受酒精、药物及肥胖等因素的影响。ALT 和 AST 通常为正常或轻至中度升高，一般不超过正常值上限（upper limit of normal，ULN）的 5 倍，如果患者的血清转氨酶水平明显升高，则需进一步检查以排除其他病因。现在，ALP 已作为 PBC 的诊断标准之一。所以，血清碱性磷酸酶水平升高而病因不明的肝病患者建议检测抗线粒体抗体，以免漏诊原发性胆汁性肝硬变。

465. 为什么抗线粒体抗体 M2 型是原发性胆汁性肝硬变重要的实验诊断指标

答：高滴度的抗线粒体抗体 M2 型为原发性胆汁性肝硬变（PBC）的标志，丙酮酸脱氢酶复合物的酶 E2 和蛋白 X 为主要的靶抗原。虽然在其他慢性肝脏疾病和进行性系统性硬化症患者中也可检出抗线粒体抗体 M2 型抗体，但以低滴度为主。欧洲肝病学会（EASL）2009 年提出的 PBC 诊断标准包括：①肝功异常（肝源性 ALP 升高超过 6 个月）

且血清 AMA（+）即可确诊；②肝活检对诊断非必需，组织学上特征性胆管损害可协助诊断；③随访见 ALP 正常但 AMA（+）者很有可能发展为 PBC。由此可见 AMA 抗体尤其是 AMA-M2 抗体阳性是 PBC 重要的实验诊断指标。

466. 为什么间接免疫荧光法与免疫印迹法检测抗线粒体抗体时结果可能会不一致

答：间接免疫荧光法检测抗线粒体抗体是以鼠肾为标准基质，IgG、IgA 和 IgM 型的 AMA 均可被检测出，而且 M1 ~ M9 型的 AMA 在基质上均可呈现阳性反应。到目前为止，在原发性胆汁性肝硬变患者中检出了 4 种不同类型的 AMA，即抗 M2、抗 M4、抗 M8 和抗 M9 抗体。抗 M2 抗体是 PBC 灵敏而特异的诊断标志物，其阳性率高达 96%。抗 M4、抗 M8 和抗 M9 抗体在 PBC 中的阳性率相对较低，抗 M4 和抗 M8 抗体常与抗 M2 抗体一起出现，但抗 M4 和抗 M9 抗体的意义不明。免疫印迹法检测的 AMA 的抗体为 IgG，且检测的是 AMA-M2 型。所以，有可能出现间接免疫荧光法与免疫印迹法检测的 AMA 结果不一致的情况。

467. 为什么自身免疫性肝炎与原发性胆汁性肝硬变之间存在重叠现象

答：原发性胆汁性肝硬变（PBC）-自身免疫性肝炎（AIH）重叠综合征定义为：一个患者同时具有这两种疾病的主要特征，其发生率为 2% ~ 20%。除了 PBC-AIH 重叠综合征，临床上亦可见典型的 PBC 或 AIH 患者可转换为 AIH 或 PBC。PBC-AIH 重叠综合征是一种独立的疾病还是 PBC 或 AIH 的变异形式仍存在争议。目前最常用的诊断标准来自巴黎研究组和国际自身免疫性肝炎研究组（IAIHG）。根据诊断 AIH-PBC 重叠综合征的巴黎标准，如果 AIH 和 PBC 3 项诊断标准中的各两项同时或者相继出现，即可诊断。AIH 诊断标准包括：①血清 ALT≥5×正常值上限（ULN）；②血清 IgG≥2×ULN 或者血清 SMA 阳性；③肝脏组织学提示中至重度界面性肝炎。PBC 诊断标准包括：①血清 ALP≥2×ULN 或者血清 GGT≥5×ULN；②血清 AMA 阳性；③肝脏组织学表现为汇管区胆管损伤。所以，在诊断自身免疫性肝病时应考虑重叠综合征发生的可能。

468. 为什么原发性硬化性胆管炎患者检测自身抗体的意义不大

答：原发性硬化性胆管炎（PSC）是一种原因不明的慢性胆汁淤积性疾病，其特征为肝内外胆管弥漫性炎症和纤维化，进而导致多灶性胆管狭窄。大多数患者最终发展为肝硬化、门静脉高压和肝功能失代偿。目前尚无有效的治疗药物，肝移植为终末期 PSC 唯一有效的治疗手段。与 AIH 和 PBC 不同，PSC 好发于年轻男性，并且没有特征性的自身抗体。约超过 50% 的 PSC 患者血清中可检测出多种自身抗体，包括抗核抗体（ANA）、抗中性粒细胞胞质抗体（p-ANCA）、抗平滑肌抗体（SMA）、抗内皮细胞抗体和抗磷脂抗体等，其中 p-ANCA 在 33% ~ 85% 的 PSC 患者中阳性。但上述抗体一般为低滴度阳性，且对 PSC 均无诊断价值。所以，PSC 患者检测自身抗体的意义不大。

469. 为什么自身免疫性肝病患者需检测血清 IgG4

答：在原发性硬化性胆管炎（PSC）患者中，有相当一部分最终被确诊为 IgG4 相关硬化性胆管炎（IgG4-SC）。这类疾病的胆管病变表现类似 PSC，也能引起梗阻性黄疸。IgG4-SC 以血清 IgG4 水平升高，组织学上胆管壁密集浸润 IgG4 阳性的浆细胞为特征。IgG4-SC

患者常伴发胰腺改变且对激素治疗应答良好。在临床上 IgG4-SC 患者的胆道影像学表现与 PSC、胰腺癌和胆管癌的表现相近，常易混淆，不能单凭影像学表现来鉴别。肝组织活检可以明确有无典型的淋巴浆细胞浸润及是否给予免疫抑制剂治疗。因此对于 PSC 患者建议检测血清 IgG4 水平，对于显著升高者，应考虑存在 IgG4 相关硬化性胆管炎的可能。

（彭奕冰 胡 亮）

第七节 系统性硬化病检验

470. 为什么出现雷诺现象时应考虑发生系统性硬化病的可能

答：雷诺现象（Raynaud phenomenon）指的是因受寒冷或紧张刺激后，肢端细动脉痉挛，使手指或足趾皮肤突然出现苍白，相继出现皮肤变紫、变红，伴局部发冷、感觉异常和疼痛等短暂的临床现象。系统性硬化病（systemic sclerosis，SS）曾称硬皮病、进行性系统性硬化，是一种原因不明，临床上以局限性或弥漫性皮肤增厚和纤维化为特征，也可影响心、肺和消化道等内脏器官的全身性疾病。该病女性多见，发病高峰年龄为 30～50 岁。雷诺现象常为本病的首发症状，90% 以上先于皮肤病变几个月甚至 20 多年（大部分在 5 年内）发生。所以，当出现雷诺现象时应考虑发生系统性硬化病的可能。

471. 为什么会发生系统性硬化病

答：系统性硬化病可能是在遗传基础上反复慢性感染导致自身免疫病，最后引起的结缔组织代谢及血管异常。可能的病因包括：①遗传：与遗传的关系尚不肯定；②环境因素：环境因素在 SS 的病因中占有很重要的地位，长期接触聚氯乙烯、有机溶剂、环氧树脂、L 色氨酸、博来霉素、喷他佐辛等可诱发硬皮样皮肤改变与内脏纤维化。该病在煤矿、金矿和与硅石尘埃接触的人群中发病率较高；③性别：女性高于男性，雌激素可能与发病有关；④免疫异常：病毒抗原与自身抗原的交叉反应促使本病的发生。

472. 为什么系统性硬化病患者检测抗核抗体谱有重要意义

答：检测抗核抗体谱尤其是检测抗核抗体谱中抗 Scl-70 与抗着丝点抗体，在系统性硬化病的诊断、分型及预后中发挥着重要作用。抗 Scl-70 抗体是弥漫型 SS 的特异性抗体，阳性率为 15%～20%。弥漫型 SS 的皮肤纤维化除累及肢体远端和近端、面部和颈部外，尚累及胸部和腹部皮肤，还多伴有内脏病变，如累及肺、心脏、胃肠道或肾。该型 SS 病情进展快，预后较差，10 年生存率仅为 50% 左右。抗着丝点抗体（ACA）是局限性 SS 的特异性抗体，阳性率为 15%～20%。局限性 SS 的皮肤病变局限于手指、前臂远端，可有颜面和颈部受累，内脏病变出现较晚。CREST 综合征为局限性 SS 的一种特殊类型，指的是软组织钙化（calcinosis）、雷诺现象（Raynaud phenomenon）、食管运动功能失调（esophageal motility dysfunction）、硬指（sclerodactyly）及毛细血管扩张（telangiectasis）。所以，硬皮病相关的自身抗体与不同的临床表型紧密相关，抗体的血清学检测可能有助于疾病的发现、诊断、治疗及预后评估，并预测某些临床表现和脏器受累的发生，SS 患者检测抗核抗体谱有重要意义。

473. 为什么抗 PM-Scl 抗体阳性的系统性硬化病患者应注意发生重叠综合征的可能

答：抗 PM-Scl 抗体在肌炎或皮肌炎的患者中被首先发现，故认为是与肌炎相关的自身抗体，被命名为 PM-1 抗体。但随着研究的深入，在系统性硬化病患者中同样出现了 PM-1 抗体，因而将此抗体正式命名为抗 PM-Scl 抗体。PM-Scl 为 11 ~ 16 多肽复合体抗原，相对分子质量为 11 000 ~ 20 000，主要分布于核仁，参与核糖体 RNA 的形成，主要抗原成分为 PM-Scl 100 和 PM-Scl 75，这两种抗原成分相互独立，无交叉反应。虽然抗 PM-Scl 抗体阳性率不高，但是几乎仅存在于多发性肌炎、SS 及重叠综合征中。在抗 PM-Scl 抗体阳性的 SS 中，80% 是局限性 SS，20% 是弥漫性 SS。所以，抗 PM-Scl 抗体阳性的 SS 患者应注意发生重叠综合征的可能，特别是发生多发性肌炎的可能。

474. 为什么系统性硬化病患者需监测肾功能

答：因为肾脏损害见于 15% ~ 20% 的系统硬化病患者，是 SS 的主要死亡原因之一，故在疾病的早期应引起重视。系统性硬化病引起的肾脏损害多见于弥漫皮肤型的早期（起病 4 年内），主要是因为小动脉内皮细胞增生导致肾缺血、肾功能受损。表现为蛋白尿、镜下血尿、高血压、内生肌酐清除率下降、氮质血症等。有时可突然出现急进型恶性高血压（表现为剧烈头痛、恶心、呕吐、视力下降、抽搐）和（或）急性肾衰。这两种情况均称为硬皮病肾危象（renal crisis），是 SS 的主要死亡原因。所以，SS 患者需监测肾功能，以防止硬皮病肾危象的发生。

（彭奕冰　胡　亮）

第八节　抗磷脂综合征检验

475. 为什么抗磷脂综合征为较为常见的系统性自身免疫病

答：抗磷脂综合征（anti-phospholipid syndrome，APS）以动静脉血栓形成和（或）习惯性流产为特征，并且血清中持续存在磷脂类抗体。其发病率为 5/10 万人/年，患病率为 40 ~ 50/10 万人/年。抗磷脂综合征在系统性红斑狼疮、静脉血栓、小于 50 岁卒中患者、复发性流产和孕中、后期流产者等人群中尤为高发。抗磷脂综合征是一种非炎症性自身免疫病，临床上以动、静脉血栓形成、习惯性流产和血小板减少等症状为特点，血清中存在抗磷脂抗体，上述症状可以单独或多个共同存在。抗磷脂综合征可分为原发性抗磷脂综合征（primary APS，PAPS）和继发性抗磷脂综合征（secondary APS，SAPS）。原发性抗磷脂综合征的病因目前尚不明确，可能与遗传、感染等因素有关。继发性抗磷脂综合征多见于系统性红斑狼疮或类风湿关节炎等自身免疫病。此外，还有一种少见的恶性抗磷脂综合征（catastrophic APS），表现为短期内进行性广泛血栓形成，造成多器官功能衰竭甚至死亡。抗磷脂抗体产生的原因以及抗体的形成机制仍在探讨中。有实验显示，用病毒多肽、细菌多肽等免疫动物可以诱导产生抗磷脂抗体、狼疮抗凝物并诱发出抗磷脂综合征的一系列临床表现。这种诱导出的抗磷脂抗体的特征类似自然形成的抗体。

476. 什么是抗磷脂抗体

答：抗磷脂抗体（anti-phospholipid antibody，APA）是针对含有磷脂结构抗原物质的自身抗体，包括抗心磷脂抗体（anticardiolipin antibody，ACA）、抗磷脂酸抗体（anti-phospholipidacid antibody，APAA）和抗磷脂酰丝氨酸抗体（anti-phosphatidylserine antibody）等。能引起机体产生 APA 的靶抗原是血浆中的磷脂结合蛋白，最常见的有 β_2 糖蛋白 1 抗体、凝血酶原或这些蛋白与心磷脂的复合物。这些抗原都含有磷脂基团，如心磷脂、磷脂酸、磷脂酰丝氨酸等。抗磷脂抗体可与内皮细胞或血小板膜上的磷脂结合，破坏细胞功能，使前列环素释放减少、血小板黏附凝集功能增强，是构成血液高凝状态、引起血栓形成的重要因素，APA 与红细胞结合，在补体参与下，可致红细胞膜破裂发生溶血性贫血。APA 可分为 IgG、IgM 和 IgA 型，以 IgG 型最为常见，IgM 型次之，IgA 型与自身免疫病关系较小。

477. 为什么抗磷脂抗体能引起机体损伤

答：抗磷脂抗体在体内造成机体损伤的确切机制目前仍不清楚，可能与以下方面有关：①免疫反应机制；②前列环素降低引起血栓形成；③内皮细胞在致病中的作用；④血小板在致病中的作用；⑤补体在致病中的作用；⑥凝血系统异常在致病中的作用；⑦β2糖蛋白 1 在致病中的作用。综上所述，尽管抗磷脂抗体的确切致病机制不清，但多数学者倾向于认为抗磷脂抗体在 β2 糖蛋白 1 的介导下与内皮细胞和（或）血小板细胞膜上的磷脂结合，破坏细胞的基本功能，如前列环素释放、纤溶或内皮细胞的蛋白 C、蛋白 S 通路或血小板聚集、活化等。

478. 为什么临床表现为动、静脉血栓形成的患者要进行抗磷脂抗体检测

答：抗磷脂抗体可作用于血浆中的磷脂结合蛋白，在血栓形成中的作用主要表现为：①作用于血管内皮细胞，主要是抑制蛋白 C 的抗凝途径，使得凝血与抗凝的生理平衡被打破，凝血酶大量生成，促进凝血及血栓形成。抗磷脂抗体还能增加血管内皮细胞表达组织因子，从而活化外源性凝血途径。另外，抗磷脂抗体能抑制血管内皮细胞释放花生四烯酸，使前列环素的产生减少，从而有利于血小板黏附于血管内皮及血栓的形成。②作用于血小板，表现为抗磷脂抗体能促进活化的血小板释放血栓烷素 A2，而血栓烷素 A2 则可进一步激活其他血小板并刺激其释放各种化学因子，从而引起血小板的连锁活化。活化的血小板通过其表达的表面受体与纤维蛋白原结合，在纤维蛋白原的桥梁作用下，导致血小板凝集，血栓形成。另一方面，系统性红斑狼疮患者常出现血小板减少，这是由于血中的抗血小板抗体和循环免疫复合物结合在血小板表面，引起血小板的破坏而致。

479. 为什么抗心磷脂抗体是检测抗磷脂综合征的重要指标

答：抗心磷脂抗体（ACA）是抗磷脂抗体（APA）中最具代表性的一种，其特异性最强，抗心磷脂抗体检测是了解疾病进展及是否伴发抗磷脂综合征的实验诊断指标，且高水平的 IgG 型抗心磷脂抗体对原发性抗磷脂综合征的诊断最为特异。另外，抗心磷脂抗体阳性或持续升高与患者的动静脉血栓形成、血小板减少、反复自发性流产及神经系统损伤为特征的多系统受累的抗磷脂综合征密切相关。抗心磷脂抗体的水平越高，越易发生并发症，而且抗心磷脂抗体的类型、水平、亲和力、结合的特异性及环境遗传等因素可能与并发症是否容易发生有关。

480. 为什么检测抗 β2 糖蛋白 1 抗体比抗心磷脂抗体辅助诊断抗磷脂综合征更有效

答：抗磷脂综合征患者常检出抗 $β_2$糖蛋白 1（$β_2$-glycoprotein 1，$β_2$GP1）抗体，高滴度的抗 β2 糖蛋白 1 抗体与抗磷脂综合征动静脉血栓形成、习惯性流产存在密切关系。抗

β2 糖蛋白 1 抗体不仅是检测系统性红斑狼疮和抗磷脂综合征磷脂抗体必需的辅助因子，其自身本来就是这些疾病中的自身靶抗原，系统性红斑狼疮和抗磷脂综合征患者抗 β2 糖蛋白 1 抗体的检测，比传统的磷脂抗体有更好的诊断价值。

481. 为什么抗心磷脂抗体在系统性红斑狼疮患者中阳性检出率很高

答：抗心磷脂抗体在 SLE 患者中总阳性率可达 70% ~ 80%，IgG 型可达 50% ~ 60%，IgM 型可达 40% ~ 50%。ACA 阳性的 SLE 患者发生血管炎、溶血性贫血、心脏及中枢神经系统损害的概率明显高于阴性者，ACA 阳性的 SLE 女性患者更易形成血栓，妊娠时易发生流产。血清及脑脊液中 ACA 的检测有助于神经精神性狼疮患者的临床诊断。

482. 为什么血清狼疮抗凝物和血栓形成有关

答：狼疮抗凝物质（lupus anticoagulant，LAC）是一种能够与细胞表面的磷脂结合的蛋白，不同于抗心磷脂抗体及抗 β$_2$糖蛋白 1 抗体可以通过免疫学方法检测，LAC 是通过体外凝血功能检测发现的蛋白，因首先在 SLE 患者身上发现得以命名。在体外检测过程中，LAC 能够阻止血液凝固，导致活化部分凝血活酶（APTT）延长，事实上 LAC 在体内能够促进血液的异常凝固，导致静脉，动脉及微血管血栓。其导致血栓的可能机制主要是由于：①LAC 能够促进血小板分泌血栓素 A$_2$（TXA$_2$），促进血小板的聚集和活化，减少内皮细胞前列环素的分泌，间接促进血小板活化；②促进内皮细胞及单核细胞分泌组织因子（TF）等促凝物质；③抑制蛋白 C 途径的抗凝功能，包括抑制蛋白 C 的活化过程，抑制活化蛋白 C 的抗凝活性，同时还抑制抗凝血酶的抗凝活性。

（彭奕冰　蔡逸婷）

第九节　原发性小血管炎检验

483. 什么是原发性小血管炎

答：原发性小血管炎（primary vasculitis）主要由上呼吸道感染引起，多发于中老年人，多数人有发热、疲乏、关节肌肉疼痛和体重下降等症状，临床表现多累及肾脏，常伴有肾功能不全。原发性小血管炎包括显微镜下多血管炎（microscopic polyangiitis，MPA）、韦格内肉芽肿病（Wegener's granulomatosis，WG）、变应性肉芽肿性血管炎（Churg-Strauss vasculitis）、原发性局灶节段坏死性肾小球肾炎（idiopathic focal segmental necrotizing glomerulonephritis，IFSNGN）及寡免疫复合物新月体肾小球肾炎（pauci-immune crescentic glomerulonephritis，PIGGN）等，多表现为抗中性粒细胞胞质抗体（antineutrophil cytoplasmic antibodies，ANCA）阳性，由于临床表现、治疗方案和预后基本一致，目前将这上述疾病统称为中性粒细胞胞质抗体（ANCA）相关性血管炎，多累及微血管。

484. 为什么称抗中性粒细胞胞质抗体

答：抗中性粒细胞胞质抗体（ANCA）是一组以人中性粒细胞胞质成分为靶抗原，与临床多种小血管炎性疾病密切相关的自身抗体。ANCA 可与中心粒细胞中的颗粒及单核细胞中的溶酶体反应，激活体液和细胞炎症介质导致血管炎。该组抗体可以是 IgG、IgM 或 IgA。ANCA 最早于 1982 年在坏死性肾小球肾炎患者血清中发现，现已证实该抗体是系统性血管炎的血清标志性抗体，对血管炎的诊断、分类及预后具有重要意义。

485. 为什么间接免疫荧光法是抗中性粒细胞胞质抗体筛检的首选方法

答：抗中性粒细胞胞质抗体（ANCA）的检测方法有许多种，包括 IFF、RIA、ELISA、Western 印迹法、斑点印迹法及免疫沉淀试验等。首选方法为间接免疫荧光法，至今仍作为 ANCA 筛检的"金指标"。在采用间接免疫荧光法检测 ACNA 的同时进行 ELISA 的检测将有助于疾病的动态观察；靶抗原 PR3 或 MPO 的分辨将有助于某些特发性坏死性血管炎或坏死性肾小球肾炎的确诊。ACNA 在荧光显微镜检查时分为胞质型 ACNA（cytoplasmic ACNA，cANCA）和核周型 ACNA（perinuclear ACNA，pANCA），胞质型 ANCA 其靶抗原为蛋白酶 3（proteinase 3，PR3），为中性粒细胞嗜天青颗粒的主要成分，能水解弹性蛋白酶、Ⅳ型胶原等多种组织成分；核周型的靶抗原主要为髓过氧化物酶（myeloperoxidase，MPO），系中性粒细胞嗜天青颗粒的另一主要成分。90% 以上活动期韦格纳肉芽肿患者 cANCA 阳性，病情静止时约 40% 的患者阳性。80% 的显微镜下多血管炎患者 ANCA 阳性，其中约 60% 抗原是髓过氧化物酶阳性，肺受累及者常有此抗体。另有约 40% 的患者为蛋白酶 3 阳性。70% 变应性肉芽肿性血管炎患者可有 ANCA 阳性，主要是为 pANCA。

486. 为什么要采用间接免疫荧光法检测抗内皮细胞抗体

答：抗内皮细胞抗体（anti-endothelial cell antibodies，AECA）是与内皮细胞结合的自身抗体，通常为 IgG 型，也存在 IgM 和 IgA 型。AECA 是一种能识别多种不同抗原的自身抗体，可存在于健康个体和常规 IgG 治疗用药中，可诱导内皮细胞功能表型变化。AECA 检测方法主要采用间接免疫荧光法，一般以人脐静脉内皮细胞作为检测基质，阳性表现为细胞质颗粒型荧光，在肺组织中表现为血管内皮特征性荧光。在以内皮细胞损伤为特征的疾病中可检测到 AECA，通常可以分为以下四大类：①原发性血管炎，如显微镜下多血管炎、韦格纳肉芽肿病、变应性肉芽肿性血管炎、特发性视网膜血管炎等；②继发于全身性自身免疫病的血管炎，如 SLE、类风湿关节炎、抗磷脂综合征、SS、PM-DM、MCTD 等；③器官移植；④其他疾病，如多发性硬化症、先兆子痫、慢性哮喘、炎症性肠病（IBD）、突发性感觉神经性听力损伤等。检测到内皮细胞抗体常提示有以下情况：①SLE 患者有肾脏受累；②RA 患者有血管炎表现；③DM 患者有肺部并发症；④严重的硬化症患者有外周血管闭塞。

（彭奕冰 蔡逸婷）

第十节 桥本甲状腺炎检验

487. 为什么桥本甲状腺炎是一种自身免疫性甲状腺炎

答：桥本甲状腺炎由日本人桥本策于 1912 年发现，故以其名字命名，简称为桥本氏炎（HT 或 AIT）。由于桥本甲状腺炎患者颈前呈现甲状腺肿，因而临床常称为桥本甲状腺肿。桥本甲状腺炎是甲状腺慢性炎性疾病，由自身抗体引起甲状腺内淋巴细胞、浆细胞及巨噬细胞浸润与组织损伤，晚期可有甲状腺功能低下。桥本甲状腺炎是在遗传缺陷与遗传易感性的基础上，因精神因素、过度劳累、感染与其他应激反应、环境污染、饮食结构不合理（如高碘饮食）等引起患者自身免疫反应或加重自身免疫反应，诱发桥本甲状腺炎。桥本甲状腺炎的病理机制为自身免疫反应产生自身抗体，如抗甲状腺过氧化物酶抗体，抗甲状腺球蛋白抗体与抗原形成免疫复合物。依赖与抗体的细胞毒、免疫介导、免疫复合物及淋巴细胞毒等作用于甲状腺滤泡上皮细胞，形成免疫性炎症，炎症细胞增生肿大，形成不同程度的甲状腺肿。少数桥本甲状腺炎患者甲状腺可无肿大。

488. 为什么诊断桥本甲亢需要通过组织学检查

答：桥本甲亢虽然有很多的临床表现，但要诊断桥本甲亢组织学检查还是不可缺少的。甲状腺穿刺活检组织学上，有典型桥本病和毒性弥漫性甲状腺肿两种组织学征象都存在，才能确定诊断。两者所见在同一标本上，完全不同的部位，有时可以独立存在，多数病例还是两者重叠在一起。

489. 为什么甲状腺功能实验室项目的选择可因病程不同而异

答：甲状腺功能检查结果取决于疾病阶段，少数患者在起病初期可有一过性甲状腺功能亢进表现时，血 T_3、T_4、FT_3 和 FT_4 可增高。大部分患者早期甲状腺功能可完全正常。以后可有 T_3、T_4 正常，但促甲状腺素（TSH）升高，或促甲状腺素释放激素（TRH）与兴奋试验（TSH）呈高反应，此时甲状腺 ^{131}I 摄取率也可升高，但可被 T_3 抑制试验所抑制。本病后期出现甲减时，FT_4、T_4、FT_3 和 T_3 降低，TSH 升高，甲状腺 ^{131}I 摄取率也减低。

（彭奕冰　蔡逸婷）

第十一节　强直性脊柱炎检验

490. 为什么强直性脊柱炎是自身免疫病

答：强直性脊柱炎（ankylosing spondylitis，AS）是以四肢大关节以及椎间盘纤维环及其附近结缔组织纤维化和骨化，以及关节强直为病变特点、脊柱为主要病变部位的慢性炎性疾病。AS 与 HLA-B27 呈强关联，某些微生物（如克雷伯菌属细菌）与易感者自身组织具有共同抗原，引发异常自身免疫应答。有一种假说是微生物产生的多肽，与 HLA-B27 相似，此多肽被视为异物引起剧烈免疫反应，但同时与自身组织交叉反应引起发病。因此，AS 属自身免疫病。

491. 为什么 HLA-B27 检测是诊断强直性脊柱炎的重要指标

答：HLA-B27 是人类白细胞表面抗原（HLA）B27 的简称。是第一个被发现与疾病密切相关的等位基因。AS 患者 HLA-B27 阳性率达 90% 以上，而在正常人群中仅为 6% ~ 8%，所以说 HLA-B27 检测是诊断强直性脊柱炎的重要指标。

492. 为什么说强直性脊柱炎发病机制与多因素有关

答：强直性脊柱炎的发病机制与遗传、细菌感染、免疫及环境等因素有关。①遗传因素：遗传因素在 AS 的病因中约占 90%，HLA-B27 在 AS 致病中的作用已很明确；②感染因素：AS 的发病可能与感染有关。Ebringer 等发现 AS 患者粪便中肺炎克雷伯菌检出率为 79%，而在其他对照组不足 30%，且细菌的检出率与 AS 的病情活动呈正相关。AS 患者血清中抗肺炎克雷伯菌的 IgA 抗体和脂多糖的 IgA 抗体水平升高。其他相关微生物有衣原体、沙门菌、志贺菌、耶尔森菌和弯曲菌等。但到目前为止，尚未发现在肌腱端炎症部位检测到微生物及其抗原的报道；③免疫因素：有人发现 60% AS 患者血清补体增高，血清中 C4 和 IgA 水平显著增高，血清中有循环免疫复合物（C1C），以上现象均提示免疫机制参与 AS 的发生；④其他因素：除感染外，某些环境因素及创伤、内分泌和代谢障碍等也可能是发病因素。

493. 为什么青壮年男性应警惕强直性脊柱炎

答：强直性脊柱炎好发于男性，且 20～30 岁男性发病率最高，40 岁以上及 8 岁以下的儿童很少发病。20～30 岁男性且 HLA-B27 阳性者如反复肠道、泌尿道感染且有强直性脊柱炎家族史，则应特别警惕该病的发生。当有腰背部疼痛，尤其是早晨起床后僵硬感而活动后减轻、或腰部活动不灵活等症状应及时就医，以求早诊断及早治疗，防止脊柱强直畸形导致活动障碍。

494. 为什么影像学检查是诊断强直性脊柱炎的基本检查方法

答：由于强直性脊柱炎几乎均有不同程度的关节炎症，所以影像学检查是基本的检查方法，可以作为治疗后追查的基础照片，是判断疗效的重要资料。①骶髂关节 X 线片改变：这是诊断本病的主要依据，可以这样说，一张正常的骶髂关节 X 线片几乎可以排除本病的诊断，早期骶髂关节的 X 线片改变比腰椎更具有特点，更容易识别；②脊柱改变：病变发展到中、晚期可见到；③髋膝关节改变；④肌腱附着点的改变：早期 X 线检查阴性时，可行放射性核素扫描、CT 和 MRI 检查，以发现早期对称性骶髂关节病变。强直性脊柱炎的 CT、MRI 和造影检查 X 线平片对较为典型的骶髂关节炎诊断较易，但对早期骶髂关节炎诊断比较困难，容易漏诊。骶髂关节 CT 或 MRI 检查灵敏度高，可早期发现骶髂关节病变。CT 能较满意地显示骶髂关节间隙及关节面骨质，发现 X 线平片不能显示的轻微关节面骨侵蚀及软骨下囊性变等。尤其是对临床高度疑诊而 X 线表现正常或可疑者。MRI 能直接显示关节软骨，对早期发现骶髂关节软骨改变以及对骶髂关节炎的病情估计和疗效判定较 CT 更优越。

495. 为什么诊断和监测强直性脊柱炎时需进行常规实验室辅助检查

答：在诊断和监测 AS 时，还有其他一些常规实验室检测项目。主要有：①红细胞沉降率（ESR）：早期、活动期 AS 患者中，80% 红细胞沉降率增快，稳定期可降至正常，检测红细胞沉降率可作为判断 AS 病情活动和评估临床疗效的观察指标；②C 反应蛋白（CRP）：AS 病情活动期时，CRP 升高，病情稳定时可降至正常；③血小板（PLT）：AS 可有轻度血小板增高，但发生率不高，一般不超过 20%，AS 病情活动期时，血小板显著高于正常，因此血小板数量的变化可作为判断疾病活动情况及评价疗效的实验室检查指标；④免疫球蛋白：AS 患者血清 IgA 可轻中度升高，其升高水平与 AS 病情活动有关，伴外周关节受累者还可有 IgG 及 IgM 升高；⑤关节滑液检查：该项目已成为诊断关节炎有价值的辅助检查之一，临床上可依据滑液的不同特点作为关节炎鉴别诊断的参考。

（彭奕冰　蔡逸婷）

第九章 免疫增生病免疫检验

第一节 基本知识

496. 为什么会罹患免疫增生病

答：免疫系统由免疫器官、免疫细胞和免疫分子所组成，其异常增生可以导致机体免疫功能紊乱和障碍，进而导致免疫增生病（immunoproliferative disease）。免疫增生病的发生是由于淋巴细胞发生恶性转化所致。正常情况下，淋巴细胞受特异性抗原刺激后增殖、分化，增生的淋巴细胞克隆受机体反馈机制的抑制。淋巴细胞一旦逃脱机体正常的反馈控制就会异常增殖，这种失控的增殖状态是一种免疫病理状态，会引起免疫增生病。淋巴细胞在分化成熟的每一阶段，均有可能过度增殖转化为免疫增生病。依据增殖细胞表面存在的不同表面标志物可以将免疫增生病分为淋巴细胞白血病、淋巴瘤和浆细胞病。

497. 为什么会有良性免疫球蛋白增殖症

答：免疫增殖主要表现为免疫球蛋白量的异常和免疫功能的异常，可分良性增殖和恶性增殖。由免疫细胞良性增殖所致的良性免疫球蛋白增殖症即多克隆增殖性疾病，是指各种产生免疫球蛋白的细胞全面增殖。良性免疫增殖症中免疫球蛋白的异常升高可以有两种情况：①5 种免疫球蛋白同时全面增加；②虽只有一种免疫球蛋白增殖，如 IgG 或 IgA、IgM 等，但 κ/λ 比值不变。良性免疫球蛋白增殖症中异常增高的免疫球蛋白其功能是正常的。例如，在慢性肝病、肝硬化、结缔组织病、慢性感染、恶性肿瘤早期和淋巴母细胞性淋巴结病等疾病中，患者体内产生、分泌免疫球蛋白的淋巴细胞发生增殖，血清免疫球蛋白出现异常增高，但这些增高的免疫球蛋白具有正常的免疫功能，不抑制或干扰正常的造血功能。因此，这些疾病虽可导致免疫球蛋白异常增高，却仍被称为良性免疫球蛋白增殖症。

498. 为什么恶性免疫球蛋白增殖病主要归属于血液病学范畴

答：恶性免疫球蛋白增殖病的发生受病毒感染、辐射、化学致癌物质等外界因素的影响，以及与遗传、激素、免疫功能等个体内在因素关系密切。恶性免疫球蛋白增殖病发生后，恶性淋巴细胞异常增生，细胞绝对数量和分泌产物增多，但缺乏正常的免疫功能，并抑制或干扰正常造血功能，患者有肝、脾、淋巴结肿大，出血、贫血、常伴有不同程度的继发性免疫缺陷，易发生各种机会感染。根据增殖细胞表面存在的不同表面标志进行分类，恶性免疫球蛋白增殖症通常包括下列几种：T 淋巴细胞增殖性疾病（主要包括急性淋巴细胞白血病、淋巴母细胞淋巴瘤和部分非霍奇金淋巴瘤）；B 淋巴细胞增殖性疾病（主要包括浆细胞病、慢性淋巴细胞白血病和 Burkitt 淋巴瘤等）；裸细胞增殖性疾病（80% 的急性淋巴细胞白血病属于此类，还包括部分非霍奇金淋巴瘤）；组织-单核细胞增殖性疾病等。其中浆细胞病包括多发性骨髓瘤、意义未明的单克隆丙种球蛋白血症、巨球蛋白血症、重链病、轻链病、半分子病、冷球蛋白血症、淀粉样变等。因此，上述恶性免疫球蛋白增殖病主要归属于血液病学范畴。

499. 为什么浆细胞异常增殖会造成机体免疫损伤

答：浆细胞异常增殖通常是指单克隆浆细胞异常增生并伴有单克隆免疫球蛋白或其多肽链亚单位合成异常。浆细胞出现异常增殖时，其在骨髓内浸润性生长势必抑制或干扰正常造血功能，从而影响机体免疫系统其他组成细胞的生成，间接造成机体免疫损伤。另一方面，白细胞介素-6（interleukin-6，IL-6）作为支持浆细胞增殖分化的关键因子，在浆细胞异常增殖时机体必然伴随持续的高水平 IL-6。在正常情况下，IL-4 启动休止期的 B 细胞进入 DNA 合成期，IL-5 促进 B 细胞继续增殖，而 IL-6 促使 B 细胞分化成浆细胞，且 IL-6 可以反馈抑制 IL-4 从而控制 B 细胞的增殖分化过程，上述过程构成了一个生物信息调节回路，恰到好处地控制机体体液免疫应答过程的有序进行。在浆细胞出现异常增殖时，机体内异常增高的 IL-6 抑制 IL-4 的产生，从而抑制了整个体液免疫应答。另外，浆细胞异常增殖分泌大量无抗体活性的免疫球蛋白，其 Fc 段与正常 B 细胞和原浆细胞以及其他有 Fc 受体的细胞结合，这些细胞表面将被无活性的免疫球蛋白封闭，影响对其他生物信息的接收，并可阻断 B 细胞的增殖、发育和影响抗原提呈。可见，浆细胞异常增殖可以从多个方面对机体的免疫系统造成损伤。

500. 为什么异常免疫球蛋白是诊断免疫增生病的重要指标

答：当机体发生免疫增生病时，免疫球蛋白的异常增殖通常会出现以下 3 种情况：①大量合成，血中含量异常增加，高于正常人数倍到数十倍；②大量异常免疫球蛋白成分是同一个型别，即同一个型、同一个亚型、同一个基因型，理化性质十分均一，但无与抗原结合的活性，也无其他免疫活性；③正常成分减少，即多样性免疫球蛋白减少，正常免疫功能下降。简而言之，即免疫球蛋白数量和质量及功能发生异常。因此，通过异常免疫球蛋白的检测可以对免疫增生病的诊断提供重要依据，而检测异常免疫球蛋白也已经成为临床免疫实验室的常规工作内容。

501. 为什么 M 蛋白是免疫增生病的重要标志

答：当机体发生免疫增生病时，单克隆浆细胞或 B 淋巴细胞大量增殖并产生的异常免疫球蛋白，其氨基酸组成及排列顺序十分均一，空间构象、电泳迁移率也完全相同。由于它产生于单一克隆（monoclone）B 淋巴细胞，又常出现于多发性骨髓瘤（multiple myeloma，MM）、巨球蛋白血症（macroglobulinemia）和恶性淋巴瘤（malignant lymphoma）患者的血液或尿液中，故又称为 M 蛋白。M 蛋白常见于以下疾病：①恶性单克隆丙种球蛋白血症，如多发性骨髓瘤、重链病、轻链病、恶性淋巴瘤、慢性淋巴细胞白血病、巨球蛋白血症等；②继发性单克隆丙种球蛋白血症，如非淋巴网状系统肿瘤、单核细胞白血病、冷球蛋白血症等。因此，检测出 M 蛋白可作为免疫增生病的重要标志。

502. 为什么需通过免疫固定电泳鉴定 M 蛋白

答：M 蛋白有 3 种存在形式：①由轻链和重链所组成的完整的 IgG、IgA 或 IgM；②游离 κ 或 λ 轻链；③游离的三类重链中的某一类。由于 M 蛋白的氨基酸组成及排列顺序十分均一，空间构象、电泳迁移率也完全相同，在血清区带电泳时可在 α_2-球蛋白至 γ-球蛋白部位呈现出狭窄而浓密的 M 蛋白带，但无法辨别具体是哪一类型的 M 蛋白。而免疫固定电泳是将特异性抗重链或抗轻链血清直接加于电泳后各蛋白区带泳道表面，使抗体与对应抗原直接发生沉淀反应，形成的复合物嵌于固相支持物中，洗去未结合的蛋白质，经染色，并对比正常参考泳道，即可对 M 蛋白进行鉴定。为此，在血清蛋白电泳出现可疑条带时，需联合免疫固定电泳对样品中的成分及其性质进行分析以确定单克隆丙种球蛋白血症的类型。

503. 为什么尿液中检测出蛋白不一定是肾脏病

答：尿常规是常规检验项目，有些被检者尿液中发现蛋白尿，便下意识地认为自己的肾脏出了问题，终日惶恐不安。其实，尿中出现蛋白质并不一定预示着肾脏病。正常尿液中含有极微量蛋白质（24 小时尿蛋白定量<150mg），尿常规检查结果为阴性。超出此范围尿蛋白会呈阳性，称为蛋白尿。尿蛋白有功能性的即生理性蛋白尿，也有病理性。前者有：①尿检前过量运动。运动使血液循环加速，从而肾脏的血流增加，导致肾小球滤过压增加，体检时会出现微量蛋白。②尿检前站立时间过长。直立体位会使前突脊柱压迫肾静脉，或因直立过久肾脏下移造成肾静脉扭曲继而淤血。③尿检前饮酒过多或摄入过多高蛋白食物。导致肾脏负荷量加重，引起蛋白量增加。④发热、受寒或高温作业、长途行军也可引起蛋白尿。病理性蛋白尿出现于：①各类肾脏病：如急、慢性肾炎，肾盂肾炎，肾结核等。②其他全身性疾病：如高血压、糖尿病、免疫增生病、全身性红斑狼疮、痛风等可出现不同程度（＋～＋＋＋＋）的持续性蛋白尿。因此，当尿液检测出蛋白时需结合实际情况进行分析，并随访观察。

504. 为什么 IL-6 可以作为浆细胞瘤细胞持续增殖的辅助诊断指标

答：由于在通常情况下 IL-6 是支持浆细胞增殖分化的关键因子，所以浆细胞瘤细胞的持续增殖应当有 IL-6 的持续高水平存在。临床检测表明淋巴瘤患者 IL-6 确有异常升高的现象，究其来源发现患者的骨髓间质细胞和浆细胞瘤本身可以异常分泌高水平的 IL-6。不过，外源性 IL-6 并不能诱发浆细胞瘤的发生，因此高水平的 IL-6 可能只是产生浆细胞瘤的因素之一，或是浆细胞瘤发生的结果，但异常的细胞因子对肿瘤细胞生长行为方面的影响不能否认。目前许多新的治疗淋巴瘤的方案是针对调控 IL-6 的水平而设计的。因此，IL-6 可以作为浆细胞瘤细胞持续增殖的辅助诊断指标。

505. 为什么浆细胞瘤患者会发生体液免疫抑制

答：正常的体液免疫应答是 B 细胞增殖分化产生效应的过程，一系列细胞因子参与启动该过程，这中间关键的细胞因子有 IL-4，启动休止期的 B 细胞进入 DNA 合成期；IL-5 促进 B 细胞继续增殖；IL-6 促使 B 细胞分化成浆细胞。正常条件下 IL-6 可以反馈抑制 IL-4 控制 B 细胞的增殖分化过程，上述过程构成了一个生物信息调节回路，恰到好处地控制体液免疫应答过程的有序进行。浆细胞瘤患者体内 IL-6 水平异常增高，其最直接的效应是抑制 IL-4 的产生，从而抑制了整个体液免疫应答。另外，大量的浆细胞瘤细胞可以分泌大量的无抗体活性的免疫球蛋白，其 Fc 段与正常 B 细胞和原浆细胞以及其他有 Fc 受体的细胞结合，这些细胞表面将被无活性的免疫球蛋白封闭，影响对其他生物信息的接收，并可阻断 B 细胞的增殖、发育和影响抗原提呈，进而抑制体液免疫应答。

506. 为什么异常免疫球蛋白增生会造成机体组织病理损伤

答：浆细胞异常增生的后果是产生大量单克隆免疫球蛋白或其片段，这类免疫球蛋白或片段无正常的免疫功能，都为一种类型、一种重链或一种轻链，其含量则远高于正常的免疫球蛋白。这些恶性增殖的免疫球蛋白或其片段可以沉积于组织，造成组织变性和淋巴细胞浸润，进而导致相应器官的功能障碍。此外，这些异常的免疫球蛋白因浓度过高，还可以导致血液黏稠度增加，继而产生一系列直接或间接的病理损害。

507. 为什么多发性骨髓瘤患者 X 线片上常见溶骨病变

答：多发性骨髓瘤是浆细胞异常增生的恶性肿瘤，也称浆细胞瘤，由于浆细胞异常增殖且多伴有溶骨性破坏，所以又称为骨髓瘤。多发性骨髓瘤患者 X 线片上常显示溶骨病变，以往认为骨破坏是由于瘤细胞向骨髓中浸润生长的结果，但骨损害的组织中并没发现大量浸润生长的浆细胞，而发现破骨细胞的数目明显增多，在发病早期就有骨质吸收增加，且在多发性骨髓瘤患者原发性溶骨部位，新骨形成减少或消失，因此考虑溶骨性破坏是由于骨质形成细胞调节功能紊乱的结果，即溶骨与成骨失衡。研究表明，患者体内原发性的高水平 IL-6 是使破骨细胞数量增多和功能亢进的重要因子。因此，浆细胞瘤患者血浆中 IL-6 高表达及其所致的破骨细胞功能亢进与骨质溶解损害密切相关，患者 X 线片上呈现溶骨病变是诊断多发性骨髓瘤的重要依据。

（罗清琼 陈 惠）

第二节 多发性骨髓瘤检验

508. 为什么多发性骨髓瘤是最常见的单克隆丙种球蛋白血症

答：单克隆丙种球蛋白血症包括原发性单克隆丙种球蛋白血症和继发性单克隆丙种球蛋白血症，其中前者以多发性骨髓瘤最为常见。多发性骨髓瘤的发生与环境因素、电离辐射、慢性抗原刺激、职业暴露（农业、渔业及化学制品等）、年龄、肥胖、吸烟与饮酒以及遗传因素等有关。这些因素的作用使多发性骨髓瘤的发病率要远高于其他单克隆丙种球蛋白血症。多发性骨髓瘤约占所有恶性肿瘤的 1%，占所有血液肿瘤的 10% ~ 15%。目前国内尚无完整流行病学依据，发病率估计在（1 ~ 2.5）/10 万，低于美国的（3 ~ 4）/10 万。近年来多发性骨髓瘤的发病率有上升趋势。发病年龄大多在 50 ~ 60 岁或以上，男女发病比例为 3∶2。90% 以上的多发性骨髓瘤存在染色体数目和结构的异常。

509. 为什么自发性骨折通常是多发性骨髓瘤的首发症状

答：多发性骨髓瘤起病徐缓，早期无明显症状，又因其临床表现多样（可有贫血、骨痛、肾功能不全、感染、出血、神经症状、高钙血症、淀粉样变等），常容易漏诊或误诊。但由于多发性骨髓瘤患者多伴有广泛的骨质疏松和（或）溶骨性损害，前者在脊柱、肋骨和骨盆最多见，后者主要累及部位为颅骨、椎体、肋骨、骨盆、锁骨或长骨近段，表现为单个或多个圆形或椭圆形穿凿样缺损，边缘清晰，周围无新骨形成，呈"虫蚀"状表现，大小为数毫米至数厘米不等。因此，多发性骨髓瘤患者常发生自发性骨折，且多处骨折同时存在，在临床上常作为首发症状而引起关注。

510. 为什么多发性骨髓瘤患者的外周血血涂片会出现"缗钱"状细胞

答：由于多发性骨髓瘤患者外周血血涂片中红细胞像铜钱叠成一串，因此被称为"缗钱"状红细胞。这是因为多发性骨髓瘤患者体内淋巴细胞异常增殖产生的 M 蛋白中和了红细胞表面的电荷，减少了红细胞表面的斥力，使红细胞易于聚集所致。因此，"缗钱"状红细胞的出现是多发性骨髓瘤患者体内异常免疫球蛋白增多导致的结果。

511. 为什么多发性骨髓瘤患者会有出血倾向

答：多发性骨髓瘤患者具有出血倾向，常发生鼻出血、牙龈出血和皮肤紫癜，晚期可能发生内脏出血及颅内出血。引起多发性骨髓瘤患者出血的机制有：①血小板减少：骨髓造血功能受抑制造成血小板减少，且大量单克隆免疫球蛋白覆盖于血小板表面影响血小板的功能；②凝血障碍：大量单克隆免疫球蛋白与纤维蛋白单体结合，影响纤维蛋白多聚化，单克隆免疫球蛋白还可直接影响凝血因子Ⅷ的活性；③血管壁因素：高免疫球蛋白血症和淀粉样变性可损伤血管壁，造成或加重出血。

512. 为什么多发性骨髓瘤患者会呈现贫血容貌

答：多发性骨髓瘤患者贫血的发生率在初诊患者达70%，患者贫血程度不一，一般病程早期较轻，晚期较重，血红蛋白可降到<50g/L。随着疾病的进展，几乎所有患者最终均出现贫血。多发性骨髓瘤所致贫血通常是正细胞正色素性贫血，其主要原因有：①大量的骨髓腔被骨髓瘤细胞侵占导致红系生成受抑；②多发性骨髓瘤致肾功能不全时红细胞生成素（erythropoietin，EPO）绝对不足以及肾功能正常时 EPO 相对不足；③治疗相关引起的骨髓抑制和（或）增生不良；④自身免疫性溶血；⑤出血；⑥细胞因子，如 IL-6、IL-1、肿瘤坏死因子等可干扰铁代谢，导致慢性贫血；⑦其他原因，如多发性骨髓瘤细胞本身可诱导红系前体细胞凋亡，血浆黏稠度升高可能也参与了贫血的发生。

513. 为什么红细胞沉降率也是多发性骨髓瘤的实验诊断指标

答：红细胞沉降率又称血沉，它的沉降速率快慢与血浆黏度，尤其与红细胞间的聚集力有关系。红细胞间的聚集力大，血沉就快，反之就慢。因此，临床上常用血沉作为红细胞间聚集性的指标。由于多发性骨髓瘤患者体内淋巴细胞异常增殖产生的 M 蛋白中和了红细胞表面的电荷，减少了红细胞表面的斥力，使红细胞易于聚集形成缗钱状红细胞，进而使血沉加快，多在100mm/h 以上。因此，血沉也可作为多发性骨髓瘤实验诊断的一个指标。

514. 为什么多发性骨髓瘤患者会有肾脏损伤

答：多种因素参与了多发性骨髓瘤肾脏损伤的发生，主要有：①由于浆细胞异常增生，产生过多的轻链蛋白导致轻链过剩，尿中出现本周蛋白，在肾小管内凝聚，可堵塞肾小管。另外，轻链蛋白为小分子蛋白，被近曲小管重吸收后，在溶酶体内降解产生毒性，引起肾小管损害；②多发性骨髓瘤患者多存在高钙血症，钙沉积在肾间质和肾小管内，可加重轻链引起的肾小管病变；③多发性骨髓瘤患者核酸代谢增强，血尿酸增高，尤其化疗后肿瘤组织破坏，血尿酸会更高，尿酸沉积在肾小管引起肾小管病变。

515. 为什么多发性骨髓瘤患者尿液中会出现本周蛋白

答：多发性骨髓瘤患者体内合成免疫球蛋白的浆细胞异常增殖，突变的 B 细胞转化为前 B 细胞或浆细胞活性极高，可快速合成免疫球蛋白，约 2.5 分钟合成一条 H 链，而合成一条 L 链只需 1 分钟，每合成 1 分子免疫球蛋白会剩余 3 条轻链。由于轻链相对分子质量小(25 000)，能自由通过肾小球滤出，因此多余的轻链可经尿排出，且排出量可达 1mg/ml 以上。当血浆中本周蛋白（Bence-Jones protein，BJP）大量增加，滤入原尿中的 BJP 超出肾小管的重吸收阈，即形成本周蛋白尿。本周蛋白的特点是：①由游离轻链 κ 或 λ 组成，分子质量小，可由尿液大量排出；②在一定 pH 条件下尿液逐渐加温到 $40 \sim 60℃$ 时，本周蛋白开始凝固，继续加热到 $100℃$ 时沉淀溶解，再冷却时沉淀又重新出现，故又被称为凝溶蛋白；③临床采用免疫比浊法检测游离轻链；④尿蛋白电泳时可在白蛋白上面的 α 区显现出浓集区带；⑤采用特异性游离轻链（κ 或 λ）抗血清行免疫固定电泳可进一步分析和鉴定其类型。

516. 为什么 β_2 微球蛋白可用于评估多发性骨髓瘤患者的肿瘤负荷和预后

答：β_2 微球蛋白（β_2-microglobulin，β_2-m）是一种内源性低分子质量的血清蛋白质，由淋巴细胞和其他大多数的有核细胞分泌。它存在于尿、血浆、脑脊液及淋巴细胞、多核中性粒细胞及血小板的表面，量极微。血清 β_2 微球蛋白极易通过肾小球滤过膜，滤过的 β_2 微球蛋白 99.9% 被近曲小管细胞重吸收和降解，不再反流入血。正常人 β_2 微球蛋白的合成速度和细胞膜释放的量是非常恒定的，从而使 β_2 微球蛋白含量保持稳定水平。多发性骨髓瘤患者由于浆细胞发生异常增殖，β_2 微球蛋白的分泌量也大大增加，并且与全身骨髓瘤细胞总数有显著的相关性，因此 β_2 微球蛋白可以用于评估多发性骨髓瘤的肿瘤负荷和预后。

517. 为什么免疫球蛋白定量分析可辅助诊断多发性骨髓瘤

答：由于多发性骨髓瘤患者体内淋巴细胞发生异常增殖，导致免疫球蛋白的分泌量异常增加，而正常的免疫球蛋白，包括与 M 蛋白同类的丙种球蛋白的含量则显著降低。因此，进行免疫球蛋白定量分析对多发性骨髓瘤具有重要的辅助诊断价值。如进行动态观察，M 蛋白含量多少还可反映病情的轻重和疗效监测，含量明显增高常提示病情恶化，经有效治疗后，M 蛋白含量逐渐下降，而正常免疫球蛋白的含量则由降低趋向正常。目前免疫球蛋白和轻链的定量检测以速率散射免疫比浊分析法为主，并有专门的测定仪器和配套试剂系统，使免疫球蛋白定量更加准确可靠，成为辅助疾病诊断、判断病情和观察治疗效果的重要手段。

518. 为什么血清蛋白电泳可用作多发性骨髓瘤的初筛试验

答：根据在电场中移动速度的快慢，正常血清蛋白电泳后可出现不同的区带，分别为白蛋白、α1-球蛋白、α2-球蛋白、β-球蛋白及γ-球蛋白带。由于多发性骨髓瘤患者体内恶性增殖的单克隆浆细胞所分泌的免疫球蛋白和（或）其片段（轻链或重链）的化学结构高度均一，导致其电泳迁移率十分一致，患者血清电泳后可出现狭窄、浓集的 M 蛋白区带。该异常区带通常位于 α2 至 γ-球蛋白区带中，在光密度计扫描图谱中呈现一基底狭窄、高而尖为特征的"单株峰"，高宽比值≥1（α2 峰和 β 峰）或≥2（γ峰）。因此，血清蛋白电泳常用于多发性骨髓瘤的初筛。

519. 为什么多发性骨髓瘤患者需进行血清免疫固定电泳检测

答：多发性骨髓瘤根据分泌的 M 蛋白不同可分为不同类型，其中 IgG 型约占 55%，IgA 型约 20%，轻链型约 20%，IgD 型占 2% 左右，而 IgM 型和 IgE 型较为罕见。大部分多发性骨髓瘤患者为单克隆浆细胞的恶性增殖，但有少数患者可发生两个克隆浆细胞同时恶变，从而出现双 M 蛋白血症。由于血清区带电泳仅能对 M 蛋白进行定性分析，无法对其进行鉴定和分型，因此需进一步行血清免疫固定电泳以更为直观地对多发性骨髓瘤进行鉴定和分型。

（罗清琼　陈　惠）

第三节　巨球蛋白血症检验

520. 为什么会出现巨球蛋白血症

答：巨球蛋白血症（macroglobulinemia）是由异常淋巴细胞无限增殖并产生大量单克隆 IgM 所致。分泌型 IgM 为五聚体，是分子质量最大的免疫球蛋白，其沉降系数为 19S，因此被称为巨球蛋白。又因原发性巨球蛋白血症（primary macroglobulinemia）是由瑞典生物化学家 Waldenstrom 首先发现，故又称为 Waldenstrom 巨球蛋白血症。患者以高黏滞血症、肝脾肿大为主要特征，并伴体重减轻、乏力、贫血、反复感染、充血性心力衰竭和一些神经系统症状等。患者血清常分离不出，呈胶冻状。男性患者多于女性，中位年龄 65 岁。其临床和病理学表现与多发性骨髓瘤有所不同，骨损害不常见，疾病发展类似淋巴瘤。

521. 为什么血清蛋白电泳和免疫固定电泳可检测和确诊巨球蛋白血症

答：巨球蛋白血症患者血清常呈胶冻状而不易分离，且在血清蛋白电泳时出现无法泳动的现象。患者血清经过特殊处理后再行蛋白电泳，可在 γ 区带内出现高而窄的尖峰或密集带，但无法确定其具体型别。通过免疫固定电泳予以进一步鉴定和分型，在加有特异性 IgM 抗血清的区带泳道表面呈现出抗原与抗体结合的沉淀线，即可证实其为单克隆 IgM（19S），约 75% 为 κ 型 IgM，亦可有低分子质量 IgM（7S）存在。因此，利用巨球蛋白血症患者血清在蛋白电泳和免疫固定电泳中的特征可对该病进行检测和辅助诊断。

522. 为什么巨球蛋白血症患者血清在蛋白电泳前需加入 β-巯基乙醇预处理

答：血清中 IgM 通常是由 5 个单体通过一个 J 链和二硫键连接成五聚体，相对分子质量在免疫球蛋白中是最大的，约为 970 000，因而被称为巨球蛋白。巨球蛋白血症患者由于体内含大量单克隆 IgM，导致血液黏滞度增高，以至于进行血清蛋白电泳时在凝胶点样处或整个泳道出现沉淀，呈现出血清蛋白无法分离的现象。因此，需预先将患者血清加入 β-巯基乙醇预处理，以破坏 IgM 五聚体中的二硫键而使聚合的 IgM 分散为单体，从而使血清易于在电场中泳动。

523. 为什么巨球蛋白血症患者常出现神经系统异常

答：巨球蛋白血症患者的许多临床表现是由血浆中的大量高分子巨球蛋白所致。由于 IgM 分子质量大，不能渗出至血管外，血中 IgM 浓度升高可导致血液黏滞性增加、血流减缓、微循环中的供氧量降低，最终发展为高黏滞综合征。脑部异常增多的巨球蛋白可通过直接毒性效应或高黏滞血症引起局部缺血，改变脑血管的通透性，IgM 和浆细胞样淋巴细胞渗出至脑实质，引起脑白质局部变性，最终导致白质脑病，从而引起神经系统一系列异常，如周围神经病和局限性中枢神经系统损害。其中又以周围神经病最为常见，呈对称性的四肢感觉和运动障碍，感觉障碍常重于运动障碍，下肢症状常首先出现，且常重于上肢。

（罗清琼　陈　惠）

第四节　重链病和轻链病检验

524. 为什么重链病患者血清中的 M 蛋白不含轻链

答：重链病（heavy chain disease，HCD）是一组临床罕见的浆细胞恶性增殖性疾病，表现为合成和分泌不完整的单克隆免疫球蛋白，该蛋白仅由异常重链组成，且不能与轻链结合，致使患者血清及尿中出现大量的免疫球蛋白重链片段。因此，重链病患者血清中的 M 蛋白不含轻链。患者表现为肝、脾和淋巴结肿大，但骨髓无明显损害。迄今仅发现 IgA（α 链）、IgG（γ 链）、IgM（μ 链）和 IgD（δ 链）HCD，临床上 α 链 HCD 的发生率远高于 γ 链 HCD 和 μ 链 HCD。

525. 为什么必须进行免疫固定电泳检测才能确诊重链病

答：在进行血清区带电泳时，α 重链病患者血清可在 α2 或 β-球蛋白区见一异常增大较宽的区带，γ 重链病可在 β 或 γ-球蛋白区出现异常带，μ 重链病血清区带电泳可显示正常或在 α2-球蛋白区见异常条带。临床上几乎半数病例的重链病患者血清区带电泳不呈现致密条带。因此，血清区带电泳无法对该病进行确诊，必须通过免疫固定电泳证明其能与某种抗重链血清起反应，并且与轻链抗血清不反应，才能确证并判断具体为哪种类型的重链病。根据重链的不同，重链病分以下几型：

（1）IgA（α 链）HCD：患者发病年龄多为 10～30 岁，几乎所有患者都有弥漫性的腹部淋巴瘤和吸收不良综合征。免疫固定电泳只与抗 IgA 抗血清而不与抗轻链抗血清起反应的异常成分，且本周蛋白阴性。

（2）IgG（γ链）HCD：发病者主要为老年男性，患者通常有淋巴和肝脾肿大。诊断依据是免疫固定电泳在患者血清和尿中检测出单克隆 IgG 重链片段，未检出与单克隆轻链有关的证据。

（3）IgM（μ链）HCD：本型罕见，患者表现为病程漫长的慢性淋巴细胞白血病或其他淋巴细胞增殖性疾病的征象。本周蛋白尿（κ型）见于 10%～15% 患者，免疫固定电泳如果发现血清成分与抗 μ 链的抗血清起反应，但不与抗轻链的抗血清起反应可作出诊断。

（4）IgD（δ链）HCD：本病极为罕见，患者骨髓浆细胞明显增多及颅骨溶骨性病损。在血清区带电泳中出现小 M 蛋白成分，且该成分只与单一特异性抗 IgD 抗血清起反应而不与抗轻链抗血清起反应，可作出诊断。

526. 为什么会出现轻链病

答：轻链病（light chain disease，LCD）是由于异常的浆细胞产生过多的轻链，而重链的合成相应减少，过多游离轻链片段在血清或尿液中大量出现而引起的疾病，一旦免疫球蛋白轻链在全身组织中沉积，引起相应的临床表现，即为轻链沉积病（light chain deposition disease，LCDD）。该病多发于中、老年人，以不明原因的贫血、发热、周身无力、出血倾向，浅表淋巴结及肝、脾肿大，继而出现局限性或多发性骨痛、病理性骨折或局部肿瘤等症状为特征。但血清或尿中出现大量的轻链并不一定就是轻链病。一般血清和尿中的轻链有 3 种形式：①正常的轻链过剩，如在多克隆免疫球蛋白增殖病，尽管有免疫球蛋白的升高，但 κ 与 λ 轻链的比值仍然维持在正常范围；②伴随轻链，由于某一单克隆细胞增殖，其必然是某一轻链型的 Ig 升高，使 κ/λ 的平衡被破坏；③单一轻链，血和尿中只出现单一增殖的大量轻链，且轻链 κ/λ 的比值异常，即轻链病，它是骨髓瘤中的一个亚型。

527. 为什么测定血清中游离轻链可用于轻链病的诊断和监测

答：任何一株克隆的浆细胞只产生一种轻链型的免疫球蛋白，即 κ 型免疫球蛋白或 λ 型免疫球蛋白，任何一个免疫球蛋白分子上不会同时出现两种轻链，所以 κ 和 λ 之比较为恒定，大约在 1.8 左右。轻链病患者是由于恶性浆细胞合成功能不全，只分泌免疫球蛋白的轻链片段，导致血和尿中单一轻链过剩。因此，对疑似轻链病患者检测体内游离轻链的浓度及其比值，有助于临床对该病的诊断和疗效监测。目前临床实验室广泛采用的检测方法为免疫比浊法。该法检测轻链"隐藏区"的表位，反应试剂中多克隆的抗游离轻链特异性抗体只与样本中的游离 κ 或 λ 轻链结合，而不与完整免疫球蛋白上的 κ 或 λ 轻链结合，因而它是一个特异性强、灵敏度高的定量检测游离轻链的方法。

528. 为什么疑似轻链病患者需进行血清蛋白电泳和免疫固定电泳检测

答：轻链病患者血清免疫球蛋白定量可见总量正常或减少，而轻链 κ/λ 比值明显异常。通过血清区带电泳在 α1～β-球蛋白区间可检测出 M 蛋白区带，但无法辨别是哪一类型的 M 蛋白。因此，还必须通过免疫固定电泳予以鉴定和分型。对轻链病患者血清进行免疫固定电泳分析时，仅在轻链 κ 或 λ 泳道上呈现免疫沉淀带，而各重链泳道上均无免疫沉淀带。

529. 为什么尿本周蛋白是诊断轻链病的重要标志物

答：在正常的免疫球蛋白合成过程中，过剩的游离轻链（free light chain，FLC）分子通过肾小球滤过而从血液中快速清除［半衰期2~6小时，远低于完整的免疫球蛋白（2~25天）］，然后被近端肾小管重吸收和分解。在远端小管黏膜表面，特别是尿道黏膜可以分泌一些FLC，所以在正常的尿中只含有极微量的FLC、分泌型的IgA和其他免疫球蛋白，常用的检测方法难以检出。轻链病患者由于异常的浆细胞产生过多的轻链，而重链的合成相应减少，过多游离轻链片段经尿排出，称为本周蛋白。因此，疑似轻链病患者检测尿本周蛋白阳性，有助于轻链病的诊断和疗效观察。

530. 为什么尿本周蛋白阳性还需进一步确证

答：本周蛋白在pH 5.0的条件下，加热至40~60℃时出现沉淀，继续加热至100℃后又重新溶解，故又被称为凝溶蛋白。利用这一特点，尿本周蛋白的经典检测方法是将尿液标本（一般是尿蛋白阳性的尿液）置56℃水浴15分钟，如有浑浊或沉淀，再将试管放入沸水中煮沸3分钟，如果混浊变清则提示本-周蛋白阳性。该方法虽简便易行，但灵敏度低（检出率为30%~40%），并且不能确定轻链的型别。因此，对疑似本周蛋白阳性的标本宜进一步做确证试验。可直接采用免疫比浊法对尿中κ或λ轻链进行定量分析；也可经尿蛋白电泳检测小相对分子质量（25 000）的轻链区带，或2分子甚至4分子的轻链多聚体；或将尿液透析浓缩数十倍后再进行免疫固定电泳分析以确诊。

（罗清琼　陈　惠）

第五节　其他免疫增生病检验

531. 为什么意义不明的单克隆丙种球蛋白血症的发病率近年来呈上升趋势

答：意义不明的单克隆丙种球蛋白血症（monocolonal gammopathy of undetermined significance，MGUS）是指患者血清或尿液中出现单克隆免疫球蛋白或轻链，但排除恶性浆细胞病，其自然病程、预后和转归暂时无法确定的疾病。MGUS患者血清M蛋白低于30g/L，尿中少量或无M蛋白，骨髓浆细胞比例小于10%，无M蛋白相关的溶骨性损害、贫血、高钙血症和肾功能不全。本病病因不明，约占M蛋白患者的一半以上，发病率随年龄增长而增高。50岁以上发病率约为1%，70岁以上为3%，90岁以上可高达15%。因此，近年来随着社会老龄化加剧，MGUS的发病率也呈上升趋势。

532. 为什么需随访跟踪意义不明的单克隆丙种球蛋白血症患者

答：大多数MGUS患者病情稳定，预后良好，不需治疗。但少数患者存在不同程度地发展为多发性骨髓瘤、巨球蛋白血症、轻链淀粉样变性或淋巴瘤的风险，如IgM型MGUS可进展为巨球蛋白血症或其他淋巴增殖性疾病，非IgM型（IgG、IgA）型MGUS可进展为浆细胞骨髓瘤或淀粉样变性。对241例患者数十年长期随访的结果显示，MGUS可分为四组：第一组为良性MGUS，系指正常人血清中出现M蛋白，而不伴有浆细胞恶性增殖的疾病，血清M蛋白水平不超过20mg/ml，临床上无恶性增生的症状；第二组为M蛋白升至≥30g/L，但无MM及相关疾病表现，并不需要化疗；第三组占随访患者一半以上，患者多半死于与浆细胞增殖无关的疾病；第四组患者发展为 MM 等其他恶性疾病，其中 MM 是最常见的恶变类型。由于无法判断患者是否会由 MGUS 转化为恶性浆细胞病，因此，MGUS 患者需长期随访跟踪，并定期采用血清蛋白电泳进行动态监测。

533. 为什么淀粉样变性分为系统性和非系统性

答：淀粉样变性（amyloidosis）是指患者体内产生的淀粉样蛋白质沉积到一处或多处组织器官的细胞间，压迫组织，影响其功能的一组疾病。淀粉样变性的临床表现和病程取决于淀粉样蛋白沉积的部位、沉积量、受累器官和系统损伤的程度及原发病的状况。因此，临床上淀粉样变性通常分系统性（主要是淋巴细胞和浆细胞相关的淀粉样变性）和非系统性（即器官或系统的局限性淀粉样变性）。常见受累器官包括肾脏（蛋白尿）、肝脏（肝大）、心脏（心脏扩大、心衰及心律失常）、消化道（食管动力异常、舌肥大）、皮肤（半透明改变）及肺（局限性肺结节、气管支气管损伤或肺泡沉积）。

534. 为什么淀粉样变性需进行组织病理学检查才能确诊

答：本病由于其早期病理组织化学染色反应与淀粉相似而不明其性质，故被命名为"淀粉样变性"。淀粉样变性为免疫球蛋白轻链变性后的结晶沉积在组织中而引起各种症状的疾病。淀粉样物质主要是多糖蛋白复合体，在光镜下呈无定形、均匀的嗜伊红性物质，用刚果红染色偏光镜观察可见特异的苹果绿色荧光放射。由于淀粉样变性临床表现多样，缺乏特异性，因此，诊断主要依赖于活体组织病理检查及刚果红染色证实淀粉样物质的存在。

535. 为什么疑似冷球蛋白血症患者需检测血冷凝集素

答：冷球蛋白是血清中一种特殊蛋白质，在 37℃ 以下（一般 0～4℃）时易自发形成沉淀，加温后又可再溶解，故通常利用这一可逆性冷沉淀的物理特性进行冷球蛋白测定。当血液中含有冷球蛋白时便可称为冷球蛋白血症，可出现于包括浆细胞骨髓瘤、淋巴瘤、系统性红斑狼疮等多种疾病。冷球蛋白血症大多属 IgM 类，患者由于血浆黏滞性增高，引起末梢血管的阻塞，可出现指端发绀。临床上，冷球蛋白血症需与冷凝集素综合征相区分，后者主要由冷凝集素介导，主要为 IgM 类完全抗体，这种冷抗体在低温时能作用于自身的红细胞而引发可逆性的红细胞凝集，凝集的红细胞阻塞微循环导致发绀，可伴有较轻的溶血。而冷球蛋白血症患者血冷凝集素试验为阴性，因此，需对此类患者检测血冷凝集素以鉴别诊断。

536. 为什么冷球蛋白血症患者易出现冷荨麻疹和雷诺现象

答：冷性荨麻疹是荨麻疹的一种类型，其临床表现主要是暴露在寒冷条件下，不同部位出现的瘙痒及风团。雷诺现象和雷诺病合称雷诺综合征，最早由 Raynaud 医生报道而得名，是一种以皮肤苍白、青紫而后潮红为特征的疾病，病因尚不明确，多有寒冷、情绪波动以及其他诱发因素，是由于间歇性末梢小动脉痉挛、管腔狭窄引起的一种血管疾病。冷球蛋白血症患者由于血液中含有大量的冷球蛋白，这种蛋白遇冷沉淀可引起高血黏度、红细胞凝集、血栓形成等，因此常导致冷性荨麻疹和雷诺现象等症状的发生。

（罗清琼　陈　惠）

第十章 免疫缺陷病免疫检验

第一节 基 本 知 识

537. 为什么人会罹患免疫缺陷病

答：免疫缺陷病（immunodeficiency disease，IDD）是指由遗传因素或其他原因造成的免疫系统发育或免疫应答障碍而导致的一种或多种免疫功能不全所致的临床综合征。患者因免疫细胞在发育、分化、增生、调节和代谢等不同环节发生异常，而导致机体免疫功能缺陷或低下。临床表现为反复或持续性感染且难以治愈，可伴发自身免疫病和过敏性疾病，并有发生恶性肿瘤的倾向。免疫缺陷病按发生原因可分为原发性免疫缺陷病（primary immuno-deficiency disease，PIDD）和继发性免疫缺陷病（secondary immunodeficiency disease，SIDD）两种。前者是由于免疫系统遗传基因发生改变或者先天性免疫系统发育不良而造成的免疫功能障碍性疾病；后者是由感染、恶性肿瘤、代谢性疾病及营养不良等后天因素导致的免疫功能损伤性疾病，也称为获得性免疫缺陷病（acquired immunodeficiency disease，AIDD）。

538. 为什么原发性免疫缺陷病和继发性免疫缺陷病具有共同的临床表现

答：虽然引起原发性免疫缺陷病和继发性免疫缺陷病的原因有所不同，但均是免疫系统组分损伤而引起的疾病，主要累及 T 细胞、B 细胞、吞噬细胞和补体，因此具有相似的临床表现。首先，免疫缺陷病患者由于存在免疫系统缺陷或者功能不全，对各种病原体的易感性增加，易出现反复感染，且病情常较严重，是引起死亡的主要原因。感染的性质和严重程度取决于免疫缺陷病的类型及程度：体液免疫缺陷、吞噬细胞缺陷及补体缺陷导致的感染，以细菌尤其是化脓性细菌感染为主，也可发生肠道病毒感染；细胞免疫缺陷导致的感染主要由病毒、真菌、胞内寄生菌和原虫等引起；T、B 细胞联合免疫缺陷除对各种病原微生物易感之外，也多见机会性感染。其次，免疫缺陷病患者恶性肿瘤的发病率比同龄正常人高，同时还易伴发自身免疫病。此外，不同类型的免疫缺陷病可以由相同的免疫细胞或分子异常引起。这些因素增加了免疫缺陷病的鉴别诊断和有效治疗的难度，因此临床上需通过不同的检测方法来进行诊断与鉴别诊断。

539. 为什么定量检测免疫球蛋白有助于诊断免疫缺陷病

答：T、B 细胞缺陷引起的免疫缺陷病约占总发病率的88%。B 细胞的主要功能是产生免疫球蛋白（Ig），参与体液免疫。B 细胞数量减少、功能缺陷或障碍都会导致免疫球蛋白水平降低或缺如，而 B 细胞功能大多依赖 T 细胞，T 细胞功能缺陷也往往造成 B 细胞的功能缺陷，因此测定免疫球蛋白含量可以间接反映 T、B 细胞缺陷的情况。Ig 主要分为 5 种类型：IgG、IgM、IgA、IgD 和 IgE，目前多采用免疫比浊法进行测定。Ig 缺陷主要分为两种：一种是所有 Ig 都减少，一般 IgG<2g/L、IgM<0.1g/L、IgA<0.05g/L，IgE 也降低但 IgD 正常；另一种是选择性 Ig 缺陷，最常见的是 IgA 缺陷，血清 IgA<0.05g/L，IgG 和 IgM 正常或偏高。若患者为婴幼儿，要注意其不同发育阶段生理水平的变化规律。

540. 为什么疑似免疫缺陷病患者还需进行细胞免疫功能检测

答：细胞免疫主要由 T 细胞介导，而免疫缺陷病患者常有 T 细胞数量和功能的缺陷，因此需对疑似免疫缺陷病患者进行细胞免疫功能检测。诊断细胞免疫功能最有价值的试验是 T 细胞及其亚群的计数。通常采用 T 细胞特异性的鼠单克隆抗体经流式细胞仪检测总 T 细胞、CD4$^+$T 细胞、CD8$^+$T 细胞的数量。当 CD4$^+$T<500 细胞/μl，提示 T 细胞免疫缺陷；当 CD4$^+$T<200 细胞/μl，则为重度 T 细胞免疫缺陷。CD4$^+$T/CD8$^+$T 比值应为>1，此比值倒置也提示 T 细胞免疫缺陷，如：艾滋病时 CD4$^+$T/CD8$^+$T 比值降低表示免疫系统进行性受损。该方法还能检测激活的 T 细胞、自然杀伤细胞和不成熟 T 细胞的数量和比例。

541. 为什么结核菌素试验与细胞免疫功能有关

答：结核菌素试验是基于 IV 型变态反应原理的一种皮肤试验，用来检测机体有无感染过结核分枝杆菌。凡感染过结核分枝杆菌的机体，会产生相应的致敏淋巴细胞，具有对结核分枝杆菌的识别能力。当再次遇到少量的结核分枝杆菌或结核菌素时，致敏 T 淋巴细胞受相同抗原再次刺激会释放出多种可溶性淋巴因子，导致血管通透性增加，巨噬细胞在局部聚集浸润。在 48～72 小时内，局部出现红肿硬结的阳性反应。若受试者未感染过结核分枝杆菌，则注射局部无变态反应发生。

542. 为什么检测白细胞分化抗原被广泛用于免疫缺陷病的实验诊断

答：由于免疫细胞可表达不同特征性的白细胞分化抗原（CD），可以根据这些特征性 CD 抗原的表达与否及其表达水平来判断该免疫细胞的存在与数量，从而直接反映是否存在免疫缺陷。临床常用的外周血淋巴细胞分群检测即是利用这一原理。如：T 淋巴细胞主要表达 CD3 分子，还可以进一步通过 CD4 及 CD8 的表达与否区分辅助性 T 淋巴细胞（CD4$^+$T）及细胞毒性 T 淋巴细胞（CD8$^+$T），免疫缺陷病患者 CD4/CD8 比值显著降低，多在 0.5 以下；B 淋巴细胞表达 CD19 分子，其中前 B 细胞还表达 CD10，成熟 B 细胞表达 CD22；NK 细胞表达 CD16 和 CD56 分子。

（卢仁泉　盛欢　郑慧）

第二节　原发性免疫缺陷病

543. 为什么原发性免疫缺陷病可由多种病因引起

答：引起原发性免疫缺陷病的病因包括体液免疫缺陷、细胞免疫缺陷、补体成分缺陷、吞噬细胞氧化还原途径缺陷和白细胞黏附缺陷等。体液免疫缺陷常导致化脓性感染：

由于 B 细胞缺陷可导致抗体产生不足，如 X 连锁无丙种球蛋白血症；或是因 T 细胞功能缺陷不能参与抗体类别转换，如高 IgM 综合征。细胞免疫缺陷多发生机会性感染，主要由 T 细胞功能不足引起，常见有 DiGeorge 综合征和原发性联合免疫缺陷病等。补体成分缺陷常见于 C1 抑制物、C5 和 C6 等，可造成遗传性血管神经性水肿等多种临床综合征。吞噬细胞氧化还原途径缺陷使细胞不能产生杀菌物质，细菌产物持续存在于细胞内，导致脓肿或肉芽肿。白细胞黏附缺陷由整合素基因缺损引起，使得白细胞不能摄入细菌或不能在内皮细胞表面滚动而不能杀伤病原体。

544. 为什么原发性免疫缺陷病患者会表现出不同的临床症状

答：原发性免疫缺陷病中，B 细胞免疫缺陷约占 50%，T 细胞免疫缺陷约占 10%，联合免疫缺陷约占 30%，吞噬细胞功能缺陷约占 6%，补体缺陷约占 4%，不同的免疫成分缺陷，或者免疫成分的数量、功能缺陷，或者免疫成分缺陷程度不同都会引起不同的临床表现。原发性免疫缺陷病患者常见的临床症状有：儿童生长发育缓慢或停滞，甚至缺乏扁桃体或外周浅表淋巴结；皮肤出现红斑样皮疹、出血点、毛细血管扩张甚至出现皮肤真菌；顽固性鹅口疮或慢性口腔炎等。

545. 为什么疫苗注射也能一定程度上反映免疫缺陷与否

答：正常健康者在接种疫苗或菌苗后 5~7 天就可以产生特异性抗体（IgM），如果再次免疫会产生更高滴度的抗体（IgG 类），可以通过多次注射疫苗产生比较稳定的抗体。因此，接种疫苗后测定抗体产生与否，也是反映机体是否存在体液免疫缺陷（主要是 B 细胞功能）的一种有效办法。该测定常用的抗原为伤寒菌苗和白喉类毒素，可以在注射 2~4 周后进行抗体测定，接种伤寒疫苗者常用直接凝集试验来测定其抗体效价，接种白喉类毒素常用锡克（Schick）试验检测其抗体。

546. 为什么 AB 血型者不宜采用血型凝集素试验筛查体液免疫缺陷

答：同种血型凝集素即 ABO 血型抗体（抗 A 和抗 B 抗体）属于天然抗体，它是在出生后人体对红细胞 A 物质和 B 物质应答产生的，为 IgM 类抗体，测定其滴度是判断体液免疫应答能力简便而有效的方法。但是，AB 血型者本身不产生抗 A 和抗 B 抗体，所以其免疫缺陷不能用此法判断是否存在体液免疫缺陷。如：正常 6 个月以后的婴儿，抗 A 为 1：16、抗 B 为 1：8 或更高，有助于检测 Bruton 综合征、重症联合免疫缺陷病（severe combined immunodeficiency disease，SCID）和选择性 IgM 缺陷症等。另外，6 个月以前的婴儿，抗体系统还不完善，也不推荐使用血型凝集素试验进行判断。

547. 为什么酪氨酸激酶基因缺陷会导致 X 连锁无丙种球蛋白血症

答：X 连锁无丙种球蛋白血症（X-linked agammaglobulinemia，XLA）是最典型的原发性 B 细胞缺陷症，为 X 连锁隐性遗传，常发生于婴幼儿，男孩发病率高于女孩。主要是由于酪氨酸激酶（tyrosine kinase）基因缺陷，导致 B 细胞的信号转导分子缺失，使得 B 细胞在发育过程中信号转导障碍，不能成熟，停滞在前 B 细胞阶段，引起成熟 B 细胞减少甚至缺如。临床上常通过血清免疫球蛋白定量测定来进行辅助诊断，如血清总 Ig<2.5g/L、IgG

<2.0g/L，其他 Ig 减少或缺如，细胞免疫功能正常，则高度怀疑 XLA，但需通过酪氨酸激酶蛋白和基因分析，以及酪氨酸激酶基因突变检测来明确诊断。该症主要表现为患儿出生 6~12 个月反复出现严重的细菌感染，在 6 个月前受到通过胎盘来自母亲的 IgG 的保护不会发病，当免疫球蛋白消失殆尽时就出现感染，特别是溶血性链球菌和有荚膜的化脓性细菌感染最为常见。对未出现症状的患儿预防性地注射免疫球蛋白可有效缓解感染症状，因此早期诊断非常重要。

548. 为什么选择性 IgA 缺陷是常见的原发性 B 细胞免疫缺陷病

答：选择性 IgA 缺陷病在白种人中的发病率高达 0.15%，是最常见的原发性免疫缺陷病，属于原发性 B 细胞缺陷病，为常染色体显性或隐性遗传，发病与性别无关。主要是由于具有 IgA 受体的 B 细胞发生终末分化障碍，不能转变为浆细胞分泌 IgA，使得 IgA 减少或缺如。临床上主要通过测定血清 IgA 和分泌型 IgA 来进行辅助诊断，一般 IgA<50mg/L，但应注意其含量与年龄相关，1 岁以内特别是 6 个月内婴儿血清本身缺乏 IgA，不能作为诊断依据。约 20% 的选择性 IgA 缺陷病患者同时缺乏 IgG2 和 IgG4，而 IgG2 是大多数化脓菌荚膜多糖的抗体，因此该疾病对化脓菌易感。选择性 IgA 缺陷病患者的临床表现不典型，可能出现呼吸道、消化道及泌尿道的反复感染，也可能没有明显症状，但常伴有自身免疫病或免疫复合物病发生（Ⅲ型超敏反应）。

549. 为什么 CD40L 基因突变会引起 X 连锁高 IgM 综合征

答：X 连锁高 IgM 综合征（X-linked hyper immunoglobulin M syndrome，XHIM）也是一种常见的原发性 B 细胞缺陷症，是 X 连锁隐性遗传，男性发病率高于女性。主要是由于 X 染色体上的 *CD40L* 基因发生突变，不能表达正常结构的 CD40L，从而不能与 B 细胞表面的 CD40 结合，导致 B 细胞活化和 Ig 类型转换障碍，不能产生除了 IgM 以外的其他免疫球蛋白。临床上常通过测定血清中各种类型免疫球蛋白含量来辅助诊断，血清中存在大量多克隆 IgM（>2g/L），而 IgE、IgA 和 IgG 明显降低或缺如。但需注意，新生儿期 T 细胞上的 CD40L 生理性低表达。另外，*CD40L* 基因突变分析常被用于产前检查或发现女性携带者，用于早期预防。XHIM 的临床表现主要为反复出现上呼吸道感染、细菌性中耳炎等，主要在 6 个月到 2 岁这个年龄段发病，多伴有淋巴组织增生和自身抗体产生，还可合并淋巴组织肿瘤和肝胆肿瘤。

550. 为什么会发生 DiGeorge 综合征

答：DiGeorge 综合征即为先天性胸腺发育不全，是典型的 T 细胞缺陷症，由于患者染色体的 22q11.2 区域缺失，导致胸腺、甲状旁腺和主动脉弓等发育不全，从而引起 T 细胞数量减少或缺如。实验室检查可见外周血中淋巴细胞数量减少，绝对计数<$1.5×10^9$/L，尤其是 T 细胞数量显著减少，血钙降低，甲状旁腺激素降低，X 线检查胸腺缩小或缺如。临床上常见患儿由于甲状旁腺发育不全或不发育，出生 24 小时即发生强直性痉挛，也可见眼距过大、鼻唇沟缩短、双耳下移等特殊面容，易反复发生真菌感染和病毒感染，但细菌感染不严重。主动脉弓和心脏缺陷是患儿死亡的主要原因。

551. 为什么会发生 ZAP-70 激酶缺陷症

答：ZAP-70 激酶缺陷症是一种少见的原发性 T 细胞缺陷症，为常染色体隐性遗传，发病没有性别差异。ZAP-70 激酶是 T 细胞受体活化后产生的一种酪氨酸激酶，可与 CD3 结合形成复合物，接受抗原信息从而使 T 细胞产生应答。*ZAP-70* 突变或缺失导致此信号转导过程断裂，T 细胞无法正常应答而产生效应。实验室检查可见外周血中总 T 细胞数量正常，但 $CD8^+T$ 细胞缺乏，$CD4^+T$ 细胞增高，B 细胞数量正常但 Ig 含量减少等。临床上表现为出生后两年内发生反复感染和患儿生长发育障碍，还常并发自身免疫病。

552. 为什么原发性联合免疫缺陷病的患儿死亡率高

答：原发性联合免疫缺陷病（primary combined immunodeficiency disease，PCID）是指 T 细胞和 B 细胞均存在分化、发育障碍或者两种细胞间缺乏相互作用而导致的疾病，常伴随原发性淋巴细胞发育异常或其他先天性疾病产生。原发性联合免疫缺陷病患儿的细胞免疫和体液免疫都存在严重缺陷，在出生后早期就发生严重而持续的机会性感染，可能由于轮状病毒导致长期腹泻，也可能因耶氏肺孢菌感染而引发肺炎，或因注射疫苗死亡。一般的免疫治疗都无效，特别是重症联合免疫缺陷病（SCID），治疗效果非常差，患儿通常在 2 岁内死亡。SCID 患儿血液中淋巴细胞含量极低，常少于 3000 个/ml，可用于临床的鉴别诊断。骨髓移植能够产生作用，使患儿成为淋巴细胞嵌合体，患儿能正常生活，但易发生移植物抗宿主反应。常见的原发性联合免疫缺陷病有 X 连锁重症联合免疫缺陷病（X-linked severe combined immunodeficiency disease，XSCID）和腺苷脱氨酶缺乏症（adenosine deaminase deficiency，ADA deficiency）等。

553. 为什么白细胞介素-2 受体基因突变会导致 X 连锁重症联合免疫缺陷病

答：X 连锁重症联合免疫缺陷病（XSCID）是一种原发性的 T、B 细胞都有缺陷的 X 连锁隐性遗传病，一般占 SCID 的 50%，与性别相关，男女比例大概为 3∶1，发病率不高。主要是由于白细胞介素（interleukin，IL）-2 受体 γ 链的基因突变，导致该受体表达异常，从而使得以该受体为亚单位的多种细胞因子受体表达异常，包括 IL-2R、IL-4R、IL-7R、IL-9R 及 IL-15R 等，使得多种细胞因子不能行使其功能，T、B 细胞的成熟和功能都发生障碍，最终导致 SCID。实验室检查可见外周血中 T 细胞数量明显减少，反应性降低，B 细胞数量正常但功能异常，不能产生 Ig 且类别转换障碍，如证实 γ 链的基因突变就可确诊 XSCID。临床上表现为出生后 1~2 个月内就会发生皮肤、胃肠道和肺部等感染，细菌、真菌、病毒和原虫等均可导致，患儿生长发育停滞，一般在 1 岁以内就死于感染。

554. 为什么血清腺苷脱氨酶检测可辅助诊断重症联合免疫缺陷病

答：腺苷脱氨酶（ADA）缺陷病属于重症联合免疫缺陷病（SCID），为常染色体隐性遗传，发病无性别差异。由于 *ADA* 基因突变或缺失，使得腺苷脱氨酶生成减少，腺苷和脱氧腺苷分解障碍，导致 dATP 和 dGTP 在细胞内大量聚积并对 T、B 细胞产生毒副作用，抑制 DNA 合成必需的核糖核苷还原酶，最终使 T、B 细胞发育或成熟障碍，从而引起 SCID。ADA 存在于所有哺乳类细胞，但由于淋巴细胞中相对缺乏 5'核苷酶，而其他细胞能够代偿，所以表现出只影响淋巴细胞。实验室检查可发现红细胞中 ADA 缺乏，外周血淋巴细胞明显减少，血液中 Ig 数量减少，尤以 IgA 和 IgM 缺乏明显，细胞免疫功能显著降低。临床上表现为多部位反复严重感染，出现严重腹泻、肺炎和中耳炎等，部分还会出现震颤、舞蹈样动作等中枢神经系统症状，如接种活疫苗则会出现严重的播散感染。目前，已尝试将重组 ADA 基因的反转录病毒载体转导到 ADA 患者的淋巴细胞内进行治疗。

555. 为什么会发生原发性吞噬细胞功能缺陷病

答：原发性吞噬细胞缺陷病是指由于单核细胞或中性粒细胞的数量、趋化能力和（或）黏附功能、吞噬或杀菌的活性异常或者受体缺陷等引起的免疫缺陷病，临床上常表现为反复化脓性细菌感染或真菌感染，轻者只是累及皮肤表面，重者可能感染人体重要器官而危及生命。常见的原发性吞噬细胞缺陷病有粒细胞减少症（granulocytopenia）或粒细胞缺乏症（agranulocytosis）、慢性肉芽肿病、迟钝性白细胞综合征及牙周炎综合征等。慢性肉芽肿病是由于氧化还原途径缺损导致，白细胞黏附缺陷是由于整合素基因缺陷引起，这两种吞噬细胞缺损均具有遗传性，对感染的易感性增高，常可致命。临床上常通过中性粒细胞数量检测、骨髓片检查、吞噬细胞趋化功能检测、吞噬细胞的吞噬和杀伤试验、硝基四氮唑兰（nitro blue tetrazolium，NBT）还原试验等来进行鉴别诊断。

556. 为什么任何一种补体蛋白的遗传缺陷都会导致补体缺陷病

答：原发性补体缺陷病是指补体系统中的某种成分发生遗传性缺陷而导致的免疫缺陷病，补体的固有成分、补体调控蛋白和补体受体都有可能发生缺陷，现已证实几乎所有补体的蛋白都可以发生遗传缺陷，以 C1q、C2 和 C1 抑制物（C1 inhibitor，C1INH）缺陷最为常见。大多数原发性补体缺陷病为常染色体隐性遗传，而 P 因子为 X 连锁隐性遗传，C1 抑制物缺陷为常染色体显性遗传。临床上常表现为反复的化脓性细菌感染，特别是淋球菌和脑膜炎双球菌的易感性极度增高，可伴发慢性肾炎、风湿病和系统性红斑狼疮等。临床上常见的原发性补体缺陷病有遗传性血管神经性水肿、阵发性睡眠性血红蛋白尿症等。

557. 为什么 C1 抑制物基因突变会引起遗传性血管神经性水肿

答：遗传性血管神经性水肿是最常见的补体缺陷病，属于常染色体显性遗传，无性别差异。主要是由于编码 C1 抑制物（C1INH）的基因缺损或者发生点突变，不能正常生成 C1INH，不能控制 C2 裂解，从而产生过多的 C2a，使得血管通透性增高，引起遗传性血管神经性水肿。筛查实验主要是检测血清中 C1INH 的含量和功能，可据此确诊本病。部分患者会出现 C1INH 含量正常但活性异常。临床上表现为反复发作的全身各部位的局限性肿胀：如果水肿发生在肠道，可产生强烈腹痛和痉挛，并伴发严重呕吐；如果水肿发生在喉头则很容易引起窒息死亡。本病还常伴发化脓性感染和自身免疫病。遗传性血管神经性水肿有两种类型，Ⅰ型无转录物形成，而Ⅱ型可产生有缺损的转录物，可以通过测定 C4 来鉴别诊断。

558. 为什么晨尿血红蛋白检测有助于阵发性睡眠性血红蛋白尿症的辅助诊断

答：阵发性睡眠性血红蛋白尿症（paroxysmal nocturnal hemoglobinuria，PNH）也是一

种常见的补体缺陷病，不属于遗传性疾病。它是由于编码糖基磷脂酰肌醇（glycosylphos-phatidylinositol，GPI）的 *PIG-A* 基因翻译后修饰缺陷，使得 GPI 合成障碍，红细胞不能与衰变加速因子（decay accelerating factor，DAF）等补体调节成分结合，从而发生补体介导的慢性溶血性疾病，使得全血细胞减少，静脉血栓形成，可在晨尿中出现血红蛋白，故称为阵发性睡眠性血红蛋白尿症。由于此病与睡眠有一定关联、间歇性发作，而晨尿经过一整夜的浓缩又避免饮水等外在因素干扰，所以常要求检测晨尿增加检出率，但并不是只有晨尿才能检出，任何时段都可以。PNH 实验室检查主要包括酸化血清溶血试验（Ham 试验）、蔗糖溶血试验和尿隐血等，其中 Ham 试验特异性较强，常被用作 PNH 的确诊试验，而蔗糖溶血试验敏感性较高常被用作筛查试验。患者由于长期慢性溶血出现贫血貌，部分存在病态造血。有 22.5% PNH 患者以血红蛋白尿为首发表现，由于存在合并症和疾病转化等，临床表现多种多样，致使漏诊、误诊频发。

559. 为什么原发性免疫缺陷病男性发病率高于女性

答：原发性免疫缺陷病最常见的发病原因是遗传基因异常，主要包括以下两种情况：

（1）X 连锁隐性遗传：大约 20% 为基因异常，由于变异的基因存在于 X 染色体上，又是隐性遗传，女性有两条 X 染色体，所以大多数患者不会出现临床症状；而男性只有一条 X 染色体，因此发病率远远高于女性。临床常见的疾病有 X 连锁无丙种球蛋白血症（XLA）、X 连锁高 IgM 综合征（XHIM）等。

（2）常染色体隐性遗传：大约 30% 为基因异常，由于变异基因发生在常染色体上，因此发病率不存在性别差异。常见的疾病有选择性 IgA 缺陷病、ZAP-70 激酶缺陷症等。

综上所述，在原发性免疫缺陷病中，男性的发病率会明显高于女性。

560. 为什么原发性免疫缺陷病多在婴幼儿期发病

答：原发性免疫缺陷病（PIDD）是指由于免疫系统遗传基因异常或者免疫系统先天发育不良而造成免疫功能障碍的疾病。是一种少见的先天性遗传性疾病，发病年龄早，主要以感染为特征，临床不易识别，严重影响患儿的生活质量，并造成高致残率和高致死率。这些异常可以发生在免疫系统发育的各个环节，但大部分患者在婴幼儿期就会有临床表现，所以临床上可见婴幼儿发病率较高。目前，PIDD 的全球发病率在 0.01% 左右，每年约有 2500 万新生儿患病；我国的儿童患者为 3 万～6 万人，数量非常庞大。由于 PIDD 是先天原因引起的缺陷，一般治疗手段很难弥补这种缺陷，所以患儿病情严重且难以治愈，死亡率较高。基因治疗已试验性地用于 PIDD，但因费用昂贵、技术不成熟还未广泛开展，骨髓移植是目前为止最有效的治疗手段。

561. 为什么基因检测可作为诊断原发性免疫缺陷病的重要手段

答：原发性免疫缺陷病是一种基因病，常由于相关基因突变或缺失导致机体免疫细胞（淋巴细胞、吞噬细胞和中性粒细胞）和免疫分子（白细胞介素、补体和细胞膜表面分子等）发生缺陷而引起机体抗感染能力低下。50% 以上原发性免疫缺陷病患者可以查出基因突变，临床上多采用基因测序法，查出突变基因即可对原发性免疫缺陷病进行确诊。基因测序即为 DNA 测序，是指分析特定 DNA 片段的碱基序列。最常见的致病基因有 *WAS*、

BTK、*CYBB* 和 *CD40L* 等。错义突变是最常见的突变类型，此外还有无义突变、缺失突变、拼接位点突变和插入突变等类型。基因检测可用于早期诊断、早期治疗，是预防患儿各系统损伤、改善患儿预后的重要手段。

（卢仁泉 盛欢 郑慧）

第三节 继发性免疫缺陷病

562. 为什么继发性免疫缺陷病与营养不良密切相关

答：营养与免疫系统功能密不可分，是继发性免疫缺陷病最常见的原因，如锌缺乏可致免疫功能广泛受损。通常蛋白质、脂肪、维生素和矿物质摄入不足会影响免疫细胞的成熟，降低机体对微生物的免疫应答。因此，经常伴有感染的营养不良是免疫缺陷病的最常见原因。这种免疫缺陷病病情轻重不一，大都可恢复。部分中度到重度的营养不良可导致胸腺淋巴组织萎缩和免疫活性减弱。然而，肥胖和营养过剩也会引起免疫应答的降低，因营养过剩时经常伴有血脂、血糖浓度改变和其他代谢改变，从而影响免疫应答。目前在高危人群中，已通过营养干预的方法对感染性疾病进行一级和二级预防，取得了一定的成效，这再次证明了两者间的密切关系。

563. 为什么肿瘤患者易诱发继发性免疫缺陷病

答：恶性肿瘤如霍奇金淋巴瘤、急性及慢性白血病、骨髓瘤等本身就是免疫系统的肿瘤，肿瘤的发生导致机体内免疫细胞数量及功能异常，从而诱发继发性免疫缺陷病。另外，肿瘤患者在治疗过程中，常需要进行全身化疗或局部放疗，化疗通过化学药物作用于全身，目的是抑制癌细胞的生长和扩散，但同时也抑制了正常免疫细胞的功能；放疗时所用的各种能量射线，在杀死癌细胞的同时也损伤了机体的免疫细胞。肿瘤患者因放、化疗常常伴有白细胞数量减少，并由此诱发感染。肿瘤患者感染的危险因素是多方面的，包括肿瘤本身、放化疗的因素以及是否接受抗生素治疗等，而感染又恰恰是诱发继发性免疫缺陷病的常见原因。此外，由于肿瘤细胞生长过度活跃而导致营养不良，这又加重了对免疫细胞的影响，增加了继发性免疫缺陷病的易感性。因此，肿瘤患者因放化疗、感染及营养不良等因素所致的免疫功能低下，很容易诱发继发性免疫缺陷病。

564. 为什么类固醇激素可以发挥强有力的免疫调节功能

答：免疫系统受四大调节机制调节：激素、细胞因子系统、抗原和网络系统连接（独特型-抗独特型应答）。其中类固醇激素本身对于免疫系统就有很强的调节功能，还能对其他调节机制产生作用，所以被称为最强大的天然免疫调节因子。小剂量的类固醇激素就可使白细胞减少，包括淋巴细胞、单核细胞和中性粒细胞，且在治疗中性粒细胞增多症过程中，可以使嗜酸性和嗜碱性粒细胞迅速持久地减少。在淋巴细胞减少的过程中，对 T 细胞的影响大于 B 细胞，对 CD4$^+$T 细胞的减少更为显著。类固醇激素还能抑制 T 细胞的活化和增殖，抑制 B 细胞成熟的最初阶段，对已经成熟的 B 细胞影响不大，但如长期大剂量使用，也可使各类免疫球蛋白水平降低。类固醇激素还会抑制细胞因子的合成，主要包括IL-1、IL-2、IL-4、IL-6、IL-10 和 TNF 等，但不影响其功能。因此，目前类固醇已被广泛应用于继发性免疫缺陷病的治疗。

565. 为什么使用环磷酰胺时要注意剂量的选择

答：环磷酰胺是双功能烷化剂和细胞周期非特异性药物，具有显著免疫抑制作用，主要通过其代谢产物的烷化作用发挥功效（其代谢产物可以与 DNA 链发生交联从而影响 DNA 的复制），而本身不具有免疫调节作用。临床上常使用环磷酰胺来治疗继发性免疫缺陷病。持续低剂量口服环磷酰胺主要影响淋巴细胞的数量和功能，B 细胞的数量减少多于 T 细胞，而对于 T 细胞亚群来说，$CD8^+T$ 的减少大于 $CD4^+T$，但中性粒细胞的数量基本保持不变。大剂量间歇性推注环磷酰胺时所有细胞类型均减少，且对抗体的产生影响很大。因此在临床上使用环磷酰胺时要注意剂量的选择，要根据不同的治疗目的选择不同治疗剂量。此外，环磷酰胺还具有骨髓毒性，在治疗过程中还需要监视白细胞数量，防止引起白细胞减少症。

566. 为什么感染人类免疫缺陷病毒会导致获得性免疫缺陷综合征

答：获得性免疫缺陷综合征（acquired immunodeficiency syndrome，AIDS）是由人类免疫缺陷病毒（*Human immunodeficiency virus*，HIV）引起的一种严重传染病。HIV 是一种逆转录病毒，隶属于逆转录病毒科慢病毒属，获得性免疫缺陷综合征是由其感染而引发的最严重的临床综合征。HIV 的蛋白成分由核心蛋白和包膜蛋白两部分组成，其中核心蛋白在感染细胞内合成，包括病毒蛋白和一些酶（逆转录酶、蛋白酶和整合酶），而包膜蛋白包括信号肽、外膜蛋白和跨膜蛋白。外膜蛋白 gp120 形成表面棘突，跨膜蛋白 gp41 将包膜蛋白固定在细胞膜上，它们对于 HIV 入侵宿主细胞至关重要。人体内的 CD4 分子是 HIV 外膜蛋白 gp120 棘突的特异性受体，HIV 侵入人体后直接侵犯 $CD4^+T$ 细胞，与 CD4 分子结合后发生构型改变，并通过细胞表面融合受体与本身膜蛋白 gp41 再次融合，使病毒核心可以进入靶细胞内进行复制。HIV 通过多种效应机制，促进细胞膜破坏，加速病毒复制和淋巴细胞的破坏，$CD4^+T$ 细胞数量不断减少，由此 HIV 逐渐在体内扩散。人体内表达 CD4 分子的细胞很多，包括单核巨噬细胞、树突状细胞、B 细胞和脑组织中的小胶质细胞等，这些抗原提呈细胞的感染使得 HIV 进一步向全身播散，进而导致免疫系统全面崩溃而进入 AIDS 临床期，即获得性免疫缺陷综合征（AIDS），俗称"艾滋病"。

567. 为什么艾滋病患者易感染卡氏肺孢菌

答：耶氏肺孢菌会引起呼吸系统的机会性感染。1942 年由 Van der Meet 首次报道了此菌在人体的感染。该菌体通常寄生在肺泡内，成簇黏附于肺泡上皮，在健康宿主体内并不引起症状，属于真菌的一种，对于免疫缺陷病患者、虚弱的早产儿或营养不良等免疫功能低下者则可引起间质性肺炎即耶氏肺孢子虫肺炎。该病是艾滋病患者最常见、最重要的机会性感染之一，约占机会性感染的 62%，在晚期艾滋病患者中合并耶氏肺孢子虫肺炎的概率可达 85%，其发病率高、病情进展快，未经及时有效的治疗可 100% 死于呼吸衰竭，是晚期 AIDS 患者免疫系统全面崩溃，引起机会性感染的"标志病"。临床主要表现为干咳、呼吸困难、发绀、精神不安、咳嗽几乎无痰，肺部无明显的啰音，可有发热。实验室检查可以在患者的肺组织、支气管肺泡灌洗液和痰液中可分离出虫体。如及早治疗则可有

60%~80%生存率，常用的治疗药物有戊烷脒、乙胺嘧啶及复方新诺明等。

568. 为什么艾滋病患者在病程各阶段有不同的临床表现

答：HIV 感染宿主后，会将病毒本身基因整合到宿主细胞基因组中，或者以非整合的方式存在于感染细胞中，所以病程比较缓慢，潜伏期比较长，50% 感染者在 9~10 年内发展成 AIDS，有的潜伏期可达 20 多年。在潜伏期阶段，随着患者的细胞免疫功能逐渐降低，患者会发生一系列机会性感染或者肿瘤，并由此呈现出一系列不同的临床表现。HIV 选择性感染并破坏 $CD4^+T$ 淋巴细胞，而 $CD4^+T$ 的辅助作用无论对体液免疫应答还是对细胞免疫应答都是必需的，在 HIV 感染早期，细胞毒性 T 淋巴细胞（CTL）的活性与血浆中病毒的清除成正比例关系。随着 AIDS 的发展，CTL 活性下降。CTL 活性的维持需要 $CD4^+$ T 细胞的辅助，后者缺乏可能是 CTL 活性丧失的原因之一。晚期 AIDS 患者免疫系统全面崩溃，最后的结局是死于并发症。

569. 为什么人体自身免疫系统很难清除人类免疫缺陷病毒

答：由于 HIV 病毒进入人体后，会通过各种方法躲避人体免疫系统对它的清除作用，所以人体自身很难清除 HIV。HIV 免疫逃逸的方法主要有以下几种：

（1）抗原逃逸 HIV：是一种逆转录病毒，在逆转录酶的作用下逆转录为 DNA 后发挥作用，而逆转录酶没有校正功能，所以病毒几乎在复制的每一个周期中都会发生变异，导致人体很难识别。

（2）病毒逃逸：CTL 基因突变后改变了多肽链的序列，使 CTL 不能识别，从而不能行使杀伤功能。

（3）病毒逃逸：抗体介导的中和反应人体自身产生的抗体不能识别病毒的变异体，从而不能产生中和作用杀死病毒。因此，HIV 病毒通过变异，成功躲过人体的细胞免疫和体液免疫，并且不断破坏免疫细胞，最终使人体免疫系统崩溃而死亡。

570. 为什么要采用鸡尾酒疗法治疗艾滋病

答："鸡尾酒"疗法，又称"高效抗逆转录病毒治疗"，是指通过 3 种或 3 种以上的抗病毒药物联合使用来治疗艾滋病的方法。病毒入胞融合抑制剂作为抗 HIV 的药物首先被应用于艾滋病患者的治疗，它可以抑制病毒胞膜与宿主胞膜相互融合而阻止病毒感染 T 淋巴细胞，使血中的病毒颗粒快速下降。然而大量的病毒又不断产生，产生的数量大于清除的数量，而且新病毒在复制过程中还产生很多变异株，使得治疗效果大打折扣。鸡尾酒疗法再加入蛋白酶抑制剂、抗病毒蛋白酶药物与抗病毒逆转录药物等混合，针对 HIV 病毒感染人体的不同环节，通过联合用药提高治疗效果，在 HIV 病毒刚侵入人体时就用药，在发病前就阻止病毒破坏人体的免疫系统，使患者的发病时间延后数年。该疗法可减少单一用药产生的抗药性，最大限度地抑制病毒的复制，使被破坏的机体免疫功能部分甚至全部恢复，从而延缓病程进展，延长患者生命，提高生活质量。由于药物的配置方法和配置鸡尾酒很相似，是将多种药物通过用特殊的方法混合，因此称为鸡尾酒疗法。目前对艾滋病的治疗方法主要采用"鸡尾酒"疗法。

（卢仁泉　盛欢　郑慧）

第十一章　器官移植免疫检验

第一节　基 本 知 识

571. 为什么要进行器官移植

答：器官移植（organ transplantation）是通过手术等方式，将健康的细胞、组织或器官导入给自身或另一个体以取代或者改善后者生理功能的医学手段。器官移植是治疗终末期、不可逆转的器官功能衰竭的终极医疗手段，是 20 世纪最伟大的医学成就之一，挽救了成千上万个器官衰竭患者的生命。目前，已经可以对人体许多器官如角膜、皮肤、造血干细胞，以及大脏器如心、肝、肺、肾等进行移植。各类器官移植对维护人类健康、改善生活质量起到不可替代的作用。以肾移植为例，成功的肾移植受者的生活质量远远高于进行血液透析的患者。

572. 为什么临床开展器官移植难度大、费用高

答：器官移植难度大的原因，一是合格供者稀缺，二是技术要求高。合格供者稀缺主要有两个原因：一是移植物排斥反应的存在，二是器官捐献的数量远远不能满足临床需求。我国每年有等待移植手术的终末期肾病患者 100 余万人、终末期肝病患者 30 万人左右，而我国进行的器官移植手术直到 2015 年才突破 1 万例。整体上，器官移植的供需比大约在 1∶30 左右。器官来源是困扰各国临床器官移植的主要瓶颈，器官买卖是违背法律和伦理的。自 2015 年起，公民捐献成为我国临床器官移植的唯一来源。因此，器官移植的费用昂贵并非源于器官本身，而是在器官获取、器官保存、器官转运过程以及移植手术前、手术中、手术后的器官配型、移植时效、移植手术的评估和预后监测、预防排斥反应等多方面费用较高。

573. 为什么临床器官移植采用最多的是同种异体移植

答：根据移植物（graft）的来源及其遗传背景不同，器官移植分为自体移植（autograft）、同系移植（isograft 或 syngeneic graft）、同种异体移植（allograft 或 homograft）和异种移植（xenograft）。其中，自体移植是移植物取自受者自身，此时不发生排斥反应，临床上开展的皮肤移植多属于自体移植。同系移植指单卵孪生之间的移植或近交系内动物的移植，因遗传背景基本相同，一般也不发生排斥反应。同种异体移植是指不同基因型个体之间的移植，是临床上常见的移植类型，因供受者之间的遗传背景不同，一般会发生不同程度的排斥反应。异种移植是指不同种属间的移植，因为供者与受者的基因完全不同，受

者体内可能存在抗异种供者组织细胞组分的天然抗体，移植后可能出现强烈的排斥反应。同时，异种移植还存在伦理学的问题。

574. 为什么器官移植后会发生移植物排斥反应

答：移植物排斥反应（graft rejection）与人体免疫系统有关。人体免疫系统的主要功能是识别并攻击外来抗原，维持身体处于健康状态。与移植排斥反应相关的抗原被称为移植抗原，对人而言主要是人类白细胞抗原（human leukocyte antigen，HLA）。移植抗原具有个体差异性，即使是同一对父母所生的兄弟姐妹之间，在同一个基因位点也只有1/4的概率完全相同。当外来的器官移植到患者体内，由于移植器官表达的移植抗原和患者的不同，免疫系统就会把它当作对人体有害的异物而发动攻击，于是产生各种排斥反应，最严重的会导致移植器官失去功能。临床上，大多数移植后的患者需要长期服用抗排斥药物来削弱免疫系统对移植器官的攻击，以延长移植器官的存活时间。不过，并非所有的器官移植都一定会出现排斥反应，如眼角膜移植就很少出现排斥现象。正常角膜无血管和淋巴管，可以阻止组织相容性抗原到达局部移植组织，从而隔绝角膜与免疫系统的接触。在临床实践中发生的角膜移植排斥可能和新生血管形成以及角膜缘朗格汉斯细胞有关。

575. 为什么器官移植发生的排斥反应会有程度上的不同

答：器官移植术后，外来的组织或器官等移植物作为一种"异己成分"被受体免疫系统识别，受体免疫系统发起对移植物的攻击、破坏和清除；同时，移植物中的免疫细胞也可识别受体抗原并产生免疫应答。在实体器官移植中，主要为宿主抗移植物反应（host versus graft reaction，HVGR）。根据排斥反应发生的时间、免疫损伤机制和病理组织等将移植物排斥反应分为超急性排斥反应（hyperacute rejection）、急性排斥反应（acute rejection）和慢性排斥反应（chronic rejection）。器官移植物排斥反应的程度和移植供者和受者之间HLA的差异程度有关，HLA抗原可分为Ⅰ类抗原、Ⅱ类抗原和Ⅲ类抗原，其中Ⅰ类抗原包括HLA-A、B、C位点，Ⅱ类抗原包括HLA-DP、DQ、DR位点。Ⅱ类抗原与移植物排斥反应的关系更为密切，即在Ⅱ类抗原存在供、受者之间的错配时，发生的移植物排斥反应更为强烈。供、受者之间存在的错配位点越多，发生的排斥反应也越强烈。

576. 为什么临床器官移植发生的排斥反应可在数月后才发生

答：根据移植物与宿主的组织相容程度和受者的免疫状态，移植物排斥反应主要表现为3种不同的类型，即超急性排斥反应、急性排斥反应和慢性排斥反应。其中超急性排斥反应一般发生在移植后24小时内，出现坏死性血管炎表现，移植物功能丧失，受者常伴有全身症状。急性排斥反应是临床最常见的移植物排斥反应类型，多见于移植后1周到几个月内，但移植多年以后亦可发生急性排斥反应。急性排斥反应出现的早晚和反应的轻重与供受者HLA相容程度有直接关系，相容性高则反应发生晚、症状轻。大多数急性排斥反应可通过增加免疫抑制剂的用量而得到缓解。慢性排斥反应一般在器官移植后数月至数年发生，表现为进行性移植器官的功能减退直至丧失，主要病理特征是移植器官的毛细血管床内皮细胞增生，使动脉腔狭窄，并逐渐纤维化。

577. 为什么人白细胞抗原具有广泛的多态性

答：人白细胞抗原（HLA）是目前所知人体最复杂的多态系统，由人类的主要组织相容性复合体（major histocompatibility complex，MHC）的基因编码，*MHC* 基因群是人类最具多态性的基因位点。HLA 的广泛多态性的原因主要有：①MHC 同一基因位点的多基因性，即在 MHC 同一个基因位点，在人群中有数个、数十个乃至数百个基因型，而每个人拥有这些基因型中的两个基因，分别来自父亲和母亲；②MHC 的基因呈现共显性表达，即不同的基因型之间不呈现显著的显性基因和隐性基因的对比关系，当同一基因位点有两个不同的基因型时，这两个基因型的编码产物都得以表达。与人体其他基因位点一样，MHC 的表达也有连锁不平衡和单倍型遗传的特点，此时，对于优势单倍型的人群来说，找到相同基因型的器官移植供者的机会增大。

578. 为什么确定 HLA 的分型对器官移植的受者很重要

答：移植物存在激发受者产生免疫应答的靶抗原，其抗原性的强弱是决定移植物排斥反应强弱的重要因素，诸如人类白细胞抗原、次要组织相容性抗原、红细胞血型抗原和其他组织特异性抗原等。在进行同种异体移植时，引起移植物排斥反应最强烈的同种抗原是 HLA。在 3 类 HLA 分子中，Ⅰ、Ⅱ类分子是触发移植物排斥反应的首要抗原，尤其是 HLA-DR 位点的抗原分子与排斥反应的关系最为密切。供者与受者的 HLA 等位基因匹配程度决定了移植物排斥反应的强弱，因而可通过 HLA 组织配型选择合适的供者，以减轻移植物排斥反应。

HLA 交叉配型（HLA cross typing）是为了检测受者体内抗供者淋巴细胞的细胞毒性抗体。同时，由于人体基因表达的差异性以及可能存在 HLA 系统之外的次要组织相容性系统的表达组分，即便 HLA 分型相同的供、受者，也必须进行 HLA 交叉配型。对于实体器官移植而言，与肝、心、肺等器官移植相比，交叉配型更多用于肾移植。

579. 为什么 HLA 基因分型不能完全替代交叉配型

答：HLA 的个体遗传学差异是由编码 HLA 的 DNA 决定的，所以应用分子生物学技术在 DNA 水平上进行 HLA 基因分型尤为重要。但是，最终执行包括移植排斥在内的生物学功能的是蛋白质（抗原）而不是基因本身，由于人体的基因表达调控相当复杂，有时即便是基因型相同，其表达的抗原在质和量上也会有差异，即表现型并不相同，因此，HLA 基因分型不能完全取代交叉配型。在做受体选择时，通过检测 HLA 基因分型确定组织配型后，而交叉配型呈现阳性反应，则不能进行移植，否则将发生超急性排斥反应，如果通过检测 HLA 基因分型确定组织配型之后，交叉配型为阴性方可实施移植。

580. 为什么在移植之前要对移植物进行预处理

答：器官移植的成败在很大程度上取决于排斥反应的发生与否及其严重程度，所以在进行器官移植之前，首先需要选择理想的供者，即是对移植供、受者进行移植配型，选择最合适的供者，使移植物尽量与受者相配。其次，在进行实质脏器移植时，需要对移植物进行预处理，尽可能清除移植物中过路细胞（passenger cell），以降低排斥反应的发生率和反应程度。对移植物进行预处理的方法包括物理、化学和生物学方法，如对移植物进行灌洗、放射线照射等方式进行处理。

581. 为什么器官移植前要对受者进行系统的移植前检查

答：对于准备接受器官移植的患者，应该进行全面系统的移植前检查。脏器失能的患者并非都能实施器官移植；潜在的致命性疾病如恶性肿瘤、感染，在移植后免疫力低下时会加重恶化。肝脏、肺脏、心血管以及胃肠道疾病可能增加移植手术及免疫抑制剂应用的风险。如果这些疾病在移植前能得到有效的预防和治疗，可以降低受者移植后的多种风险。因此器官移植前要对受者进行系统检查，确保其符合接受移植物的条件。

582. 为什么器官移植后患者还要使用免疫抑制药物

答：移植器官成功的最大障碍是移植物排斥反应。移植术后，为了避免发生排斥反应，常使用免疫抑制药物人工调节受者机体的免疫状态来控制排斥反应的发生。目前，免疫抑制药（immunosuppressant）包括：①化学类免疫抑制药物，如糖皮质激素，主要减少淋巴细胞产生细胞因子或者造成免疫细胞溶解和凋亡；②细胞毒类药物，如硫唑嘌呤片，抑制淋巴细胞的增殖反应；③钙调蛋白抑制剂，如他克莫司（tacrolimus，FK506），抑制T淋巴细胞的活化与增殖；④抑制细胞增殖反应药物，如雷帕霉素，抑制T、B淋巴细胞引起的免疫反应；⑤干扰代谢的物质，如霉酚酸酯等。

583. 为什么器官移植后要监测免疫抑制剂体内药物浓度

答：患者进行器官移植术后，常规采用环孢素A（CsA）、他克莫司（FK506）、霉酚酸酯（MMF）等免疫抑制剂，这些药物的治疗窗较窄、效用强度大，加之患者本身的个体差异、状态、饮食、用药时间和次数、合并用药等因素影响，致使不同患者不同时期的血药浓度都有很大差异。因此，对移植患者需常规监测血药浓度，随时调整给药剂量，以维持免疫抑制状态、控制免疫抑制剂的毒性和副作用、保护移植受者的安全。

FK506是一种新型强力免疫抑制剂，由于FK506的不良反应相对较小，从而广泛应用于器官移植和自身免疫病的治疗。但FK506在临床上受很多因素的干扰，从而影响血药浓度的监测。FK506的口服生物利用度为4%~89%，个体差异大，有些患者口服后迅速吸收，而有些患者则吸收迟缓；FK506是一种脂溶性药物，当与食物一起服用时，吸收程度明显下降；FK506血药监测时间常为服用药物之后12小时，空腹采血、标本低温保存。因此，FK506的血药浓度监测往往需要多次采样、动态观察。

584. 为什么器官移植后还要监测患者体液免疫和细胞免疫指标

答：器官移植后，对可能的排斥反应进行及时有效的免疫监测是调整免疫抑制剂使用量和改善器官移植结局的主要手段，其目的是预防和监测移植物排斥反应。移植物排斥反应的发生机制包括体液免疫和细胞免疫介导的免疫应答两个方面，因而器官移植后的免疫监测也包括细胞免疫水平监测和体液免疫水平监测。一般而言，细胞免疫水平监测包括参与细胞免疫的有关细胞的数量、功能，免疫细胞表面分子和细胞因子水平的检测；体液免疫水平监测包括受体、抗体水平的测定、补体水平的测定。移植后监测患者的体液免疫和细胞免疫指标，可以有效了解患者免疫状况，及时发现和预判可能发生的移植物排斥反应。

585. 为什么器官移植后要监测患者尿微量白蛋白水平

答：白蛋白是血浆中重要的蛋白质之一，在生理条件下尿液中仅出现极微量白蛋白。尿液微量白蛋白的增加常反映肾脏异常渗漏蛋白质。在临床移植领域，尿微量白蛋白的检测，一方面有助于判断大器官移植，尤其是肾移植时排斥反应的发生；另一方面，也可作为免疫抑制药对肝、肾毒副作用的观察指标。尿微量白蛋白还可用于高血压、糖尿病、系统性红斑狼疮等伴有肾脏病变的缓慢进行性恶化的监测。

586. 为什么诱导免疫耐受是防止排斥反应的理想方案

答：随着新型免疫抑制剂的发展，器官移植的许多急性排斥反应得到有效控制，提高了患者的短期生存期，但长期生存结果并不乐观，这主要是因为慢性排斥反应和免疫抑制剂的毒副作用。免疫耐受（immunologic tolerance）是指对抗原特异性应答的 T、B 淋巴细胞在抗原刺激下，不能被激活，不能产生特异性免疫效应细胞和特异性抗体，从而无法执行免疫应答。免疫耐受和免疫抑制的区别是免疫耐受具有特异性，即对移植抗原特异性无应答，而对其他外来抗原的免疫应答不受影响。目前，器官移植之后普遍采用免疫抑制剂来控制可能发生的移植物排斥反应，但免疫抑制剂的毒性和副作用限制了其自身应用。使用免疫抑制剂的患者，发生感染性疾病、自身免疫病、肿瘤的风险均有增加。而在诱导免疫耐受之后，就有可能实现在不发生移植排斥的同时，患者对感染性病原体等的免疫不受到影响。

587. 为什么器官移植后易发生肺部感染

答：在正常人群中，呼吸系统感染的发生率在各系统中居于首位，几乎每个人每年都会发生一次或多次呼吸道感染。但对正常人群而言，绝大多数的呼吸道（病毒性）感染是自限性的，很少引起严重后果，也不经常发生继发的细菌性感染。但器官移植患者的情况则大有不同。即便由于组织配型的进展、抗生素的有效预防和免疫抑制剂效用的提高，移植后感染较过去已有显著减少，但由于移植后患者仍然需要长期使用免疫抑制剂，呼吸道感染引起的肺部感染依然是移植术后临床上最常见的并发症和最主要的死亡原因。临床可通过细菌培养及药敏鉴定试验辅助诊断是否发生细菌性肺炎；通过真菌培养及药敏鉴定试验、G 试验、GM 试验辅助诊断是否发生真菌感染。

（李擎天　于文俊）

第二节　造血干细胞移植检验

588. 为什么要开展造血干细胞移植

答：造血干细胞是存在骨髓内的多能干细胞，它能自我更新，分化成任何系列的血细胞，包括红细胞、单核细胞、粒细胞、淋巴细胞及血小板。造血干细胞移植（hematopoietic stem cell transplantation）的适应证分为肿瘤性疾病和非肿瘤性疾病。急性白血病、慢性髓性白血病、恶性淋巴瘤、多发性骨髓瘤、慢性淋巴细胞性白血病、骨髓增生异常综合征等肿瘤患者由于长期化疗或放疗，会受到造血系统毒性的限制，其放疗或化疗剂量不能进一步提高或治疗不能继续，从而使肿瘤得不到根治。为了重建患者造血系统功能，因此输入自体或异体造血干细胞进行造血干细胞移植。非肿瘤性患者如地中海贫血、遗传性免疫缺陷病、重症再生障碍性贫血、获得性免疫缺陷综合征等。

589. 为什么造血干细胞移植前要进行微量淋巴细胞毒试验

答：微量淋巴细胞毒试验即补体依赖细胞毒试验（complement dependent cytotoxity，CDC），是 HLA-ABC 分型最普遍的方法，该方法应用一系列已知抗 HLA 的特异性标准分型血清与待检淋巴细胞混合，借助补体的生物学作用介导细胞毒性的细胞毒试验。该试验用于检查 HLA-ABC 抗体和 T 细胞细胞毒反应，以确定 HLA 的分型。微量淋巴细胞毒试验在造血干细胞移植中，常用于细胞入库时的分型和移植供者的复检。

590. 为什么造血干细胞移植前要进行混合淋巴细胞培养

答：混合淋巴细胞培养（mixed lymphocyte culture，MLC）或称混合淋巴细胞反应（mixed lymphocyte reaction，MLR），常用于器官移植前的组织配型，以测定受体和供体主要组织相容性抗原（HLA 抗原）相容的程度。将供者与受者的淋巴细胞做双向混合培养，或者灭活供者的淋巴细胞做单向混合培养，细胞反应的程度与供-者者相容的程度呈负相关。单向混合淋巴细胞培养主要检测受者对移植物可能发生的细胞介导的淋巴细胞毒作用。将受者淋巴细胞与灭活的供者淋巴细胞做常规单向混合淋巴细胞培养，收获致敏的受者淋巴细胞后，再与 ^{51}Cr 标记的供者淋巴细胞做细胞毒试验，^{51}Cr 释放表示受者的致敏淋巴细胞对供者细胞的杀伤，其程度与供-受者相容程度呈负相关。

591. 为什么造血干细胞移植对于 HLA 配型的要求更高

答：造血干细胞移植常称为骨髓移植。与其他器官移植不同，因移植的细胞包含造血干细胞分化形成的免疫细胞，造血干细胞移植的造血干细胞和受者之间可同时存在宿主抗移植物反应（host versus graft reaction，HVGR）和移植物抗宿主反应（graft versus host reaction，GVHR）。骨髓移植分为自体骨髓移植、同基因骨髓移植和同种异基因骨髓移植，3 种骨髓移植中，同种异基因骨髓移植最为多见，而 HVGR 和 GVHR 均可发生于同种异基因骨髓移植。为了提高移植的成功率，避免和控制移植物排斥反应，在造血干细胞移植时，应进行更严格的移植供者筛选以及 HLA 移植配型。

592. 为什么造血干细胞移植要进行 HLA-A、HLA-B 和 HLA-DR 的配型

答：造血干细胞移植对于供、受者之间的组织相容性要求最高，除了红细胞血型必须完全相容外，对 HLA 的多个位点均要求供、受者之间完全相容。在 HLA 配型方面，主要进行 HLA-A、HLA-B 和 HLA-DR 3 个位点的配型。由于 HLA-A 和 HLA-B 的多样性最明显，一般先做 HLA-A 和 HLA-B 的分型，待供、受者 HLA-A 和 HLA-B 相配后，再做 HLA-DR 分型检测。如果供、受者的 HLA 完全相配，同时供者其他检查合格，就可以进行供、受者之间的交叉配型，以进一步确认可以进行造血干细胞移植。

593. 为什么造血干细胞移植前常加做 HLA 的基因分型

答：HLA 的血清学和细胞学分型属于传统的 HLA 分型技术。由于标准分型血清或分型细胞来源的限制，细胞表面 HLA 的弱表达或共同表位的存在，以及方法的灵敏度与精确度等不足，给血清学和细胞学分型方法的广泛应用带来困难。自 20 世纪 90 年代以来，DNA 水平的 HLA 分型研究发展十分迅速，尤其是 HLA Ⅱ类抗原的 DNA 分型研究，已在临床器官移植的组织配型中得到实际应用。利用分子生物学技术进行 HLA 基因分型（HLA genotyping）能使 HLA 分型更加精密，有利于造血干细胞移植供者的严格筛选。

594. 为什么造血干细胞移植会发生移植物抗宿主反应

答：在骨髓移植时，由于移植的骨髓含有丰富的免疫细胞，且受者处于严重的免疫抑制状态，因而对供者的骨髓细胞表现免疫无能，使得受者所需的供者骨髓细胞得以生长。相对而言，发生宿主抗移植物反应的风险较低。此时，如果供者的免疫细胞以受者细胞和组织为抗原产生免疫应答，就会引起攻击受者的移植物抗宿主反应（GVHR），造成移植失败。此时，免疫攻击方向是由移植物针对宿主，即移植物中的免疫细胞对宿主的组织抗原产生免疫应答并引起组织损伤。根据病程不同，GVHR 分为急性与慢性两型。GVHR 除了主要见于骨髓移植术后，还可见于脾、胸腺移植时，以发热、皮疹、腹泻和肝损害为主要表现。造血干细胞移植以同种异基因骨髓移植最为常见。此时发生的 GVHR 是指移植物中的同种反应性 T 细胞受到宿主 MHC 抗原刺激而激活和分化，对宿主组织器官发动免疫攻击。

595. 为什么造血干细胞移植后要监测患者细胞因子 IL-2 的变化

答：造血干细胞移植之后，主要检测患者 T 细胞及其所产生的细胞因子 IL-2。由于 T 细胞及其产生的 IL-2 是免疫反应的重要正调节细胞和因子，因而这类细胞的增加反映出可能有移植物排斥反应的发生。在造血干细胞移植后，为了监测移植后是否发生 GVHR，临床实验室多采用有限稀释分析法，计数供者外周血单个核细胞中分泌 IL-2 的特异性 T 细胞比值，若比值 ≥1/10 万，判断有可能发生 GVHR，若比值 <1/10 万，则提示未发生 GVHR。

596. 为什么造血干细胞移植后要监测患者血清急性时相反应物质水平

答：C 反应蛋白（CRP）、IL-1、IL-6、TNF-α 以及热休克蛋白（heat shock protein，HSP）等是发生炎症反应的标志性分子。在发生感染性疾病和自身免疫病时，急性时相反应物质均有不同程度的增高。移植物排斥反应实际上是针对移植物的免疫反应，临床同种异基因造血干细胞移植时，受者血清中的 CRP 水平增高，尤其是发生细菌或真菌感染时更为显著。CRP 水平在移植早期随着创伤恢复而降低，死亡患者组与生存患者组有明显差异。发生排斥反应时，CRP 明显升高，但由于受多种因素（如创伤、手术、感染、心肌梗死、风湿病等）的影响，CRP 不能作为急性排斥反应的特异性指标，需要结合其他检测指标进行评估，在严格排除其他干扰因素之后，方可判断为移植物排斥反应的发生。

（李擎天　于文俊）

第三节 实体器官移植检验

597. 为什么肝、肾移植配型要检测群体反应性抗体

答：群体反应性抗体（panel reactive antibody，PRA）是由 HLA 同种异基因免疫致敏诱导产生的 HLA-IgG 抗体，PRA 百分率可反映体内 HLA 抗体的水平、判断器官移植时受者的敏感程度。根据对 HLA-Ⅰ类和Ⅱ类抗原的反应性，PRA 可分为Ⅰ类抗体和Ⅱ类抗体。相对而言，Ⅱ类抗体对于肝、肾移植后排斥反应的发生关系更为密切。临床上常选用 ELISA 方法检测群体特异性抗体。多项临床研究结果表明，PRA 在肝、肾移植物排斥反应中扮演重要角色，其存在与强度不仅与超急性排斥反应密切相关，而且与移植物功能延迟、急性排斥反应、慢性排斥反应及移植物存活率下降密切相关。因此，临床上要求对肝、肾移植受者的 PRA 水平及抗体特异性进行定期检测。

598. 为什么肝移植后要密切监测肝功能

答：肝移植（liver transplantation）是治疗各种终末期肝病的唯一有效方法。肝移植后如果发生排斥反应会导致肝实质细胞受损、肝脏合成功能下降及胆汁淤积等，引起相应的肝功能指标，如转氨酶升高、转肽酶增高、白蛋白合成减少、血胆红素在短期内迅速增高、碱性磷酸酶升高等。在肝移植之后，除了密切关注相关的免疫检验指标之外，肝功能试验的检测更具有器官特异性。对肝功能密切监测的目的是有效监测移植物排斥反应，并保护患者的肝脏健康和生命安全。

599. 为什么在肝移植后要关注患者 CD_4^+T 细胞内腺苷三磷酸水平

答：肝移植之后的首要任务是准确客观地评价是否有排斥反应发生以及患者的免疫状态，并及时调整免疫抑制剂的使用。在发生感染时外周血 CD_4^+T 细胞内腺苷三磷酸（ATP）水平显著降低，而在发生排斥反应时显著升高，T 细胞亚群即 CD_4^+T 细胞计数和 CD_4^+T 细胞/$CD8^+T$ 细胞比值常被用于移植后患者的细胞免疫功能监测。外周血 CD_4^+T 细胞内腺苷三磷酸和 T 细胞亚群的检测有利于及时监测到移植物排斥反应以及移植后的感染，为及时进行药物调整以及抗感染治疗提供临床依据。

600. 为什么烧伤后植皮通常不发生排斥反应

答：皮肤移植（skin transplantation）是治疗创伤、烧伤及其他因素所致皮肤缺损的常用方法。由于皮肤和皮下存在着丰富的免疫细胞，理论上对于 HLA 配型的要求很高。但临床实践中，皮肤移植主要是自体移植，自体移植是将自身组织从一个部位移植到另一个部位，由于移植的细胞与移植部位周围的免疫细胞具备相同的 HLA 抗原性，故不会发生移植物排斥反应，移植细胞可以终身存活。临床实践中皮肤移植的最大风险并不在于移植物排斥反应本身，而是由于患者皮肤屏障作用及免疫功能受损所致的难以控制的感染和体液丧失等因素。

601. 为什么肾移植后24小时内便可能出现排斥反应

答：肾移植（kidney transplantation）是临床较多见的实体器官移植术，其部分原因是人体的一个肾脏就可以满足生理活动的需要，因而肾脏的活体移植开展较多。肾移植后24小时内便可能发生移植物排斥反应，该反应属于超急性排斥反应。超急性排斥反应发生的基本原因是受者循环内存在针对供者HLA的抗体。此时，循环中的抗体结合到移植肾的血管内皮细胞上，通过激活补体直接破坏靶细胞，或通过补体活化过程中产生的多种补体裂解片段，导致血小板聚集，中性粒细胞浸润并使凝血系统激活，最终导致严重的局部缺血及移植物坏死。超急性排斥反应一旦发生，无有效方法治疗，将导致移植失败。

602. 为什么肾移植后要检测患者血清白细胞介素和细胞黏附分子水平

答：随着HLA基因配型技术的广泛应用和新型高效低毒免疫抑制剂的使用，手术后急性排斥反应仍有一定的发生率。目前对急性排斥反应的诊断主要还局限于临床症状，缺少对早期诊断急性排斥反应的手段。IL-6和ICAM-1这两种促进免疫过程的炎症因子，在手术后发生急性排斥反应是由于机体免疫反应的增强，平均水平明显升高，时间比临床症状的出现早2～3小时。当治疗对排斥反应有效时IL-6和ICAM-1水平下降，提示排斥反应得到抑制。因此IL-6和ICAM-1用于监测疗效，若治疗无效时可指导和（或）更换药物，有利于保护移植肾功能和提高移植肾的远期存活率。

603. 为什么临床肺移植研究中更多关注到诱导免疫耐受

答：肺移植（lung transplantation）是治疗慢性阻塞性肺疾病、特发性肺纤维化、肺囊性纤维化等肺病终末期的唯一有效方法。目前，肺移植的预后整体上较其他实体器官移植更差，其5年生存率在50%左右，10年生存率在30%左右。肺移植患者预后差的主要原因是移植物排斥反应所致的闭塞性细支气管炎，其发生与细胞免疫排斥反应和体液免疫排斥反应均有关系。肺移植后免疫抑制剂的使用和剂量调整也较其他实体器官移植更为困难，因而更多的研究者关注对肺移植受者进行免疫耐受的诱导。临床试验显示，诱导免疫耐受的抗CD3抗体、阻断T细胞免疫反应的抗CD28、抗CD80、抗CD86抗体均在一定程度上改善了肺移植的预后。调节性T细胞在肺移植中的临床研究也受到越来越多的关注。

604. 为什么临床肺移植需要根据患者情况选择单肺移植或双肺移植

答：肺移植分为单肺移植和双肺移植，其针对的疾病种类和具体病况并不相同。单肺移植适用于晚期纤维化肺部疾病如特发性肺纤维化、家族性肺纤维化、慢性阻塞性肺疾病、非感染性肺部疾病、肺动脉高压症而右室功能正常等。双肺移植适用于晚期慢性阻塞性肺疾病，如肺气肿、肺网状内皮细胞增生症；慢性合并感染的肺部疾病如肺囊性纤维化、双侧支气管扩张等。

605. 为什么使用心内膜活检技术进行心脏移植的术后监测

答：心脏移植（heart transplantation）术后能否成功主要取决于对急性排斥反应的正确、及时的诊断、预防和治疗。使用心电图、心脏超声、磁共振监测或者脑钠肽、肌钙蛋白I/T等生物标志物任何一项或者联合检测并不能预测或确定移植物排斥反应的发生。而术后检测的诊断失误会带来免疫抑制剂的错误使用。心内膜活检技术可以在没有出现抑制心脏功能变化以前就能诊断排斥的发生。在移植心脏出现不可逆的排斥损害前加强免疫抑制治疗，使移植的心脏可以长期保持功能的正常。因为急性排斥反应发生的高峰在心脏移植术后3个月内，所以活检次数比较频繁，一般术后第5天做第一次，以后4周内每周2次，4~6周每周一次，2~3个月每2周一次，4~6个月每月一次，6~12个月每4个月1次，1年后每年一次。

606. 为什么在心脏移植术后常建议检测患者血肌钙蛋白水平

答：肌钙蛋白TnT和TnI是心肌细胞受损的特异性指标。心脏移植术后，患者血肌钙蛋白水平普遍升高，移植术后的肌钙蛋白水平可以作为心血管事件的预测因子，如术后1年内死亡的患者，在术后前6周的超敏TnT水平远高于预后更好的患者。TnT与降钙素原（PCT）都是移植术后移植物功能衰竭的毒力预测因素。由于心内膜心肌活检属于有创操作，有发生并发症的风险，因而检测血肌钙蛋白水平也被用来监测急性排斥反应的发生，但相比较而言，还不足以作为急性排斥反应监测指标。

607. 为什么小肠移植后会发生慢性排斥反应

答：通过对供者的严格筛选和免疫抑制剂的使用，小肠移植之后的近期疗效显著提高，患者的生活质量显著改善。但是，小肠移植之后常有慢性排斥反应发生，其中的原因主要是，从移植免疫学角度，小肠也是一个免疫器官，具有高度多样性和免疫原性；加之小肠始终暴露于肠腔的外源性抗原和微生物环境中，不断发生天然免疫和获得性免疫的信息交换，移植肠的免疫细胞被激活后，释放的活性分子可能影响到患者机体的免疫细胞活动，进而引起对移植肠的排斥作用。因此，小肠移植不仅在近期可能发生急性排斥反应，在远期也常发生慢性排斥反应。

608. 为什么可选用胰腺移植来治疗糖尿病

答：胰腺移植的历史很悠久。在19世纪末期，已经在动物中施行了胰腺移植，并证实其对糖尿病的有效治疗作用。胰腺移植主要应用于胰岛素治疗的2型糖尿病患者且体重指数≤30kg/m^2，或者1型糖尿病患者在过去的24个月内至少有两次严重的低血糖状态，且已被特别评估为严重低血糖。胰腺移植已迅速成为1型糖尿病与肾衰竭患者的最佳治疗方案之一，显著改善生活质量和预期寿命；并已成为重建和保持正常血糖、停止并可能逆转糖尿病相关并发症的有效方法。

（李擎天　于文俊）

第十二章 性传播疾病免疫检验

第一节 基本知识

609. 为什么性传播疾病危害严重

答：性传播疾病（sexually transmitted diseases，STD）是由性传播疾病病原体感染、通过性行为、类似性行为及间接接触而传播的一组疾病。传统观念认为，性传播疾病是指通过性行为传染的疾病，其主要病变发生在生殖器部位。因而传统观念上的性传播疾病包括梅毒、淋病、软下疳、性病淋巴肉芽肿和腹股沟肉芽肿 5 种。1975 年，世界卫生组织（WHO）把性传播疾病的范围从过去的 5 种疾病扩展到各种通过性接触、类似性行为及间接接触传播的疾病。目前，性传播疾病的涵盖范围已扩展至包括最少 20 种致病微生物感染所致的疾病，包括非淋菌性尿道炎、尖锐湿疣、生殖器疱疹、艾滋病、细菌性阴道病、外阴阴道念珠菌病、阴道毛滴虫病、疥疮、阴虱等。我国目前要求重点防治的性传播疾病有梅毒、淋病、生殖道沙眼衣原体感染、尖锐湿疣、生殖器疱疹及艾滋病。

性传播疾病的病原体多种多样，其致病机制、症状体征、病理变化等各具特点；随着经济社会发展、人员流动加快、各种文化及生活方式的不断冲击，性传播疾病的传播速度明显加快，其防控形势十分严峻。同时，性传播疾病不仅危害个人身心健康，而且涉及家庭稳定和后代健康，对社会安定和谐也构成严重威胁。

610. 为什么近年来性传播疾病疫情迅速蔓延

答：性传播疾病在全世界广泛流行。近 20 多年来性传播疾病数量急剧上升，据世界卫生组织统计，全世界每年患性传播疾病的人数有 3 亿～4 亿，占世界人口的 6%。以往的性传播疾病的病原体均以细菌为主，如梅毒螺旋体、淋病奈瑟菌等，而目前的性传播疾病病原体则以病毒、衣原体等病原体为主，其发病隐匿，缺乏有效的治疗药物，从而给控制性传播疾病流行带来了困难。随着我国经济的飞速发展，对外交流不断扩大，跨境旅游迅猛增长，人们的性文化、性习俗也随着生活方式的变化而发生变化，这些原因使得性传播疾病的问题更趋复杂和严重。当前，防治性传播疾病已成为十分重要和紧迫的任务。

611. 为什么性传播疾病治愈后还可能复发

答：性传播疾病有时会见到复发现象，主要原因有：①人体对大多数性传播疾病病原体没有终身免疫，即使临床治愈，由于体内缺乏针对这些病原体的保护性抗体，因此如果再次受到感染，可能再次致病；②通常的疾病痊愈都是临床治愈，部分性传播疾病的临床表现不明显且缺乏规律性，临床症状消失并不意味着体内的病原体已经被杀灭；③性传播疾病治疗的关键在于同防同治，即患者需要和其性伴侣一起治疗和治愈，由于性传播疾病的私密性，很多情况下，在性传播疾病的高发人群中，难以做到完全的同防同治，因而也容易因再次感染而复发。

612. 为什么不安全的输血容易感染性传播疾病

答：性传播疾病的主要感染途径是经性行为传染，但部分性传播疾病，如梅毒、艾滋病等属于经体液感染的病原体，因而也可通过输血传播。造成输血传染的原因有以下几个方面：

（1）献血员原因：由于献血员自身的免疫力差，即便是感染了某些病原体，机体在短期内不会产生抗体，或产生抗体所需时间长，导致输血前性传播疾病筛查试验结果阴性，而造成病原体的输血感染。

（2）"窗口期"原因：梅毒、艾滋病等感染性疾病在病原体感染初期，机体对病原体抗原产生的抗体尚未形成，此时无法检测到抗体。即使检测技术在不断发展，检测灵敏度不断提高，仍不可避免地存在"窗口期"。如果输入性传播疾病"窗口期"的血液，就有可能因输血传染而发病。

（3）检测方法原因：采用抗原抗体检测方法时，由于检测灵敏度、抗体特异性等原因可造成阳性血标本的漏检。针对这种情况应采取不同的方法进行复检，或联合选用灵敏度更高的核酸检测方法进行筛查，以排除方法学的原因。

613. 为什么淋病可引起人体多个器官出现炎症

答：淋病是由淋病奈瑟菌所引起的泌尿生殖系统的化脓性感染。在我国，淋病是发病率最高的性传播疾病之一。人类是淋病奈瑟菌的唯一宿主，淋病奈瑟菌通过性接触传播，侵袭泌尿生殖道、口咽部及肛门直肠的黏膜上皮细胞。淋病奈瑟菌的致病物质有外膜蛋白、菌毛、IgAI、蛋白水解酶、内毒素等。男性主要引起尿道炎，可发展为前列腺炎、附睾炎等；女性可致前庭大腺炎、盆腔炎；新生儿通过产道感染可引起淋菌性结膜炎。在免疫力低下的患者可出现播散性淋病，即生殖器官之外的多器官炎性表现。

614. 为什么应关注非淋菌性尿道炎

答：非淋球菌性尿道炎是指由淋球菌以外的其他病原体所引起的尿道炎。主要是沙眼衣原体、解脲支原体，其他病原体包括人型支原体、生殖支原体、滴虫、白念珠菌、疱疹病毒、大肠埃希菌、链球菌、金黄色葡萄球菌、人乳头瘤病毒、真菌、厌氧革兰阴性杆菌等。近年来非淋球菌性尿道炎的发病人数明显增多，非淋菌性尿道炎可引起附睾炎、前列腺炎等合并症，可导致男性不育、女性不孕等严重后果。对非淋菌性尿道炎病原体进行及时检测，有助于早期明确病原体和进行有针对性的治疗。

615. 为什么尖锐湿疣不易治愈

答：尖锐湿疣又名生殖器疣，是一种性传播疾病，主要由低危型人乳头瘤病毒 HPV6 型和 HPV11 型引起。男性好发于阴茎的冠状沟、包皮系带、龟头等处，男性同性恋者常见于肛门及直肠，其肛门疣的发病率是阴茎疣的 7 倍。女性好发于阴唇、阴蒂、外阴、阴道、子宫颈等部位。尖锐湿疣难治有以下一些原因：首先是忽视病情，没有得到及时有效的治疗，尖锐湿疣的发病具有一定的潜伏期，约为 3 个月左右，早期发病尚无任何症状，所以不易被发觉。尖锐湿疣患者的性伴侣没有进行相关检查或治疗也是导致再次感染的一个重要原因。其次，临床治疗时，医生只能清除掉肉眼能看见的那部分疣组织，而肉眼能见的疣体仅是所有 HPV 感染中的一小部分，其他 HPV 感染状态在治疗后的一段时间里发展成肉眼能见的疣组织。再者就是尖锐湿疣患者多表现为免疫力下降，自身抵御病毒的能力减退，本病主要发生在生殖器外部皮肤上，血液并无感染，所以病毒仅仅只限于上皮组织层内，人体皮肤黏膜的免疫系统存在于上皮下的真皮层内，由于上皮组织的基底层的阻隔，真皮内免疫系统不能与表皮内 HPV 病毒颗粒接触而建立起有效的免疫应答反应，因而使得不少尖锐湿疣久治不愈，这种情况同样见于青年人面部的扁平疣及手上的寻常疣。另外，雌激素水平与 HPV 感染有关，雌激素水平较高的患者更易复发。

616. 为什么宫颈癌和人乳头瘤病毒有关

答：宫颈癌是最常见的妇科恶性肿瘤。宫颈癌的最主要高危因素是感染高危型的人乳头瘤病毒（HPV）。目前发现有超过 100 多种型别的 HPV 存在，其中 40 种以上与生殖道感染有关。大多数的 HPV 感染为无症状感染或为亚临床感染，具有自限性的特点，大多数感染会在 2 年内被机体自然清除，只有持续性的高危 HPV 感染才会导致机体的病理改变。HPV 分为高危型和低危型，HPV6、11、40、42、43、44、54、61、72 和 81 等型别为低危型，与宫颈大部分良性病变有关；HPV16、18、31、35、39、45、51、52、56、58、59、68、78 和 82 等型别为高危型，高危型 HPV 持续感染对几乎所有宫颈癌及大部分外阴癌、阴道癌、肛门癌及口咽部癌的发生均起重要作用。其中 HPV16 和 HPV18 型是最常见的高危型 HPV，HPV16 多见于宫颈鳞癌，HPV18 多见于宫颈腺癌。除了 HPV 之外，人单纯疱疹病毒Ⅱ型，也可以通过性行为传播，并与宫颈癌的发病有关。

617. 为什么要注射人乳头瘤病毒疫苗

答：HPV 疫苗属于预防性疫苗，即提供预防作用而不是治疗效果。疫苗接种后，可刺激免疫系统产生保护性抗体，这种抗体存在于人的体液之中，HPV 病毒一旦出现，抗体会立即作用，将其清除，阻止 HPV 病毒感染，从而达到预防 HPV 感染的目的。约 80% 的宫颈癌与 4 种类型（16、18、31 型和 45 型）的 HPV 感染有关，其中，50% 的宫颈癌与 HPV16 感染有关。2006 年 6 月 29 日，美国疾病控制预防中心建议：女性应于 11~12 岁接受 HPV 四联疫苗的注射接种，其他推荐使用疫苗的人群还有 13~26 岁没有接种过该疫苗的女性，以及阴道涂片检查异常、有生殖器疣或者其他状态的女性。HPV 疫苗可明显减少下一代人的宫颈癌发病率，需推广疫苗的应用。

（李擎天 刘 华）

第二节 梅 毒 检 验

618. 为什么得名"梅毒"

答：梅毒（syphilis）的发现源于欧洲。1492 年 8 月，哥伦布率领 87 名水手，分乘 3

艘海船，从西班牙出发，开始了震惊世界的环球航行。他们横渡大西洋，到达了现在的古巴、海地等岛。在海地岛，由于天气恶劣，他们不得不逗留了 42 天。这期间，水手们每日登岸，抢掠岛民，奸淫妇女。不料，其中不少人染上了当地土著人的一种地方病。至第 2 年 5 月船队回西班牙时，船员中患此病者已达 50% 以上。后来，这种病通过他们传播而蔓延开来。这时，欧洲的医生才发现了这种怪病。起初，此病名称在各国不尽相同。到 1496 年，欧洲几乎没有一个城市不遭受此病的侵袭。当时，在法国等国，此病被叫做"法兰西痘"。正式出现"梅毒"这个名称是在 1530 年。当时的意大利诗人、物理学家弗来大斯陶威斯写了一首叙事诗。诗中的主人公 Syphilis（译音：斯弗利斯）是个感染了此病的悲惨人物。由于这首诗流传很广，所以主人公的名字 Syphilis 成为"法兰西痘"的代名词，学术界最终就以"syphilis"来命名这种怪病。译成中文便是"梅毒"。约在 1500 年，一批葡萄牙商人来到印尼爪哇，后又泛海进入我国广东、台湾。他们在"通商"的同时，到处寻花问柳，造成了梅毒在我国的出现和蔓延。

619. 为什么梅毒不同临床分期首选的检测项目不同

答：根据病程和临床表现的不同，梅毒可以分为Ⅰ期、Ⅱ期和Ⅲ期。Ⅰ期主要表现为生殖器、口腔和肛门等直接接触处的溃疡（下疳）。在感染未治疗或治疗不彻底的情况下，患者会出现全身性皮肤斑丘疹（玫瑰糠疹），提示病程进入Ⅱ期。Ⅲ期梅毒指已侵犯心血管或中枢神经系统，后者又称神经性梅毒，预后不良。

不同临床分期的梅毒患者在临床症状、感染性等方面表现差异性很大。如在Ⅰ期，大多数病例在病灶处可检测出苍白密螺旋体，故检测时首选取下疳渗液，悬滴标本暗视野显微镜下查找白色透明发光、纤细、呈旋转、蛇行式和伸缩式运动的密螺旋体，或将该标本镀银染色查找棕黑色螺旋体。对于Ⅱ期梅毒，此期苍白密螺旋体不容易检测到，血清中除了该螺旋体特异性抗体阳性外，其类脂抗体也为阳性。而Ⅲ期梅毒是在Ⅰ、Ⅱ期未得到彻底治疗的情况下发生的，其病程长，可累及任何组织器官，包括皮肤、黏膜、骨、关节以及各内脏，较易侵犯神经系统导致神经梅毒，必须进行脑脊液检查，此时梅毒血清学反应结果不稳定。

620. 为什么梅毒血清学试验是梅毒主要的实验诊断方法

答：梅毒是由梅毒螺旋体引起的一种慢性性传播疾病。但是由于梅毒螺旋体在体外不易培养，至今尚不能在体外无生命培养基上生长，故梅毒的诊断主要依赖于临床标本中病原体的直接检查和血清试验。两者相比之下，梅毒血清试验是梅毒的主要实验诊断方法，包括梅毒非特异性抗体试验（nontreponemal tests）和梅毒特异性抗体试验（treponemal tests）两类试验。梅毒的免疫属感染性免疫，有梅毒螺旋体感染时才有免疫力，一旦螺旋体被杀，其免疫力随之消失。机体对梅毒螺旋体感染可产生体液和细胞免疫反应，体液免疫产生两类抗体：一类是梅毒特异性抗体，主要是 IgG 和 IgM；另一种称为反应素，为 IgA 和 IgM 的混合物，对机体无保护作用，可供筛选梅毒螺旋体的血清学诊断用。

621. 为什么在梅毒感染早期患者梅毒血清学反应可为阴性

答：与其他病原体刺激机体产生抗体一样，自梅毒螺旋体感染到能够从机体检测到相应的抗体之间也存在一个"窗口期"。如：反应素是在Ⅰ期梅毒病变出现后1~2周才测出，如果在梅毒感染早期，抗体未产生的时期（窗口期）检测，则可能出现梅毒血清学反应阴性。为此，应定期复查几周甚至几个月后仍然阴性才能排除梅毒。

622. 为什么甲苯胺红不加热血清试验、快速血浆反应素试验等是梅毒非特异性抗体试验

答：甲苯胺红不加热血清试验（tolulized red unheated serum test，TRUST）和快速血浆反应素环状卡片试验（rapid plasma regain circle card test，RPR）是用于检测梅毒螺旋体感染人体后产生的梅毒螺旋体非特异性抗体。这类试验属于梅毒非特异性抗体试验，其基本原理是采用牛心肌的心类脂作为抗原检测患者血清中的反应素，此类抗原与梅毒螺旋体存在交叉抗原。梅毒非特异性抗体试验是反应素在Ⅰ期梅毒发病后1~2周即可测出，Ⅱ期梅毒时，该试验的敏感性可达100%。由于本试验所用抗原是非特异性的，因此需要排除交叉抗原所致的假阳性反应，并结合患者病史、临床表现及多次的试验结果进行综合分析。对于梅毒初筛试验阳性的患者，需要选用梅毒特异性抗体试验进行复检。RPR等作为非特异性抗体试验的另一重要价值是，其效价的动态观察可用于梅毒疗效评价及预后随访。

623. 为什么快速血浆反应素试验阳性的受检者不能直接诊断为梅毒患者

答：梅毒非特异性抗体试验属于梅毒的初筛试验，该试验采用正常牛心肌的心类脂作为抗原检测患者血清中的反应素。有些慢性疾病如系统性红斑狼疮、类风湿关节炎、风湿性心脏病、肝硬化、慢性肾炎等可能存在交叉抗原，在梅毒血清试验时出现阳性结果，但一般此类结果的效价不高，且特异性梅毒螺旋体抗体试验阴性，通过详细的询问病史及体格检查，并定期随访可作出判断其是否是生物假阳性。另外，临床会遇到孕妇及老年人出现假阳性结果，结合病史了解，一般来说可以判定是否染有梅毒。

624. 为什么梅毒螺旋体非特异性抗体试验可作为梅毒治疗监测指标

答：梅毒患者治疗以后特异性梅毒螺旋体抗体很少发生变化，持续维持阳性。而非特异性梅毒螺旋体血清试验（如TRUST或RPR）可发生变化。Ⅰ期、Ⅱ期梅毒治疗后3个月血清反应效价可下降4倍，6个月下降8倍。Ⅰ期梅毒1年内转阴，Ⅱ期梅毒2年内转阴。因此可用非特异性梅毒螺旋体血清试验进行疗效观察。大部分晚期梅毒患者在正规治疗后第5年时，可转为阴性，但仍有一部分患者持续阳性。所以说非特异性梅毒螺旋体血清试验是梅毒治愈的标准之一，同时还需要结合其他临床表现综合判断。

625. 为什么梅毒患者会出现快速血浆反应素试验结果长期不转阴的现象

答：梅毒经过正规治疗后（早期梅毒在治疗结束6个月以后，晚期梅毒在治疗结束1年半以后），虽然非特异性梅毒抗体效价降低，但始终不阴转，常固定在1：（1~4），这种情况常称为血清固定现象。在发生血清固定现象时，首先应除外是否治疗不彻底，同时应详细检查有无内脏或神经梅毒，如有必要可做脑脊液RPR检查。另外要考虑是否复发或再感染。如果仍然存在梅毒螺旋体感染，对患者应继续给予足量、足程的抗梅毒治疗。否则，无需再治疗，可定期进行随访观察，如在观察期间效价有上升情况时，则应考虑继

续给予抗梅毒治疗。

626. 为什么梅毒特异性抗体试验的结果报告方式各有不同

答：梅毒螺旋体特异性抗体检测方法有多种，目前各类医院常用的有 3 种，分别是化学发光法（CLIA）、酶联免疫吸附试验（ELISA）、明胶颗粒凝集试验（T. pallidum particle assay，TPPA），检测基本原理都是抗原抗体反应，前两者是重组梅毒螺旋体抗原与待测血清或血浆中的梅毒螺旋体特异性抗体反应，TPPA 是用超声裂解的梅毒螺旋体为抗原，致敏红色明胶颗粒与人血清或血浆中的梅毒螺旋体抗体结合，产生肉眼可见红色凝集反应。因其检测方法不同，因此报告的结果形式也有所区别，化学发光法报告 S/CO 值，酶联免疫吸附试验根据临界值报告阴性或阳性，明胶颗粒凝集试验报告阴性或半定量阳性结果。

627. 为什么要综合梅毒非特异性抗体和特异性抗体试验的检测结果

答：在临床实践中，部分实验室选用逆向法进行梅毒螺旋体检测，即在采用梅毒特异性抗体试验对标本进行初筛时，对呈阴性反应的标本，可出具试验阴性报告；对呈阳性反应的标本，进一步选用梅毒非特异性抗体试验进行复检，以判断是梅毒既往感染或现症感染。同时应做 RPR 半定量试验，然后临床根据 RPR 效价来确定是否需要治疗。对于既往感染梅毒并经过治疗的患者，可以直接检测 RPR 效价，判断治疗效果及是否有复发。

628. 为什么检测梅毒螺旋体 19S-IgM 抗体可辅助诊断先天性梅毒

答：先天性梅毒（congenital syphilis，CS）又称胎传梅毒，是梅毒螺旋体由母体经胎盘进入胎儿血液循环中所致的梅毒。CS 主要由梅毒螺旋体经过胎盘脐静脉进入胎儿体内，导致累及胎儿各器官的梅毒感染；可感染胎盘发生动脉内膜炎，形成多处梗死灶，使胎盘功能严重障碍，造成流产、死胎、死产，一般发生在妊娠 16 ~ 18 周，亦可导致新生儿梅毒甚至死亡。胎传梅毒不发生硬下疳，其临床表现与后天的 Ⅱ 期梅毒相似，但更为严重。IgM 抗体是梅毒螺旋体刺激机体首先产生的早期抗体，由于 IgM 不能通过胎盘，如果婴儿血清中 19S-IgM 阳性则表示婴儿已被感染，故在 CS 的确诊中有特殊意义。

629. 为什么临床确诊神经梅毒必须检测脑脊液的梅毒特异性抗体

答：梅毒分 Ⅰ 期、Ⅱ 期、Ⅲ 期（又称晚期梅毒），Ⅱ 期和Ⅲ期梅毒均可侵犯神经系统，对组织的破坏性大，可引起组织缺损、器官损坏、功能障碍，严重的可致残和危及生命。值得关注的是，有30%以上的Ⅱ期神经梅毒患者和大约15%的Ⅲ期神经梅毒患者无任何临床表现，查体也无异常，但脑脊液梅毒试验阳性。可见，脑脊液检查对神经梅毒的诊断、治疗及预后判断均有帮助，因此要确诊神经梅毒必须检查脑脊液。脑脊液检查包括细胞计数、总蛋白测定、VDRL 试验、胶体金试验、TPPA 乳胶凝集及等电聚焦电泳检测寡克隆蛋白（oligoclonal band，OCB）等。脑脊液细胞学呈淋巴细胞为主的反应型及同时存在脑脊液寡克隆阳性条带，能够为临床诊断神经梅毒疾病提供重要依据。

630. 为什么梅毒治愈有临床治愈与血清学治愈两种

答：梅毒的临床治愈指损害愈合消退，症状消失；而血清学治愈指抗梅毒治疗后 2 年以内梅毒血清反应由阳性转变为阴性，脑脊液检查阴性。经过治疗后临床症状消退，并不表示梅毒已经治愈。因为就症状而言，既使不经过治疗，梅毒的皮疹等症状也能自行消退。经过标准治疗后，大部分患者会治愈，但也会有未愈或者复发。梅毒经过充分治疗，应随访 2～3 年，神经梅毒要每半年 1 次随访脑脊液，直至脑脊液完全正常。如在治疗后 6 个月内梅毒非特异性抗体（RPR）检测血清效价没有明显下降，应视为治疗失败或再感染，需加倍重新治疗。未能治愈，可能会导致潜伏梅毒、晚期梅毒，如果是孕妇还会影响胎儿，所以只有综合分析才能做出治愈或未愈的判断，特别是血清学检查的效价变化对于治疗效果的判断具有重要意义。

631. 为什么梅毒治愈后，患者梅毒特异性抗体仍可为阳性

答：在梅毒治愈后，梅毒特异性抗体试验如 TPHA 试验、TPPA 试验等还会检出阳性。这是因为梅毒特异性抗体试验与 RPR 等非特异性抗体试验相比较，其优势是特异性更高，常用于确证梅毒感染；但该项目却不适用于梅毒感染的转归和治疗效果评判。也就是说，TPPA 等梅毒特异性抗体试验结果阳性可伴随患者终身，它只能表示患者感染过梅毒螺旋体，但不能判断是近期感染还是既往感染。

632. 为什么检测出了梅毒螺旋体特异性抗体还会反复感染梅毒

答：梅毒患者虽然体内会产生抗体，但这种抗体不具有保护作用，因此可以再次被感染而发病。早期梅毒经过正规治疗后症状消失，梅毒非特异性抗体（如 RPR）阴转即为治愈，不会复发，但是如果再次与梅毒患者接触，也会导致再次感染，表现为出现梅毒的症状或 RPR 转为阳性或效价升高。晚期梅毒的损害多数不能治愈，少数只能稳定病情，多数症状严重者也难以改善。梅毒是否治愈、复发或再感染，需有经验的专业医生判断。

（李擎天　刘　华）

第三节　HIV 感染检验

633. 为什么称艾滋病

答：艾滋病的全称是获得性免疫缺陷综合征（acquired immunodeficiency syndrome，AIDS），由感染艾滋病病毒，即人类免疫缺陷病毒（*Human immunodeficiency virus*，HIV）引起。1981 年，美国洛杉矶一位医师陆续接诊了好几位男性患者，他们都有共同的症状：发热、呼吸不畅、进行性呼吸窘迫。X 线显示肺部双侧弥散性阴影。经肺部活检证实，他们均得了耶氏肺孢子菌肺炎，并表现为严重免疫缺陷伴多种感染。通常情况下，耶氏肺孢子菌肺炎在正常人中不会发生，只有在人体免疫力极其低下的情况下才会发生。经流行病学调查，这些患者均为年轻男性，且都为男性同性恋者。几乎在同时，这些病情也出现在其他静脉吸毒者身上。当年的 6 月 5 日，在美国疾病预防控制中心的 MMWR（发病率和死亡率周报，Morbidity and Mortality Weekly Report）上，报道了这种严重的免疫缺陷疾病。在此后的几年中，北美和西欧不少国家也陆续报道了这种疾病。经过此后几年的研究，科学家们终于发现导致这种疾病发生的元凶——人类免疫缺陷病毒，并将这种疾病译名为艾滋病（AIDS）。

634. 为什么 HIV 感染成为全球最重要的公共卫生问题之一

答：HIV 是一种能攻击人体免疫系统的病毒。它把人体免疫系统中的 CD4$^+$T 淋巴细胞作为主要攻击目标，引起机体免疫系统的进行性损伤，使人体丧失免疫功能。典型的 AIDS 分为急性感染期、无症状感染期、艾滋病相关综合征期和艾滋病期 4 个时期。进入艾滋病期之后，人体极易受到各种病原体感染，并出现中枢神经系统等多器官多系统损害，或并发肿瘤（如 Kaposi 肉瘤）。1983 年，法国科学家 Sinoussi 和 Montagne 首先从艾滋病患者体内分离出 HIV，并因此获得 2008 年诺贝尔生理学或医学奖。

艾滋病毒感染的主要人群是性活跃人群，这个人群也是主要的劳动力人群，因而艾滋病给经济发展和民生改善带来深重危害，是全球最重要的公共卫生问题之一。1995 年 9 月 26 日，国务院批准的卫生部《关于加强预防和控制艾滋病工作的意见》，对我国预防控制艾滋病的方针和原则、目标、措施作了规定，是防治艾滋病工作的纲领性文件。在国际社会的共同努力下，根据世界卫生组织（WHO）的报告，除了非洲地区以外，世界上大多数地区艾滋病的传播和蔓延已经得到了初步控制。积极预防，是应对艾滋病等感染性疾病播散的有效途径。

635. 为什么要关注 HIV 感染的窗口期

答：在 HIV 感染的不同时期应选择不同的检测手段。在原发感染 2 周内目前尚无法检测，2 周后出现病毒血症时可检测病毒抗原或病毒逆转录酶活性，感染 6~8 周后可检测病毒的抗体。HIV 感染的抗体窗口期是指患者感染 HIV 到血清 HIV 抗体阳性的间隔时间。美国疾病预防控制中心通过 14 年间对 HIV 抗体的检测，HIV 的窗口期为 1~3 个月。当然，窗口期的长短和检测试剂的灵敏度有关，所以窗口期的时间随着艾滋病病毒抗体检测试剂的发展在缩短，现在使用第四代初筛检测试剂的窗口期已缩短至 3 周左右。如果检测的时间处于窗口期，结果是阴性，则应在 3 个月再采血做一次检查，方可明确诊断。由于艾滋病的窗口期患者并无症状且常规的筛查试剂无法检出，而此时的被感染者具有传染性，能够通过性接触等途径播散病毒，因而在进行 HIV 感染的有效防控时，需要特别关注窗口期。

636. 为什么通常将 HIV 抗体检测作为 HIV 感染的初筛试验

答：HIV 抗体检测目前临床初筛主要选用 ELISA 法、免疫荧光法、化学发光法、免疫层析法等来检测 p24 和 gp120 抗体。HIV 初筛试验阴性则出具阴性报告，初筛试验 2 次阳性再进行确证实验。阳性或者不确定者则送到 HIV 确证实验室采用免疫印迹法进行确证检测。HIV 抗体最早在感染后 2 周，最晚在 3 个月会转为阳性，并可持续终身，是重要的免疫检测指标。

HIV 初筛试验主要检测血清中的 HIV 病毒抗体，其原因主要是与抗原相比，抗体更为稳定，检测技术更为成熟，灵敏度也相对更高。由于 HIV 抗体检测存在窗口期，因此新的 HIV 初筛试验已经增加了对 p24 等抗原的检测能力。

637. 为什么 HIV 初筛试验阳性不能直接出具 HIV 检测阳性报告

答：HIV 的初筛试验方法包括酶联免疫吸附试验（ELISA）、化学发光法（CLIA）、明胶颗粒凝集试验（TPPA）、免疫荧光试验（IFA）等，其中以 ELISA 最为常用。随着自愿咨询检测（VCT）工作的开展，也常采用快速检测。初筛检测的宗旨是避免漏检，因此应选用灵敏度高的符合国家要求的高质量试剂；因此，筛查试验呈阴性反应可出具 HIV 抗体阴性的报告。但无论采用何种初筛试验，对于阳性结果必须进一步做确证试验检测，且筛查试验阳性不能出具阳性报告，只可出具"HIV 抗体待复查"报告。

638. 为什么选用免疫印迹试验作为 HIV 感染的确证试验

答：HIV 抗体确证试验方法是免疫印迹法，免疫印迹作为确证试验特异性高，能同时检测不同 HIV-1 抗原组分的抗体，因此能够鉴别或肯定初筛检测的结果。

我国判定阳性标准是符合以下结果一项者即判断为阳性：①HIV 抗体阳性，至少有两条 EnV 带（gp41/gp120/gp160）出现；②至少一条 EnV 带和一条 p24 带同时出现。确证试验阳性，有临床症状，诊断为 AIDS；确证试验阳性而无临床症状，诊断为 HIV 感染者。在某些情况下，样品显示不典型的 HIV 反应性条带图谱，此时既不能确定为阳性也不能确定为阴性，称为 HIV 抗体不确定或可疑阳性。对 HIV 抗体可疑阳性受检者必须进行随访，通常为每 3 个月 1 次，共随访 2 次。如随访过程中出现特异性 HIV 抗体反应条带如 gp160 或 120，则做出 HIV-1 抗体阳性结论。如随访 6 个月后带型消失或没有变化，则做出 HIV 抗体阴性报告。

639. 为什么 HIV 初筛试验阳性，但确证试验阴性时建议做进一步检查

答：HIV 的实验检测分为初筛试验和确证试验。初筛试验一般是对高危行为或担心被感染的待检者进行的初步检测，为了避免漏诊，初筛试验更要求敏感性高。确证试验多由省级或以上疾病预防控制中心进行检测，其检测特异性更强。临床实践中部分待检者的 HIV 初筛试验阳性而确证试验阴性。此时，不能诊断为 AIDS。对这类待检者，还可选用 HIV RNA 的检测进行进一步检查，同时，可检测待检者 CD4$^+$T 细胞功能来做进一步排除，因为机体免疫功能状况也可能影响到抗体检查的结果。

640. 为什么第四代 HIV 初筛试剂能更早地检测 HIV 感染

答：缩短 HIV 检测的窗口期是专业技术人员一直关注的重大课题。HIV 初筛检测试剂盒也由一代、二代、三代发展到了现在的第四代，相比较于前三代试剂，第四代最大的特点是可同时检测 HIVp24 抗原和抗体，因为抗体的产生有一个过程，前三代试剂只检测 HIV 抗体，那么对抗体产生前的 HIV 早期感染的检测能力就受到了局限。而第四代试剂增加了 HIVp24 抗原检测，该抗原阳性比 HIV 抗体出现更早。因此，第四代试剂的检测窗口期可比使用第三代 HIV 抗体检测试剂缩短几天到 2 周，第四代初筛检测试剂能更早地检测到 HIV 病毒感染。不过，即便增加了抗原检测，作为初筛试验，检测结果阳性仍需进行确证试验检测。

641. 为什么在 HIV 感染、发病及其治疗全程中要关注感染者 CD4$^+$T 细胞计数

答：HIV 将人体免疫系统中最重要的 CD4$^+$T 淋巴细胞作为主要攻击目标，大量破坏该细胞，使人体丧失免疫功能。因此对艾滋病患者 CD4$^+$T 细胞计数的检测有着重要的临床意义。通过检测 CD4$^+$T 细胞数了解机体的免疫状态和病程进展，确定疾病分期和治疗时

机，判断治疗效果和 HIV 感染者的临床并发症。具体如下：①用于 HIV 感染者的疾病分期：凡 CD4$^+$T 淋巴细胞计数<200×10^6/L 的 HIV 感染者可归入艾滋病。②判断 HIV 感染者的临床合并症：各种机会性感染与 CD4$^+$T 淋巴细胞有相关性，如 CD4$^+$T 淋巴细胞少于 200×10^6/L 时，很容易发生耶氏肺孢子菌肺炎；而巨细胞病毒感染和鸟分枝杆菌感染常发生于 CD4$^+$T 淋巴细胞<50×10^6/L 的患者。③帮助确定抗 HIV 药物治疗及机会性感染预防性治疗的适应证。例如，当 CD4$^+$T 淋巴细胞少于 200×10^6/L 时，应给予抗耶氏肺孢子菌肺炎的预防性治疗。④还是抗 HIV 药物疗效的重要判断指标。

642. 为什么建议高危人群即使 HIV 抗体阴性也应在 2~4 周后再次检测

答：在进行 HIV 等性传播疾病筛查时，要特别注意高危人群。因为高危人群的感染率与普通人群相差极大。从感染 HIV 病毒起到 HIV 抗体产生需要一定时长的窗口期，一般感染 HIV 到产生血清抗体阳性约 45 天。现在随着检测技术的发展，第四代检测试剂联合检测抗原抗体已经把窗口期缩短到了 2 周左右（注意不同试剂的差异）。而高危人群在筛查时居于感染窗口期的机会也远高于普通人群。如果高危人群在高危行为后立即采血检测，可能会因为处于窗口期而检测结果为阴性（初筛试验和确诊试验均为阴性），因此建议高危人群即使 HIV 抗体阴性也应在 2~4 周后随访。

643. 为什么静脉吸毒者容易感染 HIV

答：艾滋病病毒的感染途径主要是性传播、血液传播和母婴传播。在我国和世界上许多地方，吸毒，尤其是共用静脉注射器吸毒一度是艾滋病毒的主要传播途径之一。静脉吸毒者更易感染 HIV 的主要原因是：第一，吸毒者在毒瘾发作时，往往来不及也没有条件使用一次性注射器，于是 HIV 便通过残存在针头、针管中的血液而传播、感染。第二，许多吸毒者还有其他性淫乱行为，吸毒人群是传播和感染 HIV 的高危人群。第三，毒品可直接损害吸毒者的免疫系统，使得机体更易受到 HIV 感染以及更容易进入艾滋病期。吸毒也是 HIV 感染后促发艾滋病的重要因素。因此应该"珍爱生命，远离毒品。"

644. 为什么儿童也会感染 HIV

答：艾滋病病毒的感染途径主要是性传播、血液传播和母婴传播。一般来说，儿童感染艾滋病绝大多数是源于母亲的母婴传播。在一些国家和地区，性传播、血液传播和母婴传播甚至都有危及到儿童。因此，一方面，全社会要更加关注到涉童犯罪的危害，更加关注到医源性传播的风险，同时，在防控艾滋病时要特别保护艾滋病家庭的儿童，实践证明，日常生活的接触并不会感染 HIV，因此还应努力消除对艾滋病家庭儿童的各种歧视。

645. 为什么 HIV 感染实验诊断同时针对 HIV-1 和 HIV-2 型

答：HIV 分为两型，即 HIV-1 型和 HIV-2 型。在遗传上，两型之间的绝大部分是相似的，但是还有一些区别。从流行病学来说，HIV2 型的发病比较局限，主要流行地区是西部非洲的一些地区。包括中国在内，世界上绝大部分流行的 HIV 病毒株是 HIV1 型。就发病和危害性而言，HIV-1 型的危害也大于 HIV-2 型，即更容易进入艾滋病期，预后更差。传统上，HIV 感染的免疫检验主要关注 HIV-1 型。随着实验技术的发展和临床检测的需要，HIV 免疫检验已经可以同时检出 HIV-1 型和 HIV-2 型的病毒感染，使得该项检测的灵敏度更高。

646. 为什么《全国艾滋病检测技术规范》新增 HIV-1 核酸试验

答：我国于 2016 年 3 月正式实施《全国艾滋病检测技术规范（2015 年修订版）》，这一版中将 HIV-1 核酸试验新增为补充试验。将核酸试验新增为补充试验的目的，是将其用于抗体确证试验结果不确定的情况下，或者 HIV 感染量极微的 HIV 急性感染早期的检测。通过增加 HIV-1 核酸试验作为补充试验，有望进一步提高 HIV 确证试验的灵敏度和准确性，实现 HIV 感染的早期确诊。

（李擎天　刘　华）

第四节　支原体、衣原体感染检验

647. 为什么衣原体免疫检验是目前诊断衣原体感染的常用检测方法

答：衣原体是活细胞内寄生的病原体，流行病学调查表明，衣原体是占比最高的性传播病原体之一。实验室检测方法有形态学直接检查、培养法和免疫检验等。其中，衣原体培养是检测衣原体感染的"金标准"，但技术要求高，方法复杂。涂片直接镜检法目前主要用于眼部标本，姬姆萨染色后在上皮细胞内查找包涵体；而对于泌尿生殖道标本，由于完整细胞少，不推荐涂片法用于临床生殖道标本检查。临床实验室衣原体检测常使用荧光定量 PCR 的分子生物学检测法和免疫检验方法。免疫检验方法包括直接荧光法、ELISA、胶体金法抗原检测等，可以实现对衣原体的定性和定量检测，有研究表明直接荧光法的检测灵敏度优于 ELISA 法和胶体金法。免疫检验方法具有快速、简便、重复性好且灵敏度较高的优点，因而成为诊断衣原体感染的常用检测方法。

648. 为什么沙眼衣原体女性的报告感染人数高于男性

答：沙眼衣原体包括沙眼亚种、性病淋巴肉芽肿亚种，因此它不仅是沙眼的病原体，也可以导致性传播疾病。目前，沙眼衣原体引起的生殖道感染已成为最常见的性传播疾病之一，常见于非淋菌性尿道炎、宫颈炎、输卵管炎、附睾炎等。临床研究中发现沙眼衣原体在女性中的感染率高于男性，其主要原因是女性和男性人群对该病原体的检测率差异很大。沙眼衣原体经性接触传播，主要侵犯淋巴组织，引起的典型症状是男性腹股沟淋巴肉芽肿以及女性的肠皮肤瘘管、会阴-肛门-直肠狭窄和梗阻。由于沙眼衣原体的生殖道感染在成人常表现症状不明显，其主要危害是影响妊娠结局，因而成为孕期女性的检测指标，因而造成"女性的报告感染人数高于男性"的印象。

649. 为什么脲原体实验检测阳性时还需要结合临床表现才能作出诊断

答：脲原体感染是临床非淋菌性尿道炎的重要原因，也是人类不孕不育的原因之一。因此，脲原体感染的实验室检测引起越来越多的重视。脲原体感染的检测方法包括培养法、分子生物学和免疫检验方法等。由于分子生物学方法和免疫检验方法的检测时间更短，不少实验室将其作为常规方法。根据非淋菌性尿道炎病原学诊断专家共识，解脲脲原体和人型支原体培养阳性，需结合临床表现及分子生物学检验结果，才具有临床意义；斑点免疫法（dot immunobinding assay，DIBA）亦可用于脲原体检测，其应用斑点反应板上的固相解脲脲原体抗体特异地与标本中的解脲脲原体抗原结合形成复合物，然后滴加胶体金标记的 IgG 抗体再与复合物结合，加洗涤液洗涤后，阳性者即在膜中央形成肉眼可见的红色圆斑（胶体金聚集）。具有操作简便、快捷等优点。包括脲原体在内的支原体的实验室检测更常用于患者的病程发展和疗效判断。

650. 为什么支原体感染治愈后抗体检查还可以出现阳性

答：与泌尿生殖道疾病密切相关的支原体主要是解脲脲原体和人型支原体。生殖道中有人型支原体寄居，或在尿道、阴道中检测出支原体而没有任何伴随的症状时，这种"支原体阳性"是正常的携带状态，并不意味着致病。只有检出支原体，同时有生殖道临床症状，如生殖道炎症或合并性传播疾病，此时的"支原体阳性"才需要积极治疗。同样，在生殖道临床症状消失之后，支原体的抗体并不会立即消失，甚至可能长期存在。此时常规的支原体抗体检查仍可呈现阳性，建议延长复查时间以及结合临床表现，病原体培养和分子生物学检测来综合判断感染治愈情况。

（李擎天　刘　华）

第十三章　心血管疾病免疫检验

第一节　基本知识

651. 为什么会产生动脉粥样硬化

答：动脉粥样硬化（atherosclerosis，AS）是一组称为动脉硬化的血管病中最常见、最重要的一种，是冠心病、脑梗死、外周血管病的主要原因。脂质代谢障碍为动脉粥样硬化的病变基础，其特点是受累动脉病变从内膜开始，一般先有脂质和复合糖类积聚、出血及血栓形成，进而纤维组织增生及钙质沉着，并有动脉中层的逐渐蜕变和钙化，导致动脉壁增厚变硬、血管腔狭窄。病变常累及大中肌性动脉，一旦发展到足以阻塞动脉腔，则该动脉所供应的组织或器官将缺血或坏死。由于在动脉内膜积聚的脂质外观呈黄色粥样，因此称为动脉粥样硬化。导致动脉粥样硬化的机制主要有：①低密度脂蛋白（LDL）透过内皮细胞深入内皮细胞间隙，单核细胞迁入内膜，此即最早期；②氧化修饰低密度脂蛋白（Ox-LDL）与巨噬细胞的清道夫受体结合而被摄取，形成巨噬源性泡沫细胞，对应病理变化中的脂纹；③动脉中膜的血管平滑肌细胞（SMC）迁入内膜，吞噬脂质形成肌源性泡沫细胞，增生迁移形成纤维帽，对应病理变化中的纤维斑块；④Ox-LDL 使上述两种泡沫细胞坏死崩解，形成糜粥样坏死物，粥样斑块形成。部分患者有脂代谢异常，主要表现为血 TC 增高、LDL-C 增高、HDL-C 降低、TG 增高，ApoA 降低，ApoB 和 Lp（a）增高，因此检测血脂指标有助于早期诊断。

652. 为什么炎症反应在动脉粥样硬化的各个时期都有重要作用

答：动脉粥样硬化的基本病变可分为脂纹、纤维斑块、粥样斑块和复合性病变四个时期，在动脉粥样硬化斑块的各个阶段均可以检测到炎症细胞和炎症介质，提示炎症反应在动脉粥样硬化的各个时期都有重要作用。早期动脉粥样硬化病变以内皮细胞功能障碍为特征，其重要原因就是血管壁的慢性炎症刺激。各种损伤因子作用于内皮细胞，增强内皮细胞表面黏附分子表达，且内皮细胞等表达的趋化因子分别趋化不同类型的免疫细胞或非免疫细胞，使其沉积于内膜下，启动动脉炎症反应。炎症细胞一旦在动脉壁中积聚活化后，即参与斑块局部的免疫应答。持续的炎症反应导致巨噬细胞和淋巴细胞增多，这些细胞激活后释放各种细胞因子、趋化因子和生长因子，进一步加重损伤，形成进展期斑块，随着病变进展，最终形成典型的粥样斑块。动脉粥样硬化进展到一定时期即出现斑块破裂、斑块内出血等，炎症是并发症的始动因子。慢性炎症的损伤部位反复极化、纤维化，局部钙盐沉着，形成斑块的钙化。

653. 为什么急性冠脉综合征是一组临床综合征

答：急性冠脉综合征（acute coronary syndrome，ACS）是以冠状动脉粥样斑块破裂、侵蚀，局部血栓形成，导致冠状动脉完全或不完全闭塞为病理基础的一组临床综合征，包括不稳定型心绞痛（unstable angina pectoris，UA）、急性心肌梗死（acute myocardial infarction，AMI）和心脏性猝死。根据心电图可分为 ST 段抬高 ACS（ST-elevation acute coronary syndromes，STE-ACS）和非 ST 段抬高 ACS（non-ST-elevation acute coronary syndromes，NSTE-ACS），前者主要为 ST 段抬高型急性心肌梗死（ST-segmentelevationmyocardialinfarction，STEMI），后者包括不稳定型心绞痛和非 ST 段抬高型急性心肌梗死（UA/NSTE-MI）。常见于老年、男性及绝经后女性、吸烟、高血压、糖尿病、高脂血症、腹型肥胖及有早发冠心病家族史的患者。ACS 患者常常表现为发作性胸痛、胸闷等症状，可导致心律失常、心力衰竭，甚至猝死，严重影响患者的生活质量和寿命。

654. 为什么会发生心力衰竭

答：心力衰竭（heart failure，HF）是各种心脏结构或功能性疾病导致心室充盈和（或）射血能力受损，心排血量不能满足机体代谢需要，以肺循环和（或）体循环淤血，器官、组织血液灌注不足为临床表现的一组综合征，主要表现为呼吸困难、体力活动受限和体液潴留。心功能不全或心功能障碍（cardiac dysfunction），理论上是一个更广泛的概念，伴有临床症状的心功能不全称之为心力衰竭，而有心功能不全者，不一定全是心力衰竭。主要病因为原发性心肌损害和心脏长期容量和（或）压力负荷过重导致心肌功能由代偿最终发展为失代偿。免疫反应在心衰过程中也起到重要作用。研究显示，心力衰竭患者有持续免疫激活的特征，促炎因子与心肌病理性肥大发展相关，血管紧张素Ⅱ、TNF-α、TLR4 和 NF-κB 不仅是心力衰竭的标记物，还可通过 JNK/p38 通路引起心肌细胞凋亡和纤维化等。

655. 为什么高血压属于心脑血管疾病

答：原发性高血压（essential hypertension）是以体循环动脉压升高为主要临床表现的心血管综合征，通常简称为高血压。高血压是多种心、脑血管疾病的重要病因和危险因素，影响重要脏器如心、脑及肾的结构与功能，最终导致这些器官的功能衰竭。高血压定义为未使用降压药物的情况下诊室收缩压 ≥140mmHg 和（或）舒张压 ≥90mmHg。根据血压水平分为正常血压、正常高值血压和 1、2、3 级高血压之外，还应当根据合并的心血管危险因素、靶器官损害和同时患有的其他疾病，将高血压患者分为 4 层（组），即低危、中危、高危和很高危，并依此指导医生确定治疗时机、治疗策略与估计预后。血压水平的定义和分类见表 13-1。

表 13-1 血压水平的定义和分类

类别	收缩压（mmHg）		舒张压（mmHg）
正常血压	<120	和	<80
正常高值	120~139	和（或）	80~89
高血压：	≥140	和（或）	≥90

类别	收缩压（mmHg）		舒张压（mmHg）
1级高血压（轻度）	140～159	和（或）	90～99
2级高血压（中度）	160～179	和（或）	100～109
3级高血压（重度）	≥180	和（或）	≥110
单纯收缩期高血压	≥140	和	<90

若患者的收缩压与舒张压分属不同的级别时，则以较高的分级为准；单纯收缩期高血压也可按照收缩压水平分为1、2、3级

656. 为什么血脂是动脉粥样硬化患者随访指标

答：目前高血脂已被世界医学界公认为是导致动脉粥样硬化和各种心脑血管疾病的"罪魁祸首"。人体血浆中所含的脂质称为血脂，主要由胆固醇、三酰甘油、磷脂和游离脂肪酸构成，这些脂类是人体必需的营养物质。但如果血脂过多，就会造成脂质代谢紊乱，血液黏稠度增高，脂类物质在血管壁内膜沉积，由多种因素引起内皮细胞损伤或剥脱，内膜通透性增加，导致循环血液中的脂蛋白尤其是低密度脂蛋白向内皮下入侵，经过诸多环节后由脂点、脂纹等发展为斑块，医学上称为动脉粥样硬化。这些斑块增多、增大，逐渐堵塞血管，致使血管管腔狭窄，血液流通不畅。按照受累动脉部位的不同，可分为主动脉粥样硬化、冠状动脉粥样硬化、肾动脉粥样硬化和四肢动脉硬化等。如果重要器官动脉供血不足，就会导致严重后果。通常严重的是心脑血管动脉粥样硬化，会引起冠心病、心肌梗死、心绞痛、脑血栓、脑出血和卒中等，甚至危及生命。所以近20年来血脂调整药物如他汀类药物和贝特类药物广泛应用于血脂的治疗。它们分别以降低总胆固醇、低密度脂蛋白和三酰甘油为主。所以鉴于以上情况，随访监测三酰甘油、总胆固醇、低密度脂蛋白和高密度脂蛋白对于血脂管理尤其是药物治疗的动脉粥样硬化患者具有良好的指示作用。

（盛慧明　孙寒晓）

第二节　急性心肌梗死检验

657. 为什么心脏标志物检测的周转时间要求高

答：1995年国际"急性心肌梗死溶栓疗法"研究组总结多中心临床试验结果，认为溶栓治疗心肌梗死大大改善急性心肌梗死的预后，降低死亡率。但此方案必须在急性心肌梗死早期进行，最好在发作3小时内溶栓，每推迟1小时，患者30天内存活机会减少21%。使用溶栓疗法越早，成功概率越大。根据血栓特性，首剂必须在急性心肌梗死发生6小时内应用，超过6小时，溶栓疗法无效。因此，快速诊断急性心肌梗死，对于治疗至关重要，这就要求心脏标志物的检测周转时间（turnaround time，TAT）尽量缩短。

658. 为什么肌红蛋白测定在急性心肌梗死的极早期诊治中有提示作用

答：肌红蛋白（myoglobin，Myo）是目前心肌受损后最早发生异常增高的心肌蛋白标志物，心肌内含有丰富的肌红蛋白，当肌细胞膜完整性被破坏后，因肌红蛋白相对分子质量小，不通过淋巴循环就直接快速地进入血液中，较CK-MB和cTn（hs-cTn）出现早。急

性心肌梗死（AMI）发作 2 小时后的血清 Myo 即开始升高，4～6 小时达高峰，升高幅度大于各心肌酶，可以作为 AMI 极早期诊断标志物。但 Myo 半寿期短（15 分钟），且特异性差，骨骼肌损伤、创伤或肾衰竭等疾病，都可导致其升高。因此，胸痛发作 2～12 小时内 Myo 不升高，有助于排除 AMI 的诊断，其阴性预测值为 100%。临床上通常利用 Myo 高阴性预测值和高灵敏度的特点排除心肌梗死。

659. 为什么肌红蛋白可用于急性心肌梗死溶栓治疗中评价有否再灌注的指标

答：冠状动脉闭塞后，梗死区坏死心肌释放的酶，在梗死区积聚，经淋巴及侧支血流缓慢回流至体循环。但当冠状动脉再通时，坏死区积聚的酶被再灌注血流直接"冲刷"出来，迅速进入体循环，使其在血液中的水平明显升高（洗脱现象），从而使酶峰出现时间迅速提前。AMI 再灌注判断指标及时反映是评价有否再灌注的关键。Myo 出现早，在 AMI 发生后一般 2 小时便出现增高，4～6 小时达高峰；且消退时间短，AMI 后血中 Myo 很快从肾脏清除，发病 24～36 小时恢复至正常水平。因而 Myo 测定是急性心肌梗死溶栓治疗中评价有否再灌注的良好指标。

660. 为什么肌酸激酶结果升高不一定是急性心肌梗死

答：肌酸激酶（creatine kinase，CK）主要存在于骨骼肌、脑和心肌组织中。正常情况下，绝大多数肌酸激酶位于肌细胞内，血清 CK 测定主要用于骨骼肌和心肌损伤相关疾病的实验诊断，由于骨骼肌中 CK 单位含量极高，且其全身总量大大超过心肌，所以在各种肌肉损伤（如挫伤、手术、肌内注射、癫痫发作）和疾病（如多发性肌炎、肌炎、横纹肌溶解症、进行性肌营养不良、重症肌无力）时，CK 极度升高，活性常高于参考范围数十至数百倍。因此，肌酸激酶增高不一定是急性心肌梗死，其增高可见于很多疾患，如同时测定肌酸激酶同工酶还有助于疾病的鉴别诊断。最主要的 CK 同工酶测定是以评估心肌损伤为目的的 CK-MB 测定，但在临床上遇到患者血清 CK-MB 活性高于正常，且占总 CK 活性超过 30% 时，一般不是心肌损伤所致。

661. 为什么疑似心肌梗死患者检测肌酸激酶同工酶（CK-MB）较肌酸激酶特异性更高

答：CK 同工酶包括 CK-BB、CK-MM 和 CK-MB。CK-BB 主要存在于脑组织中，CK-MM 主要存在于骨骼肌中，CK-MB 主要存在于心肌细胞的外浆层。当心肌受损后，CK-MB 释放入血，4～6 小时开始升高，24 小时达高峰，持续 2～3 天。CK 主要存在于骨骼肌、脑和心肌组织中，特异性较差。虽然 CK-MB 并不对心肌完全特异，在骨骼肌中也少量存在，外科手术和骨骼肌疾病时常出现假阳性，但急性骨骼肌损伤时可出现 CK-MB 一过性增高，CK-MB/CK 常 <6%，借此可与心肌损伤鉴别。在大多数情况下推荐连续两次测定 CK-MB 活性浓度或测定 CK-MB 质量浓度，尤其是 CK-MB 质量的免疫学方法，有明显的特异性和灵敏度优势。因此，在无肌钙蛋白检测情况下，疑似心肌梗死患者检测 CK-MB 较 CK 特异性更高，可提高诊断准确性。

662. 为什么会出现肌酸激酶同工酶（CK-MB）的检测结果大于肌酸激酶的现象

答：CK 分为胞质型和线粒体型，胞质型根据 M、B 亚基的不同，分为 CK-MM、CK-

MB 和 CK-BB 3 种，理论上 CK-MB 不可能高于总 CK。目前检测 CK-MB 的方法为免疫抑制法，即在试剂中加入抑制 M 亚基的多克隆抗体抑制 CK-MM 与 50% CK-MB 的活性，检测 B 亚基的活性。因正常人血清中 CK-BB 含量极微，可忽略不计，则 CK-MB 活性为测得的 B 亚基活性乘以 2。当血清中存在多量 CK-BB 或巨 CK1、巨 CK2（巨 CK1、巨 CK2 其活性不受抗 CK-M 单体的抗体抑制）时，其 B 亚基活性同 CK-MB 中 B 亚基一起被检测后乘以 2，检测活性结果明显高于真实值，甚至出现 CK-MB 活性大于 CK 总活性的可能。巨 CK 的检测可以通过电泳获得巨 CK1、巨 CK2 的条带予以证实。除上述情况造成 CK-MB 活性高于 CK 活性外，其他原因还有：①试剂因素；②仪器因素；③标本因素：标本溶血可导致红细胞释放腺苷酸激酶（adenylate kinase，AK）催化 ADP 反应生成 ATP，引起 NADPH 吸光度的改变，导致 CK 与 CK-MB 结果假性偏高。

663. 为什么标本溶血影响心肌梗死酶类标志物的检测

答：评价心肌梗死常用的酶类标志物主要包括 CK 及其同工酶 CK-MB、乳酸脱氢酶和天冬氨酸氨基转移酶（aspartate transaminase，AST）。红细胞中不含有 CK 但含有大量腺苷酸激酶（AK），溶血时 AK 参与了 CK 检测过程而引起 CK 人为增高。虽然在 CK 测定中加入 AK 抑制剂二腺苷-5-磷酸（DAPP）和 AMP，但高浓度的抑制剂对 CK 也有非特异性的抑制作用，浓度一般限制在 5mmol/L，在此条件下 AK 活性只能被抑制 88%，因此 AK 干扰不能完全清除。红细胞中乳酸脱氢酶的活性比血浆高 180 倍，AST 的活性是血浆的 15 倍，溶血会严重影响这些标志物检测。此外，溶血时血红蛋白（Hb）逸出进入血清，可引起可见光谱的短波长（300 ~ 500nm）吸光度的明显增高。LDH、CK 和 CK-MB 测定波长都在这一范围，都不可避免受溶血的影响，比色测定时，溶血导致分析浓度高于实际浓度。因而，在血液采集、运输、保存和检验的过程中需通过控制血液标本的质量来确保检测结果的准确性。

664. 为什么心肌肌钙蛋白检测是诊断急性心肌梗死的特异性指标

答：肌钙蛋白（troponin，Tn）是横纹肌的结构蛋白，存在于心肌和骨骼肌肌原纤维的细丝中，起调节肌肉收缩和舒张的作用。存在于心肌细胞中的肌钙蛋白称之为心肌肌钙蛋白（cardiac troponin，cTn）。cTn 现已成为心肌细胞损伤灵敏度和特异性最强的标志物之一，是目前公认的最佳诊断 AMI 的确定标志物。cTn 是由肌钙蛋白 C、肌钙蛋白 I（cTnI）及肌钙蛋白 T（cTnT）组成的复合物，正常情况下，cTnT 和 cTnI 在血清中含量极低，其血清浓度升高是心肌损伤特异而灵敏的标志。心肌缺血早期，胞质中游离的 cTn 快速释放入血，4 ~ 6 小时即可在血液中检测到有诊断意义的升高，且具有较宽的诊断窗：cTnT 为 5 ~ 14 天，cTnI 为 4 ~ 10 天。在诊断窗内，肌钙蛋白增高的幅度要比 CK-MB 高 5 ~ 10 倍。胸痛发作 24 小时内，血清 cTn 对于诊断 AMI 的灵敏度和特异性分别为 99% 和 93%，24 小时后敏感性和特异性均为 100%。此外，cTnI 仅存在于心肌内，其特异性阴性预测率可达 100%，尤其适用于 AMI 合并骨骼肌损伤的患者。因此，心肌肌钙蛋白检测是诊断 AMI 的特异性指标。

665. 为什么心肌肌钙蛋白常检测肌钙蛋白 T 和（或）肌钙蛋白 I

答：肌钙蛋白是由肌钙蛋白 C（TnC）、肌钙蛋白 I（TnI）及肌钙蛋白 T（TnT）3 个亚单位组成的复合物。TnC 相对分子质量为 18 000，呈晶体结构，是肌钙蛋白的 Ca^{2+} 结合亚基，骨骼肌和心肌中的 TnC 相同。TnI 相对分子质量为 23 000，是肌动蛋白抑制亚基，有 3 种亚型：快骨骼肌亚型、慢骨骼肌亚型和心肌亚型。这 3 种 TnI 亚型分别源于 3 种不同的基因，心肌亚型（cTnI）相对两种骨骼肌亚型约有 40% 的不同源性。TnT 相对分子质量为 37 000，为不对称蛋白结构，是原肌球蛋白结合亚基。TnT 也有 3 种亚型：快骨骼肌亚型、慢骨骼肌亚型和心肌亚型，其在骨骼肌或心肌中的表达分别受不同的基因调控。因此，目前临床心肌梗死常检测 TnT 和（或）TnI 的心肌亚型，即 cTnT 和 cTnI。

666. 为什么不同检验系统的心肌肌钙蛋白 I 检测参考范围不同

答：cTnI 是肌原纤维 ATP 酶的抑制亚单位，3% 的 cTnI 分布于心肌细胞胞质中，97% 与心肌结构蛋白结合。cTnI 是由 210 个氨基酸构成的多肽链，其蛋白质大部分序列均具有抗原性，其中尤以氨基端和羧基端的抗原性最强。检测 cTnI 多用双抗体夹心法，需要针对 cTnI 不同氨基酸序列设计不同的捕获抗体和检测抗体，继而测定 cTnI 抗原。不同试剂盒所使用的抗体不同，直接造成了不同方法间检测能力和结果的差异。理论上，检测方法若选用针对 cTnI 多肽链氨基端和羧基端这两部分抗原表位的抗体会达到最好效果，但是 cTnI 分子的氨基端和羧基端很容易因蛋白质水解而降解，并产生多达 8 种降解产物。因此，cTnI 分子在检测时很容易降解，直接影响测定结果。相比之下，cTnI 分子的中心区域第 30 ~ 110 氨基酸残基可能受 TnC 的保护而表现较为稳定，应用针对该区段的抗体测定 cTnI，在一定程度上可消除 cTnI 分子降解而对结果造成的影响。不同试剂仪器生产商所用抗体来源不同、生产工艺不同、检测方法不同、检测仪器不同及参考品不同都可导致参考范围的差异。为此，临床实验室在应用中必须明确告知参考范围，使临床能正确解读实验结果。

667. 为什么 6 小时内的胸痛患者需即刻联合检测肌红蛋白和肌钙蛋白

答：对于胸痛患者，临床首先怀疑心肌梗死，而心肌梗死的及时诊断和对应治疗是救治成功的关键，由于心肌梗死指标在心肌梗死不同时期血液中出现的时间、峰值时间、残留时间不同，又由于心肌梗死标志物器官特异性不同，临床通常会采用两种或三种心肌梗死标志物联合检测从而更好地辅助临床诊断。由于 Myo 出现早（2 ~ 3 小时），但器官特异性差；而 cTn 出现增高相对 Myo 迟（3 ~ 6 小时），但残留时间长，器官特异性高。故临床对 6 小时内的胸痛患者入院后会即刻进行 Myo 与 cTn 的联合检测。

668. 为什么行经皮冠状动脉介入治疗前后需监测心肌损伤标志物

答：在急性心肌梗死发生后，临床常采用经皮冠状动脉介入治疗（percutaneous coronary intervention，PCI），使阻塞的动脉复通（再灌注），降低死亡率。再灌注的可靠依据是冠状动脉造影，成功再灌注往往出现在治疗开始的 90 分钟内。心肌标志物作为无创再灌注成功与否的评估指标，广泛应用于临床。与持续阻塞的患者不同，建立新的冠脉循环的急性心肌梗死患者，将释放大量酶和蛋白质类物质进入循环（冲洗现象），出现一个高峰。在对溶栓后的再灌注状态检测时，至少采取 0 时间（即治疗开始时）和 1 时间（治疗开始后 90 分钟），比较标志物浓度。

669. 为什么近期心肌再梗死要联合检测心肌肌钙蛋白、肌酸激酶同工酶和（或）肌红蛋白

答：心肌再梗死是指急性心肌梗死4周后再次发生的心肌梗死。对于疑似近期内再梗死者建议联合cTn和CK-MB/Myo检测是根据3项指标的特性。心肌肌钙蛋白cTn有较长的窗口期，cTnT长达7天，cTnI长达10天，甚至14天，对于诊断近期发生的再梗死效果差。但是CK-MB在6~8小时开始升高，20~24小时达到峰值，36~72小时恢复正常。Myo在心肌梗死2小时即升高，6~9小时达到高峰，24~36小时恢复正常水平（图13-1）。CK-MB和Myo的窗口期短，回复到正常范围快，因此可用cTn与CK-MB/Myo联合判断近期是否有再梗死。

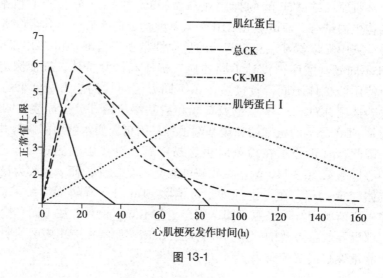

图 13-1

670. 为什么激烈运动后会影响心肌标志物检测结果

答：心肌标志物并非心肌特异性，尤其是肌红蛋白（Myo）和CK-MB。Myo存在于骨骼肌和心肌等组织中，能可逆地与氧结合，增加氧扩散浸入肌细胞的速度，且骨骼肌和心肌中的Myo免疫学性质相同。CK-MB是CK的一种同工酶形式，主要存在于心肌和骨骼肌中，心肌中比例较大，但骨骼肌中含量也非常多。Myo和CK存在生理性增高，人体在运动后会导致这些指标明显增高，运动越激烈时间越长，增加幅度越大，因此，临床医师对患者解释时应考虑到生理性的变化。

671. 为什么超敏心肌肌钙蛋白在急性冠脉综合征的诊治中地位提高

答：超敏心肌肌钙蛋白（high-sensitive cardiac troponin, hs-cTn）是指用高敏感方法测定cTn，其检测方法已在临床中广泛应用。目前，国际上还没有hs-cTn检测方法的统一标准，国际临床化学协会（IFCC）确认并被普遍接受的标准为：能够在50%以上的表面健康人群中检测到cTn，参考范围上限第99百分位值的检测不精密度应≤10%。随着新一代hs-cTn检测的问世，在灵敏度、分析精密度方面较之前的检测方法有显著提高，能更敏感探查既往易被漏诊的微小心肌损伤，能在更早期诊断出心肌损伤（包括AMI）。以前，临床通常需要等待约6小时，观察cTn的有意义增高。hs-cTn对心肌组织特异性相对较高，灵

敏度高，可在 3 小时检测到 hs-cTn 增高，有助于临床判断 AMI，血液中可以持续 5~14 天，阳性预测值高。2012 年，在欧洲心脏病学会（ESC）年会上发布的"心肌梗死通用定义"第三版中推荐 hs-cTn 为首选心脏标志物，并充分肯定了其对 AMI 诊断及鉴别诊断的重要性。随着国内急救流程的不断改进，该指标在国内的应用日益受到重视，2015 年，由中华医学会心血管病学分会和中华医学会检验医学分会共同制定的《高敏感方法检测心肌肌钙蛋白临床应用中国专家共识》指出：cTn 是心肌组织损伤时可在血液中检测到的特异性和灵敏度最好的标志物，也是诊断 AMI 以及对心血管疾病进行危险分层的最好标志物。由于具备以上特性，hs-cTn 在急性冠脉综合征（ACS）的诊治中越来越受到重视。

672. 为什么急性心肌梗死早期肌酸激酶同工酶对于判断心肌再梗死仍有临床意义

答：随着 AMI 发病率增加，病死率减低，再梗死患者亦增多。hs-cTn 诊断效能显著高于传统 cTn，对于胸痛发作 3 小时内患者的诊断更能体现 hs-cTn 的优越性。但是，尽管超敏肌钙蛋白测定的诊断性能优越，但应该与临床评价相结合，例如要区分 AMI 与其他疾病引起的肌钙蛋白水平升高，包括心肌炎、心力衰竭等，需要全面的临床评价。其优势在于组织特异性高，血液中浓度维持时间长，但对于判断再梗死，由于心肌梗死后血液中 cTn/hs-cTn 维持时间长，检测结果对再梗死判断相比灵敏度就低。而 CK-MB 由于血液中浓度维持时间短，随着梗死的有效治疗会明显下降或近于正常，一旦再梗死又会明显增高，所以对判断再梗死比 hs-cTn 更有意义，同时结合心电图结果可以大大提高不确定性患者的诊断，及时给予介入治疗。

673. 为什么血清超敏心肌肌钙蛋白对非 ST 段抬高型心肌梗死诊断价值更大

答：急性冠脉综合征（ACS）是冠状动脉内粥样硬化斑块不稳定和发生破裂，在破裂的基础上形成血栓而导致的急性冠状动脉血管事件。若血栓将冠状动脉完全闭塞、导致冠状动脉血流完全中断，临床上表现为 ST 段抬高型心肌梗死（STEMI）。对于 STEMI 患者的治疗，临床主要基于典型症状和心电图 ST 演变来进行治疗决策，不会等到任何心脏标志物的检测结果再行支架或者射频消融等治疗。若血管没有闭塞则表现为非 ST 段抬高型急性冠脉综合征（NSTE-ACS）。根据肌钙蛋白升高与否可分为非 ST 段抬高型心肌梗死（non-ST-segmentelevationmyocardialinfarction，NSTEMI）和不稳定型心绞痛。而 NSTEMI 早期明确诊断是优化治疗的前提，血清肌钙蛋白增高是诊断非 ST 段抬高型心肌梗死（NSTEMI）的"金标准"，其较高的特异性和敏感性不仅可以协助诊断，同时对于心肌梗死患者的远期预后也有一定的预测价值。然而，大多数心肌梗死患者胸痛症状出现后 4 小时血清肌钙蛋白才开始升高，甚至部分患者出现假阴性结果，从而延误诊断和治疗。《2011 欧洲心脏病协会指南》首次推荐通过检测超敏心肌肌钙蛋白（hs-cTn）对 NSTEMI 患者进行快速诊断筛查（Ⅰ类推荐）。超敏心肌肌钙蛋白的灵敏度是肌钙蛋白的 10~100 倍，因此 NSTEMI 患者可在胸痛发作后 3 小时内检测到超敏心肌肌钙蛋白，从而达到早期诊断、早期治疗的目的。

674. 为什么非急性冠脉综合征患者也会出现心肌肌钙蛋白升高

答：心肌肌钙蛋白升高是心肌细胞损伤（坏死）的一个指标，但是并不一定是由

（急性）心肌梗死引起的，可见于多种心脏疾病，如心动过速、急性心力衰竭、心包炎、心肌炎和应激性心肌病，还可见于其他疾病，如终末期肾病、急性肺栓塞、各种类型的脑卒中、严重脓毒血症和感染性休克、高强度运动尤其是长跑等田径运动和胸部创伤等。对少数出现肌钙蛋白升高，但最终影像学检查未发现显著冠状动脉病变的患者，有医生将其称为"假阳性"，事实上，这种情况需要临床医生进行心电图和冠状动脉造影等予以鉴别诊断。另外，需要明确标本是否合格，如果抽取血液标本时发生溶血，将导致肌钙蛋白假性升高；血清中混有纤维蛋白也是假阳性的一个常见原因。其次，试剂类型也影响结果，用于肌钙蛋白测定的抗体可能会发生与其他蛋白的交叉反应，从而导致肌钙蛋白假阳性。临床鉴别要点是，此种原因引起肌钙蛋白升高缺乏相应的动态变化，实验室鉴别的方法有多种，如通过加入封闭抗体、稀释标本等方法。

675. 为什么两次肌钙蛋白结果阴性但仍建议在 3～6 小时后再次检测

答：对所有症状符合 ACS 的患者都应行心肌肌钙蛋白检测（cTnI 或 cTnT），然而传统的 cTnT 和 cTnI 在 AMI 3～6 小时后血中浓度升高，若前两次检测刚好处于传统方法可检测到的时期前，则肌钙蛋白检测结果可为阴性，临床通常需等至少 6 小时，再观察 cTn 的有意义增高。因此，若临床表现仍然提示 ACS，肌钙蛋白检测结果阴性，"ESC 2015 指南：非 ST 段抬高型急性冠脉综合征"建议在 3～6 小时之后再做一次检查。近年研究表明，采用 hs-cTn 检测，只需 3 小时就可检测到有助于临床诊断 AMI 的 cTn 增高，因而应用 hs-cTn 检测在就诊后 1～3 小时就可对疑似 ACS 患者作出诊断和鉴别诊断。另外，AMI 患者若入院即刻 hs-cTn 未明显增高，间隔 2～4 小时后大多出现进一步增高，增高的变化率大多>20%；而其他心脏病患者中 hs-cTn 虽也有增高，但间隔 4 小时后大多变化<20%。这种情况有助于排除 AMI 的诊断。但目前对 hs-cTn 排除 AMI 诊断的时间并无明确规定，故仍推荐至少观察 6 小时。

676. 为什么缺血修饰性白蛋白可评价早期可逆性心肌缺血

答：1990 年，Bar-Or 发现在心肌缺血时，人血清白蛋白通过缺血部位会由于自由基等破坏了血清白蛋白的氨基酸序列（其氨基末端被修饰），这种 N-末端被损害/被铜占据的白蛋白称为缺血修饰白蛋白（ischemia-modified albumin，IMA），其特点是 N-末端和钴等过渡金属离子的结合率下降。IMA 是美国 FDA 批准的第一个用于诊断心肌缺血的标志物，心肌缺血后 5～10 分钟，即可在血液中检出，1～2 小时达高峰，3～6 小时回到基础水平。其临床意义为：

（1）IMA 是检测早期心肌缺血的敏感指标，故能更早发现急性心肌缺血，更早预测心脏事件的相对危险。IMA 对 ACS 患者心肌缺血检出的灵敏度是 ECG 的 2 倍、cTn 的 4 倍。但 IMA 是一个缺血标志物，而不是一个坏死诊断标志物。

（2）IMA 是检测冠脉痉挛导致缺血的生化标志物。

（3）IMA 不仅可以用于 ACS 患者的早期诊断，还可以用于冠脉事件即 PCI 术后判断指标。无侧支循环患者的 IMA 值明显高于有侧支循环者，IMA 值升高与病变严重程度相关。

（4）IMA 值可作为早期辨别急性脑卒中—脑出血发作初期的生化标志物，其中位数水平增加。

677. 为什么心脏型脂肪酸结合蛋白质是急性心肌梗死早期诊断指标

答：脂肪酸结合蛋白（fatty acid-binding protein，FABP）是一组多源性的小分子细胞内蛋白质。目前已发现的 FABP 有 9 种类型，其中心脏型 FABP（H-FABP）较特异地存在于心肌组织中。H-FABP 在心肌损伤后 1～3 小时开始升高，6～8 小时达到浓度峰值，然后在 24～30 左右恢复至正常水平。如此迅速恢复至正常水平得益于高肾清除率，这意味着 H-FABP 不仅能够用作 AMI 早期标志物，还是理想的心肌梗死复发诊断标志物。早期诊断 AMI 及评估心肌梗死面积大小，新的心肌标记物必须在患者胸痛开始 1～2 小时内有较高的灵敏度，也即在心肌发生不可逆损伤前。有研究表明，在急性心肌梗死患者发病极早期，细胞质中的 H-FABP 会迅速释放到血浆中，能够直接提示心脏疾病患者的发病情况，故可作为早期诊断心肌梗死程度的有效标志物，且因其准确性、灵敏度和特异性的原因，目前还没有更优越的 AMI 标志物以取代它的位置。H-FABP 能及早发现早期 AMI 患者，对于鉴别需急诊住院、冠状动脉造影、介入治疗的患者有很高的灵敏度，尤其那些胸痛发病 6 小时内患者的早期诊断和预后判断有很大帮助。H-FABP 如与传统的标记物 cTnI、CK-MB 结合起来一起检测，如早期检测 H-FABP，恢复期检测 cTnI，有利于筛选出有心脏疾患高风险的患者，H-FABP 与 cTnI 合理互补监测也许是将来一种临床诊治缺血性心脏病的理想选择。

678. 为什么冠状动脉旁路移植术或经皮冠状动脉介入后心肌肌钙蛋白常较术前升高

答：冠状动脉旁路移植术（coronary artery bypass grafting，CABG）、经皮冠状动脉介入治疗（PCI）术后肌钙蛋白增高发生率可高达 30%～40%，术后心肌损伤标志物增高的机制目前尚不完全明确，可能与侧支闭塞、一过性的冠脉痉挛和内膜撕裂等有关。轻度升高可观察随访，但据 2012 年 ACCF/AHA 指南建议，若经皮冠状动脉介入治疗术后 3～6 小时和 12 小时的 hs-cTn 检测值>5 倍 URL 以上并有相应影像学改变，可诊断 PCI 术后心肌梗死；冠状动脉旁路移植术后 48 小时 hs-cTn 检测值>10 倍 URL 以上并有相应影像学改变，可诊断为 CABG 术后心肌梗死。

679. 为什么超敏 C 反应蛋白可作为急性冠脉综合征风险评估重要指标

答：C 反应蛋白是机体受到微生物入侵或组织损伤等炎症性刺激时由肝细胞合成的急性时相蛋白，超敏 C 反应蛋白（hypersensitive C-reactive protein，hs-CRP）是临床实验室采用了超敏感检测技术，能准确地检测低浓度 C 反应蛋白，提高了试验的灵敏度和准确度，是区分低水平炎症状态的灵敏指标，血清 hs-CRP 水平与动脉粥样硬化及急性脑梗死（ACI）的发生、严重程度及预后密切相关。动脉粥样硬化斑块的炎症反应是斑块破裂和不稳定的重要原因，在动脉粥样硬化斑块的形成过程中，CRP、补体复合物和泡沫细胞等沉积在动脉壁内，CRP 可与脂蛋白结合，激活补体系统，产生大量炎症介质，释放氧自由基，造成血管内膜损伤、血管痉挛及不稳定斑块脱落，加重动脉粥样硬化所致的管腔狭窄以及 ACI 的发生。hs-CRP 检测低浓度 CRP 与心血管疾病的其他危险因素密切相关，如高血压、高脂血症；同时，CRP 升高可增加高血压患者心脏病、脑卒中的发病率；因此，CRP 是与动脉粥样硬化发生、演变和发展都有关的促炎因子。流行病学调查也显示，hs-CRP 水平升高者发生急性脑卒中的概率是正常健康人的 2 倍，发生心肌梗死的概率是正常者的 3 倍。hs-CRP 对心绞痛、急性冠脉综合征和行经皮血管形成术患者，具有预测心肌缺血复发危险和死亡危险的作用。个体的 CRP 基础水平和未来心血管病的关系密切，故 hs-CRP 检测可用作心血管疾病的一个独立危险指标，hs-CRP<1.0mg/L，心血管疾病发生风险低；hs-CRP>3.0mg/L，风险高；而普通 CRP 检测一般用于炎症的诊断。

680. 为什么采用即时检验或床边检验检测心肌肌钙蛋白要特别谨慎

答：即时检验或床边检验（point of care test，POCT）作为临床实验学科发展的重要方法有其自身的特点：实验仪器体积小、携带方便、容易使用和结果快速等优点，其最主要特点强调结果快速，大大缩短了实验结果周转时间。但 POCT 也存在不足之处，所以在采用 POCT 检测 cTn 要特别谨慎。首先 POCT 方法灵敏度不如常规检测方法，有时难以检测到 cTn（包括 hs-cTn）小幅度增高，部分 POCT 检测 cTn 的结果为"阴性"时，存在假阴性可能，临床应用时应特别注意，观察要仔细，反应时间要足够，加样量要准确，检测反应试条保存要合规。POCT 方法特异性也比常规方法低，常规方法对溶血、脂血、黄疸可以用消除本底方法降低干扰，而 POCT 无法消除，所以采用 POCT 检测 cTn，对溶血、黄疸等引起 cTn 假阳性要特别注意。POCT 一般只能做定性或半定量试验，cTn 通常需观察变化值，所以 cTn 测定最好用常规定量检测方法。

（盛慧明　孙寒晓　赵荣平）

第三节　心力衰竭检验

681. 为什么脑钠肽是监测心衰的进程和判断预后的指标

答：脑钠肽（brain natriuretic peptide，BNP）主要由心室肌细胞分泌，生理作用为扩张血管和利尿排钠，对抗肾上腺素、肾素-血管紧张素等的水、钠潴留效应，但作用弱于心房分泌的心钠肽（ANP）。BNP 水平随心室壁张力而变化，并对心室充盈压具有负反馈调节作用。心力衰竭（简称心衰）是多种心脏疾病的终末通路，心室壁张力增加，BNP 分泌明显增加，其增高的程度与心衰的严重程度呈正相关。研究报道心衰患者住院期间 BNP/氨基末端-pro BNP 或 N 端-pro BNP（N-terminal pro-brain natriuretic peptide，NT-pro BNP）水平显著升高或居高不降，或降幅<30%，均预示再住院和死亡风险增加。BNP/NT-pro BNP 水平降幅≥30% 可作为治疗有效的标准。《2014 年中国心力衰竭诊断和治疗指南》推荐动态监测 BNP 和 NT-pro BNP 可作为诊断和鉴别诊断心衰的血液标志物，也是评估心衰疗效的辅助手段。

682. 为什么脑钠肽和氨基末端-pro BNP 均可作为监测心衰的标记物

答：心肌细胞首先合成 108 个氨基酸的 BNP 原，称之为 pro BNP（BNP 前体）。在受到心肌细胞刺激后（如心肌细胞拉伸），pro BNP 在蛋白酶作用下裂解为 NT-pro BNP 和生物活性激素 BNP。在血中，钠尿肽以 BNP 和 NT-pro BNP 两种形式存在，生理作用相似。

BNP 和 NT-pro BNP 的异同如表 13-2 所示。

表 13-2　BNP 和 NT-pro BNP 的异同

特　点	BNP	NT-pro BNP
分析检测物	BNP（77-108aa）	NT-pro BNP（1-76aa）
活性激素	是	否，非活动肽
来源	由 pro BNP 裂解而来	由 pro BNP 裂解而来
半衰期	20 分钟	120 分钟
主要的清除机制	钠尿肽受体	肾清除
随常态年龄增长	+	++++
经审核的 CHF 诊断 cutoff 值	100pg/L	年龄<75 岁为 125pg/L 年龄≥75 岁为 450pg/L
可否床旁即时检测（POCT）	是	否

　　BNP 与 NT-pro BNP 的不同点主要有如下几点：①分子结构不同：BNP 的分子结构中有一个非常重要的二硫键连接构成的环状结构，可与钠尿肽受体结合发挥生物学活性作用；NT-pro BNP 为一直链结构，是失去生物活性的氨基酸片段。②在体内的清除途径不同；③半衰期不同：BNP 的半衰期是 20 分钟，而 NT-pro BNP 的半衰期为 120 分钟。从临床实验室角度考虑，NT-pro BNP 在体外相对较为稳定，给检测带来方便，但从临床应用的角度考虑，BNP 更短的半衰期更能及时反应患者病情变化，利于临床监测治疗效果，从而给临床带来更好的应用价值。BNP 和 NT-pro BNP 在心衰的诊断和鉴别诊断、危险分层和预后评估上的意义已得到肯定。在《2014 年中国心力衰竭诊断和治疗指南》中指出，慢性心衰的排除标准：BNP<35pg/ml、NT-pro BNP<125pg/ml；而 BNP<100ng/L、NT-pro BNP<300ng/L 为排除急性心衰临床切点（Ⅰ类，A 级）。

683. 为什么疑似急性冠脉综合征的患者还需检测脑钠肽或氨基末端-pro BNP

　　答：在 2014 年 ACC/AHA 非 ST 段抬高型急性冠脉综合征诊治指南中提出对于疑似 ACS 的患者，可以考虑用 BNP 或 NT-pro BNP 评估风险，进一步了解预后。研究显示，在 ACS 患者中 BNP 浓度与短期和长期病死率明显相关，BNP 浓度低于四分位数的患者病死率为 1%，而高于四分位数的患者病死率为 15%，故而 BNP 或 NT-pro BNP 的水平升高对伴有 ACS 的预后判断和危险分层有重要意义，是 ACS 重要的独立预后因素，有助于预测以后发生心衰或死亡的危险。尤其是透壁梗死 1~4 天内，BNP 或 NT-pro BNP 的增高与死亡风险、左心室功能密切相关。对择期进行 PCI 的冠心病患者，BNP 或 NT-pro BNP 也能提供重要的预后信息。因此，对于 ACS 患者，除了常规的危险分层和心肌坏死标志物检测外，还应监测 BNP 或 NT-pro BNP，以早期发现存在左心室功能不全的高危患者。

684. 为什么氨基末端-pro BNP 结果分析更需要结合肾功能指标

　　答：BNP 的清除主要通过与钠尿肽清除受体（NPR-C）结合继而被胞吞和溶酶体降

解，只有少量的 BNP 通过肾脏清除，当肾功能缺失时，中性肽链内切酶（NEP）也可打开 BNP 的环状结构而对它进行清除；NT-pro BNP 清除的唯一途径是肾小球滤过，肾功能出现缺失对 NT-pro BNP 的代谢影响极大。慢性肾功能不全时 BNP 有变化（估计 GFR 低于 60ml/min），合适的临界值标准约为 200pg/ml。但当 BNP 水平非常低或非常高时，有助于评估呼吸困难的患者是否由心力衰竭引起。NT-pro BNP 与 GFR 的相关性大于 BNP，当估计的 GFR 在 60~90ml/min 时，NT-pro BNP 即可升高。当 GFR 低于 60ml/min 时，NT-pro BNP 可能显著升高，这种情况下 NT-pro BNP 用于评估心力衰竭的价值尚不确定。BNP 基线水平可能对透析患者很重要，因为基线水平以上的改变表现了以上所述肾血流量的改变。因而，血液透析之前进行 BNP 检测有助于确定肾血流量的总体情况。

685. 为什么脑钠肽结果分析需考虑肥胖因素

答：BNP 主要通过 NPR-C 介导的胞吞和细胞内溶酶体降解以及神经内肽酶降解两条途径，经肾脏排泄仅有微弱作用，研究发现脂肪细胞中有丰富的 NPR-C，因此肥胖者即使存在高血压、心肌肥厚、心房扩大甚至 HF，他们的血浆 BNP 水平亦较非肥胖者低。人群研究分析显示肥胖患者（BMI>30kg/m^2）BNP 水平的表达低，因此解释这类患者的 BNP 水平时需注意。但对肥胖的心力衰竭患者，连续测定 BNP 水平，仍然可能作为心力衰竭诊断的指标。

686. 为什么脑钠肽检测较氨基末端-pro BNP 对标本采集管要求更严格

答：BNP 检测需用 EDTA 作抗凝剂，且标本不能被存放在非硅化玻璃管内，因为血液中激肽释放酶与玻璃接触后被活化迅速降解 BNP。而用于 NT-pro BNP 分析的血样都可以置入玻璃或塑料管中而不会改变其稳定性。NT-pro BNP 的检测可以在各种不同的标本中进行，血清或肝素化血浆中得到的结果可互用，它们也是检测 NT-pro BNP 时推荐的标本，但 EDTA 血浆结果偏低，不建议用枸橼盐酸盐和草酸盐血浆进行分析。

687. 为什么心衰患者使用地高辛时要检测其血药浓度

答：地高辛是一种广泛使用的强心苷类药物，用于治疗各种伴有心衰的心脏病，对有水肿的充血性心衰、室上性心动过速、期前收缩及心房纤维性颤动等更为有效。地高辛安全范围窄，治疗浓度参考范围为 0.8~2.0μg/L（1.0~2.6nmol/L）。当地高辛血清浓度超过 2.0μg/L，多数患者会出现心律失常等毒性反应，但治疗心房纤颤和心房扑动时，多数患者可耐受 2.0μg/L 甚至更高的血清浓度，因为此时利用地高辛轻度中毒所致的房室传导阻滞和心房肌节律性升高，有利于减慢心室率，发挥治疗作用。主要毒性反应为各种心律失常、中枢神经系统及消化道症状。由于地高辛血药浓度水平低，常规的光谱法及色谱法的灵敏度不能满足其要求，故都采用多点免疫速率法（干片法）与电化学发光免疫测定法。但免疫法检测地高辛的主要问题仍是特异性易受干扰，如样本中同时存在二氢地高辛等代谢物、洋地黄毒苷等其他强心苷类、糖皮质激素、螺内酯的某些极性代谢物等均可与地高辛抗体产生交叉反应。标本采集可在每天服药后 6~8 小时或再次按计划在给药前采集。

688. 为什么可溶性生长刺激表达基因 2 蛋白是心衰检测的新指标

答：生长刺激表达基因 2 蛋白（growth stimulation expressed gene2，ST2）是白细胞介素-1 受体家族的成员，主要由巨噬细胞或 CD4$^+$T 辅助淋巴细胞释放并参与炎症和免疫反应，包括跨膜型 ST2（ST2L）和可溶性 ST2（sST2）两种异构体。IL-33/ST2L 信号通路具有抑制心肌肥厚、拮抗心肌重塑的作用，而 sST2 则以"诱饵受体"的形式和 ST2L 竞争与 IL-33 的结合位点，从而抑制 IL-33/ST2L 信号通路的心脏保护作用，表明可溶性 ST2 水平升高与潜在的心血管风险增加有关。研究显示，当心脏受到机械性牵张刺激时，心肌细胞及心肌成纤维细胞 ST2 表达水平增高，且其血 ST2 检测结果不受年龄、性别、体重指数及肾功能等影响。同时 ST2 水平升高与心力衰竭患者预后密切相关，故而可溶性 ST2 作为一种新的心脏标志物，可作为 NT-pro BNP 补充手段，对心力衰竭早期辅助诊断、反映其严重程度、评估其短期预后有重要的临床意义。

689. 为什么心衰患者也要检测肌钙蛋白

答：严重心衰或心衰失代偿期、败血症患者血清肌钙蛋白可有轻微升高，但心衰者检测肌钙蛋白更重要的目的是明确是否存在急性冠脉综合征。加拿大临床试验研究对急性心衰患者进行为期 1 年的随访发现，cTnI 水平的升高成为 1 年后死亡率的重要预测指标；"急性失代偿性心衰国家注册研究"发现急性失代偿性心衰患者入院时血清 cTn 升高（cTnI≥1.0ng/ml，cTnT≥0.1ng/ml）与住院期间的死亡率明显相关；故血清 cTn 升高是急性心衰患者发生不良心血管事件独立的预测因子。cTnI 还与心衰患者的血流动力学异常、BNP 水平升高及进展性心室功能异常有关，故 cTnI 可以作为评估心衰患者心室功能异常的一个重要指标。故而肌钙蛋白升高，特别是同时伴有 BNP 或 NT-pro BNP 升高，也是心衰预后的强预测因子。

690. 为什么心衰患者需检测炎症性细胞因子

答：细胞因子是由细胞所产生的一类信号物质，大多以自分泌、旁分泌的方式作用于靶细胞，发挥其生物学效应。心室重构是导致心力衰竭发生和不断发展的病理生理基础，临床表现为室壁肥厚、心室腔几何形状改变和心室腔扩大，心室重构的结构基础包括心肌细胞和细胞外基质的变化。促炎细胞因子如白细胞介素（interleukin，IL）和肿瘤坏死因子（tumor necrosis factor，TNF）等与心脏抑制及心力衰竭有关，IL-1α、IL-1β、IL-2、可溶性 IL-2 受体、IL-6、TNF-α、干扰素 γ 和心钠肽等促炎因子能够通过不同的机制，促进左心室重构，使心肌 β 受体失匹配等，引起收缩功能障碍，导致心力衰竭的发生、发展。临床主要检测的细胞因子有 IL-1α、IL-1β、IL-2、IL-6、TNF-α、干扰素 γ，在心衰患者的检测中主要表现为这些因子的升高。

（盛慧明　孙寒晓）

第四节　高血压检验

691. 为什么高血压患者要定期检测血脂和血糖等项目

答：高血压患者的靶器官损害程度对其总心血管病危险的判断十分重要，故应仔细寻找靶器官损害的证据。血脂异常是动脉粥样硬化性疾病的重要危险因素，高血压伴有血脂异常显著增加心血管病危险，高血压对我国人群的致病作用明显强于其他心血管病危险因素。《中国成人血脂异常防治指南》强调了在中国人群中高血压对血脂异常患者心血管综合危险分层的重要性。高血压伴糖尿病患者心血管病发生危险更高。高于正常空腹血糖和（或）糖化血红蛋白（HbA1c）与心血管危险增高具有相关性。英国前瞻性糖尿病研究（United Kingdom Prospective Diabetes Study，UKPDS）提示强化血糖控制与常规血糖控制比较，预防大血管事件的效果并不显著，但可明显降低微血管并发症。治疗糖尿病的理想目标是空腹血糖≤6.1mmol/L或HbA1c≤6.5%。对于老年人，尤其是独立生活的、病程长、并发症多、自我管理能力较差的糖尿病患者，血糖控制不宜过于严格，空腹血糖≤7.0mmol/L或HbA1c≤7.0%，餐后血糖≤10.0mmol/L即可。对于中青年糖尿病患者，血糖应控制在正常水平，即空腹≤6.1mmol/L，餐后2小时≤8.10mmol/L，HbA1c≤6.5%。故而高血压患者要定期检测血脂、血糖等项目。

692. 为什么中国高血压人群中要检测同型半胱氨酸

答：不健康的生活方式和营养不良、B族维生素缺乏以及肾功能不全是导致同型半胱氨酸（homocysteine，Hcy）升高最常见的因素。Hcy是一种由甲硫氨酸甲基后生成的含硫氨基酸，本身不参与蛋白质合成，体内也不能合成，是蛋氨酸的中间代谢产物，血清Hcy水平升高是心血管疾病新的危险因素之一，危险程度随着浓度的升高而增加，其与高血压病的关系也日益受重视。高血压病患者血清Hcy水平明显升高，其机制可能为：通过内皮毒性作用损伤血管，损伤血管内皮细胞同时刺激血管平滑肌细胞生长导致血流通路受阻；Hcy还破坏正常凝血机制，增加血栓形成。Hcy增高可致脂质代谢紊乱，促进斑块钙化而形成动脉粥样硬化，而且动脉硬化可导致肾动脉硬化和肾功能受损，从而血压升高，又可使Hcy增加，形成恶性循环。故而《中国高血压基层管理指南（2014年修订版）》推荐有条件的单位可对高血压患者进行尿白蛋白/肌酐、餐后血糖、血同型半胱氨酸等联合检测。

693. 为什么高血压患者要定期监测肾功能

答：肾脏损害是高血压患者常见靶器官损伤，近年来由高血压引起的肾衰竭发生率呈逐年上升。肾脏损害主要根据血清肌酐升高，估算的肾小球滤过率（glomerular filtration rate，GFR）降低或尿白蛋白排出量（urine albumiun excretion，UAE）增加。微量白蛋白尿是心血管事件的独立预测因素。高血压患者尤其合并糖尿病患者应定期检查尿白蛋白排泄量，24小时尿白蛋白排泄量或晨尿白蛋白/肌酐比值为最佳，随机尿白蛋白/肌酐比值也可接受。估算的肾小球滤过率（eGFR）是一项判断肾脏功能的简便而且敏感的指标，可采用"肾脏病膳食改善试验（MDRD）"公式，或者我国学者提出的MDRD改良公式来计算。eGFR降低与心血管事件发生之间存在着强相关性。血清尿酸水平增高，对心血管风险可能也有一定预测价值。高尿酸血症［血清尿酸水平>416μmol/L（7mg/dl）］常见于未治疗的高血压患者。高尿酸血症与肾硬化症相关。因此，建议所有高血压患者均需测定血肌酐、血尿酸和尿微量白蛋白。

694. 为什么高血压患者要联合检测血清肾素活性、醛固酮和血管紧张素

答：原发性醛固酮增多症（primary hyperaldosteronism）指肾上腺皮质分泌过量醛固酮，导致体内潴钠排钾，血容量增多，肾素-血管紧张素系统活性受抑。临床主要表现为高血压伴低血钾。醛固酮过多是导致心肌肥厚、心力衰竭和肾功能受损的重要危险因素，与原发性高血压患者相比，PA 症患者心脏、肾脏等高血压靶器官损害更为严重。因此，早期诊断、早期治疗就显得至关重要。《原发性醛固酮增多症诊断治疗的专家共识（2016）》推荐对以下人群进行原醛症筛查：①持续性血压>160/100mmHg、难治性高血压（联合使用 3 种降压药物，其中包括利尿剂，血压>140/90mmHg；联合使用 4 种及以上降压药物，血压<140/90mmHg）；②高血压合并自发性或利尿剂所致的低钾血症；③高血压合并肾上腺意外瘤；④早发性高血压家族史或早发（<40 岁）脑血管意外家族史的高血压患者；⑤原发性醛固酮增多症患者中存在高血压的一级亲属；⑥高血压合并阻塞性睡眠呼吸暂停。血浆醛固酮/肾素活性（ARR）作为 PA 最常用的筛查指标，已被广泛应用于临床，特别门诊开展随机 ARR 测定，可以很大程度上提高该病检出率，使部分患者得到早期诊断和治疗，目前常用免疫测定技术检测血浆肾素活性（PRA）。

695. 为什么醛固酮检测的样本留取对试验结果非常重要

答：在健康个体中，肾素、醛固酮在睡眠后可上升到基础水平的150%～300%，故必须严格遵守标本采集的时间。促进肾素分泌的主要因素有细胞外液容量降低和肾小管内钠离子浓度降低，站立可刺激肾素释放，故立卧位采血应明确标记。醛固酮的分泌主要是通过肾素血管紧张素的作用，促肾上腺皮质激素（ACTH）和高血钾等可使醛固酮分泌增加。各种影响血容量、血钾和血钠的因素均可影响检测结果，要控制钾、钠的摄入；降压药物特别是血管紧张素转换酶抑制剂和利尿剂等会干扰试验结果应尽可能停用 2～4 周（血压较高不能完全停用降压药时，其结果要综合分析）。利尿剂、避孕药和皮质类固醇对醛固酮和肾素的分泌有影响，如果可能的话应该在采血前 8 天停用。标本未及时分离血浆、反复冻融、溶血、保存不当、使用过期抗凝管等均可使结果受到影响。

696. 为什么肾素活性检测要求控制钾、钠的摄入

答：肾素由肾小球旁器产生，作用于血液中的血管紧张素原，使其产生血管紧张素Ⅰ，在肺组织，经转换酶作用，形成血管紧张素Ⅱ，可刺激醛固酮的产生和分泌。促进肾素分泌的主要因素有细胞外液容量降低和肾小管内钠离子浓度降低，站立可刺激肾素释放。钾离子可直接作用于肾上腺皮质球状带，使得醛固酮分泌增加。钠离子通过调节肾小球旁器产生肾素：高钠饮食→血容量↑→肾素合成↓→醛固酮↓；低钠饮食→血容量↓→肾素合成↑→醛固酮↑。因此，检测肾素活性前受试者需控制钾、钠的摄入。

（盛慧明　孙寒晓）

第五节　其他心血管疾病免疫检验

697. 为什么链球菌感染与感染性心内膜炎相关

答：在链球菌入侵人体后，血清中抗链球菌溶血素 O 抗体（简称抗 O）水平即会上升，超过正常值500单位以上，这种现象称为链球菌感染。多数感染患者治疗后恢复良好，但若免疫复合物沉积在心脏瓣膜表面，可使瓣膜肥厚、粘连，损害瓣膜的正常开放和关闭功能。由于链球菌反复感染、复合物生成增多，沉积在病变部位的量也增多，最终形成风湿性心脏病。感染性心内膜炎为心脏内膜表面的微生物感染，伴赘生物形成，亚急性感染性心内膜炎病原体以草绿色链球菌为多见。

698. 为什么疑似心肌炎患者要检测柯萨奇等肠道病毒

答：很多病毒都可能引起心肌炎，其中以肠道病毒包括柯萨奇A、B组病毒，孤儿（ECHO）病毒，脊髓灰质炎病毒等为常见，尤其是柯萨奇B组病毒（coxsackie virus B, CVB）占30%~50%。此外，人类腺病毒、流感、风疹、单纯疱疹、脑炎、肝炎（A、B、C型）病毒及HIV等都能引起心肌炎。病毒性心肌炎的发病机制为病毒的直接作用，包括急性病毒感染及持续性病毒感染对心肌的损害；病毒介导的免疫损伤作用，主要是T细胞免疫；以及多种细胞因子和一氧化氮等介导的心肌损害和微血管损伤，这些变化均可损害心脏功能和结构。实验室检测血清肌钙蛋白（T或I）、肌酸激酶同工酶（CK-MB）增高，红细胞沉降率加快，高敏C反应蛋白增加等有助于诊断。发病后3周内，相隔两周的两次血清CVB中和抗体效价呈4倍或以上增高，或一次高达1∶640，特异型CVB IgM 1∶320以上（按不同实验室标准），外周血白细胞肠道病毒核酸阳性等，均是一些有重要意义但非特异性的病因诊断指标。

699. 为什么心血管病患者要排除甲状腺功能异常

答：甲状腺功能亢进性心脏病是指在甲状腺功能亢进时，甲状腺素对心脏的直接或间接作用所致的心脏扩大、心房纤颤、心肌梗死、心力衰竭、病态窦房结综合征和心肌病等一系列心血管症状和体征的一种内分泌代谢紊乱性心脏病。甲状腺毒症对心脏有3个作用：①增强心脏β受体对儿茶酚胺的敏感性；②直接作用于心肌收缩蛋白，发挥正性肌力作用；③继发于甲状腺激素导致的外周血管扩张，阻力下降，心脏输出量代偿性增加。对患者生命和健康的影响仅次于甲亢危象，是甲亢患者死亡的重要原因之一。

700. 为什么心血管病患者必要时还需做梅毒血清学检查

答：梅毒性心血管病（syphilitic cardiovascular disease）是指由梅毒螺旋体侵入人体后，于晚期（Ⅲ期）累及心血管系统引起的心血管病变。本病进展缓慢，从初次感染梅毒后10~25年（快者5年，慢者达40年）发病，患者年龄多在35~50岁，男女比例为(4~5)∶1。在中国医学科学院阜外医院临床检验中心2010年的研究中发现，255例梅毒螺旋体明胶凝集试验（treponema pallidum particle assay, TPPA）阳性患者中，主动脉夹层、主动脉瓣膜疾病患病率高于TPPA阴性组，差异有统计学意义，所有诊断主动脉疾病占8.2%，与TPPA阴性组比较有显著性差异，其患病的可能性是TPPA阴性组的4倍以上。心力衰竭组患病率亦高于TPPA阴性组，其患病的可能性是TPPA阴性组的1.6倍。说明TPPA阳性与心血管相关疾病有关。故临床医生在做有创诊疗时，应作好生物安全防护。

（盛慧明　孙寒晓）

第十四章 神经系统疾病免疫检验

第一节 基 本 知 识

701. 为什么近年来神经元表面抗体相关性边缘性脑炎备受关注

答："边缘性脑炎"由 Corsellis 等（1968 年）首先提出，指累及海马、杏仁核、岛叶及扣带回皮质等边缘结构，以急性或亚急性发病，临床表现以近记忆缺失、精神行为异常和癫痫发作为特点的中枢神经系统炎症。关于边缘性脑炎，目前尚无统一分类标准，备受关注的是神经元表面抗体相关性边缘性脑炎，亦称为神经元表面抗体综合征（neuronal surface antibody associated syndromes，NSAS）。其抗原主要是位于神经元表面的受体或突触蛋白，包括 N-甲基-D-天冬氨酸受体（N-methyl-D-aspartate receptor，NMDAR）、α-氨基-3-羟基-5-甲基-4-异噁唑丙酸受体（α-Amino-3-hydroxy-5-methylisoxazole-4-propionic acid receptor，AMPAR）、γ-氨基丁酸 B 受体（gamma-aminobutyric acid B receptor，GABABR）、富亮氨酸胶质瘤失活基因 1（leucine-rich glioma inactivated gene-1，LGIl）、接触蛋白相关蛋白-2（contactin-associated protein-like 2，Caspr2）、代谢型谷氨酸受体（metabotropic glutamate receptor，mGluR）1 和 5、甘氨酸受体（glycine receptor，GlyR）和调节亚单位二肽基肽酶样蛋白（dipeptidyl-Peptidase-like Protein，DPPX）等。

自 2010 年我国学者报道国内首例抗 NMDAR 脑炎病例以来，神经元表面抗体相关性边缘性脑炎逐渐受到广泛关注，相关研究日益增多。目前，对于神经元表面抗体相关性边缘性脑炎的诊断仍基于实验室血清和（或）脑脊液相关抗体检测，采用间接免疫荧光法进行定性诊断，一种疾病可能叠加数种抗体标志物。神经元表面抗体相关性边缘性脑炎的其他分子标志物及规范化诊疗方案是未来的研究方向。

702. 为什么多发性硬化症是神经系统免疫性疾病

答：多发性硬化症（multiple sclerosis，MS）属于神经系统的自身免疫病。患者机体发生了针对自身髓鞘碱性蛋白（meyelin basic protine，MBP）的免疫反应，导致以中枢神经系统白质炎性脱髓鞘病变为主要特点，可累及大脑白质、脊髓、脑干、小脑和视神经，多发病于 20～40 岁，男女患者比例为 1：2。主要临床特点为，病程呈现缓解与复发交替，临床表现有肢体无力、感觉异常、单眼视力下降有时双眼同时受累、共济失调、发作性症状、精神症状及膀胱症状等其他症状。临床上应用免疫抑制剂或免疫调节药物对 MS 治疗有明显的缓解作用。脑脊液检查是实验室辅助诊断多发性硬化症的重要依据。

703. 为什么诊断神经系统病变时应考虑到副肿瘤综合征

答：副肿瘤综合征是指由于肿瘤产物引起的异常免疫反应包括交叉免疫、自身免疫、免疫复合物沉着或产生的异位激素及其他不明原因等，导致内分泌、神经、消化、造血、骨关节、肾脏及皮肤等系统发生病变，出现相应的临床表现。这些表现不是由原发肿瘤或转移灶直接侵犯组织或器官引起，而是肿瘤的远隔效应，故称为副肿瘤综合征。副肿瘤综合征发生在<1%的癌肿病例中，后者大多数是小细胞肺癌、乳腺癌和卵巢癌。各种副肿瘤综合征并不局限于神经系统，但往往都累及神经系统，神经系统副肿瘤综合征可累及神经系统的任何部位，它可以累及中枢神经系统产生弥漫性灰质脑病、小脑变性、癌性脊髓病及边缘性脑炎等；可以累及周围神经系统产生多发性神经病、复合性单神经炎；以及累及神经肌肉接头而产生重症肌无力、Lambert-Eaton 肌无力综合征、神经性肌强直及皮肌炎/多发性肌炎等，因此，在临床上会有许多种神经系统副肿瘤综合征的临床表现。

704. 为什么血-脑-脑脊液屏障在中枢神经系统微环境的稳定中发挥着重要作用

答：脑屏障包括血脑屏障（blood-brain barrier, BBB）、血-脑脊液屏障（blood-cerebrospinal fluid barrier, BCB）、脑脊液-脑屏障（cerebrospinal fluid-brain barrier, CBB）3 个部分，发挥着密切相关的屏障功能。血脑屏障是血液和神经元之间数种结构的联合体，主要由脑毛细血管内皮、基膜及胶质膜构成，在维护中枢神经系统微环境稳定中发挥着最为关键的作用。血-脑脊液屏障是脑内代谢产物经脑脊液通过血液循环排出的重要途径。脑脊液和脑组织间液成分十分接近，神经元周围的微环境易受脑脊液影响，脑脊液-脑屏障功能较为局限。血-脑-脑脊液屏障的屏障功能并不是绝对的，而是具有选择性，只阻挡蛋白质、某些药物等大分子物质通过，而不阻挡水、葡萄糖、氨基酸和电解质（Na^+、K^+、Cl^-）等自由通过此屏障。这种存在于血液与脑、脊髓组织之间独特的物质交换调节系统，控制了进入神经组织的物质，保证了中枢神经系统微环境的稳定，使中枢神经元得以进行正常的生理活动。而在某些病理状态下，如细菌或病毒感染导致的脑部炎症、脑水肿、破坏性或增生性损害下，脑局部的毛细血管破坏、血脑屏障丧失，中枢神经系统微环境失衡，从而导致一系列的病理改变。

705. 为什么神经节苷脂抗体与免疫介导的神经疾病密切相关

答：神经节苷脂广泛分布于全身各组织细胞膜的外表面，以神经系统含量最为丰富，参与神经细胞膜的构成，并可维持其稳定性。神经节苷脂种类很多，含一个唾液酸称为单唾液酸神经节苷脂（GM），又根据所含己糖的数目和种类可分为 GM1、GM2、GM3、GM4。其中，GM1 是神经膜最丰富的神经节苷脂之一。正常情况下，神经组织中的神经节苷脂被遮盖，不受免疫系统的攻击，当各种因素造成该物质的抗原成分暴露，体内 B 淋巴细胞即产生抗神经节苷脂的自身抗体。抗神经节苷脂抗体具有致病性，以神经节苷脂为攻击目标，在补体参与下直接介导细胞损伤，此外，抗 GM1 抗体对血神经屏障功能有破坏作用。在急性吉兰-巴雷综合征、慢性炎症性脱髓鞘性多发神经根神经病及多灶性运动神经病等患者体内，均有抗神经节苷脂抗体存在。该类疾病是由细胞及体液免疫介导的，由周围神经特异性抗原引发的抗体导致免疫损伤的疾病。因此神经节苷脂抗体与免疫介导的神经疾病密切相关。

706. 为什么重症肌无力属于自身免疫病

答：重症肌无力是一种由乙酰胆碱受体（acetylcholine receptor，AchR）抗体介导、细胞免疫依赖性、补体参与，主要累及神经肌肉接头突触后膜乙酰胆碱受体（AChR）的自身免疫病。环境因素（某些微生物感染、某些药物如氨基糖苷类抗生素的使用等）和免疫遗传因素（不同的人类白细胞抗原等位基因、T 细胞受体、免疫球蛋白、细胞因子等化学物质的基因多态性等）相互作用可能是导致重症肌无力发病的始动机制。重症肌无力的发生与发展有赖于抗 AChR CD4$^+$T 细胞的活化，及其与 B 细胞相互作用产生高亲和力的特异性 AChR 抗体。特异性 AChR 抗体通过激活补体系统、促进 AChR 降解，以及 AChR 功能阻滞等机制损害神经肌肉接头的结构与功能，导致突触后膜神经传递障碍而产生骨骼肌无力。部分重症肌无力患者体内还存在肌肉特异性受体酪氨酸激酶（MuSK）抗体，通过破坏 AChR 在肌小管的聚集、减少其数目而诱发产生重症肌无力临床症状。

707. 为什么自身免疫性脑炎日益受到关注

答：自身免疫性脑炎（autoimmune encephalitis，AE）是机体对神经元抗原成分异常免疫反应所致的中枢神经系统炎症性疾病，典型的临床表现包括认知功能倒退、癫痫发作和行为障碍。AE 可分为两大类：特异性抗原抗体相关性脑炎和非特异性抗原抗体相关性脑炎。其中，前者又可分为中枢神经系统副肿瘤综合征、细胞内抗原抗体相关脑炎（即传统的副肿瘤综合征）和细胞表面抗原抗体相关脑炎。其具有突出精神行为症状、常伴肌张力障碍、手足徐动等锥体外系症状，癫痫发作频繁，病程较长等临床特征，既往被诊断为"病毒性或散发性脑炎"的病例，现绝大多数已明确为自身免疫性脑炎。神经病理学上，以淋巴细胞为主的炎症细胞浸润脑实质，并在血管周围形成套袖样结构为主要表现，虽类似病毒性脑炎改变，脑组织却检测不到病毒抗原、核酸及包涵体等。AE 目前缺乏特效治疗，主要采用免疫调节疗法，同时监测、诊断和治疗肿瘤。副肿瘤性脑炎相关的神经抗体主要针对细胞内抗原，如抗 Hu 抗体、抗 Yo 抗体等，其发病机制主要由细胞毒性 T 细胞介导，而非抗原抗体直接作用。

708. 为什么免疫因素是副肿瘤综合征重要的发病因素之一

答：副肿瘤综合征（paraneoplastic syndrome）是发生在某些恶性肿瘤患者体内，在未出现肿瘤转移的情况下即已产生能影响远隔自身器官功能障碍而引起的疾病。它并不是由肿瘤直接侵犯该组织或器官而产生的一组症状。副肿瘤综合征可影响到体内的许多组织和器官，造成相应的临床表现，如关节炎、皮疹、内分泌功能紊乱等。免疫因素是副肿瘤综合征十分重要的发病因素之一。肿瘤抗原引起对肿瘤本身的抗原抗体反应，产生大量抗体，这种抗体可以与神经系统内的某些类似抗原性的成分发生交叉免疫反应，这种交叉性免疫反应既抑制肿瘤的生长，但也损害了神经系统，造成神经功能障碍。副肿瘤综合征患者血清和脑脊液中可发现某些抗体，这些抗体与癌肿或损害的神经有关。如抗 Yo 抗体与副癌性小脑变性和某些妇科癌肿有关，抗 Hu 抗体与副癌性感觉性神经元病、脑脊髓炎和小细胞肺癌有关。然而，许多发生副肿瘤综合征的癌肿并不都产生抗体，故许多癌肿的免疫反应是如何发生的等一系列问题目前尚不清楚。

（彭奕冰　张景全）

第二节　神经系统感染检验

709. 为什么降钙素原与 C 反应蛋白可用于化脓性脑膜炎的辅助诊断

答：降钙素原（procalcitonin，PCT）是一种含 116 个氨基酸的糖蛋白，生理情况下由甲状腺 C 细胞产生，健康人血浆 PCT 含量极为低微，在病毒性感染及局部细菌感染而无全身表现的患者 PCT 仅轻微升高，PCT 已被用作全身严重感染或脓毒血症时的灵敏指标，有助于早期判断是否合并感染和合理选择抗生素。C 反应蛋白（C-reactive protein，CRP）也是急性时相反应蛋白，化脓性细菌感染后，CRP 在 6 ~ 8 小时开始升高，24 ~ 48 小时达到高峰。在化脓性脑膜炎时，PCT 水平与 CRP 水平显著升高，显著高于病毒性脑炎，是鉴别化脓性脑膜炎与病毒性脑炎的很好指标。

710. 为什么临床上大多采用酶联免疫吸附试验检测单纯疱疹病毒抗体

答：单纯疱疹病毒分为 I 型和 II 型，能引起人类多种疾病。单纯疱疹病毒引起的中枢神经系统感染性疾病最常见的是单纯疱疹病毒性脑炎，由 I 型单纯疱疹病毒引起。I 型单纯疱疹病毒最初引起口腔和呼吸道原发感染，然后沿三叉神经分支经轴突逆行至三叉神经节，病毒在此潜伏。当机体免疫力下降时，潜伏的病毒激活，由嗅球和嗅束直接侵入脑叶，或初发口腔感染后病毒经三叉神经入脑。病毒感染常累及大脑颞叶、额叶及边缘系统，引起脑组织出血性坏死和变态反应性脑损害。脑脊液或脑活检标本中检出单纯疱疹病毒是诊断单纯疱疹病毒性脑炎的早期指标。但采用 ELISA 法检测患者血清中单纯疱疹病毒抗体应用更为广泛，ELISA 法可以分别检测 I 型与 II 型单纯疱疹病毒的 IgG 与 IgM 抗体，而化学发光法检测试剂盒大多数为检测单纯疱疹病毒 I 型 + II 型，根据结果无法区分单纯疱疹病毒型别。

711. 为什么结核分枝杆菌 T 细胞斑点试验可用于结核性脑膜炎的诊断

答：结核性脑膜炎（tuberculous meningitis，TBM）占结核病的 10% ~ 20%，是最严重的肺外结核病，死亡率为 15% ~ 30%，其预后与早期及时诊断和治疗密切相关。但由于结核性脑膜炎早期临床表现及脑脊液改变特异性差，与病毒性脑膜炎、化脓性脑膜炎、隐球菌性脑膜炎等疾病较难鉴别，目前国内外尚缺乏理想的早期诊断方法。致病性结核分枝杆菌的特异性抗原能刺激感染者机体 T 淋巴细胞产生特异性的细胞因子 IFN-γ。结核分枝杆菌 T 细胞斑点试验（T-SPOT. TB）是利用感染者外周血中的特异性 T 细胞在受到特异抗原刺激后分泌 IFN-γ，被包被在微孔培养板反应孔中的抗人 IFN-γ 抗体捕获，并与加入的碱性磷酸酶标记小鼠抗人 IFN-γ 抗体结合，在加入显色底物溶液后，显色底物在反应部位被酶分解形成不溶性色素沉淀斑点，每一个斑点代表一个 IFN-γ 分泌细胞。通过对斑点进行计数，即可检出体内致病性结核分枝杆菌特异的效应 T 淋巴细胞，从而判断机体是否被结核分枝杆菌感染。结核性脑膜炎的免疫学反应与肺结核等结核感染类似，故该方法亦可用于结核性脑膜炎的诊断。

712. 为什么免疫学方法检测朊蛋白 PrP^{sc} 是诊断朊蛋白病的最主要方法

答：朊蛋白病（prion diseases）是一组由变异朊蛋白（prion protein，PrP）所致的可传染性、慢性进展性、致死性海绵状脑病。人类 PrP 由 20 号染色体短臂膀上 PRNP 基因编码，有两种异构体，分别是存在于正常细胞的 PrP^c 和引起动物及人类朊蛋白病的 PrP^{sc}。两种异构体蛋白空间构型不同，PrP^c 是一种细胞内膜结合蛋白，是保持神经系统信息传递不可缺少的重要物质；PrP^{sc} 不仅存在于细胞内膜，在细胞外淀粉样蛋白丝和斑块中也可发现，PrP^{sc} 的增多和沉积能使神经细胞逐渐失去功能而死亡，引起中枢神经系统发生病变。已知人类朊蛋白病主要有 Creutzfeldt-Jakob 病、Kuru 病、Gerstmann-Straussler 综合征、致死性家族性失眠症、无特征性病理改变的朊蛋白痴呆和朊蛋白痴呆伴痉挛性截瘫等。目前，朊蛋白病的诊断方法包括组织病理学、电镜、生物试验及检测朊蛋白 PrP^{sc} 等。免疫学检测方法由于灵敏度高、特异性强、方法众多，能适应不同的检验要求，目前已成为检测朊蛋白的最主要方法。检测朊蛋白的免疫学方法有组织印迹、斑点印迹、免疫印迹、免疫组化、酶联免疫吸附试验等。

713. 为什么脑脊液 14-3-3 蛋白的检测可辅助诊断朊蛋白病

答：目前已知的人类朊蛋白病有 5 种，克雅病（Creutzfeldt-Jakob disease，CJD）是最常见的朊蛋白病。脑脊液 14-3-3 蛋白是 CJD 的辅助诊断指标。14-3-3 蛋白是一组真核细胞内高度保守的多功能蛋白质，正常人脑脊液 14-3-3 蛋白质呈阴性。患 CJD 时，由于大量神经元破坏导致 14-3-3 蛋白质漏入到脑脊液中，14-3-3 蛋白量与神经元破坏数量成正比。脑脊液 14-3-3 蛋白的检测可辅助诊断朊蛋白病，阳性结果强烈支持 CJD 诊断，但阳性结果还见于疱疹性脑病、脑卒中的缺氧性脑损伤、阿尔茨海默病及多发性硬化症等，阴性结果也不能排除诊断。目前采用蛋白质免疫印迹方法检测脑脊液 14-3-3 蛋白。

714. 为什么检测脑脊液新型隐球菌抗原是隐球菌脑膜炎首选检测项目

答：新型隐球菌（cryptococcus neoformans）又名溶组织酵母菌（torula histolytica），是土壤、鸽类、牛乳、水果等的腐生菌，也可存在于人口腔中。新型隐球菌可侵犯人和动物，一般为外源性感染，亦有内源性感染。新型隐球菌为条件致病菌，鸽粪被认为是主要传染源。大多由呼吸道进入，在肺部引起轻度炎症或隐性感染；亦可由破损皮肤及肠道进入。当机体免疫功能下降时可向全身播散，主要侵犯中枢神经系统，发生脑膜炎、脑炎及脑肉芽肿等，此外可侵入骨骼、肌肉、淋巴结及皮肤黏膜引起慢性炎症和脓肿。患者脑脊液中可见圆形厚壁并围以厚荚膜的酵母样菌。在沙保培养基上形成棕黄色黏液样菌落。在已确诊的隐球菌脑膜炎患者中，94% 的脑脊液标本中可检出该菌抗原。临床上多采用显微镜暗视野镜检或乳胶凝集试验检测隐球菌抗原，该法快速、直观。

715. 为什么采用免疫学方法诊断脑囊虫病

答：脑囊虫病是感染寄生虫（猪绦虫为主）所致的一种顽固性颅脑内疾病，该病约占囊虫病的 80% 以上。患者食用了含有绦虫卵的猪肉，绦虫卵在十二指肠孵化成囊尾蚴，穿出肠壁进入肠系膜静脉，再经体循环而到达脑膜、脑实质及脑室内。患此病后，脑组织损伤严重，出现头疼、浑身无力及肢体运动障碍，严重者出现继发癫痫、视物不清，甚至失明等。该病在我国以东北、华北地区多见，西北地区及云南省次之，长江以南少见。囊虫寄生在脑部，产生异种蛋白，刺激人体发生免疫应答，产生相应的特异性抗体，因此临床上可用免疫学方法检测患者血清和脑脊液中的囊虫特异性抗体。

（彭奕冰　张景全）

第三节　神经系统免疫性疾病检验

716. 为什么白蛋白商值可以反映血脑屏障受损程度

答：脑脊液蛋白质来源于血浆和自身合成，含量增高是血脑屏障功能异常的标志。由于正常机体脑脊液白蛋白只来自血清，因此脑脊液白蛋白含量更能反映血脑屏障的完整性。临床上通过计算白蛋白商值（Alb quotient，Q_{Alb}）来反映血脑屏障的受损程度。测定脑脊液白蛋白（Alb_{csf}）和血清白蛋白（Alb_s）的计算公式：白蛋白商值（Q_{Alb}）= Alb_{csf}/Alb_s ×1000。当 Q_{Alb}<9，提示血脑屏障无明显受损；9～15 为轻度受损；15～33 为中度受损；33～100 为重度受损；>100 为完全破裂。

717. 为什么脑脊液 IgG 指数可用于多发性硬化症诊断

答：脑脊液 IgG 指数是脑脊液与血清中各自 IgG 和白蛋白之比值的相对值，目的在于排除血清 IgG 对脑脊液 IgG 水平的影响，从而确定有无中枢神经系统内源性合成脑脊液 IgG 的增加。IgG 指数=（脑脊液 IgG/脑脊液白蛋白）/（血清 IgG/血清白蛋白），IgG 指数正常值≤0.58，>0.7 为异常。脑脊液蛋白质轻度增高或正常，IgG 指数>0.7 时，提示异常的脑脊液蛋白质来源于中枢神经系统自身合成。70% 的多发性硬化症（MS）患者 IgG 指数增高；脑脊液蛋白质异常增高；而 IgG 指数<0.7 时，提示异常蛋白质主要来源于血液。故脑脊液 IgG 指数可用于多发性硬化症诊断与鉴别诊断。

718. 为什么抗髓鞘碱性蛋白抗体测定可辅助多发性硬化症诊断和治疗监测

答：多发性硬化症（MS）的发病机制是患者机体发生了针对自身髓鞘碱性蛋白（meyelin basic protine，MBP）的免疫反应，导致中枢神经系统白质髓鞘的脱失，临床上应用免疫抑制剂或免疫调节药物对 MS 治疗有明显的缓解作用。脑脊液检查是实验室辅助诊断多发性硬化症的重要依据。MBP 是髓鞘蛋白的主要成分之一，约占中枢神经系统髓鞘蛋白含量的 30%，外周髓鞘蛋白的 5%～15%，是髓鞘中抗原性最强的蛋白质。多发性硬化症是以局灶性脱髓鞘为特征的中枢神经系统感染性疾病，被认为是髓鞘特异性 T 细胞介导的自身免疫病。MBP 反应性 T 细胞可使脑白质内的髓鞘破坏，并引起灰质内神经元继发变性坏死。多发性硬化症患者血清和 CSF 均可检测到抗 MBP 抗体，MBP 是一种封闭的自身抗原，当释放到血和 CSF 中时可引起免疫应答，并刺激机体产生抗 MBP 抗体，而导致 MS 的发生。测定抗 MBP 抗体可了解 MS 患者有无髓鞘破坏以辅助诊断，并为免疫治疗提供临床佐证。

719. 为什么多发性硬化症患者血清和脑脊液中均可检测到抗髓鞘少突胶质细胞糖蛋白抗体

答：髓鞘少突胶质细胞糖蛋白（myelin oligodendrocyte glycoprotein，MOG）是髓鞘膜

和少突胶质细胞表面最外层的膜蛋白，是导致 MS 脱髓鞘的关键成分，MOG 抗体能够在体内和体外造成脱髓鞘。MOG 数量较少，占髓鞘蛋白总量的 0.01% ~ 0.05%，具有高度免疫原性，它直接参与 CNS 的体液免疫反应，是引起实验性自身免疫性脑脊髓炎（EAE）中脱髓鞘的主要免疫靶点。MOG 35 ~ 55 含 21 个氨基酸，是唯一既能引起脱髓鞘抗体反应又能引起 T 细胞反应的中枢神经系统髓鞘蛋白成分。在急性期 MS 患者的血清和（或）脑脊液中抗 MOG 抗体的阳性率接近 50%。

720. 为什么要开展脑脊液寡克隆区带检测

答：寡克隆区带（oligoclonal band，OCB）是指在病理情况下，某几个克隆株浆细胞异常增生，电泳时在脑脊液 γ 球蛋白区域内出现 2 条以上不均匀、狭窄、不连续的条带，主要是 IgG。脑脊液中 γ 球蛋白（主要是 IgG）病理性增高主要有 3 种情况：①中枢神经系统内源性合成增加，并不依赖其血清 IgG 水平的变化；②血中 IgG 增高，通过功能正常的血脑屏障而致脑脊液 γ 球蛋白增高；③血中正常的 IgG 通过通透性增高的血脑屏障而致脑脊液 γ 球蛋白增高。后两者不是真正意义上的寡克隆区带。

为区分脑脊液合成是血清来源或中枢合成，检测 OCB 时需将 CSF 与血清平行检查，如 CSF 和血清同时出现类似的区带并不提示鞘内 IgG 合成，只有当 CSF 存在 OCB 而血清内缺如才是寡克隆区带阳性。脑脊液中 OCB 的出现往往高度提示有免疫球蛋白的鞘内合成。1942 年有学者首次发现多发性硬化症患者脑脊液中存在 OCB。临床上目前采用酶标记免疫固定电泳或等电聚焦电泳法检测 OCB 来辅助诊断多发性硬化症。

721. 为什么抗水通道蛋白 4 抗体的检测在视神经脊髓炎中有重要价值

答：视神经脊髓炎（optical neuromyelitis）是视神经与脊髓同时或相继受累的急性或亚急性脱髓鞘病变，其临床特征为急性或亚急性起病的单眼或双眼失明，在其前或其后数日或数周伴发横贯性或上升性脊髓炎，又被称为 Devic 病或 Devic 综合征。资料显示 NMO 占所有脱髓鞘病的 1% ~ 22%，在西方国家比例偏低，在非高加索人比例偏高。水通道蛋白 4（aquaporin 4，AQP4）是中枢神经系统主要的水通道蛋白，位于星形胶质细胞的足突上，AQP4 是视神经脊髓炎特异性抗体（NMO-IgG）的主要靶抗原，这解释了 NMO 的病灶主要位于视神经及脊髓。AQP4 抗体通过血脑屏障进入中枢神经系统，遇到星形胶质细胞并导致细胞依赖的细胞毒性反应，星形胶质细胞足突被 NMO-IgG 和补体降解，继而活化的巨噬细胞、嗜酸性粒细胞及中性粒细胞一起产生细胞因子及氧自由基等造成血管和实质损伤，最终导致包括轴索和少突胶质细胞在内的白质和灰质的损伤。临床上常用间接免疫荧光法、放射免疫法及 ELISA 法检测 AQP4 抗体，以辅助诊断视神经脊髓炎。

722. 为什么吉兰-巴雷综合征患者血清可检出抗神经节苷脂抗体

答：吉兰-巴雷综合征（Guillain-Barrés syndrome，GBS）一种自身免疫性周围神经病，又称急性感染性多发性神经根神经炎，是由细菌、病毒感染或其他原因导致的疾病。病原体的脂多糖与人类外周神经的神经节苷脂结构类似，交叉免疫反应是其重要发病机制，不同的病原体感染与 GBS 亚型密切相关。急性炎性脱髓鞘性多发神经根神经病患者血清可检出抗神经节苷脂 GM2（Ganglioside GM2）抗体，急性运动轴索性神经病患者血清可检出

GM2 与 GD1a 抗体，Miller-Fisher 综合征（Miller Fisher syndrome，MFS）患者血清可检出 GQ1b 抗体，少见变异型如咽-颈-臂（PCB）型与 GT1a 抗体有关，共济失调型 GBS 的发生与 GD1b 抗体有关。故吉兰-巴雷综合征患者血清中可出现高滴度的神经节苷脂抗体，并且抗体滴度与疾病活动性相关；不同型的神经节苷脂抗体与不同的 GBS 亚型相关。

723. 为什么抗乙酰胆碱受体抗体是重症肌无力的辅助诊断指标

答：重症肌无力（myasthenia gravis，MG）是一种以神经-肌肉接头传递障碍为特征的自身免疫病，主要累及神经肌肉接头突触后膜上乙酰胆碱受体（AchR）。临床主要表现为部分或全身骨骼肌无力和易疲劳，活动后症状加重，经休息和胆碱酯酶抑制剂治疗后症状减轻。该病的发病率为 $8 \sim 20/10$ 万，我国南方发病率较高。重症肌无力患者常合并甲状腺功能亢进、甲状腺炎、系统性红斑狼疮、类风湿关节炎和天疱疮等其他自身免疫病。该病发病机制与 AchR 抗体介导的 AchR 损害有关，突触后膜的 AchR 被大量破坏，不能产生足够的终板电位，导致突触后膜传递功能障碍而发生肌无力。现已知哺乳动物骨骼肌纯化的 AchR 由 5 个亚单位（α2、β、α2、γ、δ）通过链间的二硫键连接而成，富含酸性氨基酸和糖性侧链。由于 α-银环蛇毒素（α-bungarotoxin，α-BGT）可高度选择性地与 AchR 的 α-亚单位结合，因此广泛应用于 AchR-Ab 的检测。抗 AchR-Ab 是一种多克隆抗体，多数属于抗 α-银环蛇毒素结合部的抗体，主要为 IgG 型，也可检测到 IgM 型，且不同类型的 MG 患者血清抗 AchR 抗体具有不同性质。抗 AchR 抗体的检测方法最先使用的是放射免疫法，现酶免疫测定法已被应用和推广。

724. 为什么重症肌无力患者要检测肌肉特异性酪氨酸激酶抗体

答：1976 年即有报道 85% 的 MG 患者血清中存在抗乙酰胆碱受体抗体，25 年后，在 MG 患者血清中又发现了另一种抗体，即肌肉特异性酪氨酸激酶（muscle-specific kinase，MUSK）抗体，且在约 70% 抗乙酰胆碱受体抗体阴性患者血清中可检测到。更有意义的是，比较 MUSK-Ab 阳性的 MG 患者与 AchR-Ab 阳性的 MG 患者，发病机制、临床特点及临床治疗方面均存在一定的差异。MUSK-Ab 阳性的 MG 患者通常对抗胆碱酯酶药物疗效差，对于传统的免疫抑制治疗反应较差。

725. 为什么重症肌无力患者要检测抗肌联蛋白抗体

答：肌联蛋白（titin）是骨骼肌纤维中丰富蛋白质，长度约占肌节的一半。肌联蛋白具高度弹性，在肌收缩和舒张时起保持肌球蛋白纤维位于肌节中心的作用。1990 年科学家首次在重症肌无力患者血清中发现 titin 抗体。因胸腺瘤有 titin 表位和协同刺激因子的过度表达，从而导致抗 titin 自身抗体产生，在重症肌无力伴发胸腺瘤患者中，titin 抗体的诊断灵敏度虽不及胸腺 CT/MRI，但特异性明显高于后者。

726. 为什么抗谷氨酸脱羧酶抗体为僵人综合征患者辅助诊断指标之一

答：僵人综合征（stiffman syndrome）是指一种以躯轴和下肢肌肉过度收缩，伴肌痛性肌肉痉挛为特征的罕见、严重的中枢神经系统疾病。临床表现常见躯干、四肢及颈部肌肉持续性或波动性僵硬，腹肌呈板样坚实，主动肌和对抗肌可同时受累。

僵人综合征病因迄今不清，为罕见常染色体显性遗传。1988 年 Solimena 提出其发病可能与自身免疫有关。患者血清中可检出多种高滴度自身抗体，并伴有其他自身免疫病，如恶性贫血、甲状腺功能亢进、甲状腺炎肾上腺皮质功能不全、白斑病及胰岛素依赖型糖尿病等，部分患者病前有感染史，其脑脊液白细胞、蛋白或免疫球蛋白轻度升高。60% ~ 70% 的僵人综合征患者血清和脑脊液中有抗谷氨酸脱羧酶（glutamate decarboxylase）抗体，而大多数无神经损害的胰岛素依赖型糖尿病患者也可发现此抗体，提示自身免疫机制参与僵人综合征的致病过程。

727. 为什么临床上检测抗二肽基肽酶样蛋白抗体来辅助诊断自身免疫性脑炎

答：Tobin 等报告了一类针对神经元 Kv4.2 钾离子通道调节亚单位二肽基肽酶样蛋白（dipeptidyl-peptidase-like protein，DPPX）抗体介导的新型自身免疫性脑炎，抗 DPPX 自身免疫性反应可以导致自身免疫性脑炎。抗 DPPX 相关脑炎的主要症状是认知障碍、焦躁不安、健忘、精神错乱、幻觉、肌肉痉挛、震颤和脑脊液细胞增多。这类患者对免疫治疗有效，因此当出现以上症状时，应考虑进行抗 DPPX 抗体的检测。

728. 为什么临床上怀疑电压门控钾通道抗体相关综合征的患者应检测抗富亮氨酸胶质瘤失活蛋白 1 自身抗体与抗接触蛋白相关样蛋白 2 自身抗体

答：人电压门控钾通道（voltage-gated potassium channel，VGKC）抗体是一种神经元表面抗体，可引起自身免疫性脑炎。VGKC 是一种突触蛋白复合物，其主要组成部分包括富亮氨酸胶质瘤失活蛋白 1（LGI1）和接触蛋白相关样蛋白 2（Caspr2）。近年来诊断为 VGKC 抗体相关综合征的病例，80% 患者的抗体表位位于通道结合蛋白，而不是钾钙离子通道，实际靶抗原分别为 LGI（57.3%）和 Caspr2（19.8%）。抗 LGI1 自身抗体于 2010 年首次报道，89% ~100% 的抗 LGI1 抗体阳性病例为边缘叶脑炎（约 65% 为男性）、莫旺氏综合征、孤立性神经肌强直，主要临床症状为癫痫发作、记忆缺失、精神错乱或定向障碍、低钠血症及肌阵挛等。与其他自身免疫性脑炎患者相比，抗 LGI1 抗体阳性脑炎的患者伴发肿瘤少见，经免疫治疗可完全或部分症状缓解。抗 Caspr2 自身抗体于 2010 年首次报道，阳性患者多为男性，常见于神经肌强直或莫旺氏综合征的患者。临床症状包括神经肌强直、记忆缺失、癫痫、精神错乱、定向障碍、疼痛、失眠、自主神经障碍、体重减少及低钠血症等。Caspr2 抗体阳性患者常伴有肿瘤，以胸腺瘤多见。不伴肿瘤的患者进行免疫干预和对症治疗通常可改善症状及预后。伴肿瘤患者疗效和预后较差。

（彭奕冰　张景全）

第四节　副肿瘤综合征检验

729. 为什么抗 Hu 抗体在神经系统副肿瘤综合征的诊断中具有重要价值

答：抗 Hu 抗体是一种抗神经元细胞核的自身抗体，其检测对于诊断神经系统副肿瘤综合征（paraneoplastic neurologival syndrome，PNS）具有一定临床意义，特别对于诊断小细胞肺癌合并副肿瘤综合征具有较高的特异性和敏感性。抗 Hu 抗体所对应的靶抗原是神经元细胞核蛋白，该蛋白在小脑浦肯野细胞和后根神经节的感觉神经元中表达水平较高，因而该部位更容易与抗 Hu 抗体作用。某些肿瘤细胞，特别是小细胞肺癌细胞也表达该蛋白，因此可以诱导机体产生抗 Hu 抗体，介导自身免疫性神经系统损害。抗 Hu 抗体与某些 PNS 的发生有密切关系。PNS 的中枢神经系统和周围神经系统均可受累，病变可以多系统或弥漫分布，某些临床类型相对常见或者具有特征性，例如副肿瘤性脑脊髓炎、亚急性小脑变性、边缘性脑炎、亚急性感觉神经元病、Lambert-Eaton 综合征和皮肌炎等，这些临床类型被列为经典的 PNS。经典的临床症状结合抗 Hu 抗体阳性可以确诊 PNS，而不一定依赖于是否发现肿瘤。对于抗 Hu 抗体阳性而全面检查未见肿瘤的患者，有必要密切随诊和复查。

730. 为什么怀疑副肿瘤综合征时最先考虑小细胞肺癌

答：副肿瘤综合征是由于肿瘤的产物如异位激素作用于其他系统，导致病变发生。副肿瘤综合征发生在<1% 的癌肿患者中，常见于小细胞肺癌、乳腺癌和卵巢癌。小细胞肺癌（small cell lung cancer，SCLC）是肺癌中分化最低、恶性程度最高的一型，约占肺癌的 20%，转移早而广泛，预后较差。电镜下瘤细胞胞质中含有典型的神经内分泌颗粒，具有神经内分泌功能。对近几十年来副肿瘤综合征患者的临床资料的回顾性分析，发现 PNS 的原发癌肿瘤以肺癌最多（44.1%），特别是小细胞肺癌。故临床上怀疑副肿瘤综合征时最先考虑小细胞肺癌。

731. 为什么与妇科肿瘤相关的亚急性小脑变性建议检测抗 Yo 抗体

答：亚急性小脑变性（subacut cerebellar degeneration）为亚急性、进行性、双侧及对称性小脑功能障碍，症状有运动失调、讷吃、肌张力减退及钟摆样反射，并可有痴呆。又称为副肿瘤性小脑变性（paraneoplastic cerebellar degeneration，PCD），是最常见的 PNS，占 PNS 的 5.9%~37%。其发病机制为患者体内出现对其肿瘤细胞和小脑浦肯野细胞质起交叉反应的抗 Yo 抗体，抗体介导的自身免疫反应导致亚急性小脑变性。其他肿瘤合并小脑变性的患者体内一般无抗 Yo 抗体存在，抗 Yo 抗体常见于亚急性小脑变性患者合并乳腺癌、卵巢癌或子宫癌。因此，小脑变性女性患者血清检测出抗 Yo 抗体时，要高度警惕妇科肿瘤的发生。

732. 为什么检出抗 Ri 抗体提示斜视性阵挛-肌阵挛患者伴恶性肿瘤

答：斜视性眼肌阵挛-肌阵挛（opsoclonus-myoclonus，OMS）是表现为与注视方向无关的双眼杂乱无章、无节律、快速多变的眼球异常运动的罕见副肿瘤综合征，常与肌阵挛合并存在。本病伴隐匿恶性肿瘤者多见，儿童常伴发有神经母细胞瘤，大约 20% 的成年患者患有恶性肿瘤。患者的血清和脑脊液中可有抗 Yo 抗体存在，同时也有抗 Ri 抗体的存在。抗 Ri 抗体可以对中枢神经系统神经元的核蛋白起反应。抗 Ri 抗体具有一定的特异性，非副癌性斜视性眼阵挛患者检测不到该抗体。因此，抗 Ri 抗体的存在可以作为斜视性眼阵挛并发癌肿的指征，也可以作为指导预后的指征。

733. 为什么亚急性感觉神经元病患者可以查到抗 Hu 抗体

答：亚急性感觉神经元病（subacute sensory neuropathy）以脊髓背根神经节损伤为主，又称为副肿瘤性感觉神经元病（paraneoplastic sensory neuronopathy，PSN），属于累及周围神经的副肿瘤综合征，同样，抗 Hu 抗体在亚急性感觉神经元病的诊断中具有重要意义。该病 70%～80% 原发于肺癌，主要是小细胞肺癌，其他还有乳腺癌、卵巢癌、肉瘤及淋巴瘤。女性多见，呈亚急性起病，症状多在原发癌肿被发现前数月甚至数年前出现。常以肢体疼痛和感觉异常为首发症状，并逐渐出现步态不稳和感觉性共济失调。患者血清和脑脊液中可以检出抗 Hu 抗体，若脑脊液中抗体滴度较高，提示抗体由鞘内合成。抗 Hu 抗体是一种抗神经细胞核的自身抗体，约 70% 亚急性感觉神经元病患者阳性。抗 Hu 抗体和神经细胞核蛋白发生反应，同时也和小细胞肺癌表面蛋白发生反应，说明神经组织和肿瘤组织具有共同的抗原决定簇。亚急性感觉神经元病患者检测出抗 Hu 抗体强烈提示合并有小细胞肺癌。约 15% 小细胞肺癌无神经障碍时也有此抗体，但滴度较低。

734. 为什么 Lambert-Eaton 肌无力综合征与重症肌无力不同

答：两种疾病的致病机制、临床表现及自身抗体种类均不同。Lambert-Eaton 肌无力综合征（Lambert-Eaton Myasthenic Syndrome，LEMS）是一种累及神经-肌肉接头突触前膜的自身免疫病。致病的自身抗体直接抑制了神经末梢突触前的压力门控钙通道（VGCC）从而导致了 LEMS 肌无力症状。半数 LEMS 患者与肿瘤相关。该病的特征是肢体近端肌群无力和易疲劳，患者的主要临床表现是进展性肌无力，通常不累及呼吸肌及面部表情肌。在累及眼轮肌及呼吸肌的患者中，其症状表现也不如重症肌无力严重。85% 的 Lambert-Eaton 肌无力综合征患者血清中可检出抗 VGCC 抗体，而重症肌无力患者血清中可检出抗乙酰胆碱受体抗体。

735. 为什么副肿瘤综合征相关抗体的检测对肿瘤早期诊断有指导意义

答：副肿瘤综合征（PNS）是神经系统症状伴随恶性肿瘤，它是一种在癌症未转移或未浸润情况下的远隔效应。自身抗体的检测可以帮助诊断 PNS，并提供潜在肿瘤的第一个证据。几乎每种 PNS 疾病都可发现一个以上的神经元自身抗体；反之，每个抗体也可在不同 PNS 疾病中体现。有数据显示，大约 30% 的 PNS 患者可以检测到多个神经元自身抗体。例如，在副瘤性边缘性脑炎中常见抗 Hu、Ma2、CV2 以及 Amphiphysin 抗体，它们的总阳性率达到 60%；抗 Hu 抗体在亚急性小脑变性以及亚急性感觉神经元病中的阳性率分别为 50% 和 82%。中枢神经系统和外周神经系统的很多疾病与抗神经元自身抗体相关，相应的靶抗原包括神经元胞内神经肿瘤抗原和神经元表面抗原。一般而言，针对神经元表面抗原的自身抗体的阳性检出率高于抗神经元胞内抗原的自身抗体。临床上检测血清或脑脊液中的这类自身抗体对于疾病诊断具有重要意义。抗神经肿瘤抗原的自身抗体与不同恶性肿瘤存在一定的对应关系，其实验室检验结果可以为临床医生探查肿瘤提供指导和依据。临床经验显示，全面检测抗神经元自身抗体谱可以有效提高血清检测阳性率，比检测单一指标高 1 倍多，可以获得一些更特异性的重要线索。PNS 神经系统的异常通常在肿瘤发现之前已经存在，而肿瘤通常在神经综合征出现后的数月甚至数年才出现。因此，相关抗体的检测对肿瘤早期诊断有指导意义。

736. 为什么血清中抗谷氨酸 α-氨基-3-羟基-5-甲基-4-异噁唑丙酸受体抗体阳性的患者应接受全面的肿瘤检查

答：抗谷氨酸 α-氨基-3-羟基-5-甲基-4-异噁唑丙酸受体（AMPAR）抗体见于 AMPAR

抗体脑炎的患者体内，这类特殊类型的边缘叶脑炎患者多为女性，发病机制为自身免疫介导。相关的症状有进行性记忆缺失、精神错乱、定向障碍、嗜睡、激动、攻击性行为、幻视、癫痫发作和眼球震颤等。约70%的患者出现支气管肿瘤、乳腺癌或胸腺瘤，故血清中抗体检测结果呈阳性，应对患者进行全面的肿瘤检查。且50%的患者存在其他系统性自身免疫病如僵人综合征、糖尿病、雷诺现象及甲亢等，30%的患者可同时检出其他自身抗体如 GAD、CV2/CRMP5、VGCC 和 SOX1 等。该病采用免疫治疗及肿瘤切除可改善临床症状，但是易复发，复发率约56%。因产生的抗体以鞘内为主，应平行检测血清及脑脊液样本。

（彭奕冰　张景全）

第五节　其他神经系统疾病的检验

737. 为什么维生素 B_{12} 是神经科常用药物，必要时还需定期检测其血液浓度

答：维生素 B_{12} 是唯一含金属元素的维生素。维生素 B_{12} 不仅是参与制造骨髓红细胞的原料，而且是神经系统功能健全不可缺少的维生素，参与神经组织中脂蛋白的形成。人体缺乏维生素 B_{12} 时，可引起甲基丙二酸排泄增加和脂肪酸代谢异常，甲基丙二酸沉积于神经组织中，可导致变性。维生素 B_{12} 能够维护神经髓鞘的代谢与功能。当缺乏维生素 B_{12} 时，可引起神经障碍、脊髓变性及周围神经炎等，并可出现严重的精神症状。

人体中维生素 B_{12} 含量随着年龄的增加而逐渐减少，尤其是女性。老年人对维生素 B_{12} 的吸收能力下降，体内缺乏维生素 B_{12} 的现象极为普遍。鉴于维生素 B_{12} 在维护神经系统正常生理功能的作用，已成为神经科常用药物。对于维生素 B_{12} 缺乏者还需定期检测其血液浓度，以调整药物剂量保证正常的体内浓度水平。目前多采用化学发光法检测维生素 B_{12}。

738. 为什么进行抗癫痫治疗的患者要定期检测血药浓度

答：癫痫（epilepsy）即俗称的"羊角风"或"羊癫风"，是大脑神经元突发性异常放电，导致短暂的大脑功能障碍的一种慢性疾病。据估计中国约有900万左右的癫痫患者，其中500万~600万是活动性癫痫患者，同时每年新增加癫痫患者约40万，癫痫已经成为国内神经科仅次于头痛的第二大常见病。抗癫痫药可通过两种方式来控制癫痫发作：一是作用于中枢神经元，以减少病理性过度放电；二是提高正常脑组织的兴奋阈，抑制病灶兴奋。苯巴比妥、苯妥英钠、卡马西平、丙戊酸钠是目前广泛应用的一线抗癫痫药。在治疗癫痫时，应采用合适的药物剂量，药物剂量过小则疗效不足，过大则引起神经系统不良反应等副作用，主要表现为小脑和前庭系统症状，如眩晕、震颤、视力障碍、发音及咽下困难或共济失调等；还可出现恶心、呕吐、头痛、精神错乱及昏迷等症状。对于某些特异体质的患者，还有可能引起皮疹、周围神经病、肝损害、白细胞或血小板减少、肝毒性（尤其在2岁以下的儿童）等。因此，定期检测患者抗癫痫药物的血药浓度，对于合理调整药物剂量是必要的。目前，检测血药浓度的常用方法有酶放大免疫法、荧光偏振免疫法与化学发光法。

739. 为什么肝豆状核变性患者要检测铜蓝蛋白水平

答：肝豆状核变性（hepatolenticular degeneration，HLD）由 Wilson 在 1912 年首先描述，故又称为 Wilson 病（Wilson disease，WD），是一种常染色体隐性遗传的铜代谢障碍性疾病，表现为铜代谢障碍引起的肝硬化及基底节豆状核损害为主的脑变性疾病。本病在中国较多见，好发于青少年，男性比女性稍多。WD 是至今少数几种可治的神经遗传病之一，关键是早发现、早诊断与早治疗。Wilson 病患者由于基因突变导致一种 1411 个氨基酸组成的铜转运 P 型 ATP 酶功能减弱或消失，导致血清铜蓝蛋白（ceruloplasmin，CP）合成减少以及胆道排铜障碍，体内的铜离子在肝、脑、肾及角膜等处沉积，引起进行性加重的肝硬化、神经系统及精神症状。肝豆状核变性患者血清铜蓝蛋白水平降低。目前，CP常用检测方法为免疫比浊法。

740. 为什么血管性痴呆患者内皮素含量升高

答：痴呆是指大脑功能衰退，特别是与智能有关的功能全面衰退到一定程度的综合征，通常包括记忆力、认知力、情绪与行为等一系列的症状与体征，并且持续到数月或半年以上。与脑血管因素有关的痴呆，统称为血管性痴呆（vascular dementia）。血管性痴呆的病因主要是脑内颈动脉与椎基底动脉血管的病变，也可以是颅外大血管及心脏的病变间接影响脑内血管，导致供血不足而致脑组织缺血缺氧性改变，最终使大脑功能全面衰退。内皮素（endothelin，ET）不仅存在于血管内皮，也广泛存在于各种组织和细胞中，是调节心血管功能的重要因子。血管性痴呆患者由于脑组织缺血、缺氧及酸中毒，可刺激血管内皮细胞合成释放大量的 ET，从而导致机体病变。血浆 ET 的含量变化可动态反映血管性痴呆患者的血管内皮功能状态。

（彭奕冰　张景全）

第十五章 消化系统疾病免疫检验

第一节 基本知识

741. 为什么消化系统疾病常与机体免疫功能异常有关

答：人体消化系统不仅能吸收食物中的营养，还是机体重要的免疫器官。消化道免疫系统在吸收肠道营养物质的同时，防止机体对食物抗原产生过敏反应和阻止病原微生物侵入，因而具有重要的免疫保护和调节作用，而其免疫功能的损伤、失衡或缺陷将会导致多种免疫相关性疾病的发生。肠道防御系统包括：①非免疫性防御：酵解、蠕动、肠道黏膜屏障、黏液屏障、细胞间紧密连接和肠道正常菌群等在消化道防御机制中起重要作用，一些非特异性抗感染因子也在肠道黏膜中发挥保护作用；②免疫性防御：胃肠道免疫系统对病原体或抗原分子产生体液免疫和细胞免疫，主要有肠道局部免疫和分泌型免疫球蛋白 A（sIgA）介导的免疫。进入肠腔的病原微生物和抗原分子可渗入肠黏膜表面，在肠道防御系统作用下降解、转化、灭活或排出。因此，当免疫功能出现缺陷时会引起消化系统疾病的发生。

742. 为什么中国是乙型肝炎高流行区

答：我国属于乙型肝炎高流行区，HBV 表面抗原（HBsAg）阳性者有 1.2 亿人。1992年我国 HBV 流行病学调查显示，我国人群 HBsAg 携带率约 9.75%。在乙型肝炎疫苗纳入儿童免疫规划后，我国的 HBV 感染率逐年下降。2006 年以后，我国 HBV 感染率下降至7.18%，5 岁以下儿童的感染率已经达到 WHO 提出的 <1% 的目标；但仍有 9300 万慢性 HBV 感染者，其中约 2000 万为慢性乙型肝炎患者。我国乙肝高发的主要原因可能与共餐的用餐方式有关。

743. 为什么乙肝病毒疫苗可以预防乙肝流行

答：乙肝病毒疫苗已普遍应用于预防乙型肝炎的发生。疫苗接种后，可刺激免疫系统产生保护性抗体，这种抗体存在于人的体液中，乙肝病毒一旦出现，抗体会立即与病毒中和，将其清除，达到预防乙肝感染的目的。乙肝疫苗全程接种共 3 针，按照 0、1、6 个月程序接种。新生儿在出生后 24 小时内接种第一针。乙肝疫苗接种后产生的抗体水平随时间逐渐下降；一般注射 3 针后 1 个月 97% 的人都可测到表面抗体，第 2 年仍保持在这一水平，第 3 年降到 74% 左右，抗体滴度也下降。通过检测乙肝表面抗体的滴度，决定是否需要再次接种疫苗；若乙肝表面抗体滴度 ≤10IU/ml，应在半年内复种；若抗体滴度 >10IU/

ml，可在6年内复种。

744. 为什么自身免疫性肝炎有不同的临床类型

答：自身免疫性肝炎是机体对肝细胞产生自身抗体及自身反应性T细胞致肝脏炎症性病变，以高 γ-球蛋白血症和循环中存在自身抗体为特征。自身抗体包括抗核抗体（ANA）、抗无唾液酸糖蛋白受体抗体（anti-ASGPR）、抗平滑肌抗体（SMA）、抗中性粒细胞胞质抗体（pANCA）、抗肝肾微粒体抗体（anti-LKM1）、抗Ⅰ型肝细胞溶质抗原抗体（anti-LC1）、抗可溶性肝抗原抗体（anti-SLA）/抗肝胰抗体（anti-LP）、抗肌动蛋白抗体（anti-actin）。不同自身免疫性肝炎患者的自身抗体表现和对治疗反应效果不尽相同，结合血清学免疫检测的表现，将自身免疫性肝炎分为3种类型：①Ⅰ型：约占自身免疫性肝炎的80%，40岁以下女性占多数，以血液循环中存在ANA和（或）SMA为特征，SMA或为儿童Ⅰ型自身免疫性肝炎唯一标志，免疫抑制剂治疗效果良好；②Ⅱ型：约占自身免疫性肝炎的4%，儿童多见，特征为抗LKM1阳性，抗LC1也可阳性，此型HCV感染率高，可快速进展为肝硬化，复发率高，糖皮质激素治疗效果差；③Ⅲ型：女性患者多见（91%），特征为抗SLA/LP阳性。在ANA、SMA和LKM1自身抗体阴性患者中，抗SLA/LP可能是唯一的标志，激素治疗反应与Ⅰ型相似。

745. 为什么恶性贫血是消化器官特异性自身免疫病

答：恶性贫血是胃黏膜萎缩导致内因子缺乏，使维生素 B_{12} 吸收障碍所致巨幼细胞性贫血。内因子是由胃黏膜壁细胞分泌的糖蛋白，是维生素 B_{12} 肠道吸收的必需因子。食物中的维生素 B_{12} 与蛋白结合，经胃酸和胃蛋白酶消化，与蛋白分离，再与胃黏膜壁细胞合成的R蛋白结合成R-维生素 B_{12} 复合物。RB_{12} 进入十二指肠经胰蛋白酶作用，R蛋白被降解。两分子维生素 B_{12} 又与同样来自胃黏膜上皮细胞的内因子（intrinsic factor，IF）结合形成 IF-B_{12} 复合物。IF保护维生素 B_{12} 不受胃肠道分泌液破坏，到达回肠末端与该处肠黏膜上皮细胞刷状缘的IF-B_{12} 受体结合并进入肠上皮细胞，继而经门静脉入肝。维生素 B_{12} 以甲基钴胺素形式存在于血浆，以5-脱氧腺苷钴胺素形式存在于肝及其他组织。大多数恶性贫血患者的血清和胃液中可检测出抗胃壁细胞抗体，且消化器官功能紊乱，故认为恶性贫血是一种消化器官特异性自身免疫病。

746. 为什么sIgA是肠道黏膜最重要的免疫分子

答：sIgA是机体分泌量最多的免疫球蛋白，分泌量每天最高可达 30～100mg/kg。其中在黏膜免疫中sIgA的分泌量远远超过循环中IgG的含量。随着细菌的入侵，当上皮表面免疫活性细胞受到细菌黏附等刺激时，黏膜局部便产生sIgA，阻止肠道微生物及其毒素分子对胃肠黏膜的攻击。sIgA的功能是：①中和酶、毒素、病毒和其他生物活性抗原，削弱细菌表面的疏水性和阴性电荷；②直接作用于细菌表位，使已被肠道酶类改变了的病原体毒力降低；③增强单核细胞依赖的杀菌活性，调理黏膜多形核白细胞和吞噬细胞的吞噬功能，抑制NK细胞的活性及抗体依赖的细胞毒活性，调节T细胞的活性，介导嗜酸性粒细胞脱颗粒；④激活补体的C3旁路途径，并与补体和溶菌酶协同抗菌。抗原进入肠道黏膜并产生特异性免疫应答时，浆细胞可产生大量sIgA，作为防御病菌在肠道黏膜黏附和定植的第一道防线，因此 sIgA 免疫是肠道黏膜免疫的核心。

747. 为什么粪便隐血试验可以发现消化道少量出血

答：消化道出血是指从食管到肛门之间的出血，是消化系统常见的病症。轻者可无症状，也可表现为呕血、黑粪或血便等临床症状，伴有贫血及血容量减少；严重者可产生休克甚至危及生命。粪便隐血试验（fecal occult blood test，FOBT）是指消化道出血量<5ml，粪便中无可见的血液，且红细胞被破坏，显微镜检查也未见到红细胞，需用化学法、免疫法等才能证实的出血。化学方法是利用血红蛋白中的含铁血黄素有类似过氧化物酶的作用，最终氧化色原物质而使之成色。免疫学检测常用胶体金法和酶联免疫吸附试验，灵敏度高，在排除相关干扰因素情况下，及时送检粪便隐血试验有助于对消化道出血的诊断和监测。

748. 为什么化学法粪便隐血试验会出现假阳性结果

答：化学法粪便隐血试验是检测粪便中的血红蛋白，当消化道少量出血时，因红细胞被消化破坏而粪便外观无异常改变，肉眼和显微镜均不能证实出血，但利用血红蛋白中的含亚铁血红素有类似过氧化物酶的活性，能催化试剂中的过氧化氢，释放新生态氧，氧化色原物质而显蓝黑褐色。通常含亚铁离子的食物和药物对结果都有干扰，假阳性率为30%。因此利用该方法检查前，患者应提前 3 天避免服用铁剂、动物血、肝类以及大量绿叶蔬菜等，防止引起粪便隐血试验假阳性。

（卢仁泉　郑　冰　郑　慧）

第二节　食管疾病检验

749. 为什么人乳头瘤病毒感染会诱发食管疾病

答：人类乳头瘤病毒（*Human papillomavirus*，HPV）是一种容易侵犯人鳞状上皮细胞的 DNA 肿瘤病毒，其在宫颈癌、肛周癌及口腔癌发生、发展中的作用已得到肯定，尤其是高危型 HPV（如 16 型或 18 型）是上述肿瘤发生的主要病因。目前发现 HPV 也是导致食管鳞癌发病率高的一个重要因素，但其致瘤机制尚未完全阐明。高危型 HPV 可导致抑癌基因 p53 和 Rb 丧失其细胞周期调控能力，从而使细胞永生化。HPV DNA 在良性和癌前病变中以游离形式存在，而在恶性肿瘤中整合于宿主细胞基因组中，参与细胞的增殖与转化。HPV18 在已有 HPV16 感染的食管鳞癌中可加强 HPV16 的致癌作用，即当 HPV16、18 合并感染时提高了细胞病变的风险，说明 HPV16、18 感染在致癌功能上存在协同互补作用。

750. 为什么外周血淋巴细胞亚群可检测食管癌患者的免疫状态

答：肿瘤细胞与机体免疫系统间相互影响，机体免疫功能下降或受抑制时可致肿瘤的发生，而肿瘤也可通过产生免疫抑制因子对机体免疫系统产生抑制作用。肿瘤的发生、发展、转移和预后与机体免疫状态密切相关，对肿瘤患者外周血淋巴细胞亚群及 NK 细胞活性的分析已成为评价机体免疫状态的重要指标。食管癌患者外周血淋巴细胞亚群及 NK 细胞百分比可以有效监测治疗前后患者的免疫状态；通过 CD3⁺、CD4⁺淋巴细胞和 NK 细胞的百分比变化了解疾病的分期和转移；CD4⁺细胞百分比降低，伴 CD8⁺、NK、CD19⁺细胞百分比升高，预测疾病有复发风险。

751. 为什么血清 CA19-9 检测可用于食管癌的辅助诊断

答：血清 CA19-9 又称胃肠癌相关抗原，为细胞膜上糖脂质，在血清中以唾液黏蛋白形式存在，主要分布于胎儿胰腺、胆囊、肝脏及肠等部位和正常人胰腺、胆管上皮等处。其在正常人血清中含量很低。血清 CA19-9 是一种既无肿瘤特异性又无器官特异性的抗原，食管癌发生时，血清 CA19-9 也会有不同程度的升高。CA19-9 可用于病程评估、预后判断和转移复发监测，若手术治疗后 2~4 周 CA19-9 不能降至正常者提示手术失败；若降低后又升高者提示肿瘤复发；当 CA19-9 大于 1000U/ml 时，几乎可以提示肿瘤发生转移。

752. 为什么食管脱落细胞学检查是食管癌诊断的重要手段

答：食管脱落细胞学检查是让检查者吞下有线双腔或单腔带网气囊，当气囊通过病变后将空气注入气囊，使其膨胀与食管壁紧贴，而后轻轻拉出，使气囊表面的细网与病变摩擦，当气囊达到食管上口时，将气囊中空气全部吸出，细胞收集器由口腔取出，采集食管黏膜上皮细胞，直接涂片后用巴氏染色进行细胞学检查。此方法简单，诊断阳性率相当高（约90%），反复检查可以提高阳性率，适用于大规模的人群普查；无需活检患者食管组织，可减轻患者痛苦，是一种重要的检查方法，对食管癌尤其是早期食管癌有较好的诊断价值。

753. 为什么血清中鳞状细胞抗原水平不能单独作为食管癌早期诊断指标

答：鳞状细胞抗原（squamous cell carcinoma antigen，SCC）在正常鳞状上皮细胞中表达极微，其主要功能为抑制细胞凋亡和参与鳞状上皮层的分化。SCC 在肿瘤细胞中表达增高，促进肿瘤细胞的增殖和浸润。血清 SCC 常用于以宫颈癌为代表的所有鳞状细胞起源上皮癌的辅助诊断，其特异性较高。血清 SCC 水平升高，可见于约83%宫颈鳞癌、25%~75%肺鳞状细胞癌、30% Ⅰ期和Ⅲ期食管癌；也可见于部分卵巢癌、子宫癌和颈部鳞状上皮细胞癌。食管癌是一种鳞状细胞起源的肿瘤，因此食管癌患者血清中 SCC 会升高，但不能单独作为早期诊断指标，主要用于疗效评估和监测复发，阳性率随着病情的进展而上升，对于晚期患者，其灵敏度可达73%，与 CYFRA21-1 联合检测可提高诊断的灵敏度。

754. 为什么嗜酸细胞性食管炎需检测 Th2 细胞亚群

答：Th2 细胞通过诱导嗜酸性粒细胞在食管黏膜内的慢性炎症，在嗜酸细胞性食管炎（eosinophilic esophagitis，EoE）的发病过程中起着重要作用。Th2 细胞能够分泌 IL-4、IL-5、IL-13 等一系列细胞因子。Th2 细胞能够特异性表达 CXCR4、CCR3、CCR4 和 CCR8，因此 Th2 细胞具有特有的游走功能。在炎症反应中，嗜酸性粒细胞活化趋化因子与 CCR3 联结，能够募集并激活 Th2 细胞亚群。在 EoE 患者的食管黏膜内 CCR3 表达明显增高。Th2 细胞激活并游走至局部组织，通过分泌其特有的一系列细胞因子引起过敏性炎症反应。其中，IL-4 和 IL-13 能够诱导 Th2 方向的分化；IL-5 和 IL-13 促进 B 细胞活化，诱导

IgE 产生；IL-5 也是嗜酸性粒细胞成熟和存活的关键性调节因子。

（卢仁泉 郑 冰 郑 慧）

第三节 胃部疾病检验

755. 为什么血清胃蛋白酶原 I 与胃蛋白酶原 II 的比值下降是萎缩性胃炎的标志

答：胃蛋白酶原（pepsinogen，PG）是由胃部分泌参与消化的胃黏膜特异性功能性蛋白酶即胃蛋白酶的无活性前体，分为 PG I 和 PG II 两个亚群。PG I 主要由胃底腺的主细胞和颈部黏液细胞分泌，血清 PG II 除来源于上述细胞外还来源于幽门腺及十二指肠腺。大部分 PG I 进入胃腔，但也有少量 PG I 透过胃黏膜毛细血管进入血液，可从血清中检测到。血清胃蛋白酶原 I 和胃蛋白酶原 II 反映胃黏膜腺体和细胞的数量，也间接反映胃黏膜不同部位的分泌功能及胃黏膜不同部位的病变和严重程度，包括胃黏膜萎缩、溃疡糜烂及恶性病变均与血清 PG I 含量、PG I/PG II 比值变化有关，PG I/PG II 比值下降是萎缩性胃炎的标志。当发生萎缩性胃炎时，腺体和主细胞的数量减少，被幽门腺或肠上皮化生代替，引起 PG I 分泌下降，而 PG II 含量保持稳定，这可能与分泌 PG II 的细胞分布较广有关。研究显示，致癌因子使胚胎细胞中 PG 原基因受损突变，从而失去了分泌 PG I 的能力，使 PG I 分泌持续下降；而 PG II 主要由成熟的腺细胞产生，与癌细胞的分化关系不大，故 PG II 变化不明显。因此，胃癌患者血清 PG I/PG II 比值明显低于正常人群，胃溃疡患者血清 PG I/PG II 比值升高，但在癌变患者中 PG I/PG II 比值是降低的。

756. 为什么胃泌素-17 检测对慢性萎缩性胃炎诊断具有临床意义

答：胃泌素是一种由消化道 G 细胞分泌的胃肠激素，对调节消化道功能和维持其结构完整具有重要作用。人体中 95% 以上有生物活性的胃泌素是 a-酰胺化胃泌素，其中 80% ~ 90% 是由胃窦部 G 细胞分泌的 G-17，5% ~ 10% 是 G-34。根据 G-17 水平可判断胃分泌功能，反映胃酸高低和提示胃黏膜萎缩的部位、程度及风险，可较为全面判断胃黏膜健康状况。在慢性萎缩性胃炎中，血清 G-17 与胃黏膜萎缩部位及萎缩程度具有相关性。胃窦萎缩时，胃窦腺体丧失导致胃窦 G 细胞数量减少，进入血液循环的 G-17 含量降低；胃体萎缩时，胃酸分泌降低，对胃窦 G 细胞的抑制作用减弱，导致 G-17 分泌增加，血清 G-17 水平升高。

757. 为什么胃泌素-17 需空腹检测

答：胃泌素-17 是由胃窦 G 细胞分泌产生的，主要刺激壁细胞分泌盐酸，还能刺激胰液和胆汁的分泌，也有刺激主细胞分泌胃蛋白酶原的作用。胃泌素几乎对整个胃肠道均有作用，它可促进胃肠道的分泌功能；促进胃窦、胃体收缩，增加胃肠道的运动，同时促进幽门括约肌收缩使胃排空减慢；促进胃及上部肠道黏膜细胞的分裂增殖；促进胰岛素和降钙素的释放。胃泌素还能刺激胃泌酸腺区黏膜和十二指肠黏膜 DNA、RNA 和蛋白质合成，从而促进其生长。切除胃窦的患者血清胃泌素水平下降，同时可发生胃黏膜萎缩。其释放与迷走神经兴奋有关，亦受食物刺激、胃幽门窦扩张、体液等因素影响，胃肠道内容物的 pH 对 G-17 的释放也有很大影响，所以为了保证检查结果的准确性，更好地反映被检者 G-17 的水平，胃泌素-17 检测必须空腹时进行。

758. 为什么慢性萎缩性胃炎有 A 型和 B 型之分

答：萎缩性胃炎根据其发生的部位并结合生理机能状态，包括自体免疫试验和血清胃泌素测定，可以将萎缩性胃炎分为 A、B 两型。A 型萎缩性胃炎病变主要见于胃体部，多弥漫性分布，胃窦黏膜一般正常，血清胃泌素增高，胃酸和内因子分泌减少或缺失，易发生恶性贫血，又称自身免疫性胃炎。B 型萎缩性胃炎病变多见于胃窦部，呈多灶性分布，血清胃泌素都正常，胃酸分泌正常或轻度减低，无恶性贫血，较易并发胃癌，这是一种单纯性萎缩性胃炎，其发病与十二指肠液反流或其他化学、物理损伤有关。我国萎缩性胃炎主要见于胃窦部，发生于胃体者少，这与我国极少有恶性贫血相符合。

759. 为什么胃炎患者血清 CA72-4 水平也会升高

答：CA72-4 是由胃壁细胞产生的一种糖类抗原，是一种对胃癌具有较高灵敏度和特异性的血清肿瘤标志物，它可以提高对胃肠腺癌的检出率。CA72-4 升高亦可见于卵巢癌、结直肠癌、胰腺癌、非小细胞肺癌；在正常人和良性胃肠道疾病、风湿病、卵巢囊肿中也可有一定程度升高。一般来说，胃炎患者多发生胃黏膜病变、上皮细胞变性、小凹上皮增生与固有膜内炎症细胞浸润，有时可见到表面上皮及小凹上皮的肠上皮化生，病变部位以胃窦明显，多为弥漫性；此时炎症使得胃壁细胞受到刺激，CA72-4 释放增加，从而导致血清 CA72-4 水平增高；故临床需结合其他检查结果及症状进行鉴别诊断。

760. 为什么抗胃壁细胞抗体检测有助于胃部疾病的辅助诊断

答：抗胃壁细胞抗体（anti-parietal cell antibody，PCA）由 Taylor 等在恶性贫血患者血清中首次发现，其靶抗原定位于壁细胞分泌小管微绒毛膜内，是胞质内微粒体部分和胞质膜上的一种脂蛋白。PCA 具有器官特异性，不与胃以外的其他脏器反应，但无种属特异性。PCA 的 Ig 类别主要为 IgG 和 IgA，血清中以 IgG 为主，胃液中则以 IgA 多见。恶性贫血合并萎缩性胃炎者 80% ~100% PCA 阳性，单纯萎缩性胃炎者 40% ~60% 阳性。

761. 为什么抗内因子抗体检测可用于萎缩性胃炎的实验诊断

答：内因子（intrinsic factor，IF）是一种糖蛋白，与维生素 B_{12} 形成复合物后在回肠黏膜与受体结合并被吸收。抗内因子抗体是针对内因子的一种自身抗体，抗内因子抗体分两型：Ⅰ型是阻断抗体，抑制内因子与维生素 B_{12} 结合；Ⅱ型是结合抗体，与内因子维生素 B_{12} 复合体结合并阻断复合体与回肠黏膜受体的附着。抗内因子抗体可存在于患者血清、胃液与唾液中。抗内因子抗体可引起胃黏膜萎缩，抑制内因子活性，使血中维生素 B_{12} 浓度下降，导致恶性贫血及神经系统症状。检测抗内因子抗体的临床意义：Ⅰ型抗内因子抗体是恶性贫血的特异性自身抗体，在恶性贫血前期即可呈阳性；Ⅱ型抗内因子抗体则在恶性贫血胃黏膜高度萎缩的终末期出现。

762. 为什么需要测定基础胃酸分泌量及最大胃酸分泌量

答：基础胃酸分泌量（basal acid output，BAO）是指在无食物、药物刺激状况下连续 1 小时的胃酸分泌量。正常 BAO 为（3.9±1.98）mmol/h，pH 为 0.8 ~1.8。经五肽胃泌素刺激后，1 小时内壁细胞充分发挥其分泌功能，所能分泌的胃酸量称为最大胃酸分泌量

（maximum acid output，MAO）。MAO 正常参考范围为 15～20mmol/h。十二指肠球部溃疡和复合性溃疡时，BAO 和 MAO 均增高，BAO>5mmol/h 有诊断意义；若 MAO>40mmol/h，提示可能并发出血或穿孔。十二指肠溃疡术后 BAO 与 MAO 均明显下降，胃大部切除术后 BAO、MAO 亦显著下降，如术后出现吻合口溃疡时，两者则逐渐增高。

763. 为什么我国对小学生要进行幽门螺杆菌（HP）感染的普查

答：幽门螺杆菌（Helicobacter pylori，HP）是慢性胃炎和消化道溃疡的主要原因，超过 80% 的携带者并不会出现症状。世界卫生组织已将幽门螺杆菌定为胃癌的 I 类致癌因子。HP 可以通过人与人密切接触而传播，共餐这是传播的重要途径之一。世界上有多半人口受到过幽门螺杆菌的感染，我国感染过幽门螺杆菌的人群众多。人们通常在幼年时就受到感染，5 岁以下达到 50%。专家认为，早期发现幽门螺杆菌感染，及时而有效地应用抗生素杀灭幽门螺杆菌，对于预防和控制胃癌有重大意义。国内多项调查显示小学生 HP 感染率较高，推测可能与家长之间的密切接触及某些生活方式有关。因此，对小学生进行幽门螺杆菌的普查，有助于早期发现及采取干预措施，减少胃炎、胃溃疡等疾病的发生。

764. 为什么服用奥美拉唑患者需在停药 2 周后再进行幽门螺杆菌呼气试验

答：奥美拉唑是一种质子泵抑制剂，是一种脂溶性弱碱性药物。易浓集于酸性环境中，特异性地作用于胃黏膜壁细胞顶端膜构成的分泌性微管和胞质内的管状泡上，即胃壁细胞质子泵所在的部位，并转化为亚磺酰胺的活性形式，通过二硫键与质子泵的疏基发生不可逆的结合，从而抑制 H^+，K^+-ATP 酶活性，阻断胃酸分泌的最后步骤，减少胃酸的分泌。目前 HP 检测应用较广泛的是尿素呼气试验，该检查不依赖内镜，患者依从性好，准确率较高，为 HP 检测的"金标准"之一。然而，有一些因素可使检测结果出现假阴性，如消化道出血、近期使用质子泵抑制剂、抗生素和铋剂等。患者服用奥美拉唑之后停药 2 周再进行 HP 检测可避免质子泵抑制剂引起的假阴性。

765. 为什么检测粪便幽门螺杆菌抗原可发现幽门螺杆菌现症感染

答：幽门螺杆菌定植在胃上皮细胞表面，胃黏膜上皮细胞每 1～3 天更新一次，随着胃黏膜上皮细胞的快速脱落，幽门螺杆菌也随之脱落，随粪便排出体外。幽门螺杆菌可通过宿主消化道排入粪便，其中部分会裂解死亡，但大多数抗原成分仍被保留下来。幽门螺杆菌在规范治疗后 4～5 天即可在粪便中消失，粪便幽门螺杆菌抗原（HP-SA）检测对幽门螺杆菌（HP）现症感染有很好的临床意义。国际共识推荐 HP-SA 检测用于判断患者 HP 的根除情况，我国幽门螺杆菌感染若干问题共识报告制订的 HP 感染的诊断标准，也推荐使用 HP-SA 检测法作为临床 HP 现症感染的诊断方法。HP-SA 的检测方法有 ELISA 法和免疫检测卡法。ELISA 法检测原理是通过酶标双抗体夹心法测定粪便中的 HP-SA，阳性即为 HP 感染。HP-SA 免疫检测卡是基于快速层流免疫技术，采用单克隆抗 HP 抗体作为捕捉和检测的抗体。将患者的粪便标本稀释后滴加在加样孔中，在室温条件下静置约 5 分钟后，若阅读窗字母 T 旁边出现一条粉红色的线即为阳性结果。

（卢仁泉　郑冰　郑慧）

第四节　肝胆疾病检验

766. 为什么长期大量饮酒会引起肝脏损伤

答：长期大量饮酒会引起酒精性肝病，其发病机制主要有以下几点：①饮酒后乙醇（酒精）90%～95%在肝脏代谢；②乙醇中间代谢产物乙醛是高度反应活性分子，与蛋白质结合形成乙醛-蛋白复合物，不但对肝细胞有直接损伤作用，还能作为新抗原诱导细胞和体液免疫反应，导致肝细胞受到免疫反应的攻击；③乙醇在肝脏代谢过程中产生自由基导致肝细胞、线粒体损伤，诱发肝细胞凋亡；④乙醇诱导的细胞因子可在肝脏中发挥免疫损伤和炎症反应。因此酗酒不但可以引起肝实质细胞变性、坏死和炎症反应，同时也可引起肝非实质细胞包括肝窦 Kupffer 细胞、内皮细胞、肝星形细胞的活化。其病情演变过程为轻症酒精性肝病、酒精性脂肪肝、酒精性肝炎、酒精性肝纤维化，最终为酒精性肝硬化。

767. 为什么良性肝病患者甲胎蛋白会有不同程度升高

答：甲胎蛋白（alpha-fetal protein，AFP）是胎儿发育早期由胚胎卵黄囊和胎肝合成的一种糖蛋白。胎儿出生后 AFP 合成很快受到抑制，1 周岁时接近成人水平（<10μg/L）。正常细胞不产生 AFP，癌变的肝细胞则会合成大量的 AFP，所以几乎 80% 的肝癌患者血清 AFP 升高，且多大于 400μg/L。但很多良性肝病如急性肝炎、慢性活动性肝炎、肝硬化等肝脏疾病，因肝脏细胞处于损伤、修复和再生的过程，再生的肝细胞分化不成熟而合成甲胎蛋白，导致血清 AFP 水平升高，但这种良性肝病引起的 AFP 浓度增高，多低于 200μg/L。

768. 为什么血清蛋白电泳可反映某些肝脏疾病

答：急性及轻症肝炎时电泳结果多无异常，慢性肝炎、肝硬化等肝脏疾病时出现血清蛋白电泳结果出现如下异常：

（1）血清白蛋白含量降低：正常人肝细胞内质网每日制造白蛋白 120～200mg/kg，肝细胞损害时，白蛋白的合成、运输和释放发生障碍，导致血清中的白蛋白含量降低；但因白蛋白半衰期较长（17～21 天），所以急性轻型肝炎患者血清白蛋白降低较少。

（2）球蛋白异常：在肝细胞受损时，α1 球蛋白、α2 球蛋白减少，同时受损肝细胞作为自身抗原刺激淋巴系统，使 γ 球蛋白增加，这是肝病患者血清蛋白电泳的共同特征。球蛋白增加的程度与肝炎的严重程度相关，典型者 β 和 γ 区带融合，出现 β-γ 桥，在慢性活动性肝炎和失代偿期肝硬化时尤为显著。另外 α1 球蛋白含量很低或缺乏时，提示体内存在 α1-抗胰蛋白酶缺乏所引起的慢性肝病；α2 球蛋白含脂蛋白，故胆汁淤积和血脂增高者体内 α2 球蛋白含量也增高；β 球蛋白也含脂蛋白，其增高见于胆汁淤积性肝硬化。

769. 为什么会发生肝纤维化

答：肝纤维化是慢性肝病共有的病理改变，其本质是以胶原为主的细胞外基质（extracellular matrix，ECM）合成增多而降解相对减少，两者失去动态平衡致使过多 ECM 沉积于肝内引起肝纤维化。肝纤维化是多种慢性肝病发展至肝硬化的必由之路，在西方国家，酒精性肝损害是造成肝纤维化的主要原因，而在我国则为肝炎病毒，特别是乙肝、丙肝病毒的持续感染。肝纤维化是"慢性"，而非"急性"肝脏损伤的结果，对于基质持续性沉积是必需的；同时也是肝脏细胞外基质分泌和降解失平衡的结果。基质微环境的改变包括正常的 ECM 被降解破坏、暴露于旁分泌途径产生的生长因子、细胞因子及脂质过氧化物中，使许多协同基因表达改变，致静止的肝星状细胞（hepatic stellate cell，HSC）形态及功能改变，表现为 ECM 合成及降解能力的改变、生长因子和细胞因子及受体的表达、收缩结构的出现等，使肝星状细胞转化为具增殖、收缩及合成功能的肌成纤维细胞。活化后的 HSC 大量产生以 Ⅰ 型胶原为主的间质胶原，替代正常的基底膜胶原，且胶原降解减少，ECM 合成与降解不平衡而异常沉积形成肝纤维化，并进一步加重 HSC 的激活，使纤维化不断加重。肝纤维化的发生是由多种原因造成的，如病毒感染、饮酒过度、自身免疫性肝病、非酒精性脂肪肝等。

770. 为什么单胺氧化酶升高提示肝脏可能出现纤维化

答：单胺氧化酶（monoamine oxidase，MAO）为催化单胺氧化脱氨反应的酶。MAO 大致可分为两类：一类存在于肝、肾等组织的线粒体中，以 FAD 为辅酶，对伯、仲、叔胺均能氧化，参与儿茶酚胺的分解代谢。另一类存在于结缔组织，是一种细胞外酶，只对伯胺起作用，受山黧豆素及 β-氨基丙晴的抑制，催化胶原分子中赖氨酰或羟赖氨酰残基的末端氧化成醛基。血清中 MAO 和结缔组织中的 MAO 性质相似，参与胶原成熟的最后阶段架桥形成，使胶原和弹性硬蛋白结合。血清 MAO 活性与体内结缔组织增生呈正相关，因此临床上常用 MAO 活性测定来观察肝纤维化程度。肝硬化时肝纤维化严重，MAO 活性明显增高；急性肝病时肝纤维化不明显，MAO 活性正常或轻度增高；但若出现急性重型肝炎时，MAO 从坏死的肝细胞进入血液，使得血清中 MAO 水平显著升高。需注意的是，其他如甲状腺功能亢进、糖尿病、肢端肥大症、结缔组织病、严重脂肪肝、右心衰竭伴肝淤血等也会轻微升高。

771. 为什么血清肝纤维化相关指标可用于监测肝硬化

答：肝纤维化是发展成肝硬化的必经之路，是细胞坏死及炎症刺激时肝脏内纤维结缔组织异常增生所致的病理过程。肝纤维化并非完全不可逆，但晚期病变恢复的可能性小，所以早期发现肝纤维化并进行有效的干预治疗有益于慢性肝炎或脂肪肝患者的预后。早期肝纤维化并无特殊的临床症状和体征，其诊断主要靠病理组织学、血清标志物及影像学手段。肝组织病理学检查是诊断肝纤维化的金标准，但肝穿具有局限性、创伤性，且需多次穿刺才能反映病情，不便于观察肝纤维化的动态变化和治疗效果。简单易行的血清学检查对于肝纤维化的诊断及动态监测有较高的临床价值。反映胶原产生及降解的肝纤维化血清学指标主要有：单胺氧化酶（MAO）、脯氨酰羟化酶（PH）、Ⅲ 型前胶原氨基末端肽（PⅢP）、Ⅳ 型胶原及其片段、透明质酸酶（HA）、层粘连蛋白（LN）等。

772. 为什么脯氨酰羟化酶活性水平可以判断肝纤维化程度及治疗效果

答：脯氨酰羟化酶（prolyl hydroxylase，PH）是一种糖蛋白，是胶原纤维合成的关键酶，能将胶原肽链上的脯氨酸羟化为羟脯氨酸，羟化后的前胶原才能形成稳定的螺旋结构，因此 PH 是胶原维持三螺旋稳定结构的基础。PH 活性随肝纤维化进展而逐渐升高，该酶活性主要反映肝纤维化的活动情况，测定血中 PH 活性能反映肝纤维化的程度，是一项很好的肝纤维化的诊断指标。慢性肝炎、肝硬化患者当 PH 活性进行性升高时，提示肝细胞坏死及纤维化程度加重，若治疗后 PH 活性逐渐下降，提示治疗有效，因此 PH 还可用于肝脏疾病的随访和预后判断。

773. 为什么Ⅲ型前胶原氨基末端肽也可以反映肝纤维化程度

答：Ⅲ型前胶原氨基末端肽（procollagen Ⅲ N-terminal peptide，PⅢP）是肝细胞及间质细胞产生的Ⅲ型前胶原经氨基内肽酶作用切下两端的非螺旋球形伸展部释放的肽，从组织游离入血液，测定血中 PⅢP 能反映肝细胞胶原合成量，从而反映机体胶原代谢情况及组织纤维化程度。PⅢP 检测可用于慢性活动性肝炎及早期肝硬化的诊断，其诊断阳性率达 90%；晚期肝硬化患者血中 PⅢP 较早期患者反而低，提示肝硬化晚期Ⅲ型胶原合成率降低，因此，对肝脏损害的患者血中 PⅢP 浓度的动态观察更具有临床意义。血清 PⅢP 检测也可用于免疫抑制剂治疗自身免疫性肝炎的疗效监测。如慢性肝炎 PⅢP 持续升高，提示有肝硬化的趋势，也可作为判断预后的指标。

774. 为什么肝纤维化患者的Ⅳ型胶原及其片段会升高

答：在肝病时随炎症发展，纤维组织增生活跃，纤维组织生成过程中有大量胶原沉积，各种胶原均有所增加，但其中最为重要的就是构成基底膜的Ⅳ型胶原增加。Ⅳ型胶原（collagen type Ⅳ，CⅣ）存在于肝门静脉血管区，中央静脉周围，沿着窦状隙分布。CⅣ是肝基底膜的主要成分，有两个末端：7S 片段和 NC 片段，7S 胶原组分为Ⅳ型胶原氨基末端的四聚体，NC 为Ⅳ型胶原羧基末端的二聚体，均参与寡聚体的形成。血清 7S 和 NC 片段主要从基底膜降解而来，而非胶原合成产生，故可作为反映胶原降解的指标。CⅣ常用于肝硬化的早期诊断，因为 CⅣ 与层粘连蛋白有高度亲和性，过度沉积使得肝窦毛细血管化，肝窦组织结构和肝血流改变，加剧肝脏病变。目前认为在肝纤维化早期已有 CⅣ 沉积，血中 7S 和 NC 片段均增高，故血清 CⅣ 及其产物的增加是肝纤维化早期的表现。

775. 为什么肝纤维化患者血清透明质酸酶会升高

答：透明质酸酶（hyaluronidase）是一种蛋白多糖，由组织成纤维细胞产生，经淋巴系统进入血液，由肝内皮细胞摄取并分解。肝脏受损时，肝间质增生，肝星状细胞合成透明质酸酶增加，而内皮细胞受损，血液中的透明质酸酶摄取及降解减少，因而血中透明质酸酶水平增高，且增高程度与肝损害程度相关。肝纤维化时透明质酸酶升高最显著，是判断肝纤维化及肝硬化的敏感指标。血清透明质酸酶在慢性活动性肝炎和肝硬化时显著增高，是判断肝损害严重程度、判断有无活动性肝纤维化的定量指标。

776. 为什么血清层粘连蛋白含量是反映肝纤维化的指标

答：层粘连蛋白（laminin，LN）是基底膜成分中的主要糖蛋白，在肝内主要由内皮细胞及贮脂细胞合成，存在于基底膜透明层中，与胶原一起构成基底膜。其功能是细胞黏着于基质的介质，在细胞表面形成网络结构并将细胞固定在基膜上，促进肝细胞再生和修复，抑制成纤维细胞的增殖，同时可抑制纤维组织的过度增生。肝纤维化时，血清中 LN 水平升高，且其含量与肝纤维化程度呈正相关，也可反映肝窦的毛细血管化及汇管区纤维化的范围，反映肝纤维化的进展与严重程度。另外，LN 对肝硬化门静脉高压患者有重要诊断价值。

777. 为什么血清骨桥蛋白对非酒精性脂肪肝病和肝纤维化有诊断价值

答：非酒精性脂肪性肝病（non-alcoholic fatty liver disease，NAFLD）已成为发达国家和我国富裕地区慢性肝病的重要病因，脂肪肝早期无明显症状，肝细胞在脂质长期浸润下逐渐变性、坏死，可逐步转化为肝纤维化和肝硬化，需要密切关注其病情变化。骨桥蛋白（osteopontin，OPN）是一种分泌性磷酸化糖蛋白，为非胶原性骨基质糖蛋白，广泛分布于多种细胞和组织。近来研究表明，OPN 与肝纤维化的发生、发展有着密切关系。OPN 对肝星状细胞的激活、迁移和增殖起着重要作用。进展期肝纤维化 NAFLD 患者血清 OPN 是无纤维化患者的 3 倍，且 NAFLD 患者血清 OPN 水平与肝纤维化程度呈明显正相关。

778. 为什么慢性肝炎患者有可能会逐渐进展成肝硬化

答：肝硬化是以肝组织弥漫性纤维化、假小叶和再生结节为组织学特征的进行性慢性肝病。代偿期无明显症状，失代偿期以门静脉高压和肝功能减退为特征，后期有多器官受累。慢性肝炎（包括病毒性、自身免疫性、酒精性、非酒精性等原因）导致广泛肝细胞变性、坏死、肝小叶纤维化支架塌陷，当病因长期存在时，再生的肝细胞不沿正常支架排列，形成不规则的、结节状的肝细胞团，难以恢复正常的肝脏结构。炎症等致病因素激活肝星形细胞，促使肝细胞及胆管细胞转化为间质细胞，肝内胶原合成增加；胶原沉积导致肝窦内皮细胞下基膜形成，最终导致肝硬化的形成和发展。

779. 为什么慢性肝炎患者 CD4$^+$T 细胞数量会降低

答：淋巴细胞亚群分析是检测细胞免疫和体液免疫功能的重要指标，反映了机体当前的免疫功能和状态，并可以辅助诊断某些疾病和观察疗效。乙肝病毒感染后，机体主要依靠细胞毒效应与非细胞毒效应两种免疫机制清除病毒，其中 T 淋巴细胞参与的细胞毒效应起主导作用。由于病毒感染引起机体免疫抑制，从而导致慢性肝炎患者 CD4$^+$ T 细胞数量降低，CD8$^+$ T 细胞水平正常或升高。

780. 为什么肝硬化患者常出现雌激素增多和雄激素减少

答：激素在体内不断地被破坏而失去其活性的这种作用称为激素的灭活，激素灭活后的产物大部分由尿排出。在正常情况下，各种激素的生成与灭活处于相对平衡状态之中。激素的灭活主要是在肝脏中进行。肝硬化患者肝功能减退，对雌激素的灭活作用减弱，导致体内雌激素水平升高，从而通过负反馈作用抑制腺垂体的分泌功能，从而引起睾丸间质细胞分泌雄激素减少。在男性患者常有性欲减退、毛发脱落、乳房发育、睾丸萎缩等；女性有月经失调、闭经、不孕等。

781. 为什么肝硬化患者易出现肾上腺皮质功能减退

答：肾上腺皮质是构成肾上腺外层的内分泌腺组织。由球状带、束状带和网状带构成。肾上腺皮质球状带分泌盐皮质激素，主要为醛固酮；束状带分泌糖皮质激素，以皮质醇为主；网状带分泌肾上腺性激素。肝硬化时合成肾上腺皮质激素的原料胆固醇酯减少，肾上腺皮质激素合成不足，促肾上腺皮质激素释放因子受到抑制，肾上腺皮质功能减退，促黑色素生成增加，导致患者面部和其他部位皮肤色素沉着；肝功能减退时，对雌激素灭能作用减弱，雌激素增多负反馈抑制腺垂体的分泌功能，影响垂体肾上腺皮质轴功能，导致糖皮质激素减少。同时对醛固酮和抗利尿激素灭能作用减弱，导致继发性醛固酮增多和抗利尿激素增加。

782. 为什么肝硬化患者检测血清微量元素有助于病情观察和疗效评估

答：肝脏是人体重要的代谢及能量调节中心，对人体内微量元素平衡也起着重要的作用。微量元素是人体内的必需元素，具有广泛且重要的生理作用，是参与免疫过程的重要物质，缺乏或过多都会影响到免疫功能，而免疫功能低下又会加重肝硬化患者微量元素失衡。Cu 升高和 Zn 下降与肝硬化时免疫功能下降具有相关性，提示 Zn 和 Cu 是肝硬化的相对危险因素，这些指标为临床诊断和治疗肝硬化提供了更多的依据。因此，监测患者血清微量元素及免疫功能，积极调节微量元素平衡，对肝硬化患者的预后有重要作用。

（卢仁泉　王　娟　郑　慧）

第五节　胰腺疾病检验

783. 为什么胰腺炎患者血清 CA19-9 水平会升高

答：CA19-9 是一种黏蛋白型的糖类蛋白肿瘤标志物，为细胞膜上的糖脂质。在血清中它以唾液黏蛋白形式存在，分布于正常胎儿胰腺、胆囊、肝、肠和正常成年人胰腺、胆管上皮等处。正常人血清 CA19-9 含量甚微，在胰腺癌、肝癌、胃癌、胆囊癌、肺癌等多种肿瘤中有不同程度的升高。良性患者如胰腺炎和黄疸时也可升高，但其浓度一般低于 120kU/L，且呈一过性升高，需结合临床予以鉴别。

784. 为什么胰腺炎患者常进行淋巴细胞亚群的检测

答：淋巴细胞亚群分析是检测细胞免疫和体液免疫功能的重要指标，可反映机体当前的免疫功能、状态和平衡水平。T 淋巴细胞百分率或计数绝对值可用于区别和监测某些免疫缺陷病和自身免疫病。NK 细胞介导某些肿瘤和病毒感染细胞的细胞毒性反应。B 淋巴细胞为体液免疫的重要指标。胰腺炎病程中，促炎/抗炎反应机制失衡，随着病情的发展，逐渐呈现出过度抗炎反应优势而导致患者出现严重而持久的免疫功能抑制，表现为 T 淋巴细胞亚群比例失调、单核细胞抗原递呈功能受损，这些均是胰腺炎病程中后期发生严重感染的重要原因，因此胰腺炎患者需常进行淋巴细胞亚群的检测。

785. 为什么胆汁性胰腺炎患者血清降钙素原水平升高

答：降钙素原（procalcitonin，PCT）可以用来鉴别诊断细菌性和非细菌性感染和炎症。急性胰腺炎患者中胆汁性胰腺炎血清 PCT 显著升高，而非胆汁性胰腺炎患者 PCT 水平均在正常范围内。急性胰腺炎患者早期检出胆道阻塞对于紧急处理至关重要。内镜逆行胰胆管造影（ERCP）可以发现胆管和胆囊结石，以便经内镜括约肌切开术（EPT）处理而获得迅速缓解。但 ERCP 和 EPT 并不适用于大多数的非胆汁性胰腺炎患者，而且本身还有诱发胰腺炎的风险。因此胰腺炎早期检测降钙素原对胰腺炎的诊断和鉴别诊断至关重要。

786. 为什么胰腺疾病需检测血清胰蛋白酶原Ⅱ

答：在生理情况下，胰腺中胰蛋白酶原含量较高，主要有胰蛋白酶原Ⅰ和胰蛋白酶原Ⅱ两种形式。胰蛋白酶原Ⅱ主要由胰腺腺泡以酶原的形式分泌到胰液中，并在肠内被肠激酶激活，变成高活性的其他消化酶的激活剂。胰腺中的胰蛋白酶原Ⅱ浓度很高，正常情况下仅有少量漏到血液循环中去。当急性胰腺炎发生时，胰腺组织受损，胰蛋白酶原Ⅱ大量释放入血，胰腺组织受损越严重，血清胰蛋白酶原Ⅱ含量越高，同时尿液中胰蛋白酶原Ⅱ的浓度显著升高。血清胰蛋白酶原Ⅱ也与胰腺癌密切相关，检测其含量对临床早期胰腺癌筛查提供了重要的参考价值。

787. 为什么会产生自身免疫性胰腺炎

答：自身免疫性胰腺炎（autoimmune pancreatitis，AIP）由自身免疫介导，以胰腺肿大、胰管不规则狭窄为特征的一种特殊类型的慢性胰腺炎。多发于老年人，AIP 的病因及发病机制仍未明确。AIP 是一种与自身免疫相关的全身系统性疾病，不仅影响胰腺，还可累及其他器官，包括胆管、肾脏、唾液腺、肺脏、后腹膜和淋巴结等，受累器官呈纤维炎性改变，可见 T 淋巴细胞和 IgG4 阳性浆细胞浸润。AIP 可与其他多种自身免疫病共存，如干燥综合征、原发性硬化性胆管炎、原发性胆汁性肝硬变、溃疡性结肠炎、系统性红斑狼疮等。AIP 患者常伴随高 γ 球蛋白血症、血清总 IgG 及 IgG4 水平升高。AIP 患者常可检测到抗核抗体、抗碳酸脱水酶Ⅱ抗体及抗乳铁蛋白抗体。

788. 为什么自身免疫性胰腺炎是 IgG4 相关性疾病

答：IgG4 相关性疾病是一种与 IgG4 相关，累及多器官或组织的慢性、进行性自身免疫病。IgG4 相关性疾病的特点：①一个或多个器官或组织肿胀增大，似肿瘤性；②IgG4 阳性淋巴细胞大量增生而导致淋巴细胞增生性浸润和硬化；③血清 IgG4 细胞水平显著增高，IgG4 阳性淋巴细胞在组织中浸润（IgG4 阳性淋巴细胞占淋巴细胞的 50% 上）；④对糖皮质激素治疗反应良好。胰腺是 IgG4 相关性疾病最常累及的器官。患者血清 γ 球蛋白升高，IgG 和 IgG4 水平升高，自身抗体阳性，故 IgG4 相关性疾病胰腺病变常被称为"自身免疫性胰腺炎"。

789. 为什么 IgG4 与 CA19-9 联合检测可用于自身免疫性胰腺炎与胰腺癌的鉴别诊断

答：自身免疫性胰腺炎（AIP）是一种与 IgG4 相关的自身免疫机制介导的慢性胰腺炎，由于 AIP 常需与胰腺癌进行鉴别诊断，且 AIP 一旦误诊为胰腺癌，患者可能遭受不必要的手术治疗。因此，AIP 和胰腺癌的鉴别诊断直接影响患者的治疗方案。AIP 患者血清

IgG4 明显升高，用于辅助诊断 AIP 具有较高的特异性和灵敏度；而大部分胰腺癌患者血清 CA19-9 水平明显增高。在 AIP 和胰腺癌难以鉴别时，同时检测血清 IgG4 和 CA19-9 有助于临床对 AIP 和胰腺癌的鉴别诊断。

790. 为什么胰岛素瘤诊断要做血浆胰岛素释放试验

答：胰岛素瘤是胰腺 β 细胞来源的肿瘤，占胰岛细胞瘤的 70% ~ 80%，是常见的胰腺内分泌肿瘤。该肿瘤产生大量胰岛素进入患者血液导致出现高胰岛素血症，临床常出现空腹时低血糖症状。该病定性诊断主要通过 Whipple 三联征：①空腹时低血糖症状发作；②空腹或发作时血糖低于 2.8mmol/L；③进食或静脉推注葡萄糖可迅速缓解症状。胰岛素和胰岛素原测定除空腹及发作时血糖测定外，还可采用下列试验：

（1）空腹发作时血浆胰岛素测定，正常人空腹静脉血浆胰岛素浓度在 5 ~ 20mU/L，很少超过 30mU/L。但本病常有自主性分泌的高胰岛素血症，对既有低血糖症又有高胰岛素血症的患者，血浆 C 肽测定有助于区分内源性和外源性胰岛素引起的低血糖症。95% 胰岛素瘤患者 C 肽水平 ≥300pmol/L。由于磺脲类药物引起的低血糖症不能用 C 肽测定排除，尿中这些药物的检测是必需的。但肥胖症、肢端肥大症、皮质醇增多症、妊娠后期、口服避孕药等可导致高胰岛素血症。胰岛 β 细胞瘤性低血糖时，大多数胰岛素原水平升高，尤其是低血糖患者在测定胰岛素和 C 肽数据出现不一致时，测定胰岛素原是非常必要的。

（2）胰岛素释放试验：用来判断胰岛 β 细胞功能状态，可通过口服 75g 葡萄糖进行糖耐量试验，在每次测血糖时同时测胰岛素水平。胰岛素瘤糖耐量曲线大多低平，但胰岛素曲线相对较高，如其中一点超过 150mU/L 则有助于本病的诊断。

（卢仁泉 王娟 郑慧）

第六节 肠道疾病检验

791. 为什么炎性肠病是自身免疫病

答：自身免疫病是指机体对自身抗原发生免疫反应而导致自身组织损害所引起的疾病。炎性肠病的病因和发病机制尚未完全明确，本病属于一种自身免疫病，是多因素相互作用所致，主要包括遗传、感染、免疫因素和环境因素作用于遗传易感者，在肠道菌群的参与下启动了肠道免疫及非免疫系统，最终导致免疫反应和炎症过程，肠道黏膜免疫系统在肠道炎症发生、发展、转归过程中始终发挥重要作用。炎性肠病受累肠段产生过量抗体，抗结肠上皮细胞抗体 β-乳球蛋白和中性粒细胞胞质抗体的产生，提示自身免疫反应在发病中起作用。

792. 为什么炎性肠病有溃疡性结肠炎和克罗恩病之分

答：炎性肠病是一种病因尚不十分清楚的慢性非特异性肠道炎症性疾病，包括溃疡性结肠炎（ulcerative colitis，UC）和克罗恩病（Crohn disease，CD）。1859 年 SamuelWilks 医生的一位 42 岁女性患者，其临床表现为慢性腹泻伴发热，由于当时的医疗水平，该患者不幸去世。根据尸检结果，SamuelWilks 医生首次将该疾病命名为溃疡性结肠炎。UC 是一种慢性非特异性结肠炎症，病变主要累及结肠黏膜和黏膜下层，范围多自远段结肠开始，可逆行向近段发展，甚至累及全结肠和末段回肠，呈连续性分布。临床主要表现为腹泻、腹痛和黏液脓血便。20 世纪 20 年代末，美国医生 Crohn 在临床工作中发现了一类与 UC 具有相似临床表现的患者，经过对这些患者临床和病理资料的总结，患者可出现与 UC 患者相似的症状，如发热、腹泻和消瘦；患者右髂窝常有可被触及的包块；这一疾病以该医生的名字命名为克罗恩病。CD 为一种慢性肉芽肿性炎症，病变可累及胃肠道各部位，以末段回肠及其邻近结肠为主，呈穿壁性炎症，多为节段性、非对称性分布。临床主要表现为腹痛、腹泻、肛门病变等。

793. 为什么免疫学指标能鉴别诊断溃疡性结肠炎和克罗恩病

答：炎症性肠病（inflammatory bowel disease，IBD）分为溃疡性结肠炎（UC）和克罗恩病（CD），UC 系原因不清的大肠黏膜的慢性炎症和溃疡性病变，主要累及直肠黏膜、乙状结肠黏膜等；CD 是一种病因不清的胃肠道慢性炎症性肉芽肿性疾病。病变多见于末段回肠和邻近结肠，呈阶段式或跳跃式分布。两种疾病的诊断缺乏特异的手段，X 线检查，内镜及组织学诊断是必不可少的手段，有效的实验室指标是研究的热点。目前发现同时检测抗中性粒细胞抗体（anti-neutrophil cytoplasmic antibodies，ANCA）和抗酿酒酵母抗体（anti-saccharomyces cerevisiae antibodies，ASCA）这两种抗体能为炎性肠病的诊断和鉴别诊断提供帮助。有报道称 pANCA 阳性而 ASCA 阴性者 UC 与 CD 鉴别的灵敏度和特异性为 44% 和 98%；ASCA 阳性而 pANCA 阴性者 CD 与 UC 鉴别的灵敏度和特异性分别为 56% 和 92%。

794. 为什么粪便钙卫蛋白检测对炎性肠病的临床治疗具有一定的价值

答：感染是炎性肠病的症状和体征的基础，钙卫蛋白是由中心粒细胞和单核细胞分泌的钙结合蛋白，当肠道发生炎症时，随着炎症细胞的增加，分泌的钙卫蛋白也升高。因此，粪便钙卫蛋白是急性胃肠道感染的一种标志，并且可以此判断感染的程度。粪便钙卫蛋白能很好地区分炎性肠病和非炎性肠病；而且，在溃疡性结肠炎和克罗恩病中，粪便钙卫蛋白的浓度检测与组织学和内镜检查的结果之间有着相当好的相关性。

795. 为什么炎性肠病患者需检测抗胰腺腺泡抗体

答：抗胰腺腺泡抗体对两种主要的炎性肠病即溃疡性结肠炎和克罗恩病的诊断和鉴别诊断有一定的价值。高滴度的抗胰腺腺泡抗体主要见于克罗恩病，发生率为 39%，抗体主要为 IgG 和 IgA。胰腺炎患者可出现抗胰腺腺泡抗体，但是滴度较低。抗胰腺腺泡抗体阳性的克罗恩病患者较该抗体阴性的患者易发生胰腺外分泌功能损害。此抗体与抗中性粒细胞抗体同时测定时，克罗恩病的诊断准确性可从 39% 提高到 43%。抗胰腺腺泡抗体临床上常用间接免疫荧光法测定。

796. 为什么炎性肠病患者还需检测抗酿酒酵母细胞抗体

答：炎性肠病的诊断缺乏"金标准"，目前国内外主要依靠临床症状、结肠镜表现或影像学、病理综合评估，在排除其他感染、缺血性结肠炎等疾病的基础上做出排他性诊断，整个过程耗时长、花费大，还可能贻误治疗，且侵入性的治疗不适用于重症患者。近年来许多研究认为抗酿酒酵母细胞抗体可作为诊断 IBD 亚型的特异性指标，有利于溃疡性结肠炎和克罗恩病的鉴别。抗酿酒酵母细胞抗体是一种抗多糖成分的血清反应性抗体，其抗原主要是分子质量为 200kU 的磷酸肽类甘露聚糖，如常见的啤酒酵母细胞壁成分。酿酒酵母细胞可经消化道进入肠道黏膜上皮，病变肠道黏膜的渗透性增加致炎症反应加强，从而引起抗体攻击。

797. 为什么检测粪便转铁蛋白可提高消化道出血检出率

答：转铁蛋白是一种 β1 球蛋白，占血浆蛋白总量的 0.3% ~ 0.5%。主要在肝脏合成，主要作用是运载细胞外的铁，其对细胞的生长以及存活十分重要。消化道出血时，血清中转铁蛋白会漏入到胃肠道，随粪便排出体外。胶体金法检测转铁蛋白的检测下限是≥10ng/ml。上消化道出血时，转铁蛋白检测阳性率高于血红蛋白阳性率，主要是由于血红蛋白在消化道中受肠内细菌和消化酶的作用而变性，导致其抗原性降低，另外大量出血而致反应体系中抗原过剩出现后带现象，均可产生假阴性结果，而粪便中转铁蛋白稳定性高于血红蛋白。因此，当粪便中血红蛋白被破坏时，检测其中的转铁蛋白可提高消化道出血检出率。

798. 为什么会患乳糜泻

答：乳糜泻是对麦胶不耐受所致的小肠黏膜病变为特征的一种原发性吸收不良综合征。临床上有脂肪泻、体重减轻、营养不良等表现。本病的病因和麦胶有关。乳糜泻患者禁食麸类物质后症状迅速缓解，小肠病变可逐渐恢复正常。乳糜泻的发病机制为：①酶缺乏学说：患者肠黏膜缺乏分解麦胶蛋白的酶，麦胶蛋白不能进一步分解因而导致腹泻。②遗传因素：本病家族发病率远高于一般人群，患者的第一代近亲发病率约为 10%。已发现编码 HLA-DQ 分子 DQ2 的等位基因见于 95% 的患者，而正常人群极少，DQ 基因可能是本病 HLA 易感性基因。③免疫因素：乳糜泻患者小肠固有膜的浆细胞增加，并有大量激活的 T 淋巴细胞，多为麸质特异的 CD4 细胞；血清中出现抗麦胶蛋白抗体、抗网硬蛋白抗体及抗平滑肌内膜抗体；小肠上皮下见含补体的免疫复合物，以上均提示免疫机制在乳糜泻发病中可能起一定的作用。④腺病毒：人腺病毒-12 的一段氨基酸序列与麦胶蛋白片段高度同源，感染这些病毒后可致易感宿主的麸质类抗原决定簇，此后一旦接触麸质，即激活相关 T 细胞释放细胞因子，激活 B 细胞和浆细胞产生抗体，释放炎性介质，引起抗体依赖细胞介导的细胞毒性反应，最终导致黏膜损伤，吸收不良等。

799. 为什么抗麦胶蛋白抗体对乳糜泻有重要诊断价值

答：乳糜泻，又称为麸质敏感性肠病，是一种由于遗传易感个体摄入麦麸物质后引起的慢性小肠吸收不良综合征。目前研究显示，麦胶蛋白是麸质的主要蛋白质成分；抗麦胶蛋白抗体（AGA）是针对麦胶蛋白产生的抗体，它是最早用来对乳糜泻筛查的抗体，动态监测血清 AGA 可评估该疾病疗效。AGA 有 IgA 和 IgG 两种亚型。IgG-AGA 灵敏度高，但特异性较差；IgA-AGA 则特异性高，将两者联合检测其灵敏度达 96% ~ 100%，特异性达 96% ~ 97%。高滴度的 AGA 较低滴度诊断乳糜泻更可靠，连续检测血清 AGA 可观察患者的治疗效果。经去麸质饮食治疗后 AGA 滴度降低，受麸质激发后滴度升高。胃肠炎时可出现假阳性。但有 2% ~3% 的乳糜泻患者合并有选择性 IgA 缺乏，这些人中 IgG-AGA 增高是唯一的血清学指标，为此 IgG-AGA 可作为筛选试验。

800. 为什么乳糜泻患者检测自身抗体后可避免不必要的小肠活检

答：乳糜泻的诊断主要包括临床表现、试验性治疗及负荷试餐、血清学和病理活检。20 世纪 70 年代的诊断标准包括：①初次小肠活检；②去麦胶饮食 3~6 个月后再次活检，病理证实好转；③含麦胶饮食后再次活检发现病变再度出现；此标准需要 3 次小肠活检。当血清学检查被广泛采用后对乳糜泻的诊断方式起了重大的改变。有血清学检查支持的某些情况下允许无小肠活检诊断或至少不需要 3 次小肠活检。血清学自身抗体检测包括抗 IgA 抗肌内膜抗体（anti-endomysial antibody，EMA）、抗组织转谷氨酰胺酶（anti-tissue trans-glutaminase，tTG）抗体和抗麦胶蛋白抗体（anti-gliadin antibody，AGA）。

801. 为什么乳糜泻患者要检测 IgA 和 IgG 两种类型的自身抗体

答：乳糜泻患者体内有多种自身抗体，如 IgA EMA、抗 tTG 抗体、AGA，这些抗体具有 IgA 和 IgG 两种亚型。IgA tTG 和 IgA EMA 灵敏度高，两者阴性预测值和阳性预测值均较高。IgG AGA 灵敏度较高，在未经治疗患者中的阳性率为 65% ~100%，但其特异性较低，为 50% ~60%。联合检测 IgG AGA 和 IgA AGA，灵敏度和特异性均达到 95% 以上。同时有 2% ~3% 的乳糜泻患者合并有选择性 IgA 缺乏，这些人中增高的 IgG-AGA 是唯一的血清学指标。因此 IgG-AGA 可作为筛选试验，阳性者进一步测定高特异性 IgA 类抗体（ARA、AMA、AGA）。

802. 为什么 T 细胞斑点试验能辅助诊断肠结核

答：肠结核是结核分枝杆菌侵犯肠道引起的慢性特异性感染，结核的临床表现与肿瘤疾病、克罗恩病相似，多无特异性，容易误诊、漏诊，快速、准确诊断肠结核对治疗肠结核具有至关重要的作用。目前细菌学或组织病理学检查是肠结核诊断的"金标准"，但其灵敏度低。T 细胞斑点试验（T-SPOT），又称结核感染干扰素释放试验。其原理是：若感染过结核分枝杆菌，体内分离出的 T 细胞在体外再次接受特异抗原刺激时，会分泌干扰素。通过检测干扰素的量，来判断该细胞是否有结核感染形成的记忆，进一步反映是否有结核感染。主要检测外周血标本，对肠结核的诊断灵敏度和特异度均很高。

（卢仁泉　王　娟　郑　慧）

第十六章 内分泌疾病免疫检验

第一节 基 本 知 识

803. 为什么内分泌系统可以发挥广泛的细胞生物学作用

答：内分泌系统除其固有的内分泌腺（垂体、甲状腺、甲状旁腺、肾上腺、性腺和胰岛）外，尚有分布在心血管、胃肠、肾、脂肪组织、脑（尤其下丘脑）部位的内分泌组织和细胞。它们所分泌的激素，可通过血液传递（内分泌），也可通过细胞外液局部或邻近传递（旁分泌），乃至所分泌的物质直接作用于自身细胞（自分泌）发挥调节作用，更有细胞内的化学物质直接作用在自身细胞称为胞内分泌。内分泌系统辅助神经系统将体液信息物质传递到全身各靶细胞，发挥其生物学作用。

804. 为什么正常人体内激素水平可维持动态平衡

答：激素通过血液、淋巴液和细胞外液而运输到靶细胞部位发挥作用，并经肝、肾和靶细胞代谢降解而灭活。血液中水溶性肽类激素的半衰期仅 3～7 分钟，而非水溶性激素，如甲状腺激素、类固醇类激素则与转运蛋白结合，半衰期可延长。血浆激素浓度依赖于激素分泌率及其代谢率和排除率，即代谢清除率，血浆激素浓度=激素分泌率/代谢清除率。肽类激素经蛋白酶水解，甲状腺激素经脱碘、脱氨基、解除偶联而降解；而类固醇激素经还原、羟化并转变为与葡萄糖醛酸结合的水溶性物质由胆汁和尿排出。激素的分泌、在血中与蛋白结合及其最终降解，使激素水平保持动态平衡，而其中最主要决定因素是激素的生成和分泌率。

805. 为什么神经系统与内分泌系统存在密不可分的关系

答：内分泌系统直接由下丘脑调控，下丘脑含有重要的神经核，具有神经内分泌细胞的功能，可以合成、释放激素，通过垂体门脉系统进入腺垂体，调节腺垂体细胞对激素的合成和分泌。下丘脑视上核及室旁核分别分泌血管加压素（抗利尿激素）和催产素，经过神经轴突进入神经垂体，贮存并向血液释放激素。通过腺垂体所分泌的激素对靶腺如肾上腺、甲状腺和性腺进行调控，亦可直接对靶器官和靶细胞进行调节。下丘脑是联系神经系统和内分泌系统的枢纽，也受中枢神经系统其他各部位的调控。神经细胞具有传导神经冲动的能力，它们也可分泌各种神经递质，如去甲肾上腺素、乙酰胆碱、5-羟色胺和多巴胺等，通过作用于突触后神经细胞表面的膜受体，影响神经分泌细胞的功能。下丘脑与垂体之间已构成一个神经内分泌轴，调节周围内分泌腺及靶组织的功能。因此，神经系统与内分泌系统存在密不可分的关系。

806. 为什么免疫系统对神经内分泌系统发挥重要的调节功能

答：内分泌、免疫和神经三个系统之间可通过相同的肽类激素和共有的受体相互作用，形成一个完整的调节环路。神经内分泌系统对机体免疫有调节作用，淋巴细胞膜表面有多种神经递质及激素的受体，表明神经内分泌系统通过其递质或激素与淋巴细胞膜表面受体结合介导免疫系统的调节。如糖皮质激素、性激素和前列腺素 E 等可抑制免疫应答，而生长激素、甲状腺激素和胰岛素能促进免疫应答。免疫系统在接受神经内分泌系统调节的同时，亦有反向调节作用，近年发现神经内分泌细胞膜上有免疫反应产物如白细胞介素、胸腺肽等细胞因子的受体，免疫系统也可通过细胞因子对神经内分泌系统的功能产生影响。内分泌系统不但调控正常的免疫反应，在自身免疫反应的发生、发展中也起作用。内分泌系统常见的自身免疫病有桥本甲状腺炎、Graves 病、1 型糖尿病和 Addison 病等。因此，免疫系统与神经内分泌系统也密不可分。

807. 为什么激素水平较小的变化就可导致人体生理功能的改变

答：内分泌系统由内分泌细胞形成的内分泌腺和散在于某些器官组织中的内分泌细胞组成。内分泌系统通过合成和分泌各种激素并在神经系统的调节下对维持机体基本生命活动以及各种功能活动发挥调节作用。激素一般是与靶细胞膜受体或细胞内受体结合，引起信号转导过程并最终产生生物效应。在这一过程中，激素对靶细胞的生理、生化过程起增强或减弱作用，正常情况下各种激素在血中浓度都很低（一般在 nmol/L，甚至 pmol/L 数量级）。因此，激素水平较小的变化就可导致生理功能的较大改变。如果激素分泌紊乱，可导致内分泌系统疾病发生。

808. 为什么下丘脑和垂体是调节激素水平的重要器官

答：下丘脑和垂体能分泌多种激素以调控内分泌腺的功能，下丘脑激素多为多肽类激素。按功能不同，分为释放激素与抑制激素，主要包括：促甲状腺激素释放激素（thyrotropin-releasing hormone，TRH）、促肾上腺皮质激素释放激素（corticotropin releasing hormone，CRH）、促性腺激素释放激素（gonadotropin-releasing hormone，GnRH）、生长激素释放激素（growth hormone releasing hormone，GHRH）、催乳素释放激素（prolactin release inhibiting hormone，PRLH）、黑色素细胞刺激素释放激素（melanocyte stimulating hormone-releasing hormone，MRH）、生长激素抑制激素（growth hormone-inhibiting hormone，GHIH）、催乳素释放抑制素（prolactin release inhibiting hormone，PRIH）和黑色素细胞刺激素抑制激素（melanocyte stimulating hormone-inhibiting hormone，MIH）。垂体可分为神经垂体和腺垂体，分泌的激素相应分为神经垂体激素和腺垂体激素，这些激素均为肽或糖蛋白。腺垂体激素主要包括生长激素（growth hormone，GH）、促肾上腺皮质激素（adrenocorticotropic hormone，ACTH）、促甲状腺激素（thyroid-stimulating hormone，TSH）、卵泡刺激素（follicle-stimulating hormone，FSH）、黄体生成素（luteinizing hormone，LH）、催乳素（prolactin，PRL）和黑色细胞刺激素（melanocyte-stimulating hormone，MSH）。神经垂体激素在下丘脑视上核及视旁核合成后沿神经轴突流向神经垂体的神经末梢，主要包括抗

利尿激素（antidiuretic hormone，ADH）和催产素（oxytocin，OT）。垂体激素均需通过血液转运至各种内分泌腺才能发挥其生理作用，因此，检测血液中下丘脑及垂体激素的水平变化可用于多种内分泌疾病的实验诊断。

809. 为什么检测激素及其代谢产物是诊断内分泌疾病的重要手段

答：内分泌疾病常伴随有激素水平的改变，引发相应的生理、生化效应变化。因此，对于内分泌疾病的实验诊断主要依赖于直接测定激素及其代谢产物、激素生物效应及其生化标志物变化等。具体内容包括：

（1）直接测定激素和（或）其代谢产物：通过测定体液中某一激素和（或）其代谢产物水平，可对内分泌功能的判定提供直接客观的依据，而对某一激素和（或）其代谢产物的连续动态检测，则可反映激素分泌的节律性有无改变，有利于某些内分泌疾病的早期诊断，另外配对检测功能激素及其调节性激素的水平，可对内分泌疾病的病因定位，这类方法已成为临床实验室常用的检测项目。

（2）激素生物效应及其生化标志物的检测：如甲状腺功能紊乱时检测基础代谢率、甲状旁腺功能紊乱时检测血钙和血磷、生长激素分泌紊乱时检测胰岛素样生长因子等。

（3）动态功能试验：是指应用特异性刺激物或抑制物作用于激素分泌调节轴的某一环节，分别测定作用前后相应靶激素水平的变化，以反映靶腺的内分泌功能，有助于确定内分泌疾病的病因、病变部位与性质。

（4）其他检测方法：对于某些半衰期短的激素，可检测其前体物质如阿片皮质素原（促肾上腺皮质激素前体物），或检测激素作用介导物如生长激素介导物-生长调节素，对于某些高血浆蛋白结合率的激素，有时需要检测其血浆结合蛋白水平；对于有自身免疫因素参与的内分泌疾病，还可检测相关自身抗体的水平。

（陈福祥　王院霞）

第二节　糖尿病检验

810. 为什么糖尿病严重危害人类健康

答：糖尿病是一组由多种病因引起的以慢性高血糖为特征的代谢性疾病，是由于胰岛素分泌和（或）作用缺陷所引起。长期碳水化合物以及脂肪、蛋白质代谢紊乱可引起多系统损害，导致各种并发症，包括急性严重代谢紊乱，如糖尿病酮症酸中毒和高渗高血糖综合征等；慢性并发症包括微血管病变，如糖尿病肾病、糖尿病性视网膜病变及糖尿病心肌病等；大血管病变，如动脉粥样硬化、神经系统并发症和糖尿病足等。糖尿病可致多种组织器官慢性进行性病变、功能减退及衰竭，严重危害人类健康。

811. 为什么遗传因素与糖尿病发病息息相关

答：遗传因素在糖尿病中起重要作用，1 型糖尿病遗传易感性涉及多个基因，包括 HLA 基因和非 HLA 基因，迄今尚未完全识别。已知位于 6 号染色体短臂的 HLA 基因为主效基因，其他为次效基因。HLA-Ⅰ、Ⅱ类分子参与了 $CD4^+T$ 淋巴细胞及 $CD8^+$ 杀伤 T 淋巴细胞的免疫耐受，从而参与了 1 型糖尿病的发病过程。在同卵双生子中 1 型糖尿病同病率达 30% ~ 40%，同卵双生中 2 型糖尿病的同病率接近 100%，其遗传特点为：①参与发病的基因很多，分别影响糖代谢有关过程中的某个中间环节，而对血糖值无直接影响；②每个基因参与发病的程度不等，大多数为次效基因，可能有个别为主效基因；③每个基因只是赋予个体某种程度的易感性，并不足以致病；④多基因异常的总效应形成遗传易感性。遗传因素主要影响胰岛 β 细胞功能，因此遗传因素与糖尿病发病息息相关。

812. 为什么在 1 型糖尿病发病中病毒感染和细胞免疫起重要作用

答：病毒感染可引发 1 型糖尿病，与 1 型糖尿病发病有关的病毒包括风疹病毒、腮腺炎病毒、柯萨奇病毒、脑心肌炎病毒和巨细胞病毒等。病毒感染可直接损伤胰岛 β 细胞，迅速、大量破坏胰岛 β 细胞或使细胞发生变化，数量逐渐减少。病毒感染还可损伤胰岛 β 细胞而暴露其抗原成分，打破自身免疫耐受，进而启动自身免疫应答，这是病毒感染导致胰岛 β 细胞损伤的主要机制。在 1 型糖尿病发病过程中细胞免疫异常也起重要作用，细胞免疫失调表现为致病性和保护性 T 淋巴细胞比例失衡及其所分泌的细胞因子或其他介质相互紊乱，一般认为发病经历三个阶段：①免疫系统被激活；②免疫细胞释放各种细胞因子；③胰岛 β 细胞受到激活的 T 淋巴细胞影响，或在各种细胞因子或其他介质单独或协同作用下，受到直接或间接的高度特异性的自身免疫性攻击，从而导致胰岛炎症。

813. 为什么胰岛素抵抗是 2 型糖尿病的特性

答：胰岛素抵抗是 2 型糖尿病的特性，也是多数 2 型糖尿病发病的始发因素，且产生胰岛素抵抗的遗传背景也会影响胰岛 β 细胞对胰岛素抵抗的代偿能力。胰岛素抵抗的发生机制主要有脂肪超载和炎症两种论点：脂肪细胞增大致血液循环中游离脂肪酸及其代谢产物水平增高以及在非脂肪细胞（主要是肌细胞、肝细胞、胰岛 β 细胞）内沉积，从而抑制胰岛素信号转导；增大的脂肪细胞吸引巨噬细胞，分泌炎症细胞因子（如 IL-6 等），通过 Jun 氨基端激酶阻断骨骼肌内的胰岛素信号转导，两者互相交叉，互相补充。

814. 为什么一次血糖水平升高并不一定代表罹患糖尿病

答：要确诊糖尿病必须严格按照糖尿病的诊断标准，仅一次血糖水平升高并不一定代表患有糖尿病。目前糖尿病的诊断标准如下：

（1）糖化血红蛋白（glycosylated hemoglobin，HbA_1C）≥6.5%。

（2）空腹血糖（FPG）≥7.0mmol/L。空腹的定义是至少 8 小时未摄入热量。

（3）口服糖耐量试验（OGTT）2 小时血糖≥11.1mmol/L。试验应按世界卫生组织（WHO）的标准进行，用相当于 75g 无水葡萄糖溶于水作为糖负荷。

（4）在有高血糖典型症状或高血糖危象的患者，随机血糖≥11.1mmol/L。

符合以上任何一条都可诊断为糖尿病，如无明确的高血糖，结果应重复检测确认。

815. 为什么尿糖阳性不是诊断糖尿病的必要条件

答：尿糖阳性是诊断糖尿病的重要线索。但尿糖阳性并不能代表一定患有糖尿病，同样尿糖阴性也不能排除糖尿病可能。尿糖阳性只是提示血糖值超过肾糖阈（大约 10mmol/L）。正常健康人在摄入大量葡萄糖后，尿糖也可能为阳性；并发糖尿病病变时，肾糖阈升高，虽然血糖升高，但尿糖阴性；而当肾糖阈降低时，虽然血糖正常，尿糖可呈阳性。因此，尿糖检测只能作为糖尿病的辅助诊断方法之一，要确诊糖尿病必须严格按照糖尿病的诊断标准。

816. 为什么 2 型糖尿病患者一般会有"三多一少"症状

答：2 型糖尿病患者"三多一少"症状是指多尿、多饮、多食和体重减轻。患者血糖升高后，会因渗透性利尿引起多尿，继而口渴多饮；而多食的原因在于胰岛素分泌障碍，导致外周组织对葡萄糖利用障碍，刺激下丘脑的神经中枢，使患者出现饥饿感，进而导致多食。长期葡萄糖利用障碍可致脂肪分解增多，蛋白质代谢负平衡，另外矿物质的丢失可导致血钾降低，糖尿病的自主神经病变可使支配肌肉的神经功能障碍等，使患者逐渐出现乏力、消瘦和体重减轻等症状，对于儿童可出现生长发育受阻等。故 2 型糖尿病的临床表现常被描述为"三多一少"，即多尿、多饮、多食和体重减轻。

817. 为什么血糖增高需做口服葡萄糖耐量试验

答：口服葡萄糖耐量试验（oral glucose tolerance test，OGTT）是指给患者口服 75g 葡萄糖后测其血糖变化，观察患者耐受葡萄糖的能力。正常人口服葡萄糖后，迅速由胃肠道吸收入血，30～60 分钟时血糖值达高峰，但一般不超过 8.9mmol/L（160mg/L）。这是由于血糖升高迅速刺激胰岛素分泌增加，使血糖迅速下降，2 小时血糖接近正常，3 小时恢复空腹正常水平；而糖尿病患者则不同，始终为高峰值，持续时间过长。糖耐量试验的意义在于它能尽早发现轻型糖尿病。正常人在进食米、面主食或服葡萄糖后，几乎全被肠道吸收，使血糖升高，刺激胰岛素分泌、肝糖原合成增加，分解受抑制，肝糖输出减少，体内组织对葡萄糖利用增加，因此餐后最高血糖不超过 10.0mmol/L，且进食或多或少血糖都保持在一个比较稳定的范围内，说明正常人对葡萄糖有很强的耐受能力，即葡萄糖耐量正常。但若胰岛素分泌不足，口服 75g 葡萄糖后 2 小时可超过 7.8mmol/L，甚至大于 11.1mmol/L，说明对葡萄糖耐量已降低。因此血糖增高的患者需要做 OGTT 以确诊是否患有糖尿病。

818. 为什么 OGTT 试验还需同步测定血清胰岛素水平

答：血胰岛素检查可用于判定糖尿病患者是 1 型患者还是 2 型患者。主要适合于没有使用胰岛素治疗的患者，可在空腹及餐后 2 小时抽血进行测定，正常情况下空腹胰岛素水平应该在 5～30mIU/L，而餐后水平应比空腹高 4～5 倍。如果患者的胰岛素水平明显降低，就称为绝对缺乏，可见于 1 型糖尿病；如果并没有明显减少，而表现为血糖升高，就称为相对缺乏，是因为胰岛素发挥作用的环节出现故障，常见于存在胰岛素抵抗的 2 型糖尿病患者。血清胰岛素检测，包括空腹和餐后胰岛素分泌水平检测，一般常与 OGTT 试验同步进行检测。通过检测血清胰岛素水平，可以更清楚地了解糖尿病病情的严重程度，并有助于判断预后，制订相应的治疗方案。

819. 为什么测定体内 C 肽水平具有重要的临床意义

答：人 C 肽（C-peptide，C-P）是胰岛素原在胰岛 β 细胞中经酶裂解作用与胰岛素同时产生，无生物活性，但对保证胰岛素的正常结构却是必需的。由于 C-P 在肝脏中的代谢不超过 10%，所以与外周血胰岛素浓度相比，C-P 浓度能更好地反映胰岛 β 细胞的功能。由于 C-P 主要在肾脏降解，肾病时血中 C-P 浓度升高，此时 C-P 浓度不能准确反映机体胰岛 β 细胞分泌胰岛素的功能。测定 C-P 水平的临床意义：

（1）评估空腹低血糖，用于鉴别诊断胰岛素瘤的过度分泌导致的低血糖和患者注射使用胰岛素而导致的低血糖，以保证合理治疗患者。

（2）评估胰岛的分泌情况，通过空腹、刺激和抑制试验并定量检测 C-P 可用于评价患者的胰岛素分泌能力和分泌速度，并以此来鉴别糖尿病的类型。

（3）用于胰岛移植和胰岛切除术的疗效评估和检测。

（4）胰岛细胞活性增高引起的高胰岛素血症、肾功能不全和肥胖均可导致 C-P 水平的升高。高 C-P 与高脂蛋白血症和高血压密切相关。C-P 水平降低见于饥饿、假性低血糖、胰岛素分泌不足、Addison 病和胰岛切除术后。

820. 为什么糖化血清蛋白测定可反应糖尿病患者近期病情

答：血液中的葡萄糖可与血清蛋白的 N 末端发生非酶促的糖基化反应，形成高分子酮胺化合物，总称为糖化血清蛋白（glycosylated serum protein，GSP），其中 70% 以上的糖化血清蛋白为糖化血清白蛋白，其余的包含糖化球蛋白和微量糖化脂蛋白等混合物。血浆白蛋白可与葡萄糖发生非酶催化的糖化反应而形成果糖胺，其形成的量与血糖浓度和持续时间相关，正常值 $1.7 \sim 2.8$ mmol/L。由于白蛋白在血中半衰期为 20 天左右，故糖化血清蛋白可反映患者近 $2 \sim 3$ 周内平均血糖水平，不受临时血糖浓度波动的影响，是判断糖尿病患者在一定时间内血糖控制水平的一个较好指标，同一患者前后连续检测结果的比较更有临床价值。一些特殊情况下，如透析性贫血、肝病、糖尿病合并妊娠和降糖药物调整期等，糖化血清蛋白能更准确地反映短期内平均血糖变化。特别是当患者体内有血红蛋白变异体存在时会使红细胞寿命缩短，此时测定糖化血清蛋白则更有价值。

821. 为什么糖化血红蛋白检测是诊断和监控糖尿病的"金标准"

答：成人的血红蛋白（hemoglobin，Hb）通常由 HbA（97%）、HbA_2（2.5%）和 HbF（0.5%）组成。HbA 又可分为非糖化血红蛋白（即天然血红蛋白 HbA_0（94%））和糖化血红蛋白（glycosylated hemoglobin，HbA_1）（6%）。根据糖化位点和反应参与物的不同，HbA_1 可进一步分为 HbA_1a、HbA_1b 和 HbA_1c 等亚组分，其中 HbA_1c 占 HbA_1 的 80%，化学结构为具有特定六肽结构的血红蛋白分子。HbA_1c 浓度相对恒定，故临床常用 HbA_1c 代表总的糖化血红蛋白水平，能直接反映机体的血糖水平，是临床监控糖尿病患者血糖控制水平的较好指标。由于红细胞在血液循环中的寿命约为 120 天，因此 HbA_1c 可反映患者近 $8 \sim 12$ 周的平均血糖水平。需要注意，HbA_1c 受到检测方法、是否贫血、血红蛋白异常、红细胞转换速度和年龄等诸多因素的影响。另外，HbA_1c 不能反映瞬时血糖水平及血糖波动情况，也不能确定是否发生过低血糖。

822. 为什么推荐采用高效液相色谱分析法检测糖化血红蛋白

答：常用的 HbA_1c 定量检测方法到目前为止，有超过 60 种不同的方法。主要包括两大类：①基于电荷差异的检测方法，包括离子交换层析、高效液相色谱分析（high performance liquid chromatography，HPLC）和电泳法；②基于结构差异的检测方法，包括亲和层析法和免疫法。其中 HPLC 法是国际临床化学联合会推荐的测定糖化血红蛋白的参考方法。HPLC 法是基于高效液相层析法原理，使用阳离子交换柱通过与不同带电离子作用来将血红蛋白组分分离。利用三种不同盐浓度所形成的梯度洗脱液使得包括 HbA$_1$c 在内的血红蛋白中的多种成分很快被分离成六个组分，并用检验器对分离后的各种血红蛋白组分的吸光度进行检测，分析结束后以百分率表示各种血红蛋白组分结果。该方法精密度、准确度高，操作简单快速，样品保存要求低，是目前检测血红蛋白的推荐方法。

823. 为什么毛细管电泳测定糖化血红蛋白是新一代检测技术

答：HbA$_1$c 是糖尿病标志物检测的"金标准"。于 2011 年开始，市场上出现了毛细管电泳检测 HbA$_1$c 技术，它比之前所用的 HbA$_1$c 检测方法具有更好的分离效果，在使用碱性缓冲液条件下，正常和异常（或变异体）血红蛋白按下列顺序检测出来，从阴极到阳极依次为 A$_2$、C、E、S、D、F、A$_0$、其他血红蛋白以及 HbA$_1$c，从而排除血红蛋白变异体对 HbA$_1$c 检测结果的影响，同时它对 HbA$_2$ 的定量检测又可用于 β 地中海贫血的筛查，尤其是能够分离出各种血红蛋白变异体。因此，毛细管电泳开创了 HbA$_1$c 新一代检测技术。

824. 为什么尿白蛋白定量检测可以反映糖尿病肾病的进展

答：1 型糖尿病所致肾损害的发生、发展可分为五期，2 型糖尿病所致的肾损害也依照下述分期。①Ⅰ期：为糖尿病初期，此期最突出的特征是肾小球超滤过，肾体积增大，肾小球入球小动脉扩张，肾血浆流量增加，肾小球内压增加，肾小球滤过率明显增加；②Ⅱ期：肾小球毛细血管基底膜增厚及系膜基质轻度增宽，尿白蛋白排泄率多数正常，可间歇性增高，肾小球滤过率轻度增加；③Ⅲ期：早期糖尿病肾病期，肾小球毛细血管基底膜增厚及系膜基质增宽明显，小动脉壁出现玻璃样变，持续出现微量白蛋白尿，尿白蛋白排泄率持续在 20～200μg/min（正常<10μg/min），肾小球滤过率仍高于正常或正常；④Ⅳ期：临床糖尿病肾病期，肾小球病变更重，部分肾小球硬化，灶状肾小管萎缩及间质纤维化，尿蛋白逐渐增多，尿白蛋白排泄率>200μg/min，相当于尿蛋白总量>0.5g/24h，肾小球滤过率下降，可伴有水肿和高血压，肾功能逐渐减退，部分患者可表现为肾病综合征；⑤Ⅴ期：尿毒症，多数肾单位闭锁，尿白蛋白排泄率降低，血肌酐升高，血压升高。美国糖尿病协会（American Diabetes Association，ADA）（2012）推荐筛查和诊断微量白蛋白尿采用测定即时尿标本的白蛋白/肌酐比率，<30μg/mg，30～299μg/mg 和≥300μg/mg 分别定义为正常、微量白蛋白尿和大量白蛋白尿。因此，尿白蛋白定量检测对诊断糖尿病肾病具有重要意义。

825. 为什么糖尿病加重时可发生糖尿病酮症酸中毒

答：糖尿病酮症酸中毒为最常见的糖尿病急症，以高血糖、酮症和酸中毒为主要表现，是胰岛素不足和拮抗胰岛素激素过多共同作用所致的严重代谢紊乱综合征。酮体包括 β-羟丁酸、乙酰乙酸和丙酮，糖尿病加重时，胰岛素缺乏致三大代谢紊乱，不但血糖明显升高，而且脂肪分解增加，脂肪酸在肝脏经 β 氧化产生大量乙酰辅酶 A，由于糖代谢紊乱，草酰乙酸不足，乙酰辅酶 A 不能进入三羧酸循环氧化供能而缩合成酮体；同时由于蛋白质合成减少，分解增加，血中成糖、成酮氨基酸均增加，使血糖、血酮体进一步升高，从而引发糖尿病酮症酸中毒。

826. 为什么血糖和血酮体检测可鉴别高渗高血糖综合征与糖尿病酮症酸中毒

答：在糖尿病高渗高血糖综合征时，血糖达到或超过 33.3mmol/L（一般为 33.3 ~ 66.8mmol/L），有效血浆渗透压达到或超过 320mOsm/L 可诊断本病；血酮体阴性或弱阳性，一般无明显酸中毒。而在糖尿病酮症酸中毒时，血糖升高，一般为 16.7 ~ 33.3mmol/L，有时可达 55.5mmol/L 以上；血酮体升高，大于 1.0mmol/L 为高酮症，大于 3.0mmol/L 提示有酸中毒；血 β-羟丁酸升高；血实际 HCO_3^- 和标准 HCO_3^- 降低，CO_2 结合力降低，酸中毒失代偿后血 pH 下降，剩余碱负值增大，阴离子间隙增大，与 HCO_3^- 大致相等。因此，可通过测定血糖及血酮体来鉴别高渗高血糖综合征与糖尿病酮症酸中毒。

827. 为什么孕妇妊娠期容易血糖偏高

答：孕妇妊娠期容易血糖偏高主要与以下因素有关：

（1）激素分泌阻碍。孕妇的胎盘会分泌一些能够抵抗抗胰岛素产生的激素，胰岛素分泌减少，容易造成孕期血糖偏高。

（2）饮食结构不合理。不合理的饮食结构也会造成孕妇血糖的偏高。孕期高糖和高脂食品的大量摄入，使胰岛素分泌增多，而当胰岛功能无法承受此压力，胰岛素分泌不能满足孕妇身体需求时，就会引起孕期血糖偏高。

（3）体重超标。体重超标的孕妇胰岛素降血糖活力会严重降低，所以即使是相同的饮食量，也要比正常体重的孕妇需要更多胰岛素，才能维持整个身体血糖平衡。在孕期胎盘又会分泌激素来抵抗胰岛素的分泌，导致肥胖孕妇出现孕期糖尿病的概率明显增加。

（4）有糖尿病家族遗传史的孕妇可能携带诱发糖尿病的基因。如果平时生活饮食习惯不注意，潜藏的基因就会激发孕期血糖偏高，并有可能转化为显性糖尿病。

（5）孕龄大。如果孕妇的年龄超过 30 岁，身体各方面的功能就会有所下降。

（陈福祥　王院霞）

第三节　甲状腺疾病检验

828. 为什么甲状腺激素水平测定对诊断甲状腺疾病至关重要

答：甲状腺是人体最大的内分泌腺体，由甲状腺滤泡、滤泡旁细胞及间质组成。甲状腺滤泡是甲状腺的功能单位，负责合成、储存和释放甲状腺激素。甲状腺激素具有重要的生理作用，参与人体的生长、发育和糖、蛋白质、脂肪的代谢调节，对神经系统、内分泌系统、心血管系统以及生殖功能也有相当的影响。甲状腺激素的分泌受下丘脑-垂体的调控（如下丘脑分泌的 TRH 和垂体分泌的 TSH），甲状腺激素又可对下丘脑-垂体进行反馈调节，从而维持各种甲状腺激素水平的稳态。实验室检测有助于诊断甲状腺疾病或甲状腺功能障碍，常用的实验室检测项目包括甲状腺素（thyroxine，T_4）、游离甲状腺素（free thyroxine，FT_4）、三碘甲状腺原氨酸（triiodothyronine，T_3）、游离三碘甲状腺原氨酸（free triiodothyronine，FT_3）和甲状腺球蛋白和抗甲状腺自身抗体等。

829. 为什么甲状腺毒症严重危害人类健康

答：甲状腺毒症是指血液循环中甲状腺激素分泌过多，引起以神经、循环、消化等系统兴奋性增高和代谢亢进为主要表现的一组临床综合征。根据甲状腺的功能状态，甲状腺毒症可分类为甲状腺功能亢进类型和非甲状腺功能亢进类型。临床表现主要由循环中甲状腺激素过多引起，其症状和体征的严重程度与病史长短、激素升高程度和患者年龄等因素相关。主要症状有：易激动、烦躁失眠、心悸、乏力、怕热、多汗、消瘦、食欲亢进、大便次数增多或腹泻、女性月经稀少。可伴甲亢性肌病，病情加重时会发生甲状腺危象，也可引起甲状腺毒症性心脏病等，严重危害人类健康。

830. 为什么甲状腺肿大并不一定是甲状腺功能亢进

答：甲状腺功能亢进的诊断标准是：①高代谢症状和体征；②甲状腺肿大；③血清 TT_4、FT_4 增高，TSH 降低。具备以上三项，诊断即可成立。应注意的是，淡漠型甲亢的高代谢症状不明显，仅表现为明显消瘦或心房颤动，尤其在老年患者，少数患者无甲状腺肿大，T_3 型甲亢仅有血清 TT_3 增高。另外，在亚急性甲状腺炎及自身免疫性甲状腺炎等疾病中也会出现甲状腺肿大。因此甲状腺肿大并不一定是甲状腺功能亢进。

831. 为什么促甲状腺激素是诊断甲状腺功能的重要指标

答：促甲状腺激素（TSH）由腺垂体的特异性嗜碱细胞产生，为糖蛋白激素。TSH 与甲状腺滤泡上皮细胞膜的 TSH 受体结合，使机体发挥甲状腺素生理作用的中枢调节机制：刺激甲状腺生长及血管化；刺激甲状腺滤泡细胞生长；促进甲状腺激素的合成和释放，使血中 T_3、T_4 浓度增高。血中 T_3、T_4 浓度的改变，可对垂体 TSH 的分泌起反馈性调节作用。TSH 的合成释放还受到下丘脑的促甲状腺激素释放激素（TRH）的调节。因此，测定血清中 TSH 的浓度是诊断甲状腺功能和研究下丘脑-垂体-甲状腺轴的重要指标之一。如果下丘脑和垂体功能正常，TSH 反映了机体甲状腺激素的状态。TSH 浓度与 FT_4 浓度呈负相关，即 FT_4 降低（或升高）极少量便可引起 TSH 分泌显著升高（或降低）。

832. 为什么测定血清游离甲状腺素是临床评估甲状腺功能状态的重要手段

答：由于甲状腺素（T_4）主要以非活性的甲状腺素为主，对于甲状腺功能紊乱的诊断，T_4 单独检测不能提供充足的信息，因此在分析 T_4 浓度变化时应同时结合甲状腺球蛋白变化加以考虑。对于评价甲状腺功能紊乱的实验诊断，血清游离甲状腺素（FT_4）优于 TT_4；FT_4 是 T_4 的生理活性形式，由于 FT_4 不受其结合蛋白的浓度和结合特性变化的影响，因此是反映甲状腺激素活性更好的指标。FT_4 测定是临床常规评估甲状腺功能状态的重要手段。当怀疑甲状腺功能紊乱时，FT_4 常常和 TSH 一起测定、分析；TSH 增高而 FT_4 降低有助于甲状腺功能减退的诊断；检测 FT_4 对甲状腺功能减退的诊断价值优于 FT_3；甲状腺功能亢进时则往往 TSH 降低而 FT_4 增高；FT_4 也适合用作甲状腺抑制治疗的监测手段；FT_4 测定不受血清甲状腺素结合蛋白或甲状腺激素自身抗体的干扰，但静脉输注肝素可导致 FT_4 的假性升高。

833. 为什么检查甲状腺功能时既要测定 TT_3、TT_4 又要测定 FT_3、FT_4

答：甲状腺素是甲状腺分泌的主要激素，反映了甲状腺的分泌功能，甲状腺素由两分子的二碘酪氨酸在甲状腺内偶联生成，故又称为四碘甲状腺原氨酸（T_4）。外周血中 99% 以上的 T_4 以与血清蛋白（甲状腺球蛋白、甲状腺素结合前白蛋白或白蛋白）结合的形式存在，仅约 0.04% 是具有生物活性的游离 T_4。由于血清中运输蛋白质的浓度易受外源性和内源性作用的影响，因此，在分析解释血清 T_4 浓度的值时需考虑结合蛋白的影响。游离甲状腺素（FT_4）是 T_4 的生理活性形式，由于 FT_4 不受其结合蛋白的浓度和结合特性变化的影响，因此是反映甲状腺激素活性的更好的指标，FT_4 测定是临床常规评估甲状腺功能状态的重要手段。三碘甲状腺原氨酸（T_3）是甲状腺激素对各种靶器官作用的主要激素，循环中 T_3 主要在甲状腺以外的组织器官（尤其是肝脏）由 T_4 经酶解脱碘生成，另有 20% 由甲状腺直接分泌，因此，血清 T_3 浓度反映出甲状腺素对周边组织的功能，甚于反映甲状腺分泌状态。与 T_4 类似，99% 以上的 T_3 与运输蛋白（甲状腺球蛋白、甲状腺素结合前白蛋白或白蛋白）结合，但 T_3 的亲和力要比 T_4 低 10 倍左右，有生物活性的游离 T_3 约 0.4%。由于血清中运输蛋白质的浓度易受外源性和内源性作用的影响，因此，分析解释血清 T_3 浓度的值需考虑结合蛋白的影响。游离三碘甲状腺原氨酸（FT_3）是 T_3 的生理活性形式，与 T_3 成比例，测定该激素的含量对鉴别诊断甲状腺功能是否正常、亢进或低下有重要意义。因此检查甲状腺功能时既要测定 TT_3、TT_4，又要测定 FT_3、FT_4。

834. 为什么甲状腺过氧化物酶抗体和甲状腺球蛋白抗体是诊断桥本甲状腺炎的重要指标

答：甲状腺过氧化物酶（thyroid peroxidase，TPO）存在于甲状腺细胞的微粒体中，并表达在细胞的表面。该酶与甲状腺球蛋白协同作用将 L-酪氨酸碘化，并将一碘酪氨酸和二碘酪氨酸连接成为 T_4、T_3 和反三碘甲状腺原氨酸（reverse triiodothyronine，rT_3）。TPO 是一潜在的自身抗原，自身免疫病引起的数种甲状腺炎常伴有血中甲状腺过氧化物酶自身抗体（thyroid peroxidase antibody，TPOAb）升高；TPOAb 升高可见于 90% 的慢性桥本甲状腺炎以及 70% 的突眼性甲状腺肿患者；妊娠开始时 TPOAb 阳性且产后有甲状腺炎者在 1 年内出现甲状腺功能减退的可能性极大，但 TPOAb 未增高不能排除自身免疫病的可能性；TPOAb 增高的程度与疾病的严重程度并无必然联系，随着病程的延长或是缓解，TPOAb 可恢复正常；如在疾病的缓解期再度出现 TPOAb 增高，即有恶化的可能；另外，TPOAb 增高也可见于 1 型糖尿病患者。甲状腺球蛋白抗体（thyroglobulin antibody，TGAb）是甲状腺滤泡胶质中甲状腺球蛋白的自身抗体；在 60%～70% 的桥本甲状腺炎和原发性黏液性水肿的患者中可有 TGAb 升高，也有 20%～40% 的 Graves 病患者 TGAb 升高；与 TPOAb 相比，TGAb 在自身免疫性甲状腺疾病的诊断中敏感性较低。TPOAb 与 TGAb 同时测定可提高桥本甲状腺炎的诊断灵敏度。

835. 为什么化学发光法是检测甲状腺激素的重要方法

答：化学发光法是检测甲状腺激素的重要方法。血清总甲状腺素（TT_4）、血清游离甲状腺素（FT_4）、血清总三碘甲状腺原氨酸（TT_3）及血清游离三碘甲状腺原氨酸（FT_3）的测定都是应用化学发光法，现以 TT_3 测定来阐述其测定原理：TT_3 测定是基于竞争结合法原理。血清样本中的 TT$_3$ 与结合蛋白剥脱分离后，与生物素化的 T$_3$ 相似物竞争结合碱性磷酸酶标记的抗 T$_3$ 抗体，其中 T$_3$ 相似物-抗体复合物被顺磁性微粒上所包被的链霉亲和素所捕获，经磁场吸引后，未结合的物质被冲洗除去，加入化学发光底物后，通过照度计对反应中的底物发光量进行测量，结果产生的光量与样本内 TT$_3$ 的浓度成反比，根据标准品绘制的定量曲线，由仪器自动计算得出待测样本中 TT$_3$ 含量。

836. 为什么血清反三碘甲状腺原氨酸是鉴别甲状腺功能异常的重要指标之一

答：反三碘甲状腺原氨酸（rT$_3$）是在甲状腺以外的组织器官（尤其是肝脏）由 T$_4$ 经酶解脱碘生成；血中 rT$_3$ 的浓度与 T$_3$、T$_4$ 呈一定比例；rT$_3$ 的生理活性仅为 T$_4$ 的 10% 以下；常用放射免疫法测定其浓度；rT$_3$ 与 T$_3$、T$_4$ 在各种甲状腺疾病时的变化基本一致，但在某些甲状腺功能亢进初期或复发早期仅出现 rT$_3$ 增高。rT$_3$ 升高可见于甲状腺功能亢进，未控制的糖尿病患者、肝硬化及急性心肌梗死的患者均有 rT$_3$ 的显著增高，但此时 TT$_3$ 降低，而 TT$_4$ 正常。rT$_3$ 测定对判断肝硬化患者预后有一定参考价值，如 T$_3$/rT$_3$ 比值<3，预示肝功能极差，死亡率较高（正常比值为 5~8）。rT$_3$ 降低常见于甲状腺功能减退症。因此，rT$_3$ 是鉴别甲状腺功能减退与非甲状腺疾病时甲状腺功能异常的重要指标之一。

837. 为什么血清甲状腺球蛋白是判断甲状腺形态完整性的特殊标志物

答：甲状腺球蛋白（thyroglobulin，TG）属糖蛋白，绝大多数由甲状腺细胞合成并释放进入甲状腺滤泡的滤泡腔中；TSH、甲状腺内碘缺乏和甲状腺刺激性免疫球蛋白等因素可刺激 TG 的产生；TG 在外周甲状腺激素 T$_3$ 和 T$_4$ 的合成中起决定作用；TG 在甲状腺细胞中合成并运输到滤泡的过程中，少量可进入血液，但血液中有低浓度的 TG 存在提示有甲状腺组织的存在，甲状腺全切除术后血液中就不再有可测出的 TG；在先天性甲状腺功能低下的患者中，检测 TG 可鉴别甲状腺完全缺损、甲状腺发育不全或其他病理状况；另一方面，甲状腺滤泡壁的损伤可导致大量的 TG 进入血液，因此，TG 也被认为是判断甲状腺形态完整性的特殊标志物。TG 增高主要见于甲状腺功能亢进、甲状腺结节及甲状腺癌；此外，甲状腺腺瘤、亚急性甲状腺炎、桥本甲状腺炎及 Graves 病亦可升高。TG 测定也可用于亚急性甲状腺炎和假性甲状腺毒症的鉴别：亚急性甲状腺炎活动期，TG 增高，炎症控制后，TG 迅速降至参考区间内；假性甲状腺毒症因 TSH 的抑制，TG 含量低。TG 主要作为分化型甲状腺癌的肿瘤标志物，可用于甲状腺全切术和放射碘治疗后的病情监测及肿瘤复发监测；但在髓样甲状腺癌中却不升高。

838. 为什么甲状腺素结合球蛋白可用于评估促甲状腺激素及甲状腺激素水平

答：甲状腺素结合球蛋白（thyroxine binding globulin，TBG）是人血浆中甲状腺激素的主要转运蛋白，血中游离的甲状腺素与结合的甲状腺素处于平衡状态，因此尽管游离的甲状腺素可能在正常范围，但 TBG 含量的变化仍可导致总甲状腺素测定值的改变。其主要用于评估 TSH 水平或临床症状与 T$_3$、T$_4$ 浓度不相符合的情况，或评估 T$_4$ 与 FT$_4$ 之间不能解释的差异。血浆 TBG 升高可导致 T$_3$、T$_4$ 的假性升高，此时 TSH 可正常。通过计算 T$_4$（μg/L）/TBG（mg/L）比值可消除因 TBG 升高导致的 T$_4$ 假性升高，若此比值在 3.1~4.5，提示甲状腺功能正常，比值在 0.2~2.0，应考虑甲减，而比值在 7.6~14.8 时，则应考虑为甲亢。先天性 TBG 紊乱，可能部分或完全缺乏 TBG，偶见 TBG 升高。

839. 为什么血清促甲状腺激素受体抗体测定主要用于 Graves 病的诊断

答：促甲状腺激素受体抗体（thyrotropin receptor antibody，TRAb）是一组抗甲状腺细胞膜上 TSH 受体的自身抗体，它们可与 TSH 受体结合，通过刺激作用，能诱发 Graves 病，导致甲状腺功能亢进及甲状腺肿。因此，TRAb 主要用于 Graves 病的诊断，其诊断的灵敏度及特异性均在 90% 以上；也可用于 Graves 病抗甲状腺药物治疗能否停药的指标；在经抗甲状腺药物治疗后，检测 TRAb 可预测甲状腺功能亢进是否会在短期内复发。此外，对于妊娠妇女，如果 TRAb 阴性，则胎儿发生甲状腺功能亢进的可能性极小；如果母体存在高滴度的 TRAb，则应对胎儿进行密切监控。

840. 为什么甲状腺摄^{131}I 实验可用于鉴别甲状腺毒症原因

答：由于甲状腺激素测定的普遍开展及 TSH 检测灵敏度的提高，甲状腺^{131}I 摄取率已不作为甲亢实验诊断的常规指标。但是甲状腺^{131}I 摄取率对甲状腺毒症的原因仍有鉴别诊断意义。甲状腺本身功能亢进时，^{131}I 摄取率增高，摄取高峰前移（如 Graves 病、多结节性甲状腺肿伴甲亢等）；破坏性甲状腺毒症时（如亚急性甲状腺炎、产后甲状腺炎等），^{131}I 摄取率减低。

841. 为什么甲状腺素摄取试验可间接反映甲状腺功能状况

答：甲状腺素（T_4）作为甲状腺循环的生理学部分，对人体综合代谢具有调节作用。T_4 浓度的检测对于甲状腺功能正常、甲状腺功能亢进和甲状腺功能减退的鉴别尤为关键。血液循环中，99% 以上的 T_4 与载体蛋白相结合，而不到 1% 的 T_4 以游离状态存在。因此，只有当血液循环中 T_4 的蛋白结合能力正常时，其检测结果才可靠。甲状腺结合球蛋白（TBG）浓度的变化会影响蛋白结合激素的水平，而游离激素水平可保持不变。甲状腺素摄取试验可测定 T_4 的蛋白结合能力，与总 T_4 联合测定还可计算游离甲状腺素指数，间接反应出样本中游离 T_4 的相对量，反映甲状腺的功能状况。甲状腺功能减退患者中甲状腺摄取值减小，甲状腺功能亢进患者中甲状腺摄取值增加。在 TBG 合成减少（雄激素或类固醇激素使用）、低蛋白血症（肝病、肾病、营养失调）、药物应用（苯妥英钠、水杨酸盐）、肢端肥大症及遗传性 TBG 缺乏等状态时甲状腺摄取值增加。在 TBG 合成增加（妊娠、雌激素服用、口服避孕药）、高蛋白血症、药物应用（吩噻嗪的持久服用）、肝脏疾病及遗传性 TBG 增高等状态时甲状腺摄取值减小。但是仅凭甲状腺素摄取试验的测定结果不能对甲状腺情况作出判断，必须同其他甲状腺功能试验联合使用。

842. 为什么降钙素可作为诊断甲状腺髓样癌的肿瘤标志物

答：降钙素（calcitonin，CT）主要由甲状腺滤泡旁细胞（C 细胞）合成和分泌，由 32 个氨基酸组成。CT 在人体内的半衰期约为 10 分钟，主要在肾脏降解，血浆中的某些因子也可促进它的降解。CT 的合成和分泌主要受体内钙离子水平调控，钙离子水平升高，刺激 CT 的合成和分泌；反之，CT 的合成和分泌受到抑制。另外，胃肠肽、雌激素和维生素 D 等也可影响 CT 的合成和分泌，餐后胃肠肽对 CT 分泌的刺激在维持餐后钙平衡中具有重要作用。CT 的主要功能是调节血液中钙离子浓度，与甲状旁腺素及维生素 D 等因子一起维持机体内环境中钙离子平衡。甲状腺髓样癌（medullary thyroid carcinoma，MTC）是由 C 细胞发展而来，能大量分泌 CT，甲状腺髓样癌经手术治疗后 CT 水平可恢复正常，若手术治疗不彻底或术后复发或已转移，则 CT 水平不降或不能降至正常水平。因此 CT 可作为诊断甲状腺髓样癌的肿瘤标志物。

843. 为什么要特别重视妊娠期甲状腺功能亢进

答：妊娠期甲状腺功能亢进有其特殊性，要特别引起重视，需注意以下几个问题：①妊娠期雌激素刺激肝脏甲状腺激素结合球蛋白增加，引起血清总甲状腺素（total thyroxine，TT_4）和血清总三碘甲状腺原氨酸（total triiodothyronine，TT_3）增高，所以妊娠期甲亢的诊断应依赖血清游离甲状腺素（FT_4）、游离三碘甲状腺原氨酸（FT_3）和促甲状腺激素（TSH）；②妊娠一过性甲状腺毒症需要与甲状腺毒症性甲亢鉴别。妊娠一过性甲状腺毒症是由于绒毛膜促性腺激素刺激甲状腺受体所致，在妊娠三个月达到高峰；③新生儿甲状腺功能亢进症：母体的刺激性抗体可以透过胎盘刺激胎儿的甲状腺引起胎儿或新生儿甲亢；④产后由于免疫抑制的解除，甲状腺毒症易于发生，称产后甲状腺毒症；⑤甲亢对妊娠的负面影响主要是流产、早产、先兆子痫及胎盘早剥等。如患者甲亢未控制，建议不要怀孕；如果患者正在接受抗甲状腺药物治疗，血清 TT_4、TT_3 达到正常范围，停药或应用抗甲状腺药物最小剂量，可以怀孕；如果患者是妊娠期间发现甲亢，选择继续妊娠，则选择抗甲状腺药物治疗和妊娠中期手术治疗。有效地控制甲亢可以明显改善妊娠的不良结果。

844. 为什么甲状腺过氧化物酶抗体阳性的孕妇需引起重视

答：对于妊娠前已知甲状腺过氧化物酶抗体（TPOAb）阳性的妇女，必须检查甲状腺功能，确认甲状腺功能正常后才可以怀孕；对于妊娠前 TPOAb 阳性伴临床甲减或者亚临床甲减的妇女，必须纠正甲状腺功能至正常才能怀孕；对于 TPOAb 阳性，甲状腺功能正常的孕妇，妊娠期间需定期复查甲状腺功能，一旦发生甲减或低 T_4 血症，应当立即给予药物治疗，否则会导致对胎儿甲状腺激素供应不足，影响其神经发育。应当强调的是，由于妊娠的生理变化，妊娠期的甲状腺功能指标的参考值范围发生变化，需要采用妊娠期特异性的参考值范围。一般认为妊娠期的血清 TSH 参考值范围是：妊娠 1～3 个月 0.3～2.5mIU/L；妊娠 4～10 个月 0.3～3.0mIU/L。

845. 为什么产后甲状腺炎需要与产后 Graves 病复发鉴别

答：产后甲状腺炎（postpartum thyroiditis，PPT）是甲状腺炎的一个类型。临床表现为产后 1 年内出现一过性或永久性甲状腺功能异常。PPT 患病率为 1.1%～21.1%，在碘充足地区平均患病率约为 7%。我国学者报道 PPT 的患病率为 11.9%。根据 PPT 发生甲状腺功能异常的类型，可分为 3 个亚型，即甲亢甲减双相型、甲亢单相型和甲减单相型。临床上分别占 42.9%、11.4% 和 45.7%。甲亢甲减双相型是 PPT 典型的临床过程。甲亢期发生在产后 1～6 个月（通常在 3 个月），维持 1～2 个月。表现为心悸、乏力、怕热及情绪激动等症状。产生的原因是甲状腺组织被炎症破坏后，甲状腺激素漏出，导致甲状腺毒症。实验室检查特征性表现是血清甲状腺激素水平与甲状腺摄碘率呈现"双向分离"现象，即血清 T_3、T_4 水平升高，甲状腺摄碘率显著降低。此期需要与产后 Graves 病复发鉴别。主要有三个鉴别点：①产后 Graves 病常有产前的 Graves 病史或伴有 Graves 病特征性表现，如浸润性突眼等，甲亢症状较重；②甲状腺摄碘率：甲亢期 PPT 减低；产后 Graves 病增高，但是受哺乳限制患者不能做甲状腺摄碘率检查；③TSH 受体抗体（TRAb）：产后 Graves 病 TRAb 阳性，PPT 则为阴性。

（陈福祥　王院霞）

第四节　肾上腺疾病的免疫检验

846. 为什么库欣综合征严重危害人类健康

答：库欣综合征（cushing syndrome）为各种病因造成肾上腺分泌过多糖皮质激素（主要是皮质醇）所致病症的总称，其中最多见者为垂体促肾上腺皮质激素分泌亢进所引起的临床类型，称为库欣病。典型的临床表现为向心性肥胖、满月脸、多血质、紫纹等，多为库欣病、肾上腺腺瘤、异位 ACTH 综合征中的缓进型。重型主要特征为体重减轻、高血压、水肿、低血钾性碱中毒，由于癌肿所致重症，病情严重，进展迅速，摄食减少，严重危害人体健康。早期病例以高血压为主，向心性肥胖不够典型，全身情况较好，尿游离皮质醇明显增高。以并发症为主就诊者，如心衰、脑卒中、病理性骨折、精神症状或肺部感染等，年龄较大者，库欣综合征易被忽略。

847. 为什么测定血糖及电解质对诊断库欣综合征具有重要意义

答：库欣综合征呈现代谢障碍，大量皮质醇促进肝糖原异生，并有拮抗胰岛素的作用，减少外周组织对葡萄糖的利用，肝葡萄糖输出增加，引起糖耐量减低，部分患者出现类固醇性糖尿病。明显的低血钾性碱中毒主要见于肾上腺皮质癌和异位 ACTH 综合征。低血钾使患者乏力加重，引起肾浓缩功能障碍。部分患者因钠潴留而有水肿。因此测定血糖及电解质对诊断库欣综合征具有重要意义。

848. 为什么血浆促肾上腺皮质激素测定具有重要的临床意义

答：血浆促肾上腺皮质激素（ACTH）是由阿片-促黑素细胞皮质素原水解产生的一种含 39 个氨基酸的多肽激素，半衰期为 10～15 分钟。ACTH 分泌表现出脉冲方式及昼夜节律性（夜间水平低，清晨达分泌高峰）。垂体 ACTH 合成及释放主要受促肾上腺皮质激素释放激素的调节，同时抗利尿激素、白细胞介素 1（interleukin-1，IL-1）、白细胞介素 6（interleukin-6，IL-6）、肿瘤坏死因子-α（tumor necrosis factor-α，TNF-α）也可刺激 ACTH 释放。ACTH 主要作用于肾上腺皮质，刺激肾上腺皮质合成和分泌糖皮质激素、盐皮质激素和雄激素。结合血浆皮质醇测定主要用于垂体相关的 ACTH 缺乏、继发性肾上腺功能低下、ACTH 过量分泌，以及皮质醇增多症的鉴别诊断。ACTH 依赖性皮质醇增多症（如下丘脑-垂体性库欣综合征）表现为血浆 ACTH 水平在参考区间上限或轻度升高，夜间 ACTH 多>15ng/L。ACTH 不依赖性皮质醇增多症（如肾上腺皮质肿瘤致库欣综合征）则表现为夜间皮质醇增多（>150ng/L）伴 ACTH 缺如（<5ng/L）。而发生异位 ACTH 综合征或原发性肾上腺皮质功能减退时，血浆 ACTH 水平常常显著升高（>100ng/L）。此外，继发肾上腺皮质功能减退时，皮质醇和 ACTH 水平都降低，而予以肾上腺糖皮质激素治疗也可使 ACTH 迅速降低。一般情况下不将血浆 ACTH 单独检测作为评价下丘脑-垂体-肾上腺轴功能的指标，在临床上常同时检测 ACTH 及皮质醇水平，用于诊断肾上腺皮质功能紊乱的种类及病变部位。

849. 为什么皮质醇测定可用于下丘脑-垂体-肾上腺系统疾病的诊断

答：皮质醇由肾上腺皮质合成，分泌呈脉冲式，90% 以上的皮质醇与皮质醇转运球蛋白（cortisol transfer globulin，CBG）结合，少量与白蛋白结合，其余为具有生物活性的游离皮质醇。皮质醇是体内调节糖代谢的重要激素之一，并可促进蛋白和脂肪的分解；皮质醇可刺激骨髓的造血功能，在机体的应激反应中也起重要作用。CBG 水平的改变（如雌激素和妊娠使肝脏合成 CBG 增多，肝硬化、肾病综合征或甲亢时 CBG 减少）可使皮质醇水平发生相应的变化。检测患者血液中皮质醇的含量可用于诊断下丘脑-垂体-肾上腺系统疾病。也可以选择测定患者 24 小时尿液中的皮质醇浓度，因为尿液中排泄的皮质醇不受昼夜节律性分泌的影响，且均不与转运蛋白结合，被称为尿游离皮质醇，尤其适用于儿童和精神病患者，作为许多功能试验的一部分。因此，皮质醇是诊断下丘脑-垂体-肾上腺系统疾病重要的检测项目。

850. 为什么醛固酮卧立位试验是鉴别醛固酮瘤与特发性醛固酮增多症的重要手段

答：醛固酮卧立位试验（动态试验）主要用于鉴别醛固酮瘤与特发性醛固酮增多症（特醛症）。上午直立位前后血浆醛固酮浓度变化：正常人在隔夜卧床，上午 8 时测血浆醛固酮，继而保持卧位到中午 12 时，血浆醛固酮浓度下降，和血浆促肾上腺皮质激素（ACTH）、皮质醇浓度的下降相一致；如取立位时，则血浆醛固酮上升，这是由于站立后肾素-血管紧张素升高的作用超过 ACTH 的影响。特醛症患者在上午 8 时至 12 时取立位时血浆醛固酮上升明显，并超过正常人，主要由于患者站立后血浆肾素有轻度升高，加上此型对血管紧张素的敏感性增强所致；醛固酮瘤患者在此条件下，血浆醛固酮不上升，反而下降，这是因为患者肾素-血管紧张素系统受抑制更重，立位后也不能升高，而血浆 ACTH 浓度下降的影响更为明显。

851. 为什么测定血清醛固酮有助于鉴别原发性和继发性醛固酮增多症

答：醛固酮由肾上腺皮质球状带细胞合成和分泌。醛固酮的分泌受肾素-血管紧张素-醛固酮系统的调节，血 K^+、血 Na^+ 浓度的改变也可直接作用于球状带细胞，影响醛固酮的分泌。机体受到应激刺激时，垂体释放 ACTH 增加，可对醛固酮的分泌起一定的支持作用。醛固酮作用于肾脏远曲小管和集合管上皮细胞，可增加 Na^+ 和水的重吸收，同时增加 K^+ 的排泄，并有利于 Cl^- 的重吸收。醛固酮对维持血钾正常水平非常重要，醛固酮减少将导致低钾血症。血清醛固酮主要用于醛固酮增多症的实验诊断。原发性醛固酮增多症时血清醛固酮多 >500pmol/L，继发性醛固酮增多症时多 >1000pmol/L；原发性或继发性醛固酮减少症时血清醛固酮多 <100pmol/L。

852. 为什么测定香草扁桃酸、甲氧基肾上腺素及甲氧基去甲肾上腺素是诊断嗜铬细胞瘤的重要手段

答：嗜铬细胞瘤是由嗜铬细胞所形成的肿瘤，肿瘤细胞大多来源于肾上腺髓质，少数来源于肾上腺外的嗜铬细胞。由于肿瘤或增生细胞阵发或持续性分泌过量的儿茶酚胺及其他激素（如血清素、血管活性肠肽、肾上腺髓质素和神经肽Y等），而导致血压异常与代谢紊乱症候群。香草扁桃酸（vanillylmandelic acid，VMA）是肾上腺髓质分泌的肾上腺素和去甲肾上腺素经过单胺氧化酶和儿茶酚胺氧甲基转移酶作用后的产物，以游离形式从尿中排出。在嗜铬细胞瘤发作时VMA明显增高，发作间隙期可有所降低，但多数患者此时仍高于健康人。VMA的临床灵敏度与疾病所处阶段有关，还需考虑患者年龄、检测方法及临界值。持续性高血压型患者尿儿茶酚胺及其代谢物VMA及甲氧基肾上腺素（meta-nephrine，MN）和甲氧基去甲肾上腺素（methoxy norepinephrine，NMN）皆升高，常在正常高限的两倍以上，其中MN、NMN的灵敏度和特异性最高，且干扰少，已越来越受到临床实验室关注。阵发性者平时儿茶酚胺可不明显升高，而在发作后才高于正常，故需测定发作后血或尿儿茶酚胺，后者可以每毫克肌酐量或以时间单位计排泄率。因此测定VMA、MN、NMN是诊断嗜铬细胞瘤的重要手段。

853. 为什么检测儿茶酚胺及其代谢产物有助于交感肾上腺系统肿瘤的诊断和监测

答：儿茶酚胺（catecholamine，CA）包括肾上腺素（epinephrine，E）、去甲肾上腺素（norepinephrine，NE）和多巴胺（dopamine），主要在脑、肾上腺髓质、腺外嗜铬组织及交感神经末梢合成。循环血中的肾上腺素和去甲肾上腺素主要来自肾上腺髓质的分泌。肾上腺髓质释放的儿茶酚胺中，E约占80%，NE约占20%。血、尿儿茶酚胺测定需注意以下几点：①一天中血浆儿茶酚胺浓度波动很大，血标本应在标准时间点采集；②检测前应避免躯体及精神紧张因素；③进食巧克力、咖啡、香蕉、柠檬、大量肉类以及阿司匹林和一些降压药物，由于含有酚氧酸类可使结果假性升高；④尿儿茶酚胺分析通常需24小时尿；⑤强体力活动可能引起尿儿茶酚胺排泄率升高；⑥一天中不同时间尿去甲肾上腺素、肾上腺素排泄率不同。肿瘤所致的儿茶酚胺及其代谢产物合成和释放增多将导致儿茶酚胺及其代谢产物的血浆浓度和尿排泄率增高。检测儿茶酚胺及其代谢产物有助于交感肾上腺系统肿瘤的诊断和监测。嗜铬细胞瘤发作时尿儿茶酚胺明显增高，发作间隙可恢复正常。原发性高血压、甲状腺功能亢进、焦虑状态等疾病时，尿儿茶酚胺也可有所增高。

854. 为什么测定尿17-羟类固醇及尿17-酮类固醇有助于肾上腺疾病的诊断

答：尿17-羟皮质类固醇（17-hydroxycorticosteroid，17-OH）包括尿液中所有C-17上有羟基的类固醇物质，主要是肾上腺皮质分泌的糖皮质激素及其代谢产物，可间接反映肾上腺糖皮质激素的分泌状况。由于糖皮质激素的分泌具有明显的昼夜节律性，因此通常检测24小时尿17-OH。①尿17-OH增高：可见于库欣综合征、先天性肾上腺皮质增生症、甲状腺功能亢进、肥胖症、应激状态、女性男性化等疾病时。②尿17-OH降低：可见于原发性或继发性肾上腺皮质功能减退、先天性肾上腺皮质增生、垂体功能减退、甲状腺功能减退及肝硬化等疾病时。尿17-酮类固醇（17-ketosteroid，17-KS）包括尿液中所有C-17上为酮基的类固醇物质，主要是雄酮、脱氢表雄酮等及其代谢产物。男性的尿17-KS大部分来自肾上腺皮质，少部分来自睾丸；而女性则几乎全部来自肾上腺皮质。因而尿17-KS的测定在男性反映了肾上腺皮质和睾丸的内分泌功能，而在女性则反映了肾上腺皮质的内分泌功能。由于这些类固醇物质的分泌具有昼夜节律性，因此通常检测24小时尿17-KS。临床意义与尿 17-OH 基本相同。但先天性缺乏 21-羟化酶或 11-β-羟化酶的患者，尿 17-OH 可无异常，而尿 17-KS 异常增高。

（陈福祥　王院霞）

第五节　性激素相关疾病检验

855. 为什么人绒毛膜促性腺激素是判断妊娠的重要激素

答：人绒毛膜促性腺激素（human chorionic gonadotropin，HCG）是一种由胎盘绒毛组织的合体滋养层细胞合成分泌的糖蛋白激素。HCG 由 α 链和 β 链两个亚单位以非共价键结合构成，与黄体生成素有高度的同源性，生物学作用和免疫学特性也有许多相似性。妊娠早期绒毛组织形成后，合体滋养层细胞就开始大量合成分泌 HCG，HCG 的主要功能是促进卵黄体转变为妊娠黄体，调节类固醇类激素的合成，使受精卵着床胚胎免受排斥。在妊娠早期，母体血液和尿中 HCG 可迅速升高，并随着孕期的进展逐步升高，妊娠 8～10 周时达到高峰；孕 12 周开始，由于胎儿肾上腺抑制滋养层细胞，HCG 呈特征性下降，到妊娠 20 周时降至较低水平，并维持到妊娠末；产后血清 HCG 以半衰期 24～36 小时的速度下降，2 周左右可降到测不出。滋养层细胞除了合成完整的 HCG，还合成游离的 α 链和 β 链；游离的 β 链占完整 HCG 的约 3%，并与完整 HCG 一样在孕 10 周达到高峰；α 链在孕期内持续增高，在孕期末达到高峰。孕妇血清和尿中主要含完整的 HCG。因此 HCG 是判断妊娠与否的重要激素。

856. 为什么测定催乳素有助于诊断催乳素瘤

答：催乳素（prolactin，PRL）由腺垂体合成并间歇性分泌，单体分子质量为 23 000，血中 PRL 的半衰期约为 20 分钟。人类 PRL 主要刺激乳汁的生成和分泌，即生育后开始并持续分泌乳汁。吮吸作用诱导催乳素分泌使产后排卵停止（生理性生育控制）。PRL 作用广泛，除性激素外，PRL 也是促进乳房发育（即乳腺的生成）所必需的，PRL 对性腺的发育、分泌也起重要作用，并参与免疫调节活动。PRL 检测主要用于高催乳素血症的实验诊断及鉴别诊断。高催乳素血症是下丘脑-垂体内分泌紊乱中最常见的一种。其中，垂体催乳素瘤为高催乳素血症的常见病因。PRL 分泌减少，可能导致乳汁分泌减少和黄体功能不全。高催乳素血症可以反馈抑制下丘脑-性腺轴，女性表现为无排卵、月经失调、闭经或溢乳；男性表现为性欲和性功能受损或性腺发育不良。PRL 分泌正常后，性腺功能可以完全恢复正常。多次测定血清 PRL 浓度如果>200μg/L，则足以支持垂体 PRL 分泌腺瘤的诊断。但在某些患者，PRL 可与血液免疫球蛋白结合或 PRL 单体自身聚合，导致催乳素清除率降低而在血液中蓄积，出现巨催乳素血症，应与真性高催乳素血症相鉴别。

857. 为什么检测血清孕酮可判断黄体和胎盘功能

答：孕酮（progesterone，P）是一种重要的孕激素，属于类固醇激素，主要在黄体细胞以及妊娠期的胎盘中形成，孕酮的浓度与黄体的生长与退化密切相关。在月经周期的卵泡前期可以降低，甚至几乎测不出，在排卵前一天，孕酮浓度开始升高。排卵后，黄体细胞大量分泌孕酮，使血中的孕酮从卵泡期平均 700ng/L 上升到黄体期约 9700ng/L。孕酮在排卵后 6~8 天达高峰，随后逐渐降低。孕酮降解主要在肝脏，主要降解产物为孕烯二醇，从尿或粪中排出。孕酮水平在妊娠期持续增高（孕第 5~40 周可增加 10~40 倍），主要由胎盘合成。孕酮的生理作用绝大部分是以雌激素作用为基础的。孕酮可以对垂体分泌的某些激素起调节作用，可以影响生殖器官的生长发育和功能活动，促进乳腺生长发育，并使基础体温升高。检测血清孕酮可用于监测排卵以及黄体期的评估，有助于生育诊断；并可对体外受精-胚胎移植的预后进行评估；在宫外孕的鉴别诊断中作为参考依据。

858. 为什么雌二醇测定主要用于不孕症激素治疗的监测及卵巢功能评价

答：雌二醇（estradiol，E_2）是生物活性最强、以睾酮为前体而合成的雌激素，主要是由卵巢产生的 17β-雌二醇。卵泡期主要由颗粒细胞和内膜细胞分泌，黄体期由黄体细胞分泌。睾丸和肾上腺皮质也产生少量的雌激素。妇女妊娠期，雌激素主要由胎盘产生。E_2 的主要生理作用为促进女性生殖器官的发育，是卵泡发育、成熟和排卵的重要调节因素；是促进子宫发育和子宫内膜周期性变化以及阴道生长发育的重要激素。E_2 可促进乳腺发育，维持女性的第二性征；E_2 还能预防骨质疏松、降低低密度脂蛋白、增加高密度脂蛋白以减少心血管疾病危险性，并对垂体、下丘脑起调节作用。E_2 检测主要用于不孕症激素治疗的监测、卵巢功能评价。卵泡期 E_2 水平<10ng/L 提示无排卵周期。黄体功能不全时，排卵期 E_2 水平常降低，并缺乏黄体期的第二次高峰；检测 E_2 还可用于辅助诊断下丘脑-垂体-性腺轴调节功能紊乱、男子女性型乳房、产生雌激素型的卵巢、睾丸肿瘤和肾上腺皮质增生等；另外检测 E_2 也可用于不孕症治疗的疗效监测以及判定体外受精的排卵时间。

859. 为什么促黄体生成素和卵泡刺激素是重要的激素检测项目

答：促黄体生成激素（LH）与卵泡刺激素（FSH）同属促性腺激素家族，两者协同调节和刺激性腺（卵巢和睾丸）的发育和功能。LH 和 FSH 从垂体的促性腺细胞中阵发性释放，经血流到达卵巢。在卵巢中 LH 和 FSH 一起刺激卵泡的成长和成熟，并刺激雌激素和雄激素的生物合成。由于 LH 和 FSH 的作用是互相协同的，故两者常同时测定，是判断下丘脑-垂体-性腺轴功能的常规检查。LH 为腺垂体产生的糖蛋白，对于女性，该激素在下丘脑-垂体-卵巢调节环路中发挥作用，控制月经周期。LH 水平在月经周期的中期呈现最高峰，诱导排卵和形成黄体，而 LH 在男性中主要刺激睾丸 Leydig 细胞产生睾酮。FSH 是腺垂体分泌的糖蛋白。对于女性，该激素同样在下丘脑-垂体-卵巢调节环路中发挥作用，控制月经周期，可促进卵泡成熟并在月经周期中与 LH 同步变化；FSH 水平在月经周期的中期呈现一高峰，尽管不如 LH 明显；由于卵巢功能的变化和雌激素水平的下降，绝经期FSH 达到高水平。而对于男性，FSH 起诱导精原细胞发育的作用。血清 LH 及 FSH 主要用于异常月经周期的评估、不孕的诊断评估、卵巢功能评估和围绝经期激素替代治疗的评估。FSH 和 LH 持续升高，表明为原发性卵巢衰竭，降低或低于参考区间以下，此闭经为继发性卵巢衰竭。

860. 为什么男性血清睾酮水平测定具有重要临床意义

答：检测男性体内（血清）睾酮含量可用于诊断睾酮产生不足而导致的疾病，如性腺功能减退症、雌激素治疗和染色体异常（如 Klinefelter 综合征）等。许多严重的疾病（如肝、肾、心血管疾病）以及紧张、麻醉、某些药物都可引起睾酮水平下降。血中的睾酮水平可有生理性波动和差异。青年和中年男性血中的睾酮水平最高，50 岁以后，随年龄增高而逐渐减少；成年男性血中睾酮水平呈现日节律和脉冲式分泌现象，而且个体差异较大；一般上午睾酮水平较晚上高约 20%；短暂的剧烈运动可使血清睾酮增高，持续的疲劳可使血清睾酮水平降低。血清睾酮以三种形式存在：即游离睾酮、弱结合睾酮（与白蛋白结合）以及紧密结合睾酮［与性激素结合球蛋白（sex hormones binding globulin，SHBG）结合］。可生物利用的睾酮只包括游离睾酮和弱结合睾酮。因此，SHBG 浓度可影响到睾酮总浓度，测定血清 SHBG 对正确解释血清总睾酮浓度有较大的帮助。对于 SHBG 水平发生改变的患者，测定血清游离睾酮更能反映患者的雄激素状态。

861. 为什么女性也有必要检测血清睾酮水平

答：睾酮（testosterone，T）是体内最主要的雄激素，男性睾酮几乎全部在睾丸间质细胞线粒体内合成。血中的睾酮 98% 以结合形式存在，仅 2% 以游离形式存在，游离的睾酮才具有生物活性。睾酮主要在肝脏灭活，经尿液排出。睾酮合成分泌受垂体-下丘脑负反馈机制的影响。睾酮促进生殖器官的发育和生长，刺激性欲，并促进和维持男性第二性征的发育，维持前列腺和精囊的功能和生精作用；可促进蛋白质合成，促进骨骼生长以及红细胞生成。女性的卵巢可产生少量睾酮，其大部分来源于肾上腺皮质，生理水平的雄激素对妇女没有特殊的作用，雄激素含量升高可引起女子男性化，检测女性体内睾酮含量有助于诊断雄激素综合征和多囊卵巢综合征，当怀疑卵巢肿瘤、肾上腺肿瘤、肾上腺发育不良或卵巢功能不足时，也可检测睾酮。因此女性检测睾酮也是有必要的。

862. 为什么血清硫酸脱氢表雄酮测定具有重要的临床意义

答：硫酸脱氢表雄酮（dehydroepiandrosterone sulfate，DHEAS）在肾上腺或腺外组织由脱氢表雄酮（dehydroepiandrosterone，DHEA）经硫酸化合成。血浆 DHEA 水平昼夜节律模式与皮质醇相似。相反，含量占多数的 DHEAS 由于半衰期长达 7~9 小时，几乎不显示任何昼夜节律波动。由于 DHEA 和 DHEAS 互相处于平衡稳定状态，而 DHEAS 易于检测且受昼夜变化影响小，因此一般仅需检测 DHEAS。DHEAS 的雄激素活性极其微弱，但其代谢产物（如雄烯二酮和睾酮）则有较强的雄激素活性。血清 DHEAS 检测在临床主要用于鉴别诊断多毛症与男性化、肾上腺皮质肿瘤（特别是肾上腺皮质腺癌）以及先天性肾上腺增生症。而女性肾上腺多毛症与男性化伴 21-羟化酶缺乏的先天性肾上腺增生症、伴 11β-羟化酶缺乏的先天性肾上腺增生症和肾上腺肿瘤等疾病时，血清 DHEA 和 DHEAS 水平升高。

863. 为什么性激素结合球蛋白是判断性激素水平的重要指标

答：性激素结合球蛋白（SHBG）是一种主要由肝脏和睾丸合成的糖蛋白，其主要功能是转运性类固醇激素和调节雄激素的作用。SHBG 的合成和分泌受雌激素的调控，其浓度的高低取决于雌激素的含量、作用持续时间、种类及调控方式。此外，雄激素和孕激素中残留的雄激素活性成分也会影响 SHBG 的浓度，因此，SHBG 的浓度具有性别差异，特别是在青春期。血中 SHBG 水平是检测雌激素合成的敏感指标，也可以作为总睾酮测定的补充。在评估者雄激素状态时，除了总睾酮、SHBG 测定外，还可以通过计算游离雄激素指数或游离睾酮指数、游离睾酮浓度及生物活性睾酮浓度提供更好的评估价值。血中 SHBG 水平及睾酮与 SHBG 的比例可以用来区分正常人与多毛症患者，也可以用于雄激素过多症的诊断。在妇女排卵循环中自发或诱导产生的 SHBG 水平均有所增加，因此，SHBG 可以用来评价不孕妇女的排卵功能。

864. 为什么不孕不育患者和生二胎妇女有必要检测血清抗苗勒管激素水平

答：女性的抗苗勒管激素（anti-mullerian hormone，AMH）由卵泡发育早期阶段的卵泡颗粒细胞产生。AMH 浓度在成年初期达峰值水平，之后随着年龄的增加逐渐降低，至原始卵泡耗竭时即绝经前 5 年内降至无法检测的低水平。然而，个体差异主要存在于卵泡池耗竭的速度和卵泡池的初始大小，这可以通过宽范围的绝经年龄反映出来。据此，相同年龄的女性其 AMH 水平可能明显不同，从而可以通过 AMH 来预测女性生殖寿命的剩余长度。在各种临床情况下如不孕的治疗（尤其是试管婴儿）、生殖寿命的预测、卵巢功能失调（特别是多囊卵巢综合征）和性腺癌症治疗或卵巢手术，AMH 是目前检测卵巢储备功能最好的方法。此外，AMH 可能有助于卵巢刺激的个性化给药，从而提高试管受精的效率和安全性，但是，也有关于样品存储和处理技术方面等不同条件下 AMH 测定性能方面的担忧，因此，需要制订实验室操作规程和（或）参照国际指南，以使不同实验室间测试结果具有可比性。

865. 为什么部分女性及男性体内可产生抗精子抗体

答：抗精子抗体（anti-sperm antibody，AsAb）既可在男性体内又可在女性体内产生。男性产生 AsAb 的主要机制是血睾屏障因疾病或创伤受损，使隐藏的精子或其可溶性膜抗原逸出，刺激机体免疫系统产生 AsAb，AsAb 可抑制精子的活动与授精，造成男性不育。女性产生 AsAb 的主要原因是正常生殖道中能降解精子抗原的酶系统缺陷，致使进入的精子抗原得以保持完整，作为同种异体抗原刺激女性免疫系统产生 AsAb，影响生育。人类精子抗原十分复杂，包括附着于精子表面的"精子附着抗原"、精子核抗原、胞质抗原和膜固有抗原等，共约 100 余种，其中有些是精子特有的，有些则是非特异的；有些是生育相关的，有些是与生育无关的，这些抗原均能诱发机体产生相应的抗体，同种和自身抗精子免疫反应可阻碍精子与卵细胞的融合，导致不育。

866. 为什么诊断子宫内膜异位症需检测抗子宫内膜抗体

答：抗子宫内膜抗体（anti-endometrial antibody，EmAb）是由异位子宫内膜诱导产生的一种自身抗体。正常情况下子宫内膜位于子宫腔内，不会引起自身免疫反应。剖宫产、刮宫术以及某些病理情况下在月经期带有子宫内膜碎片的经血通过输卵管逆流入盆腔，都有可能导致子宫内膜异位症，诱发自身免疫病理反应。EmAb 的靶抗原主要存在于子宫内膜腺体上皮细胞的胞液中，是一组孕激素依赖型糖蛋白，富含于分泌期子宫内膜中。EmAb 可与子宫内膜中的靶抗原结合，在补体参与下，损伤子宫内膜。EmAb 是子宫内膜异位症的标志性抗体，主要见于子宫内膜异位症、不孕与流产患者，阳性率可达 37% ~ 50%；在一些原因不明的不孕患者中，EmAb 检出率高达 73.9%。

867. 为什么检测抗卵巢抗体对于人工授精具有重要意义

答：抗卵巢抗体（anti-ovary antibody，AoAb）最早由 Coulam 等于 1979 年研究早期绝经综合征患者时发现，其靶抗原位于卵巢颗粒细胞、卵母细胞、黄体细胞和间质细胞中。AoAb 与相应抗原结合后，对卵巢功能的影响主要是干扰卵母细胞成熟，影响卵细胞排出或阻止精子穿入卵细胞。在补体参与下发生的细胞毒效应可破坏卵巢细胞，影响卵巢内分泌功能。AoAb 最早发现于卵巢功能早衰和早绝经患者，此外，也见于卵巢损伤、感染和炎症患者。AoAb 阳性率在卵巢功能早衰、早绝经患者中达 50% ~ 70%，不孕症患者阳性率约为 20%。AoAb 检测可作为检测人工授精的一项指标，在首次人工授精后的第 10 ~ 15 天，血清中 IgM 类 AoAb 可显著升高，≥2 天授精者可产生 IgA 及 IgG 类 AoAb，高滴度的 AoAb 可影响治疗效果。由于 AoAb 的靶抗原本质和生理功能尚不清楚，对 AoAb 阳性结果的意义应结合临床其他检查综合考虑。

（陈福祥　王院霞）

第六节　其他内分泌系统疾病检验

868. 为什么测定胰岛素样生长因子是生长激素紊乱的首选实验室检查项目

答：胰岛素样生长因子（insulin-like growth factors，IGFs）是一类具有胰岛素样结构和类胰岛素样活性的多肽类激素，主要由肝脏合成，其他组织也能合成分泌。人类 IGF 分为两类：IGF-Ⅰ和 IGF-Ⅱ。IGF-Ⅱ在出生后很快减少，在其后的个体发育过程中，主要由 IGF-Ⅰ与生长激素（GH）相互作用，共同促进个体的生长发育。IGF-Ⅰ的合成主要受 GH 和营养摄入的调控，其血中浓度由年龄和性别决定，出生后随年龄增长 IGF-Ⅰ水平逐渐升高，青春期 IGF-Ⅰ急剧升高而后下降，在成年时保持相对稳定，老年后逐渐降低。IGF-Ⅰ能反映 GH 分泌状态，肢端肥大症（GH 过量）患者血中 IGF-Ⅰ水平升高；GH 缺乏和 GH 受体缺乏时 IGF-Ⅰ水平降低。GH 缺乏症患者使用 GH 替代治疗时，检测 IGF-Ⅰ水平有助于治疗效果的评估。IGF-Ⅰ在个体的生长发育中发挥重要作用，检测不同生长期儿童体内 IGF-Ⅰ水平有助于评估儿童的生长发育状况。IGF-Ⅰ联合 GH 检测可帮助确定儿童身材矮小的原因。因此，IGF-Ⅰ已被推荐作为 GH 紊乱诊断的首选实验室检查项目。

869. 为什么生长激素测定具有重要的临床意义

答：生长激素（growth hormone，GH）是由腺垂体嗜酸性细胞合成的含 191 个氨基酸、分子质量为 21 500 的单链多肽，为腺垂体中含量最丰富的一种激素，血浆 GH 的半衰期为 6 ~ 20 分钟。GH 合成与释放依赖于生长激素释放激素、生长激素抑制激素（生长抑素）、脑肠肽及神经递质如 5-羟色胺、多巴胺和去甲肾上腺素等。GH 由腺垂体呈脉冲式分泌并具有明显的昼夜节律性，脉冲频率及脉冲高度在青春期最大，随年龄增大，GH 分泌的脉冲频率及脉冲高度逐渐下降。白天血浆 GH 水平相对较低，健康成人一般<2μg/L；在餐后或体育锻炼 3 小时后，出现一次较小的脉冲式释放，血浆 GH 浓度出现峰值。青年时 GH 的分泌量最大，以后随年龄增长而逐渐减少，50 岁以后睡眠时 GH 峰消失，60 岁时 GH 的合成仅为青年时的 50%。GH 的主要生理作用是促进机体生长发育、促进蛋白质合成、促进脂肪分解和升高血糖。腺垂体长期生长激素过量分泌会导致骨骼及软组织过度生长，在成人会导致肢端肥

261

大症，而在长骨生长完成之前过量 GH 分泌则会导致垂体性巨人症，后者除脸及四肢骨及软组织过度生长外，还呈现出线形生长的明显加速。在严重或 GH 分泌过量晚期患者，仅凭患者外观特征即可作出初步诊断。

870. 为什么测定血清甲状旁腺激素及血钙水平有助于鉴别原发性及继发性甲状旁腺功能亢进症

答：测定血清甲状旁腺激素（parathyroid hormone，PTH）可直接了解甲状旁腺的功能。有放射免疫法以及化学发光免疫法。全分子 PTH 1-84 测定是原发性甲状旁腺功能亢进症的主要诊断依据。化学发光免疫法正常范围为 1 ~ 10pmol/L，平均值为 3.42pmol/L。甲状旁腺功能亢进症患者血清 PTH 在 10pmol/L 以上，血清总钙多次超过 2.75mmol/L 或血清游离钙超过 1.28mmol/L 应视为疑似此症。如同时伴有维生素 D 缺乏，肾功能不全或低白蛋白血症，血清总钙可不高，但血清游离钙水平总是增高。血 PTH 水平增高结合血钙值一起分析有利于鉴别原发性和继发性甲状旁腺功能亢进。

871. 为什么检测血浆精氨酸血管加压素有助于诊断尿崩症

答：人体内的精氨酸血管加压素（arginine vasopressin，AVP）亦称抗利尿激素（antidiuretic hormone，ADH），由神经垂体分泌。血中的 AVP 有明显生理波动，夜间高于白天，半衰期为 10 ~ 20 分钟。刺激 AVP 分泌的最主要因素是血液高渗状态、血管内血容量以及细胞外液量的减少。血浆渗透压 280 ~ 290mOsm/（kg·H_2O）范围内 AVP 出现生理性释放，血浆渗透压每变化 1% 可引起 AVP 浓度改变约 1ng。血 AVP 的主要生理作用是促进肾脏远曲小管和集合管对水的重吸收，引起肾脏排水量减少，产生抗利尿作用。评价血浆 AVP 应同时测定血浆渗透压，血浆渗透压在 280 ~ 290mOsm/（kg·H_2O）时 AVP 与之呈线性关系。中枢性（下丘脑-垂体）尿崩症时 AVP 异常减少；肾脏性尿崩症或抗利尿激素分泌异常综合征时 AVP 异常增多。对于多尿患者，应首先在排除糖尿病的情况下，再检测血、尿渗透压及血浆 AVP，以进行鉴别诊断，必要时还应进行过夜禁水试验。因此，检测血浆 AVP 水平对诊断尿崩症具有重要意义。

872. 为什么测定肾素水平具有重要的临床意义

答：肾素又称为血管紧张肽原酶，在血容量或血清 NaCl 浓度降低时，会诱导前列腺素的快速释放，继而刺激肾小球旁细胞分泌肾素。虽然它具有激素样作用，但它主要生物学功能是剪切循环中的蛋白质前体而非作用于靶细胞。肾素可激活血液循环中肾素-血管紧张素系统，将血管紧张素肽原酶转换为无活性的血管紧张素 I，在血管紧张素转换酶作用下进一步转化为血管紧张素 II 而发挥生物学作用。测定血肾素和醛固酮水平对于醛固酮生成紊乱的鉴别具有指导意义，可鉴别诊断原发性和继发性醛固酮增多症或减少症；双肾静脉样本中肾素测定可协助诊断肾动脉狭窄。肾静脉中肾素分布的不均匀程度可判断外科手术治疗肾动脉狭窄所致高血压的成功率；肾素水平测定还可用于肾素分泌肿瘤的诊断和定位；肾素测定也可用于盐皮质激素替代治疗的监测。

（陈福祥　王院霞）

第十七章 肾脏病免疫检查

第一节 基 本 知 识

873. 为什么肾脏是调节代谢和酸碱平衡最重要的器官

答：肾脏是生成尿液的器官，主要经过肾小球滤过、肾小管和集合管重吸收与排泌三个过程。血液流经肾小球毛细血管时，血浆中的水、小分子溶质以及少量小分子血浆蛋白经滤过膜滤过，进入到肾小囊的囊腔内形成原尿；原尿流经肾小管时，葡萄糖、大部分水和部分无机盐被肾小管重吸收，剩下的一部分水、无机盐和尿素等废物由肾小管流出形成终尿，排出体外。肾血流量和肾小球滤过率（glomerular filtration rate，GFR）在不同肾灌注压的情况下保持相对恒定，这种自身调节一方面它保证了机体在血流动力学变化时肾小球滤过仍能稳定地进行，体内代谢废物得以继续排出，另一方面又调节体内水和无机盐的平衡，维持组织细胞的生理功能。所以肾脏是调节人体代谢和酸碱平衡最重要的器官。

874. 为什么肾脏具有重要的内分泌功能

答：肾脏也是一个内分泌器官，不仅是激素作用的靶目标，而且它还合成、调节和分泌激素，影响非肾的功能。肾脏内分泌功能有：

（1）分泌肾素等调节血压，肾素由肾小球旁器分泌，在肾脏灌注压下降、限制盐的摄入以及交感神经兴奋时等都会刺激肾素分泌，参与血压和肾脏血流的调节。

（2）分泌促红细胞生成素，作用于骨骼造血系统，促进原始红细胞的分化和成熟，促进骨髓对铁的摄取利用，加速血红蛋白、红细胞生成，促进骨髓网织红细胞释放到血中。

（3）促进维生素 D 的活化，从而促进胃肠道钙、磷吸收，促使骨钙转移、促进骨骼生长及软骨钙化，促进肾小管对磷的重吸收，使尿磷排出减少，可抑制甲状旁腺素的分泌。肾脏分泌的激素可分为血管活性肽和非血管活性激素，前者作用于肾本身，参与肾的生理功能，主要调节肾的血流动力学和水、盐代谢，后者主要作用于全身。肾脏的这些功能，保证了机体内环境的稳定，使新陈代谢得以正常进行。

875. 为什么肾小球是血液的过滤器

答：人体每时每刻都在新陈代谢，产生一些人体不需要甚至有害的废物，其中小部分由胃肠道排泄外，大部分由肾脏排出体外，从而维持人体的正常生理活动。肾小球滤过功能是代谢产物排泄的主要形式，其中含氮类代谢产物如尿素、肌酐等多由肾小球滤过排出，部分有机酸如马尿酸、苯甲酸、各种胺类及尿酸等也有一部分经肾小球滤过排出。GFR 主要取决于肾小球内毛细血管和肾小囊中的静水压、胶体渗透压一级滤过膜的面积和毛细血管超滤分数（后两者总称为滤过系数）等因素。此外，肾脏还能把进入体内的一些有毒物质排出体外。如果肾小球受损，这些对人体有害物质的排泄受到影响，废物在体内积聚，会引起各种病症。我们把肾小球的这种保留营养物质，排出毒素的作用形象地称为血液过滤器。

876. 为什么肾小管具有强大的浓缩功能

答：肾小管平均长 30~50mm，由单层上皮构成，按不同的形态结构，分布位置和功能分成近端小管、髓袢和远端小管三部分。血液流经肾小球时，其中的尿酸、尿素、水、无机盐和葡萄糖等物质，经肾小球和肾小囊内壁滤过到肾小囊腔中形成原尿（人 24 小时生成的原尿量约 180L）。当原尿流经肾小管时，原尿中全部葡萄糖、大部分水、部分无机盐和小分子蛋白被肾小管重新吸收，回到肾小管周围毛细血管内。其作用包括：①近曲小管是肾小管重吸收功能的重要部分，吸收原尿中的水、葡萄糖、氨基酸、蛋白质、无机盐、钠（60%~70%）、钾等绝大部分物质；②髓袢升支粗段对 Cl^-、Na^+ 重吸收（10%~20%），对水的通透性低，形成了肾髓质间质的高渗状态，是原尿浓缩的重要条件；③远曲小管较短，与近曲小管相邻，能吸收水、Na^+，主要受抗利尿激素的调控，参与尿液浓缩稀释的调节；集合管，现认为其与远曲小管同样具有重吸收和分泌的功能。因此，原尿经过肾小管重吸收，剩下的水和无机盐、尿素和尿酸等生成终尿，仅约 1.5L，故肾小管具有强大的浓缩功能。

877. 为什么健康个体会出现一过性尿糖增高

答：肾脏是身体的主要排泄器官，正常人肾小管可将肾小球滤液中的绝大部分葡萄糖重吸收回血液中，尿中只有极微量葡萄糖，一般方法检查不出，所以正常人尿糖检测是阴性。但近端小管对葡萄糖的重吸收有一定的限度，当血中的葡萄糖浓度超过 8.96~10.08mmol/L（1.6~1.8g/L 也可表示为 160~180mg/dl）时，部分近端小管上皮细胞对葡萄糖的吸收已达极限，葡萄糖就不能被全部重吸收，随尿排出而出现糖尿，尿中开始出现葡萄糖时的最低血糖浓度，称为肾糖阈。当血糖浓度大于等于肾糖阈时，开始出现尿糖，所以健康个体会出现一过性尿糖增高。

878. 为什么尿液里有泡沫要怀疑蛋白尿

答：尿的形成包括肾小球的滤过和肾小管的重吸收两个重要的生理过程。产生蛋白尿的原因很多，一般可分为两大类：生理性蛋白尿和病理性蛋白尿。病理性蛋白尿又分为肾前性蛋白尿（即溢出性蛋白尿）和肾性蛋白尿。血液流经肾小球时，血液中的血细胞和大分子蛋白质不能从肾小球滤过。在疾病状态下，由于肾小球分子大小屏障和（或）电荷屏障的破坏，肾小球滤过膜通透性增高，血浆蛋白可滤出并超过肾小管重吸收能力；当肾小管结构或功能受损，重吸收能力下降，蛋白质随尿液排出，尿液中蛋白质含量增加时会有泡沫产生。因此，发现尿液中出现大量泡沫时要警惕是否发生蛋白尿。

879. 为什么肾脏病患者会出现水肿

答：当肾功能受损，水、钠代谢失调而导致水、钠潴留，引起水肿，称为肾性水肿，俗称浮肿。临床上按发病机制的不同，一般将肾性水肿分为两种：肾病性水肿和肾炎性水肿。肾病性水肿是由于大量蛋白尿导致血浆蛋白过低所致，水肿首先发生在组织疏松的部位，如眼睑或颜面部、足踝部，以晨起为明显，午后多消退，劳累后加重，休息后减轻，严重时可以涉及下肢及全身。肾炎性水肿是由于肾小球滤过下降，但肾小管对水、钠重吸收尚好，从而导致水、钠滞留；此时常伴全身毛细血管通透性增加，因此组织间隙中水分滞留。肾性水肿软而易移动，临床上呈现凹陷性水肿。

880. 为什么尿微量白蛋白检测有助于早期肾损伤诊断

答：正常尿液中白蛋白排泄量<30mg/24h，典型白蛋白尿>300mg/24h，排泄量在这两者之间称为微量白蛋白尿。生理状况下，白蛋白几乎不被肾小球滤过，即使少量滤入原尿，也可被肾小管重吸收。当肾小球受损，白蛋白在尿液中的漏出量增加，早期的轻微受损即可出现微量白蛋白尿。测定尿液中的微量白蛋白（microalbumin，MAU）可反映肾小球早期受损情况，特别是全身性疾病所致的肾小球滤过膜早期病变，如糖尿病肾病、高血压肾病、狼疮性肾病等。现已在常规实验室中广泛采用免疫比浊法定量检测尿微量白蛋白，其对早期肾损害的诊断优于常规定性或半定量试验。

881. 为什么尿蛋白电泳可用于肾性蛋白尿分类及辅助诊断

答：尿蛋白电泳是应用十二烷基硫酸钠（SDS）-聚丙烯酰胺凝胶（PAGE）电泳的一种试验。利用琼脂糖凝胶的选择性及多孔性，SDS与尿蛋白结合成一个带负电荷的蛋白质-SDS分子团，从而使尿液中的蛋白质完全依据其相对分子质量大小予以分离。以尿蛋白成分最多的中分子量白蛋白（Alb）为界限，可分为低分子蛋白、中分子蛋白和高分子蛋白。肾性蛋白尿包括肾小球性蛋白尿、肾小管性蛋白尿和混合性蛋白尿，并可估计蛋白尿的选择性和非选择性，用来鉴别肾脏病变在肾小球还是在肾小管。中分子以上的蛋白尿，多见于肾小球病变；中分子以下的蛋白尿，常见于肾小管病变；而混合性蛋白尿则多见于肾小球与肾小管同时有病变，呈现出非选择性蛋白尿。

882. 为什么通过尿蛋白定性和24小时尿蛋白定量两项指标对肾小球疾病进行综合判断

答：尿蛋白定性是尿常规检测中通常所说的尿蛋白阴性或阳性，阳性结果用几个+号表示。24小时尿蛋白定量是指收集24小时内排出的所有尿液，测定24小时尿量，并对尿液中蛋白质进行定量检测的一种方法。临床上，判定肾小球疾病多通过蛋白定性和定量两个指标进行综合判断。正常情况下，由于分子屏障及电荷屏障作用，肾小球滤过膜仅允许较小的蛋白质分子（相对分子质量<50 000）通过，阻止带负电荷的血浆蛋白滤过，故正常人尿中蛋白含量低微，尿常规定性不能测出。当尿蛋白超过150mg/24h，尿蛋白定性可以阳性，称为蛋白尿。肾小球疾病时，上述滤过屏障损伤，蛋白漏出增加，均可引起蛋白尿。根据滤过膜损伤程度及蛋白尿组分，将蛋白尿分为两类：

（1）选择性蛋白尿：以40 000~90 000相对分子质量中等的蛋白为主，尿蛋白定性+++~

++++。定量超过 3.5g/24h，常见于肾病综合征。

（2）非选择性蛋白尿：反映肾小球毛细管壁有严重断裂和损伤，蛋白尿以相对分子质量较大和中等的蛋白质同时存在为主，尿蛋白定性+～++++，定量 0.5～3.0g/24h。非选择性蛋白尿是一种持续性蛋白尿，有发展为肾衰的危险，常提示预后较差。

尿蛋白定性的结果是粗略的，24 小时尿蛋白定量可以精确地测出小便中排出的蛋白量。为此，临床上多通过尿蛋白定性和 24 小时定量两个常规指标对肾小球疾病进行初步综合判断。

883. 为什么胱抑素 C 可作为评估肾小球滤过率的理想同源性标志物

答：胱抑素 C（Cystatin C，Cys C），又名 γ-微量蛋白或后 γ 球蛋白，是一种半胱氨酸蛋白酶抑制剂。编码 Cys C 的基因属于管家基因，能在所有的有核细胞内以恒定速度持续转录与表达，无组织特异性，故 Cys C 可在体内以恒定速度产生，并存在于各种体液之中，尤以脑脊液和精浆中含量为高，尿液中最低。Cys C 相对分子质量为 13 300，生理条件下带正电荷，能自由从肾小球滤过，完全被肾小管上皮细胞重吸收，并于细胞内降解，不重新返回血液，同时肾小管上皮细胞也不分泌 Cys C 至管腔内，肾脏是清除循环中 CysC 的唯一器官，所以血清 CysC 浓度主要由 GFR 决定，不受内、外源因素如炎症、年龄、性别、饮食等影响。正常情况下，Cys C 在血清和（或）血浆中的浓度为 0.51～1.09mg/L，当肾功能受损时，Cys C 在血液中的浓度随 GFR 变化而变化，肾衰时 GFR 下降，Cys C 在血液中浓度可增加 10 多倍，若 GFR 正常，而肾小管功能失常时，会阻碍 Cys C 在肾小管吸收并迅速分解，使尿中的浓度增加 100 多倍。因此，CysC 可作为评估肾小球滤过率变化的理想同源性标志物。

884. 为什么尿 α_1 微球蛋白、β_2 微球蛋白是肾小管重吸收功能灵敏指标

答：低分子量蛋白（low molecular weight protein，LMWP）是指尿内相对分子质量低于 50 000 的一组蛋白，当近曲小管上皮细胞受损时，对正常滤过的蛋白质重吸收障碍，尿中低分子质量蛋白质排泄增加，称为肾小管性蛋白尿。其中包括 α_1 微球蛋白、β_2 微球蛋白、视黄醇结合蛋白质、溶菌酶和轻链蛋白等。α_1 微球蛋白（α_1-microglobulin，α_1-MG）是由人体的肝脏和淋巴细胞合成，相对分子质量约为 26 000 的糖蛋白。血液中游离的 α_1-MG 可自由通过肾小球滤过膜，在肾近曲小管几乎被全部重吸收，尿中含量极微。测定尿 α_1-MG 和血清游离 α_1-MG 含量可用于监测肾小管重吸收和肾小球滤过功能。β_2 微球蛋白（β_2-microglobulin，β_2-MG）是除成熟红细胞和胎盘滋养层细胞外几乎所有有核细胞都能产生的小相对分子质量蛋白（11 800）。血液中含量甚微，β_2-MG 可自由滤过肾小球，但原尿中的 β_2-MG 99.9% 在近端肾小管被重吸收并降解，仅有微量随尿液排出，因此，测定尿 β_2-MG 和血清游离 β_2-MG 含量可用于监测肾小管重吸收和肾小球滤过功能。当近曲小管上皮细胞受损时，对正常滤过的蛋白质重吸收障碍，尿中低分子质量蛋白质排泄增加，称为肾小管性蛋白尿。故尿 α_1 微球蛋白、β_2 微球蛋白排泄增加时，可作为反映肾小管重吸收功能受损的一项灵敏指标。

885. 为什么尿轻链蛋白是浆细胞病的辅助诊断指标

答：免疫球蛋白（Ig）轻链分为 κ（kappa）和 λ（lambda）2 个型别，每个 Ig 分子上只有一个型别的轻链，κ 和 λ 的比例为 6 : 4。轻链分子质量小，能自由通过肾小球基底膜，被肾小管重吸收回到血液循环中，所以正常人尿中只有少量轻链存在，常规方法难以检测出。健康个体中，大多数轻链为结合型，成为完整的 Ig，当 κ 或 λ 链合成远超过重链时，血中游离轻链（FLC）增加，平均游离轻链 κ 与 λ 比值为 0.86，滤入原尿中的轻链蛋白超出肾小管的重吸收阈值，即形成本周蛋白（Bence-Jones protein，BJP）尿。本周蛋白检测对轻链病诊断是必不可少项目，但检测尚不能确定轻链型别，可对尿中 κ 和 λ 游离轻链定量分析，也可通过免疫固定电泳（IF）予以鉴别。多发性骨髓瘤患者产生大量本周蛋白，阳性率可达 35% ~ 65%，本周蛋白量反映了产生本周蛋白的单克隆浆细胞数，对观察骨髓瘤病程和疗效判断有一定意义。血清轻链 κ 与 λ 比值参考区间为 1.35 ~ 2.65；尿液 κ/λ 比值为 0.75 ~ 4.5，当血清轻链 κ 与 λ 比值超出正常范围时也可见于慢性肾炎、良性单克隆免疫球蛋白血症、巨球蛋白血症和恶性淋巴瘤等。

886. 为什么肾脏病患者要密切关注血压

答：肾脏实质性病变和肾动脉病变引起的血压升高，称为肾性高血压。肾性高血压可分为容量依赖型高血压和肾素依赖型高血压两种。

（1）容量依赖型高血压：肾实质损害后，肾脏处理水、钠的能力减弱。当钠的摄入量超过机体的排泄能力时，就会出现水、钠滞留。水、钠潴留在血管内，会使血容量扩张，即可发生高血压。

（2）肾素依赖型高血压：当肾动脉狭窄时，肾内灌注压降低和肾实质病变，使肾脏分泌大量肾素，引起血管紧张素 Ⅱ 活性增高，全身小动脉管壁收缩而产生高血压。肾素及血管紧张素 Ⅱ 又能促使醛固酮分泌增多，导致水、钠潴留，使血容量进一步增加，从而加重高血压。

由于肾实质损害后激肽释放酶及前列腺素的释放减少，这些舒张血管物质的减少也是高血压形成的重要因素。因此，肾脏病患者应密切关注血压。

887. 为什么肾脏病患者要低盐饮食

答：食盐在人们生活中不可缺少，其主要化学成分为 NaCl，在食盐中含量达 99%。成人体内所含钠离子的总量约为 60g，其中 80% 存在于血浆和组织液中。氯离子也主要存在于细胞外液。氯离子具有维持渗透压、调节酸碱平衡和组成胃酸等生理作用。钠离子在人体水量恒定上起主要调节作用，肾脏对体内的各种离子（电解质）具有调节作用。如钠离子（Na^+）的调节特点是多吃多排、少吃少排、不吃不排；对 Cl^- 是伴随 Na^+ 的吸收排泄。因此盐摄入过多时，可能发生水肿，过少时，可能引起脱水。当肾实质损害时，肾小球滤过下降，处理水、钠的能力减弱，肾脏病患者容易出现钠平衡紊乱。当钠的摄入量超过机体的排泄能力时，就会出现水、钠滞留，可引起水肿，使血容量扩张，导致高血压。过多的盐摄入会加重水肿及高血压的发生，所以肾脏病患者饮食上应控制盐的摄入。

（盛慧明　徐燕萍　张庭瑛）

第二节　急性肾小球肾炎检验

888. 为什么多数肾小球疾病是免疫介导性疾病

答：肾小球疾病是指一组有相似临床表现（如血尿、蛋白尿、水肿、高血压和肾功能损害），但病因、发病机制、病理改变、病程和预后不尽相同，病变主要累及双肾肾小球的疾病。其中免疫因素介导性炎症是肾小球疾病一种常见病因，在此基础上炎症介质（如补体、细胞因子、活性氧等）的参与，最后导致肾小球损伤并产生一系列临床症状。免疫反应包括细胞免疫和体液免疫中的循环免疫复合物（CIC）沉积、原位免疫复合物形成以及自身抗体的作用激活炎症细胞，使之释放炎症介质引发炎症反应造成肾小球损伤，整个炎症反应过程中有大量的炎症细胞和炎症介质参与，前者分泌后者，后者又可趋化、激活前者，各种炎症介质间又相互促进、相互制约。因此，多数肾小球疾病是免疫介导性炎症疾病。

889. 为什么 β-溶血性链球菌可激活补体导致急性肾小球肾炎

答：急性肾小球肾炎（acute glomerulonephritis，AGN）简称急性肾炎，是以急性肾炎综合征为主要临床表现的一组疾病。其特点为急性起病，患者出现血尿、蛋白尿、水肿和高血压，并可伴有一过性氮质血症。该病常因 β-溶血性链球菌"致肾炎菌株"感染所致，常见于上呼吸道感染（多为扁桃体炎）、猩红热、皮肤感染（多为脓疱疮）等链球菌感染后。目前认为链球菌的致病抗原系胞质成分（内链素）或分泌蛋白（外毒素 B 及其酶原前体），导致免疫反应后可通过循环免疫复合物沉积于肾小球，或种植于肾小球的抗原与循环中的特异性抗体相结合形成原位免疫复合物而致病。肾小球内的免疫复合物激活补体，导致肾小球内皮及系膜细胞增生，并可吸收中性粒细胞及单核细胞浸润，导致肾脏病变。故主要由 β-溶血性链球菌感染诱发免疫反应，激活补体导致急性肾小球肾炎。

890. 为什么血清补体定量是急性肾小球肾炎的重要检验项目

答：补体（complement，C）是存在于正常人和动物血清与组织液中的一组经活化后具有酶活性的蛋白质。在补体系统激活过程中，可产生多种生物活性物质，引起一系列生物学效应，参与机体的抗微生物防御反应，扩大体液免疫效应，调节免疫应答。同时，参与机体的抗感染及免疫调节，可介导病理反应，也可介导炎症反应，导致组织损伤。补体 C3 是一种由肝脏合成的 β-球蛋白，在补体系统各成分中含量最多，在补体经典激活途径和旁路激活途径中均发挥重要作用。急性肾小球肾炎是一种由于感染后变态反应引起的两侧肾脏弥漫性肾小球损害为主的急性炎症性疾病。一般多发生于 β 溶血性 A 组链球菌感染后 2~3 周内，体内产生抗链球菌抗体，该抗体与链球菌可溶性抗原结合形成循环免疫复合物，沉积在肾小球基底膜上，激活补体进而大量地消耗补体，使血清中的补体含量显著减少。急性肾小球肾炎起病初期血清 C3 及总补体（CH50）一过性下降，8 周内逐渐恢复正常，对诊断急性肾小球肾炎意义很大。这种伴消耗性低补体血症，血清补体测定不仅是重要诊断指标之一，也是判定疾病好转和恢复的重要监测指标之一。

891. 为什么急性肾小球肾炎患者要检测抗链球菌溶血素 O

答：抗链球菌溶血素 O（antistreptolysin O，ASO）是 A 组溶血性链球菌产生的一种外毒素，能溶解红细胞，并对机体多种细胞有毒性作用。人体感染溶血性链球菌后，感染后的"O"溶血素在体内作为一种抗原物质存在，血清中可出现大量 ASO（抗"O"）抗体。A 组链球菌感染后 1 周，ASO 即开始升高，4 ~ 6 周可达高峰，并能持续数月，当感染减退时，ASO 值下降并在 6 个月内回到正常值。若 ASO 为高水平持续表达，提示为疾病活动期，当其逐渐降低时，提示急性期缓解。急性肾小球肾炎常因 β-溶血性链球菌"致肾炎菌株"感染所致，所以，检测 ASO 对急性肾小球肾炎患者的诊断和疗效观察有十分重要的意义。

（盛慧明 徐燕萍 张庭瑛）

第三节 急进性肾小球肾炎检验

892. 什么是急进性肾小球肾炎

答：急进性肾小球肾炎（rapidly progressive glomerulonephritis，RPGN），是指在急性肾炎综合征的基础上肾功能急剧恶化，在早期出现少尿性急性肾衰竭为临床特征的一组疾病。是肾小球肾炎中最严重的类型，病情发展急骤，可呈现血尿、蛋白尿并迅速发展为少尿或无尿，进行性肾功能恶化最终发展成尿毒症。该病病程进展快、预后差，临床上应高度重视，及时诊断，充分治疗。本病是多种病因所致的一组疾病，包括：

（1）病因不明者则称为原发性急进性肾炎，约半数以上患者有上呼吸道前驱感染史，其中少数呈典型链球菌感染。

（2）一般将有肾外表现者或原发病因明确者称为继发性急进性肾炎，通常继发于过敏性紫癜、系统性红斑狼疮、弥漫性血管炎等。

（3）在原发性肾小球疾病（如系膜毛细血管性肾小球肾炎）的基础上形成广泛新月体，即病理类型转化而来的新月体性肾小球肾炎。

为此，患者出现急性肾炎综合征表现，且有进行性肾衰竭，应考虑为急进性肾小球肾炎。

893. 为什么急进性肾小球肾炎又称为新月体型肾炎

答：急进性肾小球肾炎是一组表现为血尿、蛋白尿及进行性肾功能减退的临床综合征，是肾小球肾炎中最严重的类型。急进性肾小球肾炎的病理特征是肾小球囊内细胞增生、堆积成层、纤维蛋白沉着，在毛细血管丛周围形成新月形小体。主要由增生的壁层上皮细胞和渗出的单核细胞构成，还可有中心粒细胞和淋巴细胞浸润，以上成分附着于球囊壁层，在毛细血管球外侧呈新月状或环状结构分布。新月体体积大，常累及肾小球囊腔的 50% 以上，而且比较广泛，通常 50% 以上的肾小球有新月体，新月体细胞成分间有较多纤维素。纤维素渗出是刺激新月体形成的重要原因。早期新月体以细胞成分为主，称为细胞性新月体，之后胶原纤维增多，转变为纤维-细胞性新月体。最终成为纤维性新月体，故又称为新月体型肾炎。在临床上新月体型肾小球肾炎与急进性肾小球肾炎常可交换使用。

894. 为什么抗肾小球基底膜抗体阳性常见于Ⅰ型急进性肾炎

答：急进性肾小球肾炎根据免疫病理可分为三型，其病因和发病机制各不相同：①Ⅰ型，抗肾小球基底膜（GBM）型，由于抗 GBM 抗体与 GBM 抗原相结合激活补体而致病；②Ⅱ型，免疫复合物型，因肾小球内循环免疫复合物的沉积或原位免疫复合物形成，激活补体而致病；③Ⅲ型，少免疫复合物型，肾小球内无或仅微量免疫球蛋白沉积。Ⅰ型，免疫病理可见 IgG 和 C3 呈光滑线条状沿肾小球毛细血管壁分布，是抗肾小球基底膜抗体（anti-glomerular basement membrane antibody，AGBMA）介导的急进性肾炎，占 10%，AGBMA 是抗基底膜抗体型肾小球肾炎的特异性抗体，其中包括急进性肾小球肾炎。因此，抗肾小球基底膜抗体常见于急进性肾炎Ⅰ型，该型好发于中青年，预后较差。

895. 为什么急进性肾小球肾炎Ⅱ型患者肾小球系膜区可见免疫复合物沉积

答：急进性肾小球肾炎Ⅱ型又称免疫复合物型，是我国最多见类型，因肾小球内循环免疫复合物的沉积或原位免疫复合物形成，激活补体而致病。电镜特征为可见大量电子致密的免疫复合物沉积，主要在系膜区沉积。本病患者约 30% 血清免疫复合物检测可呈阳性，免疫病理检查可见肾小球毛细血管袢和系膜区颗粒样免疫球蛋白沉积，其主要为 IgG 和 C3 呈粗颗粒状沉积。该型可继发于各种免疫复合物肾炎，因此，继发于免疫复合物肾炎的急进性肾炎同时还有原发病的免疫荧光表现，如继发于 IgA 肾病者，主要表现为系膜区 IgA 沉积；继发于感染后肾小球肾炎的急进性肾炎表现为粗大颗粒或团块状的沉积；继发于膜性肾病者可见 IgG 沿毛细血管呈细颗粒状沉积。

896. 为什么抗中性粒细胞胞质抗体可辅助诊断急进性肾炎Ⅲ型

答：抗中性粒细胞胞质抗体（antineutrophilic cytoplasmic antibody，ANCA）是血管炎患者的自身抗体，是诊断血管炎的一种特异性指标。Ⅲ型患者的肾小球内无或仅有微量免疫球蛋白沉积，该型大多数为原发性小血管炎肾损害，肾脏可为首发、甚至唯一受累器官或与其他系统损害并存，故血清 ANCA 常呈阳性。ANCA 可以识别中性粒细胞膜表面（蛋白酶3），使中性粒细胞激活，后者可释放溶酶体酶、弹性酶和活性氧自由基使 GBM 降解；ANCA 可导致中性粒细胞酶活性增加，介导细胞免疫反应，故 ANCA 的改变与病情活动密切相关，阳性可以诊断为急进性肾炎Ⅲ型。

897. 为什么抗肾小球基底膜抗体是诊断肺出血-肾炎综合征的必要条件之一

答：抗肾小球基底膜抗体（AGBMA）是各种因素作用于肾小球基底膜（GBM），使其结构发生改变或暴露，诱发机体产生的自身抗体。AGBMA 与肾小球基底膜结合后，形成抗原抗体复合物，使肾小球受损。肺出血-肾炎综合征是由一组疾病组成，其共同致病因素为血清 AGBMA 阳性，其靶抗原为Ⅳ型胶原 a3 链的非胶原区 1 [a3（Ⅳ）NC1]，由于肺泡和肾小球的基底膜具有共同的抗原，且Ⅳ型胶原的含量最为丰富，因此该病主要的受累脏器是肺和肾脏，两者同时受累，称为 Goodpasture 病。其血内有循环抗 GBM 及免疫球蛋白和补体呈线性沉积于肾小球基底膜，造成肺出血伴严重进展性肾小球肾炎为特点。因此血清 AGBMA 阳性是诊断 Goodpasture 病的必要条件之一。

（盛慧明　张庭瑛　徐燕萍）

第四节　膜性肾病检验

898. 为什么称膜性肾病

答：膜性肾病（membranous nephropathy，MN）又称膜性肾小球肾炎，指以肾小球基底膜上皮细胞下弥漫的免疫复合物沉着伴基底膜弥漫性增厚为特征性病理表现。是导致成人肾病综合征的一个常见病因，临床表现为大量蛋白尿、低蛋白血症、高度水肿、高脂血症，或无症状、非肾病范围的蛋白尿。疾病按发病原因可分为特发性和继发性膜性肾病。前者大多与抗磷脂酶 A2 受体抗体相关，抗磷脂酶 A2 受体抗体与足细胞上的相应抗原结合，形成原位免疫复合物，继而通过旁路途径激活补体，形成 C5b-9 膜攻击复合物，损伤足细胞，破坏肾小球滤过屏障，产生蛋白尿。后者继发于很多系统性疾病，如系统性红斑狼疮、类风湿关节炎、乙肝病毒感染，以及药物、毒物、肿瘤或环境因素等。由于膜性肾病病程长、进展缓慢，临床过程差异很大，部分病例有自发缓解的可能，疗效难以估计。疾病预后与年龄、性别等多种因素有关，大量蛋白尿、早期出现高血压及肾功能损害者往往预后不良。

899. 为什么膜性肾病要进行免疫复合物检测

答：免疫复合物是抗体与抗原结合后的一种复合物，是由各种免疫细胞、吞噬细菌、病毒、致敏物质共同死亡后结合而形成的，所以又称抗原-抗体复合物。免疫复合物在体内存在有两种方式：一是血液中的循环免疫复合物（CIC），二是组织中固定的免疫复合物。膜性肾小球肾炎是临床上以肾病综合征为主要表现，病理上以肾小球毛细血管基底膜均匀一致增厚，有弥漫性上皮下免疫复合物沉积为特点，不伴有明显细胞增生的独立性疾病。该病为免疫复合物长期、缓慢沉积于上皮细胞。一般不引起炎症细胞反应，而通过补体的终末期形成 C5b～C9 是补体的攻膜系统，导致基底膜损伤。免疫荧光显示有颗粒状 IgG、C3 沉积于肾小球基底膜。故膜性肾小球肾病需要进行免疫复合物检测。

900. 为什么说大量蛋白尿是膜性肾病的典型症状

答：肾小球毛细血管襻基底膜病变是膜性肾病的特征性改变。肾小球无增生性和炎症渗出性病变；晚期可出现系膜区增宽、节段性细胞增生；也可表现为肾小球毛细血管襻节段塌陷、废弃，甚至整个肾小球毁损。蛋白尿是慢性肾病的典型症状，蛋白尿的形成原因与肾小球的屏障功能有密切关系。肾小球滤过膜的分子屏障和电荷屏障，正常情况下限制带负电荷的血浆蛋白，且只能使小分子物质通过。当各种病理损伤（包括原发性与继发性损伤）作用于肾脏时，会导致受损肾脏局部微循环障碍，促使肾脏组织缺血、缺氧，从而损伤肾小球毛细血管内皮细胞。处于病理状态的肾小球基底膜（GBM）会发生一系列改变：其滤过孔增大、GBM 断裂，电荷屏障损伤，肾脏通透性增强，滤过膜上带负电荷的糖蛋白减少或消失，其结果都导致带负电荷的血浆蛋白滤过量明显增加，故膜性肾病大部分患者（约占 85%）有大量蛋白尿，呈肾病综合征表现。

901. 为什么磷脂酶 A2 受体抗体是特发性膜性肾病的特异性指标

答：膜性肾病（MN）按照病因可以分为原发性膜性肾病（idiopathic membranous nephropathy，IMN）和继发性膜性肾病（secondary membranous nephropathy，SMN）。其中原发性膜性肾病在 MN 中占 70%~80%。IMN 近年在我国发病率有显著上升的趋势。该病的发病机制尚未完全阐明，目前认为系自身免疫病。多数患者与抗磷脂酶 A2 受体抗体（PLA2R）相关，抗 PLA2R 抗体与足细胞上的相应抗原结合，形成原位免疫复合物，激活补体，引起膜攻击复合物 C5b-9 的形成，导致足细胞损伤，破坏了肾小球滤过屏障，随后出现蛋白尿。已明确了 PLA2R 为 IMN 的靶抗原，这种抗原的自身抗体主要是 IgG4 亚型，抗 PLA2R 抗体的特异性高达 99%，灵敏度达到 78%，因此磷脂酶 A2 受体（PLA2R）抗体阳性提示特发性膜性肾病，提示 PLA2R 抗体水平可以作为评估 IMN 的一项早期参数，具有预测价值。

902. 为什么膜性肾病需密切监测血清白蛋白水平

答：膜性肾病（MN）是导致成人肾病综合征的一个常见病因，临床表现为大量蛋白尿、低蛋白血症、高度水肿、高脂血症等。高脂血症导致血液黏度增加，大量蛋白质从尿中丢失，肝脏代偿性合成蛋白增加，引起机体凝血、抗凝和纤溶系统失衡；一般认为，当血清白蛋白低于 20g/L 时，提示存在高凝状态。血小板过度激活、应用利尿剂和糖皮质激素治疗等进一步加重高凝状态。因此，极易发生血栓、栓塞并发症，其中以肾静脉血栓最常见，发生率可高达 40%~50%。此外，肺血管血栓、栓塞，下肢静脉、下腔静脉、冠状血管和脑血管血栓也不少见。因此，膜性肾病时应密切关注患者血清白蛋白水平，尽早发现血栓、栓塞征兆。

903. 为什么膜性肾病容易并发感染

答：膜性肾病多数患者有大量蛋白尿，尿蛋白>3.5g/24h，而且尿中蛋白多为非选择性蛋白，即尿中除了包含白蛋白外还有大量免疫球蛋白会从尿中丢失。当血浆白蛋白<30g/L、低蛋白血症、营养不良、血液中免疫球蛋白含量减少，造成人体免疫功能低下。同时治疗膜性肾病时应用大量糖皮质激素及免疫抑制剂，加重免疫功能失衡，更易于并发感染。若治疗不及时或不彻底，感染会导致疾病复发、疗效不佳，甚至造成死亡，应予以高度重视。

（盛慧明　张庭瑛）

第五节　IgA 肾病检验

904. 为什么称 IgA 肾病

答：IgA 肾病（IgA nephropathy，IgAN）是以肾小球系膜区 IgA 沉积或以 IgA 沉积为主要特征，伴或不伴有其他免疫球蛋白在肾小球系膜区沉积的原发性肾小球病。是原发性肾小球病中呈现单纯性血尿的最常见病理类型，占 60%~70%。本病好发于青少年，男性多见，起病前多有感染，并出现突发性肉眼血尿。病变类型包括局灶节段性病变、毛细血管内增生性病变、系膜增生性病变、新月体病变及硬化性病变等。其临床表现为反复发作性肉眼血尿或镜下血尿，可伴有不同程度蛋白尿，部分患者可以出现严重高血压或者肾功能不全。该病病因不明，原发性 IgA 肾病，由肾脏本身疾病引起。继发性 IgA 肾病由肾脏以外的疾病引起，如紫癜性肾炎、HIV 感染、血清阴性脊柱关节炎、肿瘤、麻风病、肝脏疾病、家族性 IgA 肾病等。实验室检测 30% ~50% 的患者血清 IgA 水平升高。37% ~75% 患者能检测到含有 IgA 的特异性循环免疫复合物，故该疾病称为 IgA 肾病。

905. 为什么血清 IgA 定量不能确诊 IgA 肾病

答：免疫球蛋白 A（immunoglobulin A，IgA）占血清免疫球蛋白含量的 10% ~20%。从结构来看，IgA 有单体、双体、三体及多聚体之分。按其免疫功能又分为血清型及分泌型两种，血清型 IgA 存在于血清中，其含量占总 IgA 的 85% 左右，可介导调理吞噬 ADCC 作用；分泌型 IgA（sIgA）是机体黏膜防御系统的主要成分，构成黏膜重要屏障。IgA 肾病仅 30% ~50% 患者血清中 IgA 较正常人显著升高，且以 IgA1 为主，但 IgA 升高可以见于其他多种疾病。该病以持续性镜下血尿伴发肉眼血尿和蛋白尿为主要特征，肾功能减退时可见血肌酐、尿素和尿酸升高等，最终诊断还要依靠肾脏活检免疫病理学检查，还须有免疫荧光或免疫组化的结果才能确诊，故血清 IgA 定量不能确诊 IgA 肾病。

（盛慧明　张庭瑛）

第六节　狼疮肾炎检验

906. 为什么称狼疮肾炎

答：狼疮肾炎（lupus nephritis，LN）是指系统性红斑狼疮（systemic lupus erythematosus，SLE）合并双肾不同病理类型的免疫性损害，同时临床表现伴有明显肾脏损害的一种继发性肾脏病。其发病与免疫复合物形成、免疫细胞和细胞因子等异常有关。除 SLE 全身表现外，临床主要表现为血尿、蛋白尿、肾功能不全等。对于明确诊断 SLE 的患者，如果存在上述肾脏受累表现，即可诊断狼疮肾炎。狼疮肾炎是一种免疫复合物介导的肾小球疾病，故实验室检查可呈现多种自身抗体阳性、γ-球蛋白显著增高、血液循环免疫复合物阳性与低补体血症等。病理学检查可呈新月体型肾炎、严重弥漫性增生伴血管病变，严重时有纤维素血栓与明显的肾小管间质炎症，免疫荧光检查呈"满堂亮"。除 SLE 全身表现外，狼疮肾炎的病理学分型对于判断病情活动度及预后、制订治疗方案具有重要价值。

907. 为什么狼疮肾炎患者需要检测抗双链 DNA 抗体

答：抗 dsDNA 抗体即抗双链 DNA 抗体，又称为抗天然 DNA 抗体，是一种抗核抗体。目前认为，其在 SLE 发病中起一定的作用。患者体内 DNA 大分子可与血液中的自身抗体结合，形成循环免疫复合物，导致组织损伤；抗 dsDNA 抗体能够与 dsDNA 结合诱导肾小球免疫复合物在毛细血管内沉积，继而激活补体导致炎症，是肾脏损伤的标志，与狼疮肾炎紧密相关。高浓度的抗 dsDNA 抗体是诊断 SLE 的血清学特异性标记抗体，其多出现在疾病活动期，有助于疾病早期活动的判断。其特异性高，但灵敏度较低，滴度与疾病活动性密切相关，在 SLE 缓解期抗 dsDNA 抗体可转阴或滴度减低，因此单次测定结果阴性，并不能排除 SLE，故根据临床病情需复查抗 dsDNA 抗体，以进行疾病诊断和疗效观察。

908. 为什么检测血清补体 C1q 能监测狼疮肾炎病情

答：补体（complement，C）是存在于正常人血清与组织液中的一组具有酶活性的糖蛋白，参与机体的抗感染及免疫调节，也可介导病理性反应。补体 C1q 是补体经典激活途径的启动因子，激活级联反应清除抗原抗体复合物，还参与清除凋亡细胞、帮助维持血管内皮细胞的完整性。在疾病处于活动期时，由于免疫复合物的形成消耗补体和肝脏合成补体能力的下降，导致补体水平常减低。补体 C1q 的缺失是增加 SLE 疾病易感性最危险的因素，狼疮肾炎患者可出现血清补体 C1q 水平下降，随着病情缓解，血清补体 C1q 水平完全或接近恢复正常，如患者病情反复发作，血清补体 C1q 则表现出持续降低。因此动态监测血清补体 C1q 水平有助于判断疾病严重程度、活动性及其预后。

（盛慧明　张庭瑛）

第七节　糖尿病肾病检验

909. 为什么糖尿病肾病免疫荧光镜下非单一 IgG 沉积

答：糖尿病肾病（diabetic nephropathy，DN）是糖尿病引起的最常见的微血管并发症之一。光镜下早期可见肾小球肥大，肾小球基底膜轻度增厚，系膜区轻度增宽。随着病情的进展，肾小球基底膜弥漫增厚，基质增生，形成典型的 K-W 结节，称为结节性肾小球硬化症。部分患者无明显结节，称为弥漫性肾小球硬化症。电镜下，早期肾小球基底膜不规则增厚，系膜区扩大，基质增多，晚期则形成结节状，与光镜所见 K-W 结节吻合。渗出灶可显示为微细颗粒状电子致密物，还可见足突融合等。免疫荧光检查可见沿肾小球毛细血管袢、肾小管和肾小球基底膜弥散的线状 IgG 沉积，还可伴有 IgM、补体 C3 等沉积。所以糖尿病肾病免疫荧光检查所见不是单一的 IgG 沉积。

910. 为什么尿微量白蛋白与尿肌酐比值是糖尿病肾病诊断的重要指标

答：微量白蛋白尿是糖尿病肾病的早期临床表现，也是诊断该疾病的主要依据，其评价指标为尿白蛋白排泄率（UAE/AER）或尿微量白蛋白与尿肌酐比值（ACR）。由于尿白蛋白排泄受多种因素影响，如饮水量、排尿量、运动、饮食、体位、感染、发热等，个体间 UAE 差异较大，且 24 小时尿液留取不便，患者依从性较差，不易得到准确结果。与之相比 ACR 方便检测且更加稳定，只需检测单次随机晨尿即可，故推荐使用 ACR 作为糖尿病肾病诊断的重要参考指标。

（盛慧明　张庭瑛）

第八节　其他肾脏病检验

911. 为什么视黄醇结合蛋白是肾小管早期损害的指标

答：视黄醇结合蛋白质（retinol-binding protein，RBP）是由肝细胞合成的一种低相对分子质量蛋白（21 000），在血液中 RBP 与视黄醇、前白蛋白以 1 : 1 : 1（mol）的复合物形式存在，转运体内 90% 的视黄醇至机体组织，当 RBP 与细胞表面的 RBP 受体结合时，视黄醇进入细胞内，复合物解体，游离的 RBP 从肾小球滤出，几乎全部被近端肾小管上皮细胞重吸收，并被分解，供组织利用，仅有少量从尿中排出。正常情况下，在尿中稳定性强，不易分解，不受 pH 和血压干扰，RBP 排量甚微（100μg/d）。当慢性肾炎患者近端肾小管有损伤时，血 β2-微球蛋白以及内生肌酐清除率尚在正常范围内，尿 RBP 排泄量便有明显增加。很多 IgA 肾病患者 RBP 排泄量明显升高，故 RBP 尿排泄量增加可作为肾近曲小管早期损伤的标志物。血液或尿液中的 RBP 检测可以作为一种理想的肾功能指标应用于临床，RBP 作为肾小管损伤的早期诊断指标，灵敏度更高，不易受其他因素影响，结果更为稳定，且操作方便、价格低廉，适用于常规检测。

912. 为什么中性粒细胞明胶酶相关载脂蛋白是急性肾损伤的生物学标志物

答：急性肾损伤（acute kidney injury，AKI）以往称为急性肾衰竭，是指由多种病因引起的肾功能快速下降而出现的临床综合征，主要表现为血肌酐和尿素氮升高，水、电解质和酸碱平衡紊乱，及全身各系统并发症。检测时血肌酐变化易受年龄、性别、体重、药物作用等多种因素影响，一般当肾小球滤过率丢失 50% 以上时才发生变化，需要早期生物学标志物对 AKI 进行有效干涉。中性粒细胞明胶酶相关载脂蛋白（neutrophil gelatinase-associated lipocalin，NGAL）是一个由中性粒细胞和某些上皮细胞如肾小管所表达的微量蛋白。正常情况下 NGAL 在尿液和血浆中维持一个较低水平，缺血性或肾毒性肾损伤时，NGAL 由肾脏大量表达，尿液和血液中 NGAL 含量在损伤发生后 2 小时内升高，使之成为早期且灵敏度高的急性肾损伤生物学标志物。

913. 为什么促红细胞生成素是肾性贫血的鉴别诊断指标

答：促红细胞生成素（erythropoietin，EPO）是一种糖蛋白质激素，骨髓中血红细胞前驱的细胞因子。人体内源性 EPO 主要由肾脏产生，其与红系祖细胞的表面受体结合，可刺激红系祖细胞分化，EPO 亦可促使红细胞自骨髓向血液中释放，进而转化为成熟红细胞，另外其尚可稳定红细胞膜，提高红细胞膜抗氧化酶的能力，用于维持和促进正常的红细胞代谢。慢性肾功能不全合并贫血的患者血液中 EPO 水平减低，其他原因的贫血，如缺铁性贫血、巨幼细胞性贫血患者 EPO 水平不降低，再生障碍性贫血和骨髓造血功能不全患者 EPO 水平升高，因此 EPO 检测可用于肾性贫血的鉴别诊断。

914. 为什么尿 N-乙酰-β-D-葡萄糖苷酶是多种肾脏病的检测指标

答：尿 N-乙酰-β-D-葡萄糖苷酶（N-acetyl-β-D-glucosaminidase，NAG），是一种细胞内溶酶体酶，以肾近曲小管含量最高，尿 NAG 是肾小管损伤的敏感指标，亦可用于多种肾脏病的检测：①肾小球肾炎：急性期尿 NAG 活性可高于正常值 10 倍，病程消退时，NAG 活性下降或恢复正常，其动态变化与疾病转归一致；②急性肾衰竭：在尿量减少而血肌酐和尿素氮改变不大时，尿 NAG 已极显著升高；③肾病综合征：尿 NAG 可明显增高，缓解期下降，比尿蛋白、血清肌酐、尿素氮变化更加灵敏；④药物肾毒性监测和早期发现：可用于氨基糖苷类和头孢类抗菌药物、免疫抑制剂、非甾类抗炎药、镇痛剂等有肾毒性的药物对肾损伤的发现和损伤程度的监测；⑤肾移植后排异反应监测：在肾移植后急性排异前，尿 NAG 活性显著升高；⑥可用于重金属肾损伤监测、肾毒性物质环境污染人群筛查、儿童尿普查发现隐性肾炎。

（盛慧明　张庭瑛）

第十八章 生殖系统疾病免疫检验

第一节 基本知识

915. 为什么女性和男性的生殖系统各器官易发生感染性疾病

答：女性的上生殖道通常是无菌的，下生殖道有大量微生物定植，女性生殖系统感染疾病有阴道炎、宫颈炎及盆腔炎等。男性生殖系统是一个由输精管道相互联系、分泌丰富营养物质的排泄器官系统，可提供适宜多种微生物生长繁殖的环境。男性常见生殖系统感染疾病有前列腺炎、附睾炎、睾丸炎及龟头包皮炎等。

生殖系统感染（reproductive system infection）是由于下生殖道微生物的异位繁殖，或是性接触导致细菌、真菌、病毒与寄生虫等的入侵，或是条件致病菌大量繁殖而导致。条件致病菌致病的原因是体内激素的变化、分娩等各种原因致机体免疫能力下降，或是抗生素的使用导致固有菌群生态平衡被打破。其中，性传播性疾病（sexually transmitted diseases，STD）包括：艾滋病、生殖器疱疹、生殖器尖锐湿疣、巨细胞病毒感染、梅毒、淋病、非淋菌性尿道炎、宫颈炎、性病淋巴肉芽肿与软下疳等。

916. 为什么部分生殖系统疾病与免疫相关

答：随着生殖免疫学（reproductive immunology）的迅速发展，免疫因素所致生殖系统疾病越来越受到人们的重视。以不孕症为例，据世界卫生组织估计，在育龄期夫妇中10%~20%患有不孕症，其中30%~60%不孕症与免疫因素有关，而抗精子抗体及抗透明带抗体是其中最常见的免疫因素。复发性流产是妇科常见并发症，其中，封闭抗体缺乏、透明带抗体阳性及磷脂抗体阳性等是造成复发性流产的主要免疫学病因。

917. 为什么血睾屏障在精子发生中起重要作用

答：血睾屏障是睾丸中血管和精细管之间的物理屏障。它由精细管支持细胞之间的紧密连接形成，从而阻断，精母细胞、精子细胞和精子具有的特异抗原和机体免疫系统的接触，避免了免疫反应，维持了精子发生内环境的稳定。血睾屏障的作用有：①形成免疫屏障，因为精子是一种抗原，血睾屏障能够阻挡精子和机体免疫系统接触，避免了免疫反应导致机体产生抗精子抗体；②防止有害物质干扰精子发生和损害已形成的精子；③为精子产生创造良好环境，保证精子发生有一个正常的微环境。

918. 为什么男性精浆会影响精子的数量

答：精浆是精子生存的微环境，它是由睾丸、附睾、精囊腺和前列腺等分泌物组成，分别在不同程度上反映这些器官的功能，甚至可作为它们的功能指标。精浆的理化性质，如 pH 及渗透压等发生异常时，均可能影响精子的运动。精浆中有复杂众多的离子成分，在正常情况下，有一定的量和相互比例，若离子量和相互比例失调会影响精子运动。此外，精浆中含有有害微生物或免疫抑制物时则更能抑制精子运动，甚至引起精子死亡。

919. 为什么抗精子抗体与不孕不育有关

答：精子对男性是一隐蔽抗原，对女性则属同种异体抗原。在正常情况下，男女双方都不对精子排斥，体内均无抗精子抗体（antisperm antibody，AsAb）。在病理情况下，男性或女性体内的抗精子抗体与精子抗原发生特异性结合后，会影响精子获能、精子顶体反应和精卵结合等受精过程。在不育男性血清或精浆中甚至在精子膜上及在不育妇女血清或宫颈黏液中，常可测得抗精子抗体。因此，抗精子抗体是导致不孕不育的免疫病因之一。

920. 为什么精液中的免疫抑制物质会影响生殖

答：精液中存在免疫抑制物质，这些物质可抑制女性生殖道对精子及早期胚胎的排斥，以保证精子在女性生殖道中的正常运行、获能、受精及胚胎早期发育。精浆中免疫抑制物质质或量的缺陷，可使精子失去保护而成为免疫攻击靶标，导致不孕、不育或复发性流产。现已建立检测精浆免疫抑制物质的 ELISA 检测技术。

921. 为什么不孕不育症检查时要进行女方宫颈黏液评估

答：宫颈黏液是一种含有糖蛋白、血浆蛋白、氯化钠和水分的凝胶。正常女性在卵巢性激素的影响下，宫颈黏液的物理、化学性状会有周期性变化。宫颈黏液的正常与否，与女性能否正常受孕有关。宫颈黏液检查包括黏稠度检查与结晶类型检查。在雌激素的影响下，越接近排卵期，黏液越稀薄，延展性越强，这种改变有利于精子穿透与受孕。在排卵期间，宫颈黏液像鸡蛋清一样清澈透明，拉丝长度可达 10cm 左右；排卵期后，宫颈黏液分泌量逐渐减少，质地也变得黏稠而混浊，通过观察宫颈黏液的状态可以判定有无排卵并指导受孕。排卵期妇女宫颈黏液涂片时可见典型的羊齿状结晶，排卵后结晶逐渐减少，变为排列成行的椭圆体。必要时，可以从月经周期的第 7 天开始连续进行检查，一直到排卵结束。连续检查可以了解宫颈黏液结晶的形态变化，更好地查看卵巢功能及雌激素的分泌水平，以查找不孕不育原因及指导受孕。

（彭奕冰　金伟峰　张　磊）

第二节　不孕不育与复发性流产检验

922. 为什么临床上对不孕不育者需检测相关的自身抗体

答：不孕不育（infertility）的原因复杂，血清和宫颈黏液中产生的自身抗体是致病原因之一。由于免疫功能失调或感染、外伤等原因破坏机体屏障，导致封闭抗原暴露而诱导产生自身抗体，继而引起自身免疫效应，破坏内分泌、排卵、受精及着床等环节而导致不孕。临床上检测的常见相关自身抗体包括抗精子抗体、抗子宫内膜抗体、抗透明带抗体、抗卵巢抗体、抗绒毛膜促性腺激素抗体及抗滋养层细胞膜抗体等。不孕不育相关自身抗体的检测大多采用免疫学方法，就是利用其具有抗原抗体的双重特性来进行检测。

923. 为什么男性与女性体内都会产生抗精子抗体

答：抗精子抗体（AsAb）既可在男性体内又可在女性体内产生。男性产生 AsAb 的主要机制是血睾屏障因疾病或创伤受损，使隐蔽的精子或其可溶性膜抗原逸出，刺激机体免疫系统产生 AsAb。产生原因主要包括：①睾丸损伤，如睾丸活检、睾丸外伤和睾丸扭转等；②感染破坏生殖道黏膜、血-睾屏障、血-附睾屏障等，导致精子穿过生殖道黏膜或管腔壁进入血液，从而诱导 AsAb 的产生；③生殖道梗阻或输精管结扎后的免疫反应；④其他因素，如隐睾、精索静脉曲张及同性恋等。

女性产生 AsAb 的主要原因是正常生殖道中能降解精子抗原的酶系统缺陷，致使进入其生殖道的精子抗原刺激女性体内免疫系统产生 AsAb。当精浆中的免疫抑制物减少或女性自身的免疫保护机制遭到破坏时，精液中的可溶性抗原可被阴道黏膜吸收，精子及其附着的精浆抗原被巨噬细胞摄取后经抗原识别，会诱发全身或局部的免疫应答。

924. 为什么分析抗精子抗体阳性结果必须结合临床表现综合考虑

答：人类精子抗原十分复杂，包括附着于精子表面的"精子附着抗原"（为多种精浆成分）、精子核抗原、胞质抗原和膜固有抗原等，共约 100 余种，其中有些是精子特有的，有些则是非特异性的。有些精子抗原是生育相关性的，有些则与生育无关。这些抗原均能诱发机体产生相应的抗体，同种和自身抗精子免疫反应可阻碍精子和卵细胞的融合，从而导致不育。鉴于 AsAb 的异质性，其中很多 AsAb 针对的靶抗原与生育并不相关。有数据显示，女性一旦受精发生后，妊娠率在 AsAb 阳性和阴性组并无差别，且目前没有足够的证据支持 AsAb 在反复妊娠流产中起作用。因此，对 AsAb 的阳性结果必须结合临床表现综合考虑。

925. 为什么有多种抗精子抗体检测方法

答：抗精子抗体（AsAb）按其对精子的作用分为凝集性、制动性和结合型三类。根据抗体作用特点设计的检测 AsAb 的方法很多，如浅盘微量凝集法（TAT）、混合抗球蛋白反应（MAR）法、伊红 Y 染色法、试管-玻片凝集法、精子制动试验、免疫珠法、荧光抗体法、ELISA 法及免疫条带法等。目前众多检测方法各有特点，ELISA 法、免疫珠试验和 MAR 试验均可用于抗体的分型（IgG、IgM 和 IgA）；ELISA 法的最大优点是可以批量检测标本，并可以检测抗体效价，但不能检测结合于精子表面的抗体；而 MAR 试验和免疫珠试验必须每个样本单独检测，且检测精浆、血清或宫颈黏液中的抗精子抗体时，需要新鲜且高质量的精液。虽然对样本质量要求较高，但 MAR 试验和免疫珠试验可以直接观察到免疫珠或颗粒与精子的凝集现象，并可大体确定抗精子抗体在精子表面的位置，从而为临床治疗采取何种措施提供参考。因此，不同的实验室可根据自身实验室的条件和患者数量而决定采取何种检测方法。

926. 为什么要开展抗透明带抗体的免疫学检测

答：透明带是被覆于卵母细胞及着床前受精卵外的一层基质，由糖蛋白组成，在受精及早期孕卵发育方面起重要作用。研究表明，透明带抗原可诱发同种或异种免疫反应，产生抗透明带抗体（anti-zona pellucida antibody，AZPA），AZPA 可以阻止精子穿过透明带与卵子结合，从而干扰受精及着床，造成不孕。抗原-抗体复合物的沉积还可以抑制卵巢功能，导致卵巢衰竭，表现为垂体促性腺激素水平升高、卵母细胞数减少、卵泡发育失常、闭锁、黄体功能不全等。AZPA 的检测可作为不孕、复发性流产（recurrent spontaneous abortion，RSA）、卵巢功能早衰的辅助诊断。常用的 AZPA 免疫学检测方法包括：①ELISA 法及 BA-ELISA 法；②精子-透明带结合或穿透试验；③放射免疫法；④间接免疫荧光试验；⑤被动血凝法；⑥透明带沉淀反应。

927. 为什么复发性流产患者需检测抗心磷脂抗体

答：抗心磷脂抗体能抑制前列环素，降低 C 反应蛋白活性，抑制抗凝血酶Ⅳ的形成以及改变血小板和血管内皮的关系，导致小血管内血栓形成，而引起着床部位供血减少，或导致蜕膜或胎盘血流不足。同时，抗心磷脂抗体可影响细胞内第二信使的产生，导致胚胎内外环境物质及交换异常，从而影响胚胎的发育，导致早期胚胎丢失、复发性流产及不孕不育。病理也证实抗心磷脂抗体阳性者其胎盘的滋养细胞胞质和绒毛血管壁出现免疫复合物沉积。临床上发现抗心磷脂抗体还与宫内发育迟缓有密切关系。因此检测抗心磷脂抗体对诊断反复流产患者具有一定的价值。

928. 为什么抗滋养层细胞膜抗体可作为反复流产患者的辅助诊断指标

答：正常妊娠时，胎儿不会被母体排斥。胚胎的外层，即合体滋养层是直接与母体循环相接触的部分，其表达抗原的抗血清能与淋巴细胞发生交叉反应，被称为滋养层-淋巴细胞交叉反应抗原（trophoblast-lymphocyte cross reaction antigen，TLX）。TLX 在功能上能诱导母体产生保护性封闭性抗体，这类封闭性抗体能阻止胚胎或胎儿父系抗原被母体免疫系统识别和杀伤。复发性流产妇女，往往其 TLX 与配偶相似，则不能产生直接对抗胚胎抗原的封闭性抗体，可使胎儿细胞特异性抗原暴露，母体产生抗滋养层细胞膜抗体，当其水平达到一定程度时，引起较强的抗原抗体反应，结果是母体排斥胎儿，最终导致免疫性习惯性流产的发生。研究表明，在不明原因流产的妇女血清中，抗滋养层细胞膜抗体水平较正常孕妇明显增高。因此，抗滋养层细胞膜抗体检测可作为反复流产患者的辅助诊断指标。

929. 为什么不孕不育症检查时要检测女方抗子宫内膜抗体

答：子宫内膜是胚胎着床和生长发育之地，也是精子上行的必经之路。剥脱的子宫内膜随月经流出体外，一般不会诱发机体产生自身免疫反应。但在病理状态下，如异位生长的子宫内膜、经血逆流及机体免疫失调等，子宫内膜可诱发机体产生抗子宫内膜抗体（endomethal antibody，EmAb），导致子宫内膜发育不良及分泌不足，不利于孕卵着床。女性血清和宫颈黏液中 EmAb 的检测，是女性免疫性不孕和子宫内膜异位症的一个重要的早期诊断、治疗和随访指标。

930. 为什么不孕不育症检查时要检测女方抗卵巢抗体

答：卵巢有生殖和内分泌功能。卵巢组织中抗原成分复杂，正常机体能清除体内衰老变性的卵巢抗原。一旦由于感染、手术等原因使卵巢抗原异常表达，免疫系统产生过度免疫应答导致抗卵巢抗体产生，引起卵巢免疫损伤，影响卵巢的正常发育和功能，影响卵泡生长、发育和成熟，使卵巢性激素分泌异常，临床可有月经紊乱、继发性闭经及不孕等表现。因此，抗卵巢抗体也是引起不孕不育症的主要免疫因素。

931. 为什么不孕不育症检查时要检测女方抗卵泡膜细胞抗体

答：不同发育时期的卵细胞因其抗原异常表达而导致卵泡膜细胞抗体的产生，而抗原、抗体的局部反应可导致卵巢的病理损伤，使卵泡过度闭锁，发生卵巢早衰，影响雌孕激素的产生，造成免疫性不孕。抗卵泡膜细胞抗体是不孕不育症早期诊断的指标之一，60%～70%卵巢早衰患者循环血液中可以查到抗卵泡膜细胞抗体，但并非所有的患者均为阳性。该类患者常合并多种自身免疫病，以桥本甲状腺炎最为常见，其次为Addison病、类风湿关节炎、系统性红斑狼疮、重症肌无力及自身免疫性贫血等疾病。

932. 为什么不孕不育症检查时要检测男方抗睾丸间质细胞抗体

答：体内95%左右的睾酮是由睾丸间质细胞分泌。抗睾丸间质细胞抗体可抑制睾酮的合成和分泌，甚至影响男性外生殖器官及内生殖器官的发育与功能，从而抑制精子的发生及成熟。因此，抗睾丸间质细胞抗体可造成男性原发性性腺功能低下，导致男性不育。

933. 为什么不孕不育症男、女双方都要检测人类白细胞抗原

答：人类白细胞抗原（human leukocyte antigen，HLA）位于人类第6号染色体上，胎儿一条6号染色体来源于母方，一条6号染色体来源于父方。夫妇间HLA相似性大即共同抗原比例高，可能是复发性流产（RSA）的原因之一。父方的HLA抗原可刺激母体产生相应的抗HLA抗体，这些抗体能保护胎儿免受母体免疫系统的攻击。如果夫妇间的HLA相容性过高，母体对胚胎的父系抗原免疫识别功能不全，则不能有效地刺激母体产生保护性抗体，胎儿暴露于母体免疫系统的监视之下，使母体产生排斥反应，导致死胎、流产的发生。所以，男女双方人类白细胞抗原的检查对不孕不育症的诊断具有参考价值。

934. 为什么淋巴细胞主动免疫可以治疗封闭抗体缺乏

答：现代免疫学认为，人类胚胎的形成过程是同种半移植过程，胎儿中来自父方那一半基因的抗原对孕妇而言属于外来异物。但在正常妊娠中，胚胎所携带的夫源性HLA抗原能刺激母体免疫系统，产生一类IgG型抗体，称之为封闭抗体，该抗体可抑制针对丈夫HLA特异性抗体的淋巴细胞毒活性，从而使胚胎继续生存。当封闭抗体缺乏时，胚胎就会受到母体血液循环中杀伤细胞攻击，导致流产。目前国内通常采用淋巴细胞主动免疫方法治疗封闭抗体缺乏，即将丈夫淋巴细胞皮内注射给妻子，刺激其免疫系统产生封闭抗体，每次免疫剂量为（20～30）×10^6淋巴细胞，目前大多数进行三次免疫，每次免疫时间间隔三周，免疫的时机有三种，妊娠前、妊娠后或妊娠前后均进行。

935. 为什么复发性流产患者需要检测封闭抗体

答：孕妇血中的封闭抗体具有以下作用：①中和同种异体抗原，而不使胎儿受到排斥；②直接作用于具有免疫能力的细胞，如 CTL 细胞、NK 细胞等，抑制其活性；③直接结合到靶细胞的抗原上，从而降低它们对受体细胞参与的免疫反应的敏感性。以往研究发现，复发性流产的发生与母体缺乏封闭抗体有关，流产次数越多的患者，其体内封闭抗体缺乏的可能性越大。封闭抗体的产生不足使母体对胎儿产生强烈的排斥现象，发生于孕早期可出现反复自然流产，孕晚期则可出现妊娠高血压及胎儿宫内生长受限，甚至出现胎死宫内。因此对复发性流产患者进行封闭抗体检测非常必要。封闭抗体的检测方法有单项混合淋巴细胞反应封闭抗体、补体依赖性细胞毒试验、ELISA、流式细胞分析等。

936. 为什么淋巴细胞主动免疫可以治疗不明原因的复发性流产

答：复发性流产指连续发生两次或两次以上 20 孕周前的自然流产，每次流产多发生于同一妊娠月份，并排除异位妊娠、葡萄胎和其他生化妊娠。复发性流产的发生与母体缺乏封闭抗体有关，流产次数越多的患者，其体内封闭抗体缺乏的可能性越大。淋巴细胞主动免疫治疗：一是刺激母体产生封闭抗体，二是发挥免疫调节作用。不明原因复发性流产患者经主动免疫治疗后妊娠成功者 IL-2 与 IL-12 水平明显下降，IL-4 与 IL-10 水平明显升高，提示主动免疫治疗有助于上调 Th2 型细胞因子及下调 Th1 型细胞因子，促使 Th1 型免疫应答向 Th2 型转换，从而进一步诱导患者的免疫耐受。

937. 为什么抗核抗体与复发性流产相关

答：许多因素可导致复发性流产。免疫因素已经是公认的复发性流产原因之一，免疫性复发性流产主要分为自身免疫型和同种免疫型。自身免疫型指抗磷脂抗体及抗核抗体等自身抗体的产生干扰正常妊娠与分娩。抗核抗体是针对真核生物细胞核、细胞质、细胞膜等多种组分抗体的总称。有文献报道，抗核抗体在有习惯性流产史的妇女中阳性率为 8%～50%，正常对照组为 5%。因此临床诊疗中应该重视抗核抗体的检测，结合临床特征、生化指标及定期随访等，促进疾病的早期诊断。

938. 为什么抗甲状腺抗体与复发性流产相关

答：抗甲状腺抗体（anti-thyroid antibody，ATA），是一种以自身甲状腺组织作为靶抗原的自身抗体。其主要分为三种，抗甲状腺过氧化物酶抗体（anti-thyroid peroxidase antibodies，TPO-Ab），抗甲状腺球蛋白抗体（anti-thyroid globulin antibodies，TG-Ab）和抗促甲状腺激素受体抗体（anti-thyroid stimulating hormone receptor antibodies，TSHR-Ab），其中与复发性流产关系密切的为前两种。ATA 能影响胎盘激素，如人绒毛膜促甲状腺激素及人绒毛膜促性腺激素，抑制了人绒毛膜促性腺激素维持黄体的功能，进而导致复发性流产发生。此外，ATA 的存在能使淋巴细胞的活性增高，使子宫内膜的容受性降低，阻碍胚胎着床，降低胚胎植入的成功率，增加胚胎植入后的流产率，导致复发性流产的发生。

939. 为什么抗 β2 糖蛋白 1 抗体与复发性流产相关

答：抗 β2 糖蛋白 1 抗体能使胎盘血管出现多发血栓以及引起血管收缩，最终导致胎盘血流量的减少导致流产；还可与磷脂结合后使蛋白 C 的活化受到抑制，阻碍蛋白 C 抗凝功能和促纤维蛋白溶解功能；还能引起胎盘血管内皮细胞损伤，干扰花生四烯酸代谢，使前列腺素产生减少；同时增加血栓素 A2 的生成，引起血管内皮收缩和血管内血栓形成，导致流产。此外，抗 β2 糖蛋白 1 抗体还通过抑制胎盘分泌 HCG，影响滋养层细胞的植入，干扰胚胎着床引起复发性流产。

（彭奕冰　金伟峰　张　磊）

第三节　孕产期诊断检验

940. 为什么要进行产前唐氏筛查检验

答：产前筛查检验是通过经济、简便和无创伤的检测方法，从孕妇群体中发现可能怀有某些先天缺陷胎儿的高危孕妇，以便进一步明确诊断，最大限度地减少异常胎儿的出生。产前筛查项目应用最广泛的是检测母体血清标志物。

只有对产前筛查检验有正确认识才能起正确的指导作用。在分析产前筛查检验结果时须注意：①产前筛查的检验结果只是一个风险提示，并不是确诊，后续的产前诊断是关键，筛查结果为高风险的孕妇均需进一步做相关检查；②产前筛查的检验方法要求严格，要求方法重复性好、灵敏度高及特异性高；③当筛查结果是以风险值的形式报告时，需选择适用被筛查人群的数据库的分析软件；④在产前唐氏综合征胎儿的母亲血清学筛查中，假阴性是比假阳性更为严重的问题，要特别重视筛查阴性人群的随访，随访结果对修正产前筛查参数，更新分析软件、提升筛查性能起重要作用。

941. 为什么梅毒患者需暂缓怀孕

答：梅毒对妊娠及胎儿的危害是严重的，梅毒螺旋体可通过脐带及胎盘感染胎儿。妊娠 6 周开始梅毒螺旋体就可感染胎儿引起流产，妊娠 16 周以后感染可播散到胎儿全身各个器官，引起皮肤黏膜、肝、脾、胰腺、肺及骨骼等病变。先天梅毒患儿常早产，发育营养差、消瘦、脱水、皮肤松弛，哺乳困难，哭声低弱嘶哑，躁动不安，口周及肛周皮肤皲裂，严重时全身脱皮，腹水、肝脾大等。妊娠合并Ⅰ期梅毒或Ⅱ期梅毒，如不能规范治疗，100% 引起胎儿感染，50% 会发生早产。妊娠合并早期潜伏梅毒，如果孕期未经治疗，仍有 20% 的早产率和 40% 的胎儿感染。妊娠合并晚期梅毒者，虽然性接触已无传染性，但是发生胎传梅毒的可能性仍有 10%。因此，为防止梅毒传染给胎儿，梅毒患者需暂缓怀孕。

942. 为什么病毒性肝炎患者需暂缓怀孕

答：鉴于妊娠期的生理特点，妊娠期病毒性肝炎易转为重型肝炎。妊娠期以急性病毒性肝炎和慢性病毒性肝炎较多见，肝炎后肝硬化偶见。妊娠期病毒性肝炎的发病率为 0.025% ~ 1.6%，孕妇急性重型肝炎的发病率为非孕妇的 65.5 倍，并易发生流产、早产、胎死宫内及新生儿窒息，产后出血率为 6.7% ~ 10.2%，超过半数的肝炎发生在妊娠晚期。已经明确的病毒性肝炎病原体有五种，即甲型、乙型、丙型、丁型及戊型肝炎病毒。甲型和戊型肝炎病毒主要以粪-口肠道传播为主，乙型、丙型及丁型肝炎病毒主要通过血液、注射、皮肤破损及性接触等途径感染，妊娠期由于新陈代谢率升高，肝内糖原贮备降低及内分泌系统的变化，分娩期由于体力消耗、出血及缺氧等，均可使肝脏负担加重，故妊娠期间易感染病毒性肝炎。妊娠早、中期患病毒性肝炎可致流产、死胎，妊娠晚期合并病毒性肝炎可致早产，其发生率为43%～62%，多发生于急性期。而孕妇病情较重，伴黄疸者可能是胆汁酸和脂肪酸增加诱发子宫收缩所致。由于妊娠期患肝炎后食欲减退以及代谢障碍等原因，胎儿生长受限、胎儿窘迫、胎死宫内及新生儿窒息的发病率明显升高。因此，病毒性肝炎患者暂缓怀孕。

943. 为什么将TORCH试验作为优生优育筛查的项目

答：TORCH是引起围生期感染的一组病原体英文名称的首字母组合，T即 *Toxoplasma*（弓形虫），O指其他微生物（others，如梅毒螺旋体等），R即 *Rubellavirus*（风疹病毒），C即 *Cytomegalovirus*（巨细胞病毒），H即 *Herpes simplex virus* Ⅰ、Ⅱ，（单纯疱疹病毒Ⅰ、Ⅱ型）。将这些病原体组合在一起，以TORCH命名。

这组病原体感染孕妇后常致胎儿宫内感染，引起流产、早产、死胎、智力低下、畸形及生长迟缓等。胎盘感染TORCH后会引起胎盘炎，致使胎盘功能低下及供血不足导致胎儿发育受阻。既往感染TORCH者在妊娠期间如免疫功能下降，易发生潜伏感染的再激活，导致病毒大量复制而致病，因此，在孕前、孕早期对孕产妇进行TORCH筛查是必要的。

但TORCH作为优生优育的筛查指标，在临床应用中仍存在争议，主要体现在：①何时检测：不同的病原体导致胎儿畸形的胎龄差别很大，如胎龄越小RV致畸率越高；②如何确认母体感染：现有方法主要是检测母体血清中的特异性IgM和IgG抗体，这两个抗体都存在难以判断是否为现症感染的问题；③确认宫内感染的风险与效益比：母体感染不等于宫内感染，判断宫内感染需要进行羊水穿刺或脐血穿刺，两者均为有创操作，存在一定风险；④宫内感染了是否保留胎儿：宫内感染不等于胎儿畸形，宫内感染者是否均终止妊娠仍有不确定性；⑤很多地区和医院用于确定宫内感染的技术平台尚不成熟，筛查怀疑母体感染时没有进一步的处理手段，而不确定的检验结果给孕妇带来巨大心理压力，也是需要关注的问题。

944. 为什么备孕妇女及孕妇应尽量远离宠物并做弓形虫抗体检测

答：猫和其他猫科动物是弓形虫的终宿主。弓形虫寄生在这些动物的小肠上皮细胞内，随粪便排出，猫粪中的弓形虫需要1～2天发育为感染阶段的弓形虫，此时其他哺乳动物和鸟吃进去会发生感染。少数人也可能从环境中感染弓形虫。成人感染弓形虫后多会自愈，且不会再次感染，但孕妇感染弓形虫会给胎儿带来极大危害，如自然流产、早产或死胎等。妊娠前3个月感染弓形虫，则可能会引起胎儿中枢神经系统的严重损伤。孕妇在妊娠中期感染弓形虫，则可能会导致婴儿脑积水、智障、失明和大脑钙化等。妊娠末3个月弓形虫感染最为常见，可导致婴儿视网膜脉络膜炎和其他眼睛损伤。人体感染弓形虫后，先产生抗弓形虫IgM，后产生抗弓形虫IgG抗体，同时随着免疫应答的进程，抗体亲和力逐步增强。因此，在孕前、孕早期进行弓形虫抗体检测是必要的，并在备孕及妊娠期间避免喂养猫及其他宠物，平时注意饮食卫生，不食生肉。

945. 为什么孕妇要做抗巨细胞病毒抗体检测

答：我国人群中巨细胞病毒（cytomegalovirus，HCMV）感染率很高，通常呈隐性感染，但可长期携带病毒成为潜伏感染，少数为有症状的显性感染。病毒主要潜伏在唾液腺、肾脏、乳腺、白细胞及其他腺体处，可长期或间歇性地自各种分泌液中排出。孕妇在妊娠期间尤其是前3个月发生HCMV原发感染后或潜伏感染激活后，病毒可经过胎盘直接侵入胎儿体内引起先天性感染，干扰胎儿正常器官发育而发生先天性异常。

946. 为什么抗巨细胞病毒-IgM抗体阳性具有重要临床意义

答：妊娠时若母体发生HCMV感染，病毒可经过胎盘传至胎儿，引起宫内感染。HCMV是引起先天感染的常见病因，有症状的新生儿可在出生后一个月之内死于并发症，而幸存儿也常有神经系统损伤，可能在数月或至数年后出现听力缺陷或智力低下。ELISA法检测血清中抗HCMV-IgM抗体，阳性结果有助于对急性或活动性HCMV感染的诊断，或者对移植器官供体和献血员的筛查。脐带血查出抗HCMV-IgM抗体说明胎儿宫内感染，若同时检测抗HCMV-IgA抗体可提高诊断的准确性。抗HCMV-IgG抗体阳性提示既往感染，若间隔3周后抽取血清该抗体阳性滴度升高4倍以上（双份血清进行对比），则对判断HCMV近期活动性感染有意义。但是对孕妇的抗HCMV-IgM抗体阳性结果应结合临床综合分析，不应简单将其作为终止妊娠的依据。

947. 为什么检测巨细胞病毒pp65抗原可作为感染诊断指标之一

答：HCMV活动性感染时外周血多形核白细胞中HCMV复制活跃，表达pp65抗原。pp65是HCMV复制早期产生的被膜蛋白，位于HCMV衣壳与包膜之间。免疫荧光法测定巨细胞病毒pp65抗原的原理是将患者外周血多形核白细胞制成涂片，用鼠抗人HCMV pp65单克隆抗体为一抗，异硫氰酸荧光素（FITC）标记的羊抗鼠IgG为二抗进行检测。结果判定以荧光显微镜下多形核白细胞胞质中出现典型黄绿色荧光为pp65阳性细胞，以全片出现≥5个pp65阳性细胞为阳性。

948. 为什么巨细胞病毒活动性感染的母亲不建议给予母乳喂养

答：目前研究已经证实，出生后婴儿感染HCMV主要原因为喂养了含有HCMV的乳汁。HCMV活动性感染母亲乳汁中排出HCMV的高峰期在分娩后4～6周，接受哺乳时间超过1个月的婴儿感染比例明显升高。因此，巨细胞病毒活动性感染的母亲不建议给予母乳喂养。

949. 为什么优生优育检查要检测人类单纯疱疹病毒抗体

答：人类单纯疱疹病毒（HSV）感染极为普通，分为两型：Ⅰ型单纯疱疹病毒（HSV-1）的感染，又称口型，主要为接触传播，主要引起生殖道以外的皮肤、黏膜或器官感染，少数累及生殖道，多见于儿童及青少年，感染时多无症状，很少感染胎儿，占10%～40%；Ⅱ型单纯疱疹病毒（HSV-2）感染，又称生殖器型，属性传播，主要为生殖道感染。孕妇HSV-2感染率较非孕妇高2～3倍。孕妇感染HSV可经胎盘或经生殖道上行性感染引起胎儿宫内感染，诱发流产、早产、死胎和畸形。

950. 为什么孕前及孕早期要做风疹病毒抗体检测

答：风疹病毒是高度致畸病毒。孕妇感染风疹病毒对胚胎发育的影响主要取决于妊娠期母体受感染的阶段：孕早期感染风疹病毒，则阻碍胚胎发育及影响脏器形成，引起流产或各种先天性畸形；孕中期或晚期感染风疹病毒，即胚胎器官已形成后母体感染，则可发生先天性风疹综合征（congenital rubella syndrome，CRS）。因此，孕前及孕早期进行风疹病毒抗体检测显得尤为重要。

951. 为什么优生优育检查包括检测人类免疫缺陷病毒

答：人类免疫缺陷病毒（HIV）可由多种方式感染新生儿：①宫内感染：即胎儿在母体内感染了母亲的 HIV，正常胎盘内的母体和胎儿两套血液循环有胎盘屏障相隔，但 HIV 可通过 T 淋巴细胞和滋养细胞之间的黏附分子介导经胎盘感染胎儿；②产时感染：即 HIV 感染的母亲在分娩时经产道感染婴儿；③产后感染：40%～58% HIV 感染产妇的乳汁中可检测到较高的 HIV 载量。出生后 3 个月内母乳病毒含量最高，使母乳成为产后婴儿感染 HIV 的主要途径。因此，优生优育检查人类免疫缺陷病毒是十分必要的，对于感染了 HIV 的母亲采用抗病毒治疗及采取母婴阻断技术以防止母婴传播。

952. 为什么备孕妇女要警惕 B19 细小病毒的感染

答：孕妇 B19 病毒感染可经胎盘垂直传播导致胎儿感染。孕妇于孕 20 周前感染 B19 病毒时引起胎儿感染通常以自然流产为结局，孕妇于妊娠中期感染时常会引起胎儿水肿，非免疫性胎儿水肿中有 6%～8% 由 B19 病毒感染引起。因为孕妇感染 B19 病毒不像巨细胞病毒、弓形虫或风疹病毒感染那样会导致胎儿严重畸形，感染孕妇生出健康胎儿的机会在 90% 以上，所以不建议感染孕妇终止妊娠。

953. 为什么 TORCH 筛查应同时检测特异性 IgM 和 IgG 抗体

答：人体感染病原体后一般可产生针对病原体的抗体，按先 IgM 抗体后 IgG 抗体的顺序出现，特异性 IgG 抗体在临床症状出现后 2～5 个月达到高峰。特异性 IgM 抗体检测结果会出现假阳性，因此，不能仅根据 IgM 抗体阳性结果而对孕妇进行临床决策。如 IgM 为阳性反应，IgG 为阴性，被检者在一段时间后，若 IgG 转为阳性，IgM 滴度降低或转阴，则说明原来的 IgM 阳性反应为真阳性；如 IgG 仍为阴性，则原来的 IgM 阳性反应为假阳性。如出现 IgM 和 IgG 同时阳性，随访后 IgM 转阴，IgG 滴度持续升高，则原来的 IgM 阳性反应为真阳性，如未变，且 IgG 亲和力检测显示为高亲和力抗体，则说明原来的 IgM 阳性反应结果为假阳性。

954. 为什么 TORCH 检测中需检测特异性低亲和力 IgG 抗体

答：检测特异性低亲和力 IgG 抗体的目的是验证在特异 IgG 抗体阳性的情况下，是否为近期感染。其基本原理是：机体感染病原体后，初次免疫应答后产生的抗体通常为低亲和力（有功能的亲和力），经数周或数月后，经过亲和力成熟的过程而成为高亲和力抗体。免疫测定时，在临床标本中加入尿素或其他变性剂，不能耐受尿素等变性剂作用的抗体则为低亲和力抗体，该类抗体的出现反映的是急性或近期感染。特异性 IgG 抗体亲和力的测定可排除患者前 4~5 个月内发生的感染，对第 1 个月的特异 IgM 和 IgG 均阳性的妊娠妇女尤其有用，如果此时特异 IgG 为高亲和力，则说明为孕前感染，怀孕前感染对胎儿影响不大。但特异 IgG 抗体亲和力测定结果也有一定的局限性，即由于低亲和力抗体有可能持续达 1 年之久，因此在 IgM 抗体存在的同时，并不一定意味着近期感染。

955. 为什么疑似患有自身免疫性血小板减少的孕妇产前需检测自身抗血小板抗体

答：某些患者体内可产生抗血小板的自身抗体，使自身血小板大量被破坏而引起出血，导致特发性血小板减少性紫癜（idiopathic thrombocytopenic purpura，ITP）。绝大多数的抗血小板抗体是 IgG 型，极少数为 IgM 或 IgA 型，患者抗血小板抗体在体内与血小板抗原形成血小板相关免疫球蛋白（PAIgG）。抗血小板抗体不仅与同种血小板结合，亦可与巨核细胞结合，因此，不仅引起血小板的破坏，也可影响血小板的生成。患活动性 ITP 的孕妇其血浆中的抗血小板抗体在破坏自身血小板的同时，还能通过胎盘屏障进入胎儿血液循环，引起胎儿及新生儿血小板的破坏。对于疑似自身免疫性血小板减少的孕妇产前需检测自身抗血小板抗体。

956. 为什么有妊娠史或输血史的母亲会发生 ABO 或 Rh 血型溶血流产

答：以往有妊娠史或输血史的母亲与胎儿可因 ABO 血型或 Rh 血型不合引起新生儿溶血病。若母亲与胎儿 ABO 血型不合，母亲体内缺乏胎儿红细胞抗原，在怀孕期或分娩时为数不等的胎儿红细胞进入母体，使母体致敏产生相应抗体，抗体又通过胎盘进入胎儿体内与相应抗原结合而致溶血。ABO 血型系统的天然抗体多以 IgM 型抗体为主，不能通过胎盘。但与 A、B 型人群相比，O 型血清中的 IgG 型抗 A、抗 B 抗体效价及占比更高，而 IgG 类抗体可以通过胎盘，所以 O 型血的母亲发生血型不合所致流产的风险更高。此外，如父方带有 Rh 抗原而母方为 Rh 阴性时，子代的 Rh 抗原会诱发母体产生溶血性抗体，而致再次妊娠时发生流产。

（彭奕冰　金伟峰　张 磊）

参考文献

1. 丛玉隆，尹一兵，陈瑜. 检验医学高级教程［M］. 第 2 版. 北京：人民军医出版社，2017.

2. 陈福祥，陈广洁. 医学免疫学与免疫学检验［M］. 北京：科学出版社，2016.

3. 赵玉沛，吕毅. 消化系统疾病［M］. 北京：人民卫生出版社，2016.

4. 尚红，王毓三，申子瑜. 全国临床检验操作规程［M］. 第 4 版. 北京：人民卫生出版社，2015.

5. 尚红，王兰兰. 实验诊断学［M］. 3 版. 北京：人民卫生出版社，2015.

6. 李金明，刘辉. 临床免疫学检验技术［M］. 北京：人民卫生出版社，2015.

7. 孙尔维. 风湿免疫病 100 问［M］. 广州：中山大学出版社，2015.

8. 刘永峰，郑树森. 器官移植学［M］. 北京：人民卫生出版社，2014.

9. 龚非力. 医学免疫学［M］. 第 4 版. 北京：科学出版社，2014.

10. 曹雪涛. 医学免疫学［M］. 第 6 版. 北京：人民卫生出版社，2013.

11. 周光炎. 免疫学原理［M］. 第 3 版. 北京：科学出版社，2013.

12. 曹雪涛. 医学免疫学［M］. 第 6 版. 北京：人民卫生出版社，2013.

13. 葛均波，徐永健. 内科学［M］. 第 8 版. 北京：人民卫生出版社，2013.

14. 贾建平，陈生弟. 神经病学［M］. 第 7 版. 北京：人民卫生出版社，2013.

15. 章晓联，病毒免疫学［M］. 北京：科学出版社，2010.

16. 沈霞. 临床免疫学和免疫学检验新技术［M］. 北京：人民军医出版社，2002.

17. 陶义训，吴文俊. 现代医学检验仪器导论［M］. 上海：上海科学技术出版社，2002.

18. 周新，府伟灵. 临床生物化学与检验［M］. 4 版. 北京：人民卫生出版社，2007.

19. Abramson J, Anderson G. Thymic Epithelial Cells. Annu Rev Immunol［J］. 2017, 26（35）：85-118.

20. Taddei TH, Lo Re V 3rd, Justice AC. HIV, Aging, and Viral Coinfections：Taking the Long View［J］. Curr HIV/AIDS Rep, 2016, 13（5）：269-278.

21. Massad L, Keller M, Xie X, et al. Multitype Infections With Human Papillomavirus：Impact of Human Immunodeficiency Virus Coinfection［J］. Sex Transm Dis, 2016, 43（10）：637-641.

22. Roffi M, Patrono C, Collet JP, et al. 2015 ESC Guidelines for the management of acute coronary syndromes in patients presenting without persistent ST-segment elevation：Task Force for the Management of Acute Coronary Syndromes in Patients Presenting without Persistent ST-Segment Elevation of the European Society of Cardiology（ESC）［J］. Eur Heart J, 2016, 37（3）：267-315.

23. Ohnmacht C, Park JH, Cording S, et al. The microbiota regulates type 2 immunity through RORγt$^+$［J］. Science, 2015, 349（6251）：989-993.

24. Ettinger DS, Wood DE, Akerley W, et al. Non-Small Cell Lung Cancer, Version 1. 2015［J］. J Natl Compr Canc Netw, 2014, 12（12）：1738-1761.

25. Zumla A, Al-Tawfiq JA, Enne VI, et al. Rapid point of care diagnostic tests for viral and bacterial respiratory tract infections--needs, advances, and future prospects［J］. Lancet Infect Dis, 2014, 14（11）：1123-1135.

26. Meijide H, Sciascia S, Sanna G, et al. The clinical relevance of IgA anticardiolipin and IgA anti-beta2 glycoprotein I antiphospholipid antibodies: a systematic review [J]. Autoimmunity reviews, 2013, 12 (3): 421-425.

27. Kalemkerian GP, Akerley W, Bogner P, et al. Small Cell Lung Cancer [J]. J Natl Compr Canc Netw, 2013, 11 (1): 78-98.

28. Parker C, Gillessen S, Heidenreich A, et al. Cancer of the prostate: ESMO Clinical Practice Guidelines for diagnosis, treatment and follow-up [J]. Ann Oncol, 2015, 26 (Suppl 5): v69-v77.

29. Mary Louise Turgeon. Immunology and Serology in laboratory medicine [M]. St. Louis: Elseviev Inc. 2012.

30. Stenman UH. Validating serum markers for monitoring of cancer [J]. Clin Chem, 2013, 59 (1): 4-5.

31. Sturgeon CM, Duffy MJ, Hofmann BR, et al. National Academy of Clinical Biochemistry Laboratory Medicine Practice Guidelines for use of tumor markers in liver, bladder, cervical, and gastric cancers [J]. Clin Chem, 2010, 56 (6): e1-e48.

32. Stevens, Christine, Dorresteym. Clinical Immunology and Serology: a laboratoryprospective [M]. Philadephia: F. A. Davis Company, 2010.

33. Maurice R. G, O'Gorman. Handbook of human immunology [M]. CRC Press, 2008.

34. Clinical pathways in cardiology [J].

缩略词

17-KS	17-ketosteroid	尿 17-酮类固醇
17-OH	17-hydroxycorticosteroid	尿 17-羟皮质类固醇
α_1-MG	α_1-microglobulin	α_1 微球蛋白
α-BGT	α-bungarotoxin	α-银环蛇毒素
β_2GP1	β_2-glycoprotein 1	β_2 糖蛋白 1
β_2-MG	β_2-microglobulin	β_2 微球蛋白
β-HCG	β-human chorionic gonadotrophin	β-人绒毛膜促性腺激素
4-MUP	4-Methylumbelliferyl Phosphate	4-甲基伞酮磷酸盐
Ab	antibody	抗体
ACA	anticardiolipin antibody	抗心磷脂抗体
AchR	acetylcholine receptor	乙酰胆碱受体
ACP	acid phosphatase	酸性磷酸酶
ACS	acute coronary syndrome	急性冠脉综合征
ACTH	adrenocorticotropic hormone	促肾上腺皮质激素
ADA deficiency	adenosine deaminase deficiency	腺苷脱氨酶缺乏症
ADCC	antibody-dependent cell-mediated cytotoxicity	抗体依赖性细胞介导的细胞毒作用
ADH	antidiuretic hormone	抗利尿激素
AE	autoimmune encephalitis	自身免疫性脑炎
AECA	anti-endothelial cell antibodies	抗内皮细胞抗体
AFP	alpha-fetal protein	甲胎蛋白
AFU	alpha-L-fucosidase	α-L-岩藻糖苷酶
AGA	anti-gliadin antibody	抗麦胶蛋白抗体
Ag	antigen	抗原
AGBMA	anti-glomerular basement membrane antibody	抗肾小球基底膜抗体
AGN	acute glomerulonephritis	急性肾小球肾炎
AICD	activated-induced cell death	激活诱导的细胞死亡
AId	anti-idiotype antibody	抗独特型抗体
AID	autoimmune disease	自身免疫病
AIDD	acquired immunodeficiency disease	获得性免疫缺陷病
AIDS	acquired immunodeficiency syndrome	获得性免疫缺陷综合征
AIH	autoimmune hepatitis	自身免疫性肝炎
AILD	autoimmune liver disease	自身免疫性肝病
AIP	autoimmune pancreatitis	自身免疫性胰腺炎

AIRE	autoimmune regulator	自身免疫调节因子
AKA	antikeratin antibody	抗角蛋白抗体
AK	adenylate kinase	腺苷酸激酶
AKI	acute kidney injury	急性肾损伤
ALP	alkaline phosphatase	碱性磷酸酶
AMA	anti-mitochondrial antibody	抗线粒体抗体
AM	adhesion molecule	黏附分子
AMH	anti-mullerian hormone	抗苗勒管激素
AMI	acute myocardial infarction	急性心肌梗死
AMPAR	α-Amino-3-hydroxy-5-methylisoxazole-4-propionic acid receptor	α-氨基-3-羟基-5-甲基-4-异噁唑丙酸受体
ANA	antinuclear antibody	抗核抗体
ANCA	antineutrophilic cytoplasmic antibody	抗中性粒细胞胞质抗体
anti-CCP antibody	anticyclic citrullinated peptide antibody	抗环瓜氨酸肽抗体
anti-LC1	anti-liver cytosol antibody	抗肝胞质1型抗体
anti-LKM1 antibody	anti-liver-kidney microsomal 1 antibody	肝肾微粒体抗体
anti-LP	anti-liver pancreas antibody	抗肝胰抗体
anti-SLA	anti-soluble liver antigen antibody	抗可溶性肝抗原抗体
anti-SMA	anti-smooth muscle antibody	抗平滑肌抗体
AnuA	anti-nucleosome antibody	抗核小体抗体
AoAb	antiovary antibody	抗卵巢抗体
APAA	anti-phospholipidacid antibody	抗磷脂酸抗体
APA	anti-phospholipid antibody	抗磷脂抗体
APC	antigen presenting cell	抗原提呈细胞
APF	antiperinuclear factor autoantibody	抗核周因子抗体
APS	anti-phospholipid syndrome	抗磷脂综合征
ARPA	anti-ribosomal P-protein autoantibody	抗核糖体P蛋白抗体
AsAb	antisperm antibody	抗精子抗体
AS	atherosclerosis	动脉粥样硬化
ASCA	anti-saccharomyces cerevisiae antibodies	抗酿酒酵母抗体
ASGP	asialoglycoprotein	无唾液酸糖蛋白
ASMA	anti-smooth muscle antibody	抗平滑肌抗体
ASO	antistreptolysin O	抗链球菌溶血素O
AST	aspartate transaminase	天冬氨酸氨基转移酶
ATA	anti-thyroid antibody	抗甲状腺抗体
AVP	arginine vasopressin	精氨酸血管加压素
AZPA	anti-zona pellucida antibody	抗透明带抗体
BCR	B cell receptor	B淋巴细胞受体
BJP	Bence-Jones protein	本周蛋白
BNP	brain natriuretic peptide	脑钠肽
BSA	biotin-streptavidin	生物素-链霉亲和素
C1INH	C1 inhibitor	C1抑制物
CA125	carbohydrate antigen 125	糖类抗原125

CA15-3	carbohydrate antigen 15-3	糖类抗原 15-3
CA19-9	carbohydrate antigen 19-9	糖类抗原 19-9
CA242	carbohydrate antigen 242	糖类抗原 242
CA549	carbohydrate antigen 549	糖类抗原 549
CA72-4	carbohydrate antigen 72-4	糖类抗原 72-4
CA	catecholamine	儿茶酚胺
cANCA	cytoplasmic ACNA	胞质型 ACNA
CBG	cortisol transfer globulin	皮质醇转运球蛋白
CIV	collagen type IV	IV型胶原
C	complement	补体
CDC	complement dependent cytotoxity	补体依赖细胞毒试验
CD	cluster of differentiation	分化群
CEA	carcinoembryonic antigen	癌胚抗原
CH50	50% complement hemolysis test	补体 50% 溶血试验
CIC	circulating immune complex	循环免疫复合物
CK19	cytokeratin-19	细胞角蛋白 19
CK	creatine kinase	肌酸激酶
CLIA	chemiluminescence immunoassay	化学发光免疫分析法
CMV	*cytomegeslovirus*	巨细胞病毒
C-P	C-peptide	C 肽
CRC	colorectal cancer	结直肠癌
CRH	corticotropin releasing hormone	促肾上腺皮质激素释放激素
CRP	C-reactive protein	C 反应蛋白
CRS	congenital rubella syndrome	先天性风疹综合征
CsA	cyclosporine	环孢菌素 A
CS	congenital syphilis	先天性梅毒
CSF	colony-stimulating factor	集落刺激因子
CT	calcitonin	降钙素
CTL	cytotoxic T lymphocyte	细胞毒性 T 淋巴细胞
CTX	cyclophophamide	环磷酰胺
CVB	coxsackie virus B	柯萨奇 B 组病毒
CYFRA21-1	cytokeratin 19 fragment 21-1	细胞角蛋白 19 的片段
Cys C	Cystatin C	胱抑素 C
DAF	decay accelerating factor	衰变加速因子
DAMP	damage-associated molecular pattern	损伤相关分子模式
DAT	direct antiglobulin test	直接抗人球蛋白试验
DC	dendritic cell	树突状细胞
DCP	des-γ-carboxy-prothrombin	去饱和-γ-羧基-凝血酶原
DHEA	dehydroepiandrosterone	脱氢表雄酮
DHEAS	dehydroepiandrosterone sulfate	硫酸脱氢表雄酮
DIBA	dot immunobinding assay	斑点免疫法
DICA	dot immunogold chromatographic assay	斑点金免疫层析试验
DIGFA	dot immunogold filtration assay	斑点金免疫渗滤试验

DM	dermatomyositis	皮肌炎
DM	diabetes mellitus	糖尿病
DNA antibody	anti-double strand	双链 DNA 抗体
DN	diabetic nephropathy	糖尿病肾病
DPPX	dipeptidyl-peptidase-like protein	二肽基肽酶样蛋白
E	epinephrine	肾上腺素
E_2	estradiol	雌二醇
ECM	extracellular matrix	细胞外基质
ECP	eosinophil cationic protein	嗜酸性粒细胞阳离子蛋白
EIA	enzyme immunoassay	酶免疫测定
EIHCT	enzyme immunohistochemistry technique	酶免疫组化
ELISA	enzyme-linked immunosorbent assay	酶联免疫吸附试验
ELISPOT	enzyme-linked immunospot assay	酶联免疫斑点试验
EmAb	anti-endometrial antibody	抗子宫内膜抗体
ENA	extractable nuclear antigen	可提取核抗原
EPO	erythropoietin	促红细胞生成素
ER	estrogen receptor	雌激素受体
FABP	fatty acid-binding protein	脂肪酸结合蛋白质
FCM	flow cytometry	流式细胞术
FDC	follicular dendritic cell	滤泡树突状细胞
FEIA	fluorescence enzyme immunoassay	荧光酶免疫分析
FIA	fluoroimmunoassay	荧光免疫测定
FITC	fluorescence isothiocyanate	异硫氰酸荧光素
FLC	free light chain	游离轻链
FOBT	fecal occult blood test	粪便隐血试验
FPIA	fluorescence polarization immunoassay	荧光偏振免疫分析
FSH	follicle-stimulating hormone	卵泡刺激素
FT_3	free triiodothyronine	游离三碘甲状腺原氨酸
FT_4	free thyroxine	游离甲状腺素
GALT	gut-associated lymphoid tissue	肠相关淋巴组织
GBV-C/HGV	GB virus-C/*Hepatitis G virus*	GB 病毒-C/庚型肝炎病毒
GFR	glomerular filtration rate	肾小球滤过率
GH	growth hormone	生长激素
GHIH	growth hormone-inhibiting hormone	生长激素抑制激素
GHRH	growth hormone-releasing hormone	生长激素释放激素
GlyR	glycine receptor	甘氨酸受体
GM-CSF	granulocyte-macrophage colony stimulating factor	粒细胞-巨噬细胞集落刺激因子
GnRH	gonadotropin-releasing hormone	促性腺激素释放激素
GPC-3	glypican-3	磷脂酰肌醇蛋白聚糖-3
GPI	glycosylphosphatidylinositol	糖基磷脂酰肌醇
GRP	gastrin-releasing peptide	胃泌素释放肽
GSP	glycosylated serum protein	糖化血清蛋白
GVHR	graft versus host reaction	移植物抗宿主反应

HAMA	human anti-mouse antibody	人抗鼠抗体
HAV	*Hepatitis A virus*	甲型肝炎病毒
HbA₁	glycosylated hemoglobin	糖化血红蛋白
HBDT	basophil degranulation test	嗜碱性粒细胞脱颗粒试验
Hb	hemoglobin	血红蛋白
HBV	*Hepatitis B virus*	乙型肝炎病毒
HCC	hepatocellular carcinoma	肝细胞癌
HCD	heavy chain disease	重链病
HCG	human chorionic gonadotropin	人绒毛膜促性腺激素
H chain	heavy chain	重链
HCV	*Hepatitis C virus*	丙型肝炎病毒
Hcy	homocysteine	同型半胱氨酸
HDV	*Hepatitis D virus*	丁型肝炎病毒
HE4	human epididymis protein 4	人附睾蛋白4
HER2	human epidermal growth factor receptor 2	人表皮生长因子受体-2
HEV	*Hepatitis E virus*	戊型肝炎病毒
HF	heart failure	心力衰竭
HFRS	hemorrhagic fever with renal syndrome	肾综合征出血热
HIV	human immunodeficiency virus	人类免疫缺陷病毒
HLA	human leukocyte antigen	人类白细胞抗原
HP	*Helicobacter pylori*	幽门螺杆菌
HPLC	high performance liquid chromatography	高效液相色谱法
HPV	*Human papillomavirus*	人类乳头瘤病毒
HRP	horseradish peroxidase	辣根过氧化物酶
hs-CRP	hypersensitive C-reactive protein	超敏C反应蛋白
hs-cTn	high-sensitive cardiac troponin	超敏心肌肌钙蛋白
HSP	heat shock protein	热休克蛋白
HVGR	host versus graft reaction	宿主抗移植物反应
IAT	indirect antiglobulin test	间接抗人球蛋白试验
IBD	inflammatory bowel disease	炎症性肠病
ICC	intrahepatic cholangiocarcinoma	肝内胆管细胞癌
IC	invasive candidiasis	侵袭性念珠菌病
IDD	immunodeficiency disease	免疫缺陷病
IDDM	insulin-dependent diabetes mellitus	胰岛素依赖型糖尿病
IE	immunoelectrophoresis	免疫电泳
IEL	intraepithelial lymphocyte	上皮内淋巴细胞
IFA	indirect immunoflurescence method	间接免疫荧光法
IFE	immunofixation electrophoresis	免疫固定电泳
IF	intrinsic factor	内因子
IFN	interferon	干扰素
IgA	immunoglobulin A	免疫球蛋白A
IgAN	IgA nephropathy	IgA肾病
IGF	insulin-like growth factor	胰岛素样生长因子

Ig	immunoglobulin	免疫球蛋白
IIM	idiopathic inflammatory myositis	特发性炎症性肌病
IL-1	interleukin-1	白细胞介素 1
IL-6	interleukin-6	白细胞介素-6
ILC	innate lymphoid cell	固有淋巴细胞
IL	interleukin	白细胞介素
ILL	innate-like lymphocyte	固有样淋巴细胞
IMA	ischemia-modified albumin	缺血修饰白蛋白
IMN	idiopathic membranous nephropathy	原发性膜性肾病
IMP	innate molecular pattern	固有分子模式
IRMA	immunoradiometric assay	免疫放射测定
ITAM	immunoreceptor tyrosine-based activation motif	免疫受体酪氨酸激活基序
ITIM	immunoreceptor tyrosine-based inhibitory motif	免疫受体酪氨酸抑制基序
ITP	idiopathic thrombocytopenic purpura	特发性血小板减少性紫癜
LAC	lupus anticoagulant	狼疮抗凝物质
LCA	lens culinaris agglutinin	小扁豆凝集素
LCDD	light chain deposition disease	轻链沉积病
LCD	light chain disease	轻链病
L chain	light chain	轻链
LH	luteinizing hormone	黄体生成素
LMWP	low molecular weight protein	低分子量蛋白
LN	lupus nephritis	狼疮肾炎
MAC	membrane attack complex	攻膜复合物
MALT	mucosal-associated lymphoid tissue	黏膜相关淋巴组织
MAO	monoamine oxidase	单胺氧化酶
MAU	microalbumin	微量白蛋白
MBL	mannose-binding lectin	甘露糖结合凝集素
MBP	meyelin basic protine	髓鞘碱性蛋白
MCP	membrane cofactor protein	膜辅蛋白
MDSC	myeloid-derived suppressor cell	髓源性抑制细胞
MG	myasthenia gravis	重症肌无力
MGUS	monocolonal gammapathy of undetermined significance	意义不明的单克隆丙种球蛋白血症
MHC	major histocompatibility complex	主要组织相容性复合体
MIH	melanocyte stimulating hormone-inhibiting hormone	黑色素细胞刺激素抑制激素
MLC	mixed lymphocyte culture	混合淋巴细胞培养
MLR	mixed lymphocyte reaction	混合淋巴细胞反应
MN	membranous nephropathy	膜性肾病
MN	metanephrine	甲氧基肾上腺素
MOG	myelin oligodendrocyte glycoprotein	髓鞘少突胶质细胞糖蛋白
MPO	myeloperoxidase	髓过氧化物酶
MRH	melanocyte stimulating hormone-releasing hormone	黑色素细胞刺激素释放激素
MSA	myositis specific antibody	肌炎特异性抗体
MSH	melanocyte-stimulating hormone	黑色细胞刺激素

MS	multiple sclerosis	多发性硬化症
mTEC	medullary thymic epithelial cells	胸腺髓质上皮细胞
MUSK	muscle-specific kinase	肌肉特异性酪氨酸激酶
Myo	myoglobin	肌红蛋白
NAFLD	non-alcoholic fatty liver disease	非酒精性脂肪性肝病
NAG	N-acetyl-β-D-glucosaminidase	尿 N-乙酰-β-D-葡萄糖苷酶
NBT	nitro blue tetrazolium	硝基四氮唑兰
NC	nitrocellulose	硝酸纤维素
NE	norepinephrine	去甲肾上腺素
NGAL	neutrophil gelatinaseassociated lipocalin	中性粒细胞明胶酶相关载脂蛋白
NK	natural killer cell	自然杀伤细胞
NLR	NOD-like receptor	NOD 样受体
NMDAR	N-methyl-D-aspartate receptor	N-甲基-D-天冬氨酸受体
NMN	methoxy norepinephrine	甲氧基去甲肾上腺素
NMP-22	nuclear matrix protein-22	核基质蛋白-22
NSAS	neuronal surface antibody associated syndromes	神经元表面抗体综合征
NSCLC	non-small-cell lung cancer	非小细胞肺癌
NSE	neuron specific enolase	神经元特异性烯醇化酶
NSTE-ACS	non-ST-elevation acute coronary syndromes	非 ST 段抬高 ACS
NT-pro BNP	N-terminal pro-brain natriuretic peptide	氨基末端-pro BNP 或 N 端-pro BNP
OCB	oligoclonal band	寡克隆区带
OGTT	oral glucose tolerance test	口服葡萄糖耐量试验
OPD	o-phenylenediamine	邻苯二胺
OPN	osteopontin	桥蛋白
OT	old tuberculin	旧结核菌素
OT	oxytocin	催产素
P	progesterone	孕酮
PⅢP	procollagen Ⅲ N-terminal peptide	Ⅲ型前胶原氨基末端肽
PAGE	polyacrylamide gel electrophoresis	聚丙烯酰胺凝胶电泳法
PAMP	pathogen associated molecular pattern	病原体相关分子模式
pANCA	perinuclear anti-neutrophil cytoplasmic antibody	核周型抗中性粒细胞胞质抗体
PAP	prostatic acid phosphatase	前列腺酸性磷酸酶
PAPS	primary APS	原发性抗磷脂综合征
PBC	primary biliary cirrhosis	原发性胆汁性肝硬变
PCA	anti-parietal cell antibody	抗胃壁细胞抗体
PCID	primary combined immunodeficiency disease	原发性联合免疫缺陷病
PCI	percutaneous coronary intervention	经皮冠状动脉介入治疗
PCT	procalcitonin	降钙素原
PD-1	programmed death 1	程序性死亡受体-1
PEG	polyethylene glycol	聚乙二醇
PG	pepsinogen	胃蛋白酶原
PIDD	primary immunodeficiency disease	原发性免疫缺陷病
PM	polymyositis	多发性肌炎

PNH	paroxysmal nocturnal hemoglobinuria	阵发性睡眠性血红蛋白尿症
POCT	point of care test	即时检验或床边检验
PPD	purified protein derivative	纯蛋白衍生物
PP	Peyer's patch	派尔集合淋巴结
PR3	proteinase 3	蛋白酶3
PRA	panel reactive antibody	群体反应性抗体
PRIH	prolactin release inhibiting hormone	催乳素释放抑制素
PRL	prolactin	催乳素
ProGRP	pro-gastrin-releasing peptide	胃泌素释放肽前体
PrP	prion protein	朊蛋白
PR	progesterone receptor	孕激素受体
PRR	pattern recognition receptor	模式识别受体
PSA	prostate specific antigen	前列腺特异性抗原
PSC	primary sclerosing cholangitis	原发性硬化性胆管炎
PSS	primary Sjögren's syndrome	原发性干燥综合征
PTH	parathyroid hormone	甲状旁腺激素
PPD	purified protein derivative of tuberculin	结核菌素纯蛋白衍生物
RA	rheumatoid arthritis	类风湿关节炎
RB200	tetraethyl rhodamine	四乙基罗丹明
RBP	retinol-binding protein	视黄醇结合蛋白质
RF	rheumatoid factor	类风湿因子
RIA	radioimmunoassay	放射免疫测定
RLR	RIG-like receptor	RIG 样受体
RPGN	rapidly progressive glomerulonephritis	急进性肾小球肾炎
RPR	rapid plasma regain circle card test	快速血浆反应素环状卡片试验
RSA	recurrent spontaneous abortion	复发性流产
rT_3	reverse triiodothyronine	反三碘甲状腺原氨酸
SAA	serum amyloid A	血清淀粉样蛋白 A
SAPS	secondary APS	继发性抗磷脂综合征
SARS	sever acute respiratory syndrome	严重急性呼吸综合征
SCC	squamous cell carcinoma antigen	鳞状上皮细胞癌抗原
SCC	squamous cell carcinoma antigen	鳞状细胞抗原
SCID	severe combined immunodeficiency disease	重症联合免疫缺陷病
SCLC	small cell lung cancer	小细胞肺癌
SHBG	sex hormones binding globulin	性激素结合球蛋白
SIDD	secondary immunodeficiency disease	继发性免疫缺陷病
sIgE	specific IgE	特异性 IgE
SLE	systemic lupus erythematosus	系统性红斑狼疮
SMN	secondary membranous nephropathy	继发性膜性肾病
SNP	single nucleotide polymorphism	单核苷酸多态性
SPA	staphylococcal protein A	葡萄球菌 A 蛋白
SSA	Sjögren syndrome type A	SSA
SSB	Sjögren syndrome type B	SSB

SS	Sjögren's syndrome	干燥综合征
ST2	growth stimulation expressed gene2	生长刺激表达基因 2 蛋白
STD	sexually transmitted diseases	性传播疾病
STE-ACS	ST-elevation acute coronary syndromes	ST 段抬高 ACS
STEMI	ST-segmentelevationmyocardialinfarction	ST 段抬高型急性心肌梗死
T	testosterone	睾酮
T₃	triiodothyronine	三碘甲状腺原氨酸
T₄	thyroxine	甲状腺素
TAA	tumor associated antigen	肿瘤相关性抗原
TAT	turnaround time	周转时间
TBG	thyroxine binding globulin	甲状腺素结合球蛋白
TBM	tuberculous meningitis	结核性脑膜炎
TCR	T cell receptor	T 淋巴细胞受体
TD-Ag	thymus-dependent antigen	胸腺依赖性抗原
Tfh	follicular helper T	滤泡协助性 T 细胞
TGAb	thyroglobulin antibody	甲状腺球蛋白抗体
TG	thyroglobulin	甲状腺球蛋白
Th cell	helper T cell	辅助性 T 细胞
TI-Ag	thymus-independent antigen	胸腺非依赖抗原
tIgE	total IgE	总 IgE
TLR	Toll-like receptor	Toll 样受体
TLX	trophoblast-lymphocyte cross reaction antigen	滋养层-淋巴细胞交叉反应抗原
TMB	tetramethylbenzidine	四甲基联苯胺
Tm cell	memory T cell	记忆 T 细胞
TM	tumor marker	肿瘤标志物
TNF	tumor necrosis factor	肿瘤坏死因子
Tn	troponin	肌钙蛋白
TPOAb	thyroid peroxidase antibody	甲状腺过氧化物酶抗体
TPO	thyroid peroxidase	甲状腺过氧化物酶
TPPA	treponema pallidum particle assay	梅毒螺旋体明胶凝集试验
TRAb	thyrotropin receptor antibody	促甲状腺激素受体抗体
Treg	regulatory T cell	调节性 T 细胞
TRFIA	time-resolved fluoroimmunoassay	时间分辨荧光免疫分析
TRH	thyrotropin-releasing hormone	促甲状腺激素释放激素
TRITC	tetramethyl rhodamine isothiocyanate	四甲基异硫氰酸罗丹明
TRUST	tolulized red unheated serum test	甲苯胺红不加热血清试验
TSA	tumor specific antigen	肿瘤特异性抗原
TSH	thyroid-stimulating hormone	促甲状腺激素
TT₃	total triiodothyronine	血清总三碘甲状腺原氨酸
TT₄	total thyroxine	血清总甲状腺素
TTV	transfusion transmitting virus	输血传播病毒
UAE	urine albumiun excretion	尿白蛋白排出量
UA	unstable angina pectoris	不稳定型心绞痛

UC	ulcerative colitis	溃疡性结肠炎
ULN	upper limit of normal	正常值上限
VEGF	vascular endothelial growth factor	血管内皮细胞生长因子
VMA	vanillylmandelic acid	香草扁桃酸
WG	Wegener's granulomatosis	韦格内肉芽肿病
XHIM	X-linked hyper immunoglobulin M syndrome	X 连锁高 IgM 综合征
XLA	X-linked agammaglobulinemia	X 连锁无丙种球蛋白血症
XSCID	X-linked severe combined immunodeficiency disease	X 连锁重症联合免疫缺陷病